Heidelberger Taschenbücher Band 213

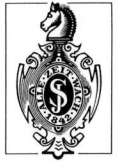

11|82

29,80
14,80

T. Rabe · B. Runnebaum

Kontrazeption

Methoden, Indikation, Kontraindikation

Mit einem Geleitwort von
Prof. Dr. J. Zander

Mit 138 Abbildungen und 172 Tabellen

Springer-Verlag
Berlin Heidelberg New York 1982

Dr. med. Thomas Rabe
Prof. Dr. med. Benno Runnebaum

Universitäts-Frauenklinik
(Ärztl. Dir.: Prof. Dr. med. F. Kubli)
Abt. für Gynäkologische Endokrinologie
(Ärztl. Dir.: Prof. Dr. med. B. Runnebaum)
Voßstr. 9
6900 Heidelberg

ISBN 3-540-11132-8 Springer-Verlag Berlin Heidelberg New York
ISBN 0-387-11132-8 Springer-Verlag New York Heidelberg Berlin

CIP-Kurztitelaufnahme der Deutschen Bibliothek
Rabe, Thomas: Kontrazeption : Methoden, Indikation, Kontraindikation / T.
Rabe ; B. Runnebaum. – Berlin ; Heidelberg ; New York : Springer, 1982,
(Heidelberger Taschenbücher ; Bd. 213)
   ISBN 3-540-11132-8 (Berlin, Heidelberg, New York);
   ISBN 0-387-11132-8 (New York, Heidelberg, Berlin)
NE: Runnebaum, Benno; GT

Satz-, Druck- und Bindearbeiten: Konrad Triltsch, Graph. Betrieb, Würzburg
2121/3321-543210

Geleitwort

Die Empfängnisverhütung gehört heute zu den weltweiten Anliegen einer präventiven Medizin, die in erster Linie dem Gesunden und nicht dem Kranken dient. Der Arzt wirkt in diesem Bereich zuerst einmal aufklärend. Er vermittelt dem anderen Menschen Wissen; denn Frau und Mann müssen schließlich selbst darüber entscheiden, ob und in welchen Lebensphasen sie die Empfängnis verhüten und welche Methode sie ggf. verwenden wollen. Eine verantwortliche Aufklärung über empfängnisverhütende Methoden setzt dementsprechend auf seiten des Arztes ein umfangreiches Wissen voraus. Er muß auf die vielseitigen Fragen, welche sich für die Aufzuklärenden zum Teil auch aus der Umgebung und aus den öffentlichen Medien ergeben, zuverlässige Antworten geben können. Er muß außerdem berücksichtigen, daß für die Akzeptierbarkeit einer empfängnisverhütenden Methode nicht nur sachliche Kriterien, wie die Wirkungsweise, die Verträglichkeit und die Nebenwirkungen, die Zuverlässigkeit, die Praktikabilität und die Reversibilität eine Rolle spielen, sondern ebenso die jeweiligen kulturellen, religiösen und ethischen Bindungen des einzelnen Menschen.

Diese Monographie enthält eine umfassende und kritische Darstellung der sachlichen Grundlagen aller gegenwärtig bekannten empfängnisverhütenden Methoden bei der Frau und beim Mann. Sie entspricht gleichermaßen wissenschaftlichen Ansprüchen und den Bedürfnissen der Praxis. Sie ist in hohem Maß geeignet, dem Arzt auch in differenzierten Fragen der Kontrazeption als Berater zu dienen. Indirekt dient sie damit einer zuverlässigen Aufklärung der Menschen, die für sich eine Kontrazeption wünschen oder erwägen.

Prof. Dr. med. Josef Zander
Direktor der I. Frauenklinik
der Universität München

Inhaltsverzeichnis

Vorwort

Die Bevölkerungsexplosion in der dritten Welt und die allgemeine Verknappung von Rohstoffen führen zu einer immer intensiveren Beschäftigung mit neuen und akzeptablen Methoden zur Kontrazeption bei der Frau und beim Mann. Während in den Jahren 1950 bis 1970 rasante Fortschritte auf dem Gebiet der Fertilitätskontrolle gemacht wurden, haben sich in den letzten Jahren keine neuen praktikablen Ansatzpunkte gezeigt. Die Gründe hierfür sind z. T. in der Furcht vor unbekannten Nebenwirkungen zu suchen. Dies führte bei der Neuzulassung von Medikamenten zur Erfüllung von zahlreichen Vorschriften, die erhebliche Kosten (ca. 65 Millionen US Dollar pro Medikament) und einen Entwicklungszeitraum von 10 bis 15 Jahren bedeutet.

In diesem Buch werden die unterschiedlichen Methoden zur Kontrazeption bei der Frau und beim Mann dargestellt und bewertet; ebenfalls werden die heute zur Verfügung stehenden Methoden zum Schwangerschaftsabbruch beschrieben und miteinander verglichen.

An dieser Stelle möchten wir Frau Gärtner für die umfangreichen Schreibarbeiten bei der Abfassung des Manuskripts danken. Ebenfalls gilt unser Dank Herrn Herb für dessen organisatorische Hilfe, Frau Bodentien und Herrn Sierig für die zahlreichen graphischen Darstellungen sowie Herrn Liedtke für die guten Fotoarbeiten.

Dem Springer-Verlag, insbesondere Herrn Lewerich, sind wir für die gute Zusammenarbeit zu besonderem Dank verpflichtet.

Thomas Rabe

Heidelberg, den 20. 3. 1982

Benno Runnebaum

A. Allgemeine Aspekte zur Kontrazeption

1 Bevölkerungsentwicklung

Anfang 1976 hat die Weltbevölkerung die 4-Milliarden-Grenze überschritten. Man schätzt, daß um 1650 ½ Milliarde, 1850 über 1 Milliarde und 1930 etwa 2 Milliarden Menschen auf der Welt lebten. Die Weltbevölkerung hat sich zuerst in 200, dann in weniger als 100 und in jüngster Zeit in nicht einmal 50 Jahren jeweils verdoppelt (Abb. 1).

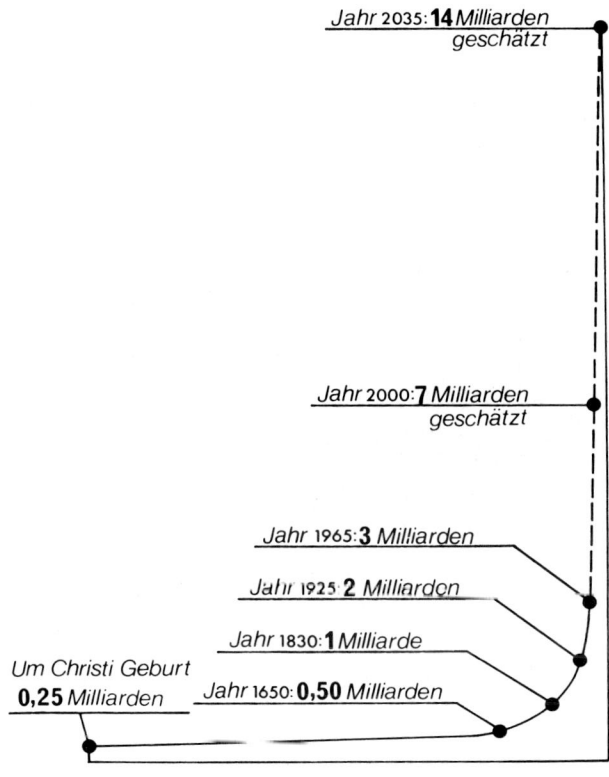

Jahr 2035: **14** Milliarden
geschätzt

Jahr 2000: **7** Milliarden
geschätzt

Jahr 1965: **3** Milliarden

Jahr 1925: **2** Milliarden

Jahr 1830: **1** Milliarde

Um Christi Geburt
0,25 Milliarden

Jahr 1650: **0,50** Milliarden

Abb. 1. Bevölkerungsentwicklung. Zunahme der Weltbevölkerung seit dem Jahre 0. Seit der Mitte des 17. Jahrhunderts ist zwar bereits eine stärkere Zunahme zu verzeichnen, doch liegt der Knick, der die Kurve aus einer waagrechten zu einer senkrechten hat werden lassen, im 20. Jahrhundert. (Aus Petersen 1977)

1

Diese Entwicklung rechtfertigt die zur Zeit gehegten Befürchtungen, daß uns in naher Zukunft Überbevölkerung und Hungersnöte drohen. Wenn es bei der gegenwärtigen Wachstumsrate bleibt, werden um das Jahr 2000 etwa 6 Milliarden Menschen auf der Erde leben. Diese Bevölkerungsexplosion beruht vor allem auf dem raschen Rückgang der Sterblichkeit, der Anfang des 19. Jahrhunderts in Westeuropa einsetzte und sich allmählich auf viele andere Länder erstreckte. Die Geburtenziffern sind hingegen in zahlreichen Staaten, deren Sterbeziffer dank entscheidender Verbesserungen im Gesundheitswesen sinkt, auf einem hohen Stand geblieben. Auf diese Weise ist der natürliche Bevölkerungszuwachs von 5 auf 20 je 1000 Einwohner angestiegen. Dies ist jedoch nicht in allen Ländern der Fall, wie Abb. 2 zeigt.

In der Bundesrepublik Deutschland hat der Geburtenüberschuß durch eine nachlassende Geburtenzahl abgenommen. Weltweit sieht die Situation jedoch anders aus. Am höchsten ist die Zuwachsrate an Geburten in Lateinamerika, Afrika und Asien. Hierdurch nimmt jedes Jahr die Zahl der Menschen um 70–80 Millionen zu. Dabei sind es vor allem die ärmsten Länder, deren Geburtenziffern nach wie vor am höchsten liegen (Abb. 3). Einige davon (z. B. China, Indonesien u. a.) verfolgen daher eine Politik der Geburtenbeschränkung und treffen entsprechende Maßnahmen (Werbung für empfängnisverhütende Mittel, Sterilisationen,

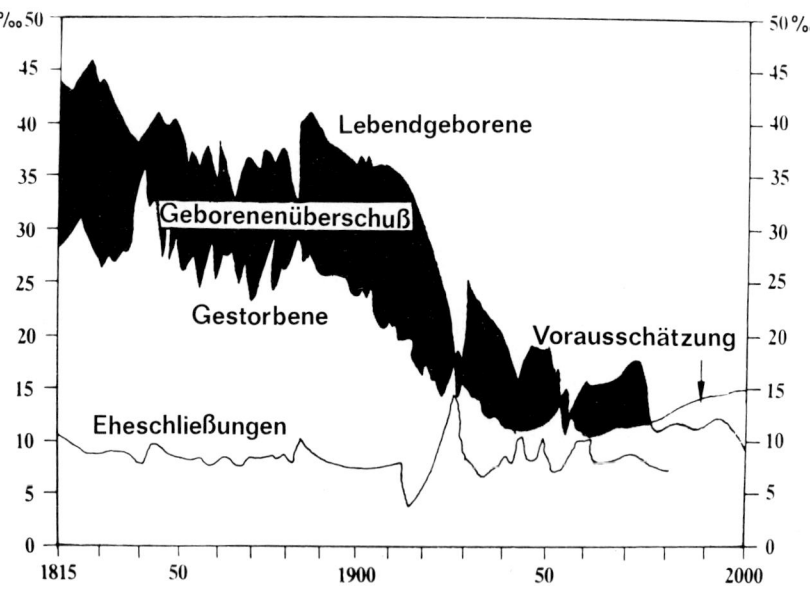

Abb. 2. Bevölkerungsentwicklung in Deutschland von 1815 bis 1980

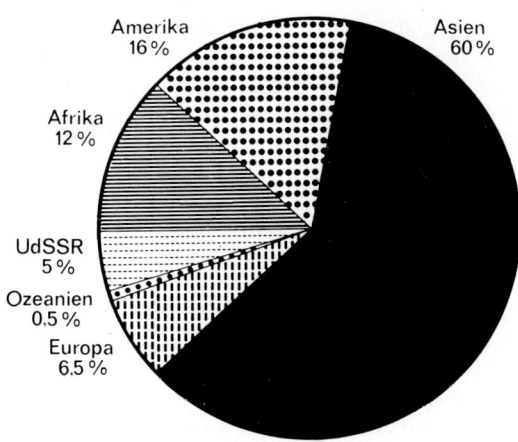

Amerika 16% Asien 60%
Afrika 12%
UdSSR 5%
Ozeanien 0.5%
Europa 6.5%

Abb. 3. Anteil der einzelnen Erdteile an der Bevölkerungszunahme der ganzen Welt 1960–1967 (= 1,9%) (Nach Mall-Haefeli 1970)

Schwangerschaftsunterbrechungen). Mit Hilfe solcher Maßnahmen gelang es Japan, seine auf 1000 Einwohner berechnete Geburtenziffer von 25 im Jahre 1946 bis auf 17 im Jahre 1960 zu senken. Nach Wiechert (1977) werden heute auf der Erde täglich etwa 20 000 Kinder geboren; ca. 500 Millionen Frauen sind im gebärfähigen Alter, von denen 40% keine Empfängnisverhütung betreiben.

In den letzten Jahrzehnten wurde immer intensiver nach neuen Möglichkeiten gesucht, um dem Problem der Überbevölkerung zu begegnen. Diese Bemühungen wurden in zunehmendem Maße von der Weltgesundheitsorganisation (WHO) finanziell unterstützt.

Der Grundstein für eine moderne Antikonzeption wurde 1942 von Pincus gelegt, dem es als erstem gelang, eine Hormonkombination zu entwikkeln, die sicher den Eisprung unterdrückt. Während sich in den darauffolgenden Jahren durch die römisch-katholische Kirche ein heftiger Disput bezüglich der Pille entfachte und die Einnahme dieser Pille durch die Enzyklika *Humanae vitae* sogar verboten wurde, traten in den 70er Jahren vermehrt Bedenken in bezug auf gesundheitsschädigende Nebenwirkungen hormonaler Kontrazeptiva in den Vordergrund. 1972 wurden nach Einnahme von Stilböstrolverbindungen, die als Schutz vor Fehlgeburten verordnet wurden, bei den 16- bis 18jährigen Töchtern der so behandelten Mütter in einzelnen Fällen Adenokarzinome der Scheide beobachtet. Als weitere Nebenwirkungen der Pille werden Thromboembolien und ein fraglicher Zusammenhang zwischen Östrogengaben und Kokarzinogenese beschrieben.

Auf der Suche nach weiteren Möglichkeiten einer Antikonzeption wurden viele Wege eingeschlagen. Das gemeinsame Ziel ist die Entwicklung einer kontrazeptiven Methode, die einfach zu handhaben, reversibel und

3

billig ist, keine besonderen Verteilersysteme erfordert und unter den verschiedenartigsten Gegebenheiten auf der gesamten Welt einsetzbar ist. Das ideale Kontrazeptivum für jede Frau wird es sicherlich niemals geben. Das Ziel der modernen Kontrazeptionsforschung ist darin zu sehen, eine möglichst große Zahl wirksamer, verträglicher Alternativen zu entwickeln, unter denen individuell die optimale Methode gewählt werden kann.

2 Familienplanung

Der Wunsch des Menschen, die Anzahl der Kinder selbst zu bestimmen, ist bis in die Anfänge historischer Überlieferungen zurückzuverfolgen. Durch rasante technische Entwicklungen der letzten 20 Jahre läßt sich dieses Grundbedürfnis des Menschen immer leichter erfüllen. Der gegenwärtige Stand der Familienplanung läßt sich wie folgt charakterisieren: Heute steht für die Kontrazeption ein großes Angebot von Methoden zur Verfügung, die zu einem großen Teil eine hohe Sicherheit und eine gute Akzeptanz haben und die Intimsphäre nur wenig oder überhaupt nicht stören. Allerdings ist das ideale Verhütungsmittel ohne irgendeine körperliche oder seelische Beeinflussung bisher noch nicht gefunden. Auf der anderen Seite nimmt die Verbreitung fertilitätsregulierender Methoden auch in vielen Entwicklungsländern zu, da ethisch-moralische sowie religiöse Schranken zunehmend abgebaut werden.

Der Wunsch nach Schwangerschaftsverhütung ist darin begründet, die sexuellen Lustempfindungen von der Fortpflanzung zu trennen. Diese Vorstellung beinhaltet häufig Vorurteile, die infolge religiöser und gesellschaftlicher Erziehungseinflüsse entstehen. Es bedarf nicht selten einer guten ärztlichen Betreuung, diese Vorurteile zu normalisieren und überwinden zu helfen. Die ärztliche Aufklärung spielt besonders bei labilen, verunsicherten und neurotischen wie auch bei jungen Menschen eine besondere Rolle. Die Persönlichkeit des Beraters und die Art der Beratung beeinflussen insbesondere die Akzeptanz der zur Kontrazeption vorgeschlagenen Methode. Da eine antikonzeptive Empfehlung immer im Rahmen der therapeutischen Beziehung Arzt/Patient gesehen werden muß, ist Akzeptieren und Ablehnen einer Medikation gleichbedeutend mit Akzeptieren oder Ablehnen des Arztes.

3 Konzeption

Eine Konzeption kommt dann zustande, wenn eine nach dem Eisprung freigesetzte Eizelle (Überlebensdauer: 6–12 h) mit befruchtungsfähigen Spermien (Überlebensdauer: 2–3 Tage) im Eileiter zusammentreffen und verschmelzen. Die verschiedenen Faktoren, die am Zustandekommen einer Schwangerschaft beteiligt sind, sind in Abb. 4 und 5 dargestellt.

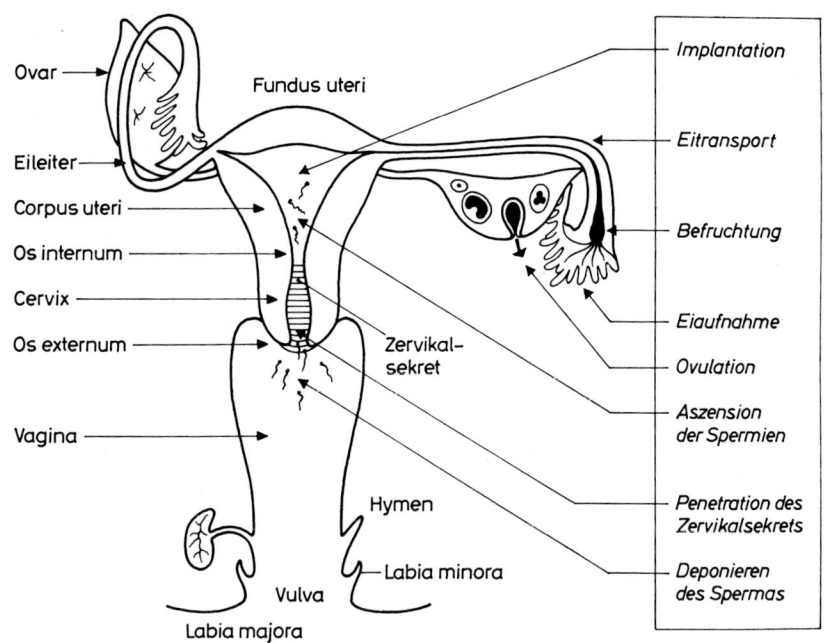

Labels in figure:

Ovar — Fundus uteri — Implantation

Eileiter — Eitransport

Corpus uteri — Befruchtung

Os internum

Cervix — Eiaufnahme

Os externum — Zervikal-sekret — Ovulation

Vagina — Aszension der Spermien

Hymen — Penetration des Zervikalsekrets

Labia minora — Deponieren des Spermas

Vulva

Labia majora

Abb. 4. Faktoren, die am Zustandekommen einer Schwangerschaft beteiligt sind. (Aus Schmidt-Matthiesen 1976)

4 Angriffspunkte der Kontrazeption

Das Mädchen wird mit einer genetisch festgelegten Anzahl von Keimzellen (ca. 400 000) geboren, die während ihres Lebens ständig abnimmt. Die Reifeteilung der Eizellen (Meiose) ist bereits vor der Geburt erfolgt. Durch die unterschiedlichen kontrazeptiven Maßnahmen besteht somit keine Gefahr, daß eine genetische Schädigung der Eizelle durch Reifeteilungen an andere Eizellen weitergegeben wird. Sollte es wirklich zu einer Mutation kommen, so bleibt diese auf die entsprechende Eizelle beschränkt.

Die Spermiogenese des Mannes läuft als kontinuierlicher Prozeß ab, in dessen Verlauf pro Tag ca. 30 Millionen Keimzellen bereitgestellt werden. Das Problem einer systemischen Kontrazeption beim Mann besteht darin, daß genetische Störungen, die durch ein Kontrazeptivum hervorgerufen werden, von einer einzigen Ursamenzelle an alle Gameten weitergegeben werden, die sich aus ihr entwickeln.

Die Angriffspunkte einer Kontrazeption bei Frau und Mann sind in Tabelle 1 zusammengestellt.

Die Kontrazeption bei der Frau konzentriert sich heute noch im wesentlichen auf die Verhinderung des Eisprungs (Ovulationshemmung). Bei

5

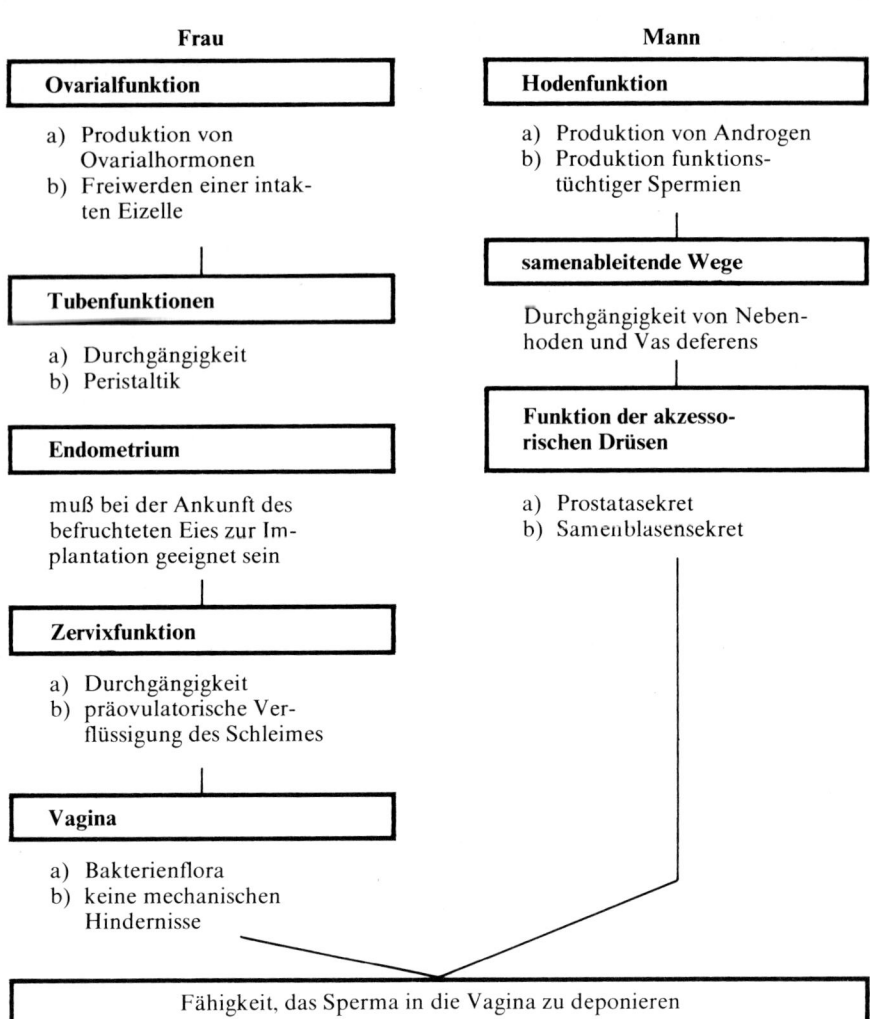

Frau

Ovarialfunktion

a) Produktion von Ovarialhormonen
b) Freiwerden einer intakten Eizelle

Tubenfunktionen

a) Durchgängigkeit
b) Peristaltik

Endometrium

muß bei der Ankunft des befruchteten Eies zur Implantation geeignet sein

Zervixfunktion

a) Durchgängigkeit
b) präovulatorische Verflüssigung des Schleimes

Vagina

a) Bakterienflora
b) keine mechanischen Hindernisse

Mann

Hodenfunktion

a) Produktion von Androgen
b) Produktion funktionstüchtiger Spermien

samenableitende Wege

Durchgängigkeit von Nebenhoden und Vas deferens

Funktion der akzessorischen Drüsen

a) Prostatasekret
b) Samenblasensekret

Fähigkeit, das Sperma in die Vagina zu deponieren

Berücksichtigung des Konzeptionsoptimums

Abb. 5. Biologische Voraussetzung für das Zustandekommen einer Konzeption und Ansatzpunkte für Kontrazeptive Methoden. (Nach Döring 1975)

Tabelle 1. Angriffspunkte der verschiedenen kontrazeptiven Maßnahmen bei der Frau und beim Mann

Geschlecht	Angriffspunkt	Kontrazeptive Wirkung
Frau	Ovulationshemmung	Unterdrückung des Eisprungs
	Fertilisierung	Verhinderung der Verschmelzung von Ei- und Samenzelle
	Implantationshemmung	Verhinderung der Einnistung der bereits befruchteten Eizelle in die Gebärmutter
	Schwangerschaftsprodukt	Schwangerschaftsunterbrechung nach bereits erfolgter Implantation
Mann	Spermiogenese	Unterbrechung der Samenbildung
	Fertilisierung	Verhinderung der Verschmelzung von Ei- und Samenzelle

erhaltener Ovulation kann man versuchen, die Fertilisierung, d. h. Verschmelzung von Ei- und Samenzelle zu verhindern. Wenn bereits eine Fertilisierung erfolgt ist, dann kommt die Verhinderung der Implantation der bereits bis zur Morula entwickelten Eizelle in Betracht. Alle Methoden die nach der Einnistung eingreifen, sind als Abortiva (Schwangerschaftsunterbrechung) anzusehen.

Beim Mann können Kontrazeptiva die Spermiogenese unterdrücken. Weiterhin kann man durch eine Unterbrechung des Spermientransports (z. B. Sterilisation) im männlichen Organismus bzw. durch eine Inaktivierung der bereits gebildeten Spermien verhindern, daß zeugungsfähige Spermien in die Scheide der Frau gelangen.

5 Überblick über die weltweit angewandten kontrazeptiven Methoden

Nach Hochrechnungen dürften etwa 500 Millionen Frauen im fertilen Alter sein (Wiechert 1977). Es wird angenommen, daß 250 Millionen Frauen irgendeine Art der Kontrazeption betreiben (Tabelle 2).

Wie aus Tabelle 2 zu entnehmen ist, hat die Verbreitung oraler hormonaler Kontrazeptiva trotz zahlreicher negativer Mitteilungen noch zugenommen. Ebenfalls nimmt die Anzahl der Anwender natürlicher mechanischer Kontrazeptiva (Kondom, Scheidendiaphragma) zu. Nach einer Analyse der Zeitschrift Eltern (1977) verkauft die Gummiwarenindustrie in der Bundesrepublik Deutschland jährlich 200 Millionen Kondome, 50 Millionen mehr als 5 Jahre zuvor; dies entspricht einer jährlichen Zuwachsrate von 10%. Die am häufigsten praktizierte Methode zur Schwangerschaftsverhütung ist angeblich immer noch der Coitus interruptus. Angestiegen ist auch die Begrenzung der Fertilität durch freiwillige Sterilisation sowohl

7

Tabelle 2. Geschätzte Zahl (in Millionen) der weltweit Kontrazeption betreibenden Paare unterteilt nach Methoden. ↑ Zunahme, genaue Zahlen jedoch noch unbekannt. (Nach Population Reports 1978 und Djerassi 1980)

Methode	1970	1977	1980
Orale Kontrazeptiva	30	55	60–80
Kondom	25	35	↑
Andere Methoden (Diaphragma, Spermizide, Rhythmusmethode, Coitus interruptus	60	65	
Freiwillige Sterilisation	20	80	↑
IUP	12	15	↑
Schwangerschaftsabbruch	40	40	30–40
Gesamt (ohne Abruptiones)	147	250	

beim Mann als auch bei der Frau. Eine starke Verbreitung hat auch die Anwendung von Intrauterinpessaren erfahren; das zahlenmäßige Verhältnis von Frauen, die die Pille nehmen, zu solchen, die ein IUP tragen, ist 4:1.

6 Sicherheit kontrazeptiver Methoden

Die Wirksamkeit einer kontrazeptiven Methode wurde 1932 zum ersten Mal von Raimund Pearl, einem Nichtmediziner angegeben. Dieser nach ihm benannte Pearl-Index beinhaltet die Zahl der ungewollten Schwangerschaften pro 1200 Anwendungsmonate der entsprechenden kontrazeptiven Methode. Erst 1966 konnte durch die Einführung der Life-table-Analyse von Potter die Erfassung und Bewertung von Nebenwirkungen durch Kontrazeptiva erheblich verbessert werden (Tabelle 3).

Der Pearl-Index als Zahl der Schwangerschaften pro 1200 Anwendungsmonate kann entweder als Schwangerschaftsrate von 100 Frauen während eines Anwendungsjahres oder von 1200 Frauen während eines Anwendungsmonats verstanden werden. Verfolgt man die Schwangerschaftsrate von 100 Frauen während eines Jahres, so müssen durch entsprechende Berechnung die Frauen berücksichtigt werden, die während dieses Jahres schwanger werden und die, welche die Methode nicht weiter anwenden konnten. Als weiterer Nachteil des Pearl-Index ist zu bemerken, daß ein positiver Lernerfolg, insbesondere beim Umgang mit mechanischen Kontrazeptiva zu einer niedrigeren Versagerrate führt. Auch kann bei einigen Kontrazeptiva ein Wirkungsverlust im Laufe der Zeit eintreten. Dies kann beispielsweise durch Stoffwechselveränderungen bei längerer erfolgreicher Anwendung der Minipille der Fall sein. Während man anhand des Pearl-Index die Schwangerschaftsrate pro Jahr erkennen kann, wird durch die Life-table-Analyse die Ereignis- und Abschlußrate (z. B. Schwangerschaften, Nebenwirkungen, Wechsel der kontrazeptiven Methode) in bestimmten Zeitabständen analysiert. Dieses bedeutet, daß die Anzahl der Frauen, welche die Methode nicht weiter anwenden, sowie Art und Häufigkeit der Nebenwirkungen in zeitlicher Reihenfolge aufgelistet und somit transparent werden.

Bei der Untersuchung der kontrazeptiven Sicherheit verschiedener Methoden durch das US National Center for Health Statistics (Ford 1978) sowie die Oxford Family Planning Association (Vessey et al. 1976) ergaben sich unterschiedliche Schwangerschaftsraten (Tabelle 4).

Die Unterschiede in der kontrazeptiven Sicherheit beider Studien dürften sich aus den in Tabelle 5 zusammengestellten unterschiedlichen Kriterien bei der Planung und Durchführung der Studien erklären.

So wurden bei der Studie des US National Center for Health Statistics alle Bevölkerungsgruppen eingeschlossen, während bei der Studie der Oxford Family Planning Association nur Frauen der weißen Rasse untersucht wurden. Weiterhin nahmen an der einen Studie 15- bis 44jährige Frauen teil, während an der anderen Studie die Frauen zu Studienbeginn 25–39 Jahre alt waren.

Bei der Beurteilung der kontrazeptiven Sicherheit wird von vielen Autoren zwischen theoretischer und praktischer Zuverlässigkeit der Methode unterschieden. Unter theoretischer Zuverlässigkeit versteht man die Versagerquote bei absolut korrekter Anwendung eines Mittels. Die praktische Zuverlässigkeit bezieht alle Versager mit ein, die durch fehlerhafte Anwendung einer Methode zustandekommen. Statistisch vergleichbare Aussagen über die Brauchbarkeit einer Methode können nur auf der praktischen Zuverlässigkeit beruhen und müssen demnach alle Patientenfehler enthalten.

Tabelle 3. Vergleich zwischen Pearl-Index und Life-table-Analyse (Pearl 1932; Potter 1966; Tietze u. Potter 1967)

	Pearl-Index	Life-table-Analyse
Urheber	Pearl 1932	Potter 1966
Prinzip	Zahl der Schwangerschaften pro 1200 Anwendungsmonate	Ereignis- und Abschlußraten bei Anwendung einer Methode in bestimmten Zeitabständen
Vorteil		Erfassung von Wirkung und Nebenwirkung in zeitlicher Abhängigkeit
Nachteil	Positiver Lernerfolg führt zu niedrigeren Versagerraten Wirkungsverlust einiger kontrazeptiver Methoden mit der Zeit (?)	

9

Tabelle 4. Kontrazeptive Wirksamkeit verschiedener kontrazeptiver Methoden in den USA und in England. Schwangerschaftsrate pro 100 Frauen pro Jahr, bestimmt nach dem Life-table-Verfahren (National Center of Health Statistics), dem Pearl-Index (Oxford Family Planning Association) und einem erweiterten Life-table-Verfahren (Office of Population Censuses and Surveys). (Nach Sivin 1979)

Kontrazeptiva	USA	England	
	National Center for Health Statistics	Oxford Family Planning Association	Office of Population Censuses and Surveys
Pille	2,0	0,2 [a]	5
IUP	4,2	2,0	9
Kondom	10,1	4,3	11
Diaphragma	13,1	2,4	14
Rhythmusmethode	19,1	–	–
Coitus interruptus	–	–	20
Spermizide	14,9	14,8 [b]	–

[a] Hauptsächlich Kombinationspillen mit 50 µg Ethinylestradiol
[b] Bezieht sich auf insgesamt nur 122 Frauenjahre

Tabelle 5. Gründe für die unterschiedlichen Beurteilungen der kontrazeptiven Sicherheit einzelner Methoden in Abhängigkeit von der Durchführung der Studien des US National Center for Health Statistics und der Oxford Family Planning Association. (Nach Sivin 1979)

Grund	US National Center for Health Statistics	Oxford Family Planning Association
Prinzip	Life-table-Verfahren	Pearl-Index
Bevölkerungsgruppe	Alle	Nur Weiße
Soziale Klassen	Alle	Gewichtet
Alter (Jahre)	15–44	25–39 (bei Studienbeginn)
Anwendungsdauer (Monate)	ab 1	5 (Minimum)
Häufigkeit der statistischen Erhebung	Einmal	Jährlich
Beobachtungszeit (Jahre)	3	1
Nicht auswertbar	ca. 3%	Weniger als 3% in 4 Jahren

Tabelle 6. Sammelstatistik über die Zuverlässigkeit der verschiedenen kontrazeptiven Methoden. (Nach Döring 1978)

Methode	Autor	Jahr	Ort bzw. Land	Versagerquote = ungewollte Graviditäten pro 100 Anwenderjahre
Verhaltensmethoden				
Coitus interruptus	Westoff et al.	1953	Indianapolis	10
	Stix	1939	Cincinnati	38
Periodische Abstinenz	Rendu	1968	Frankreich	40
(Knaus-Ogino)	Tietze et al.	1951	Boston	14
	Westoff et al.	1967	USA	38,5
Temperaturmethode	Döring	1966	Deutschland	0,8
(strenge Form)	Rendu	1966	Frankreich	1,3
	Rötzer	1968	Österreich	0,7
Mechanische Methoden				
Kondom	Westoff et al.	1953	Indianapolis	7
Scheidendiaphragma	Westoff et al.	1953	Indianapolis	4
+ Creme	Tietze et al.	1961	Puerto Rico	34
Portiokappe	Tietze, Lehfeld und Liebmann	1953	New York	7
Chemische Methoden				
Vaginaltabletten	Madsen	1952	Dänemark	7
	Tietze et al.	1961	Puerto Rico	42
Vaginalcreme	Margolis	1962	San Francisco	8
	Tietze et al.	1961	Puerto Rico	36
Schaumspray	Kleppinger	1965	USA	7,6
Schaumovulum	Brehm und Haase	1975	Deutschland	0,8
Ovulationshemmer				
	Mears	1962	England	0,8
	Kirchhoff und Haller	1964	Deutschland	0,8
	Döring	1968	Deutschland	0,2
Intrauterinpessare				
Intrauterinpessare	Tietze	1968	USA	3,5
Kupfer-T	Zielske et al.	1974	Berlin	1,6

11

Tabelle 7. Kontrazeptive Sicherheit verschiedener kontrazeptiver Methoden. (Nach Runnebaum u. Rabe 1979)

Methoden	Pearl-Index
keine Kontrazeption	115 –200
Kombinationspräparate	0,1– 0,9
Sequenzpräparate	0,3– 0,9
Minipille	0,4– 2,5
Pille danach	ca. 0,5
Dreimonatsspritze	0,2– 2,6
Kondom	6 – 28
Portiokappe	ca. 7
Scheidendiaphragma/Creme	3 – 34
Spermizide Vaginalpräparate	0,7– 7,0
Basaltemperatur	1 – 3
Zeitwahl (Knaus-Ogino)	14 – 35
Coitus interruptus	8 – 38
Intrauterinspirale	0,5– 5,0
Laparoskopische Tubensterilisation	ca. 0,3

Der Unterschied zwischen theoretischer und praktischer Zuverlässigkeit ist ein wichtiges Kriterium für die Brauchbarkeit einer Methode; er soll möglichst klein sein. Hier zeigt sich die absolute Überlegenheit der Ovulationshemmer sehr eindrucksvoll: bei der Einnahme der Kombinationspille beträgt die Versagerquote theoretisch 0 und praktisch nur 0,5 pro 100 Anwendungsjahre.

In einer zusammenfassenden Übersicht von Döring (1977) sind an erster Stelle die unter günstigen Bedingungen erreichten Zahlen genannt, welche in Bevölkerungsgruppen gewonnen worden sind, die mit mitteleuropäischen Verhältnissen vergleichbar erscheinen (Tabelle 6). Aus Europa gibt es nur wenige Statistiken über die Zuverlässigkeit empfängnisverhütender Mittel.

Unter Zugrundelegung der bis heute zur Verfügung stehenden internationalen Studien erfolgte die in Tabelle 7 zusammengestellte aktuelle Bewertung der Sicherheit kontrazeptiver Methoden.

7 Sexualmedizinische Aspekte der Kontrazeption

Allgemein werden manche Kontrazeptionsmethoden als männlich und andere als weiblich bezeichnet (z. B. das Kondom als männlich und das Diaphragma als weiblich). Die Ursache für eine solche Klassifikation beruht darauf, ob der Mann oder die Frau für die Methode verantwortlich ist. Im komplexen Wechselspiel der Motive zwischen den Partnern neigt zumeist derjenige, der für den anderen die Verantwortung mittragen kann und will, auch am ehesten dazu, die Verantwortung für die Kontrazeption zu übernehmen. Mögliche Schwierigkeiten können z. B. dadurch entstehen, daß eine Frau den Gebrauch oraler Verhütungsmittel ablehnt, nicht weil sie die Verantwortung scheut, sondern weil dieser zu häufigerem Geschlechtsverkehr führen könnte, als ihr lieb ist. Sie würde daher eine Verhütungsmethode bevorzugen, die es ihr ermöglicht, aus Furcht vor einer Schwangerschaft die Koitusfrequenz einzuschränken. Vor diesem Hintergrund könnte sie veranlaßt sein, die Nebenwirkungen eines oralen Verhütungsmittels zu übertreiben und es dadurch für unzumutbar zu erklären.

Viele größere Studien berichten über eine Verbesserung der sexuellen Empfindungsfähigkeit bei sicherer Kontrazeption. Die Befreiung von der Angst vor ungewollter Schwangerschaft gibt eine gute Erklärung dafür. Auf der anderen Seite besteht jedoch Einigkeit darüber, daß sich im Grunde genommen die sexuelle Erlebnisfähigkeit unter sicherer Kontrazeption nicht ändert.

Dem Arzt in der Praxis sind Klagen über verändertes sexuelles Bedürfnis und Abnahme von Erregungs- und Empfindungsfähigkeit unter der Einnahme der Pille bekannt. Solche Störungen werden häufig auf die pharmakologische Wirkung der Hormone zurückgeführt, die zwar vorhanden sind, sich aber zumindest zusätzlich als Erklärungsalibi bei auch sonst bestehenden sexuellen Schwierigkeiten und Beziehungskonflikten anbieten.

Sowohl Unsicherheit als auch eine zu hohe Sicherheit der Methode können subjektive Störungen des sexuellen Verlangens und Erlebens verursachen, wie Frick-Bruder (1978) für die im folgenden beschriebenen kontrazeptiven Methoden zeigt.

Die Methode nach Knaus-Ogino wird von Frauen benutzt, die entweder eine systemische oder lokale Kontrazeption ablehnen oder aufgrund ihrer sozialen Stellung nur mangelhaft über sichere Verhütung informiert sind. Ferner wird diese Methode von solchen Frauen angewandt, die ihre sexuellen Erlebnisschwierigkeiten im Sinne einer Anorgasmie hinter der Beherrschung verstecken, welche die Unsicherheit der Methode von ihnen verlangt.

Der Coitus interruptus führt häufig zu schwerer psychischer Enttäuschung. Das Zurückziehen wird als ein „Sich-Zurückziehen", als Verlust und gleichzeitig Verlassenwerden im Augenblick großer Intimität und Hingabe gewertet. Ferner wird diese Methode häufig von Frauen als ein persönliches Versagen mißdeutet.

Eine sichere Kontrazeption bedeutet bewußte Ausschaltung von Schwangerschaft und Mutterschaft und damit zumindest rationale Akzeptierung einer Sexualität, die nicht mehr an die generative Funktion gebunden ist. Wird dies psychisch nicht in gleicher Weise akzeptiert, kann es zu Klagen über Libidoverlust oder Verlust der Orgasmusfähigkeit kommen.

So traten unter der Einnahme von Ovulationshemmern bei traditionell orientierten Frauen mit geringer Schulbildung und konservativer Einstellung zur weiblichen Rolle insgesamt mehr Nebenwirkungen auf als bei einem Vergleichskollektiv von progressiv eingestellten Frauen mit höherer Schulbildung. Während die erste Frauengruppe ihre wichtigste Aufgabe in der Mutterrolle sieht und sich durch die hormonale Kontrazeption der Mutterrolle beraubt fühlt, spielt bei der zweiten Gruppe die Schwangerschaft keine zentrale Rolle, da die Frauen aufgrund ihrer Ausbildung im Beruf Gleichberechtigung und Selbstverwirklichung erlangen können.

Es hat sich gezeigt, daß eine Sterilisation in einem hohen Prozentsatz die sexuelle Partnerschaft verbessern kann. Voraussetzung ist allerdings, daß die Sterilisation – nach erfülltem Kinderwunsch – Folge eines in Übereinstimmung mit dem Partner reiflich abgewogenen Entschlusses ist.

8 Allgemeine Bewertungskriterien für die Beurteilung von Nebenwirkungen

Einen Überblick über die allgemeinen Bewertungskriterien, die zur Erkennung kontrazeptionsbedingter Nebenwirkungen führen, gibt Tabelle 8.

Wie bei allen medizinischen Untersuchungen können auch zur Analyse des kausalen Zusammenhangs zwischen Kontrazeptiva und entsprechenden Nebenwirkungen eine Reihe von Studien durchgeführt werden (Tabelle 9).

Tabelle 8. Bewertungskriterien für die Erkennung kontrazeptionsbedingter Nebenwirkungen. (Nach Population Reports 1977)

1. Wahrscheinlichkeit, daß zwischen einem Umweltfaktor und einer Erkrankung ein Zusammenhang besteht
2. Übereinstimmung von Ergebnissen mit denen anderer Studien, die auf anderen Methoden beruhen
3. Spezifität des Zusammenhangs zwischen einem Umweltfaktor und einer Erkrankung
4. Logisch-zeitliches Verhältnis (die Exposition muß der Erkrankung vorausgehen)
5. Zusammenhang zwischen Stärke und Dauer der Exposition in bezug auf einen Umweltfaktor und der Wahrscheinlichkeit, eine Erkrankung zu entwickeln (Dosis-Wirkungs-Beziehung)
6. Möglichkeit, mit einer einzigen Theorie die Krankheitsursache und alle bei der Erkrankung gemachten Beobachtungen gleichermaßen zu erklären
7. Analogie zu ähnlichen Krankheiten und deren Ursachen
8. Übereinstimmung mit den Grunderkenntnissen über Biologie und Krankheiten

Tabelle 9. Kriterien zur Beurteilung eines kausalen Zusammenhangs zwischen einem Umweltfaktor (z. B. Kontrazeptivum) und einer Erkrankung. (Nach Population Reports 1977)

Methode	Beschreibung	Aufgaben	Einschränkungen
Fallberichte	Beschreibung von Krankengeschichten und der Exposition der Patienten in Bezug auf Umweltfaktoren; verdächtige Zusammenhänge werden diskutiert	Erste Verdachtsmomente in Bezug auf die Ursache einer Erkrankung führen zur intensiveren wissenschaftlichen Unterschung	Fallberichte erlauben nur Rückschlüsse in beschränktem Umfang
Trends in den Krankheitsquoten	Untersuchung der Häufigkeit einer Erkrankung oder der Mortalität infolge einer Krankheit in einer großen Bevölkerungsgruppe	Vergleich der Trends der Krankheitsquoten mit den Trends, die die Expositionshäufigkeit gegenüber Umweltfaktoren betreffen; Möglichkeit, die Bedeutung der Erkrankung für die öffentliche Gesundheit einzuschätzen	Es muß eine große Bevölkerungsgruppe einem Umweltfaktor ausgesetzt sein, damit erkennbare Veränderungen in den Krankheitsraten auftreten. Voraussetzung ist, daß der Umweltfaktor die Erkrankungshäufigkeit deutlich beeinflußt
Fallvergleichsstudien	Vergleich der Umweltexposition bei Patientengruppen mit und ohne Erkrankung	Bestimmung der relativen Unterschiede in der Expositionsrate zwischen Patientengruppen mit und ohne Erkrankung; geeignete Methode, wenn die Erkrankung selten vorkommt und schnell Ergebnisse erforderlich sind	Hierbei wird nicht die Inzidenzrate jeder Gruppe bestimmt; das Ergebnis ist abhängig von der Qualität der Aufzeichnungen der Teilnehmer
Gruppenstudien	Vergleich der Krankheitshäufigkeit in Patientengruppen ohne und mit Exposition in bezug auf einen Umweltfaktor	Geeignete Methode, wenn vollständige Informationen vorhanden sind und wenn der geringste Hinweis auf nichtvermeidbare methodische Fehler besteht oder wenn man glaubt, daß es sich um mehr als eine Erkrankung handelt	Studie erfordert große Fallzahlen über lange Zeiträume, vor allem dann, wenn es sich um seltene Erkrankungen handelt

B. Kontrazeption bei der Frau

1 Allgemeines

Die Anwendung von kontrazeptiven Methoden liegt größtenteils in den Händen der Frau. Dies mag darauf beruhen, daß der Schutz vor einer ungewollten Schwangerschaft die Frau unmittelbar betrifft, da sie im Falle eines Versagens die Schwangerschaft austragen oder eine Schwangerschaftsunterbrechung durchführen lassen muß. Weiterhin hat sich die Kontrazeptionsforschung hauptsächlich auf die Frau konzentriert. Die heute zur Kontrazeption beim Mann zur Verfügung stehenden Methoden sind noch sehr beschränkt.

2 Physiologie der weiblichen Reproduktion

Unter dem Einfluß der Hypophysenhormone LH und FSH kommt es während der ersten 14 Zyklustage im Ovar zur Heranreifung eines Primär- zu einem Tertiärfollikel (Abb. 6). Die Regulation der Gonadotropinfreisetzung erfolgt durch Releasinghormone, die vom Hypothalamus gebildet werden. Der Hypothalamus wiederum unterliegt einer Steuerung durch übergeordnete kortikale Zentren. Bei diesem Regulationsprozeß spielen bestimmte biogene Amine sowie Katecholöstrogene eine Rolle.

Während der Eireifungsphase kommt es neben einer Freisetzung von LH und FSH ebenfalls zu einer LH-Speicherung in der Hypophyse. Durch das vom reifenden Follikel gebildete 17β-Estradiol wird, möglicherweise im Zusammenhang mit geringen Progesteronmengen, zur Zyklusmitte eine kurzfristige Entleerung der LH-Speicher der Hypophyse und somit peripher ein LH-Peak ausgelöst. Durch diesen LH-Gipfel wird der Eisprung induziert. Nach der Ovulation wird die Einzelle von dem Fimbrientrichter der Tube aufgenommen. Es ist noch nicht geklärt, ob sich der Fimbrientrichter – entsprechend früheren Vorstellungen – trompetenartig über die entsprechende Stelle des Eierstocks stülpt oder ob die freigesetzte Eizelle mitsamt ihrem Sekret vom Fimbrientrichter aus dem Douglas-Raum aufgenommen wird. Die Lebensdauer der Eizelle beträgt etwa 6–12 h. Kommt es während der Eiwanderung durch die Tube nicht zu einer Fertilisierung durch befruchtungsfähige Samenzellen, so findet keine Implantation statt. Falls eine Befruchtung zustandekommt, löst die befruchtete Eizelle aufgrund bisher noch nicht bekannter biologischer Signale bereits während ihrer Wanderung durch die Tube spezielle Veränderungen im Endometrium aus. Nach erfolgter Implantation verlängert das vom Tro-

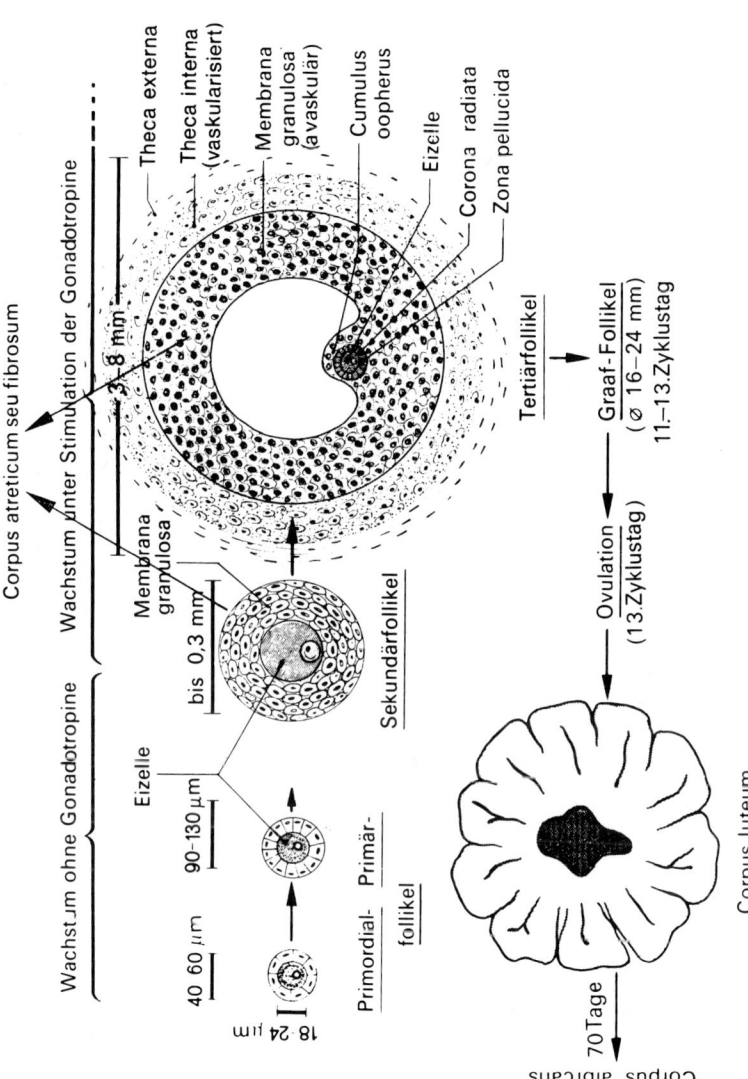

Abb. 6. Entwicklung der menschlichen Eizelle bis zum sprungbereiten Follikel und weiter bis zum Corpus luteum. (Aus Schreiner 1976)

17

phoblasten gebildete HCG die aktive Lebensdauer des Corpus luteum, das ohne HCG-Produktion durch luteolytische Vorgänge zugrunde gehen würde.

3 Angriffspunkte von Kontrazeptiva bei der Frau

Wie bereits eingangs erwähnt, kommen zur Kontrazeption bei der Frau drei Angriffspunkte in Frage. Hierbei ist zur Zeit die Verhinderung der Ovulation am bedeutendsten. Bei erhaltener Ovulation kann durch verschiedene Verhaltens-, mechanische oder chemische Methoden die Fertilisierung von Ei- und Samenzellen verhindert werden. Ist bereits eine Konjugation der Keimzellen erfolgt, so kann die Schwangerschaft nur noch durch eine Hemmung der Implantation verhindert werden. Alle Maßnahmen, die danach eingreifen, sind als Abortiva anzusehen.

4 Komplikationen

Bei den Komplikationen unter kontrazeptiven Maßnahmen soll zwischen Letalität und Morbidität unterschieden werden.

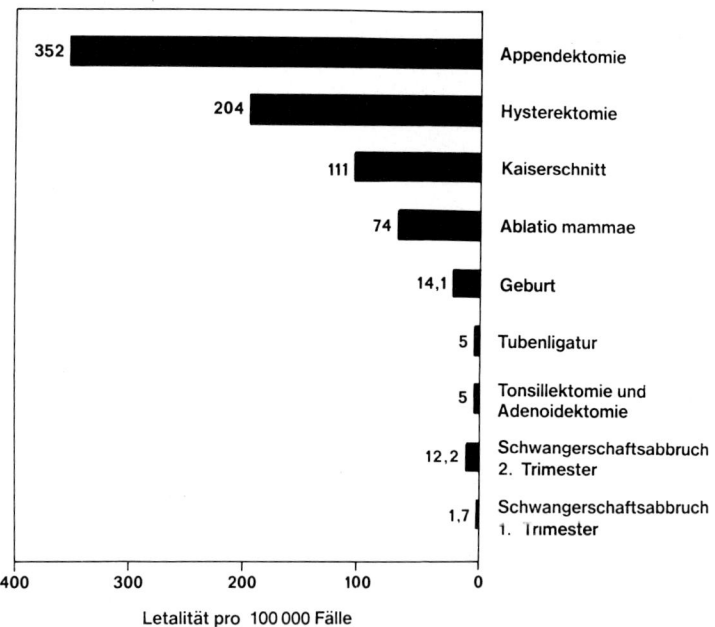

Abb. 7. Letalität von Frauen in Abhängigkeit von unterschiedlichen Operationsmethoden (USA 1972–1973). (Nach Population Reports 1976)

18

Tabelle 10. Letalität als Folge verschiedener kontrazeptiver Maßnahmen und der Geburt bezogen auf 100 000 Frauen pro Jahr. (Nach Eser u. Hirsch 1979)

Methode	Letalität
Geburt	20
Pille[a]	2,5– 4,5
IUP[a]	0,1– 1,0
Laparaskopische Sterilisation	2,5– 10
Chirurgische Sterilisation	10 – 43
Hysterektomie	50 –200

[a] Bei einjähriger Anwendung

4.1 Letalität

Als schwerste Nebenwirkung, die durch Kontrazeptiva hervorgerufen wird, ist der Tod anzusehen (Tabelle 10, Abb. 7). Bei der Beurteilung des Letalitätsrisikos muß man zwischen der Mortalitätsrate durch die Methode selbst sowie durch mögliche Schwangerschaften nach Versagen der Methode unterscheiden (Tabelle 11).
    Die Sterblichkeitsrate im Zusammenhang mit der Pille, der Intrauterinspirale, dem gesetzlichen Schwangerschaftsabbruch und der Geburt in Abhängigkeit vom Alter der Patientin wurde in Tabelle 12 zusammengefaßt. Daraus ist zu entnehmen, daß die Mortalität bei Anwendung der Spirale und beim legalen Schwangerschaftsabbruch mit dem Alter der Patientin nur geringfügig zunimmt. Ein deutlicher Zuwachs der Sterblichkeitsrate in Abhängigkeit vom Alter ist bei den Frauen zu sehen, die orale Kontrazeptiva einnehmen. Dabei spielt das Rauchen eine wesentliche Rolle. So ist die Mortalitätsrate bei Raucherinnen in der Altersgruppe zwischen 40 und 44 Jahren 4mal höher als bei Nichtraucherinnen und insge-

Tabelle 11. Letalität in Abhängigkeit von der zur Kontrazeption angewandten Methode. (Aus Greenblatt 1980)

Kontrazeptionsmethode	Schwanger-schaften	Tod infolge Schwanger-schaft	Tod infolge der Methode	Gesamt
Keine	880 000	200	0	200
IUP	30 000	7	2	9
Orale Kontrazeption	5 000	1	13	14
Diaphragma	120 000	27	0	27
Tubenligatur	17 600	3	150	153
Vaginale Hysterektomie	0	0	90	90

Tabelle 12. Todesfälle (Sterblichkeitsrate) im Zusammenhang mit der Pille, der Intrauterinspirale, dem gesetzlichen Schwangerschaftsabbruch und der Geburt im Vergleich zu einer Kontrollgruppe. (Nach Royal College of General Practitioners Oral Contraceptive Study 1981; Tietze u. Lewit 1979)

Alter [Jahre]	Kontrollgruppe		Pille[a] Orale hormonale Kontrazeption		Spirale	Legaler[b] Abbruch	Geburt[c]
	Nicht-raucher	Raucher[d]	Nicht-raucher	Raucher[d]			
15–24	0,0	0,0	0,0	10,5	0,8	1,2	10,0
25–34	2,7	4,2	4,4	14,2	1,0	1,8	17,5
35–44	6,4	15,2	21,5	63	1,4	2,7	56,0
>45	11,4	27,9	52,4	206,7			

[a] Pro 100 000 Frauen, die die Pille 1 Jahr einnehmen; [b] pro 100 000 Schwangerschaftsabbrüche im 1. Trimester; [c] pro 100 000 Lebendgeburten; [d] mehr als 15–20 Zigaretten pro Tag

samt 40mal höher als bei Frauen, die eine Intrauterinspirale tragen. Das Mortalitätsrisiko aller kontrazeptiver Methoden ist unabhängig vom Alter und niedriger als das mit einer Geburt verbundene Risiko.

4.2 Morbidität

Art, Häufigkeit und Ernsthaftigkeit der Nebenwirkungen bei den verschiedenen kontrazeptiven Maßnahmen werden bei der jeweiligen Methode besprochen.

5 Methoden

5.1 Häufigkeit

Aufgrund von Schätzungen darf angenommen werden, daß etwa 500 Millionen Frauen auf der Erde im gebärfähigen Alter sind (Wiechert 1977). Nach heutigen Vorstellungen betreiben ungefähr 250 Millionen Paare eine Kontrazeption (Population Reports 1978, Djerassi 1980). Unter der Annahme, daß die Männer aktiv nur zu 10–20% an der Kontrazeption beteiligt sind, dürften etwa 200–225 Millionen Frauen eine kontrazeptive Methode anwenden.

5.2 Ovulationshemmer

5.2.1 Allgemeines

Die Anwendung oraler hormonaler Kontrazeptiva ist abhängig vom Lebensalter der Frauen (Abb. 8).

In der Altersgruppe der 18- bis 30jährigen Frauen nehmen mehr als die Hälfte orale hormonale Kontrazeptiva ein. Ein weiteres Drittel hat die Pille schon einmal genommen und hat jetzt eine alternative Methode gewählt. Die Palatin Family Planning Clinic in Manchester (1979) hat in den Jahren 1975–1978 die Anwendungshäufigkeit verschiedener kontrazeptiver Methoden untersucht. In jedem Jahr konnten über 11 000 Erstkonsultationen registriert werden. Der Anteil von Erstkonsultationen blieb bei den über 35 Jahre alten Frauen mit etwa 8% konstant, während dieser bei den Mädchen unter 20 Jahren von 21 auf 17% zurückging. Aufgrund dieser Untersuchung konnte festgestellt werden, daß bei den befragten Frauen in den Jahren 1975–1978 die Anwendung hormonaler Kontrazeptiva von 9374 (1975) auf 8363 (1978) zurückging. Gleichzeitig nahm die Zahl derjenigen, die sich ein Intrauterinpessar einlegen ließen, von 697 (1975) auf 1050 (1978) zu. Ebenso nahm die Zahl derer zu, die ein Diaphragma (561 im Jahr 1975 gegenüber 942 im Jahr 1978) oder ein Kondom (320 im Jahr 1975 gegenüber 548 im Jahr 1978) anwendeten.

5.2.2 Historische Entwicklung

Erste grundlegende Untersuchungen auf dem Weg zur hormonalen Kontrazeption wurden von Haberlandt (1921), einem Professor für Physiologie in Innsbruck, durchgeführt. Dieser konnte zeigen, daß die Transplantation von Ovarien eines schwangeren Kaninchens auf ein nichtschwangeres Tier bei diesem zu Sterilität führte. Ähnliche Beobachtungen wurden von Fraenkel (1931) mitgeteilt. Bei Kaninchenuntersuchungen fand Fraenkel,

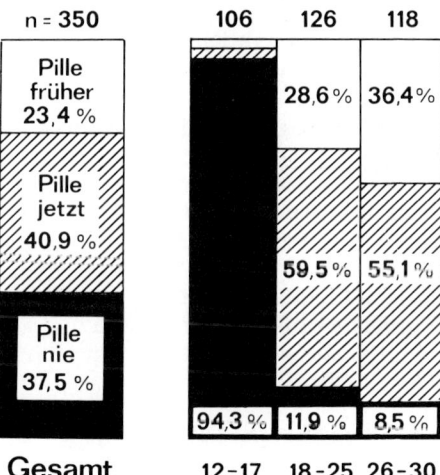

Abb. 8. Anwendungshäufigkeit hormonaler Kontrazeptiva in den verschiedenen Altersklassen. (Nach Kellhammer u. Schmidt-Tannwald 1977)

21

daß es nach Ausbildung eines Corpus luteum in einem Ovar des Kaninchens an dem anderen Ovar nicht zu einer Eireifung kam. Etwa 20 Jahre später setzten Bickenbach u. Paulikovics (1944) das mittlerweile isolierte Gelbkörperhormon, das Progesteron, zur Hemmung der Eireifung bei der Frau ein. Durch orale Gaben von 300 mg Progesteron pro Tag konnte Pincus (1956) bei einem gewissen Prozentsatz von Frauen die Ovulation unterdrücken. Diese Methode war jedoch zu unsicher, da die Progesteronwirkung durch den raschen Abbau des Steroids in der Leber zu schnell abfiel. In der Folgezeit befaßte man sich mit der Entwicklung von neuen Gestagenen (sog. Progestagene), die wesentlich langsamer von der Leber metabolisiert werden. Bei der Herstellung von Noretynodrel in Amerika wurde beobachtet, daß die chromatographisch nicht saubere Substanz eine höhere ovulationshemmende Wirkung zeigte als das gereinigte Präparat. Die Erklärung hierfür bestand darin, daß Noretynodrel geringe Verunreinigungen mit Mestranol enthielt, das die ovulationshemmende Wirkung des Progestagens synergistisch verstärkte. Diese Beobachtungen sind Ursprung der Entwicklung von Kombinationspräparaten mit Östrogenen und Progestagenen, die von Pincus (1956) und Rock et al. (1956) zum ersten Mal bei der Frau zur Kontrazeption verwandt wurden. Im Jahr 1961 wurde das Präparat Anovlar ® von der Firma Schering als erstes orales Kontrazeptivum auf dem europäischen Markt angeboten.

Während bisher nur 2 Verbindungen mit Östrogenaktivität bekannt sind, die zur hormonalen Kontrazeption eingesetzt werden, sind mittlerweile eine Reihe von Progestagenen in unterschiedlichen Dosierungen in zahlreichen Präparaten enthalten.

5.2.3 Wirkungsweise

5.2.3.1 Allgemeines

Die in Ovulationshemmern verwendeten synthetischen Steroide haben vielfältige Wirkungen auf eine Reihe von Organen (Tabelle 13). Sie wirken spezifisch auf solche Organe, die vermehrt sog. Steroidrezeptoren besitzen. Dazu gehören der Hypothalamus, die Hypophyse, die Ovarien und der Uterus. Insbesondere hemmen Östrogene die Sekretion des gonadotropen Releasinghormons (Gn-RH) im Hypothalamus und wirken somit in erster Linie indirekt auf die Hypophyse. Durch eine negative Rückkopplung der Östrogene wird die rhythmische und tonische Sekretion im Hypothalamus unterdrückt und insbesondere die FSH-Sekretion der Hypophyse dosisabhängig reduziert.

5.2.3.2 Synthetische Östrogene

Als Östrogene stehen für die orale hormonale Kontrazeption Ethylestradiol (EE) und sein 3-Methyläther, das Mestranol (MES) zur Verfügung (Abb. 9).

22

Tabelle 13. Angriffspunkte der Östrogen- und Gestagenwirkung im menschlichen Organismus

	Östrogene	Gestagene
Stoffwechsel	Gesteigerte Durchblutung und Zellpermeabilität Natrium- und Wasserretention	Gesteigerter Energiestoffwechsel Vorübergehend vermehrte Natrium- und Wasserausscheidung
	Wachstum verstärkt	Differenzierung bestimmter Gewebe
	Stimulation der Proteinsynthese Senkung der Körpertemperatur	Erhöhung der Körpertemperatur
Hypothalamus und Hypophyse	Dosisabhängig: – positiver Feedback auf die LH/FSH-Sekretion – Hemmung der FSH/LH-Sekretion	Dosisabhängig: – positiver Feedback auf die LH-Sekretion – Hemmung der FSH/LH-Sekretion
Vagina	Vermehrung der Oberflächenzellen, Glykogeneinlagerung, Karyopyknoseindex nimmt zu	Massenabschilferung von Oberflächen- und Intermediärzellen, Karyopyknoseindex herabgesetzt
Cervix	Weitstellung von Muttermund und Zervikalkanal Schleim: vermehrt, klar, spinnbar, Farnkrautphänomen	Engerstellung von Muttermund und Zervikalkanal Schleim: spärlich, zähflüssig
Endometrium	Proliferation Hemmung der Implantation Ödembildung Hemmung der Carboanhydrase	Sekretorische Transformation
Myometrium	Kontraktilität erhöht Ansprechbarkeit auf Oxytocin erhöht	Ruhigstellung („Progesteronblock") Ansprechbarkeit auf Oxytocin herabgesetzt
Tuben	Motilität und Sekretion erhöht Vermehrte isthmische Sekretion Veränderte Zusammensetzung des Tubensekrets Verschluß der uterotubaren Verbindung Verzögerter Eitransport	Sekretion herabgesetzt Veränderte Zusammensetzung des Tubensekrets
Ovarien	Sensibilisierung auf Gonadotropine Beeinflussung der Steroidogenese, Follikelreifung, Dauer der Lutealphase	Verminderte Ansprechbarkeit auf Gonadotropine
Mammae	Wachstum gefördert	Stimulation des tubuloalveolären Wachstums, synergistisch mit Östrogenen und Prolaktin

Zu einer Ovulationshemmung ohne gleichzeitige Gabe von Progestagenen sind etwa 100 μg EE/Tag notwendig (Edgren 1979; Goldzieher et al. 1975 b). Für eine Proliferation des Endometriums mit anschließender menstruationsähnlicher Entzugsblutung reichen i. allg. tägliche Dosen von etwa 50 μg EE in Kombination mit Progestagenen aus (Speroff 1979). Das Ausmaß der Entzugsblutung sowie das Auftreten von Zwischenblutungen hängt außer von den Östrogenen auch von der Art und Dosierung der Progestagene ab. Durch Reduzierung der Östrogendosis von 50 μg auf 30–37 μg EE/Tag beträgt die Anzahl der Durchbruchblutungen während der ersten Einnahmezyklen je nach Potenz und Menge des jeweiligen Gestagens etwa 15–30% (Speroff 1979; Hauser 1975; Law 1979). Nach 2- bis 3monatiger Einnahme nimmt die Häufigkeit der Durchbruchblutungen ab, die Wahrscheinlichkeit einer Amenorrhö jedoch zu. Bei richtiger Ein-

17 α- Ethinylestradiol   **Mestranol**

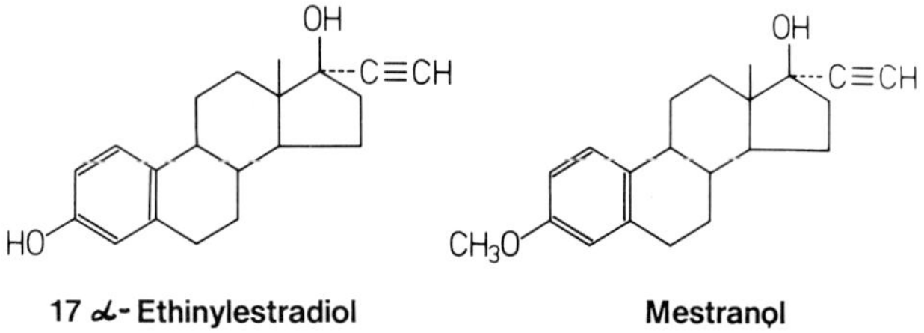

Abb. 9. Strukturformeln von *Ethinylestradiol* und seinem 3-Methyläther, dem *Mestranol*

nahme ist die Sicherheit der niedrig dosierten Kombinationspräparate genauso hoch wie die der höher dosierten.

Ethinylestradiol wurde von Frauen nach oraler Gabe geringer Dosen (50 oder 30 μg) rasch und vollständig resorbiert (Schering 1981). Bei 50 μg wurde der maximale Plasmaspiegel nach etwa 1 h mit 0,40±0,1 nmol/l =0,12±0,03 μg/l erreicht (Abb. 10). Gleichzeitig besteht eine sehr viel höhere Konzentration seiner Metaboliten im Plasma, deren höchster Wert etwa 6–7 nmol/l nach 1–2 h beträgt. In den ersten 8–12 h nimmt die Konzentration von EE und seiner Metaboliten im Plasma durch Verteilungs- und Ausscheidungsvorgänge mit einer Halbwertszeit von 3–4 h ab. Später entspricht die Halbwertszeit im Plasma mit 26 h etwa der Eliminationsgeschwindigkeit.

Der Vergleich der Östrogenpotenz von Ethinylestradiol und Mestranol hat in den vergangenen Jahren immer wieder Schwierigkeiten bereitet. Zeitweise wurde angenommen, daß MES etwa ⅔ der Östrogenwirkung von EE hat (Martinez-Manautou u. Rudel 1966; Dickey 1974). Gegen diese Annahme bestehen Zweifel, wie die nachfolgende Darstellung zeigt. Das MES ist inaktiv und muß im Körper erst zu EE hydrolysiert werden (Edgren 1979).

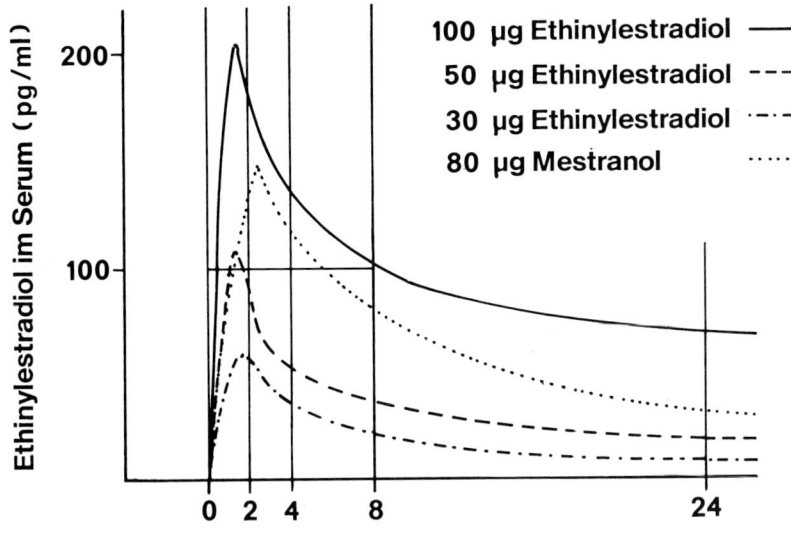

Serumspiegel nach oraler Einnahme von

100 µg Ethinylestradiol —
50 µg Ethinylestradiol - - -
30 µg Ethinylestradiol -·-·-
80 µg Mestranol ·······

Stunden nach oraler Verabreichung

Abb. 10. Plasmaspiegel von Ethinylestradiol nach oraler Gabe unterschiedlicher Dosen von Ethinylestradiol und Mestranol bei Frauen. (Nach Taubert u. Kuhl 1981)

Beim Menschen werden ca. 50% des oral applizierten MES zu EE hydrolysiert (Kappus et al. 1972). Der maximale Blutspiegel von EE ist nach EE-Gabe 1 h später und nach MES-Gabe 4 h später erreicht. Die Blutkonzentrationen von freiem EE liegen für beide Substanzen bei gleicher Dosierung von MES und EE in der gleichen Größenordnung (Warren u. Fotherby 1973). Außer der Demethylierung von MES spielen auch noch die Konjugation und weitere Inaktivierungsvorgänge der Östrogene eine Rolle (Abb. 11). Aufgrund der pharmakologischen Untersuchungen von Delforge u. Ferin (1970) und Henzl et al. (1973) mit menschlichem Endometrium, Briggs u. Briggs (1973) und Schwartz u. Hammerstein (1974) mit menschlichen Lipoproteinen, sowie aufgrund umfangreicher Untersuchungen von Goldzieher et al. (1975 a, b, 1977, 1978 a, b, c) kann angenommen werden, daß unter Berücksichtigung von zahlreichen Stoffwechselparametern (menschliches Endometrium, Gonadotropine, Plasmakortisol, Testosteron, Androstendion sowie deren Plasmabindung, Kohlehydrat- und Lipidstoffwechsel) 50 µg MES dosisäquivalent sind mit etwa 50 µg EE. Ob sich durch die Kombination der Östrogene mit den verschiedenen Progestagenen unterschiedliche synergistische Effekte ergeben, ist nicht bekannt.

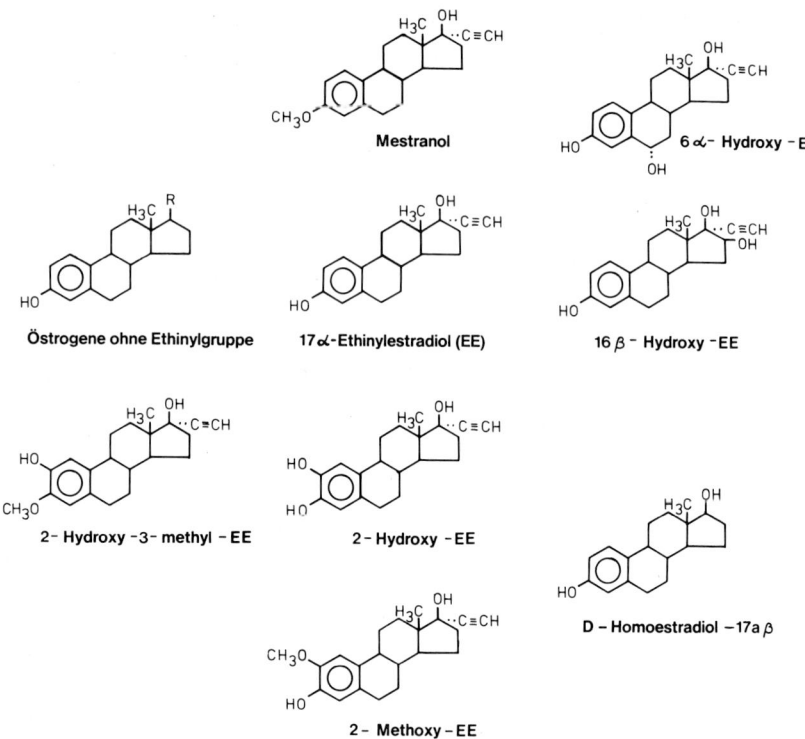

Abb. 11. Stoffwechselprodukte von 17α-Ethinylestradiol (*EE*) und Mestranol

Zu den Stoffwechselwirkungen der synthetischen Östrogene zählt eine Herabsetzung der Glukosetoleranz, eine Erhöhung des Transkortins, des sexsteroidhormonbindenden Globulins (SHBG) und der Plasmakortikosteroide. Weiterhin kommt es zu einem Anstieg der Triglyceride (30%), des Gesamt- und VLDL-Cholesterins und der Phospholipide. Das Renin-Angiotensinogen-System wird über eine Stimulation des Reninsubstrats und der Reninaktivität um jeweils 100% sowie durch eine Verminderung der Reninkonzentration um 30–40% beeinflußt. Die Wirkung der synthetischen Östrogene auf die Blutgerinnung besteht in einer Erhöhung des Fibrinogens (I), Plasminogens, der Faktoren VII, VIII und X, während das Antithrombin III erniedrigt wird.

Das Ziel bei der Entwicklung neuer synthetischer Östrogene besteht darin, eine Substanz zu finden, die eine zentral ovulationshemmende Wirkung besitzt, ohne daß spezifische östrogenbetonte Nebenwirkungen an anderen Organen auftreten. Eine entsprechende Substanz wurde bisher noch nicht gefunden.

26

5.2.3.3 Progestagene

Als erstes synthetisches Steroid, das die in-vivo-Wirkung des Progesterons, wenn auch nur teilweise, besitzt, wurde von Inhoffen u. Hohlweg (1938) das Äthinylderivat des Testosterons, das Ethisteron, beschrieben. Von ihm leitet sich das 19-Norethisteron ab. In den 50er bis 60er Jahren wurden eine Reihe von oral wirksamen synthetischen progestativen Stoffen gefunden, die sich meist als Nortestosteron- oder als Progesteronderivate klassifizieren lassen. Hierzu zählen auch die von Organon in Holland entwickel-

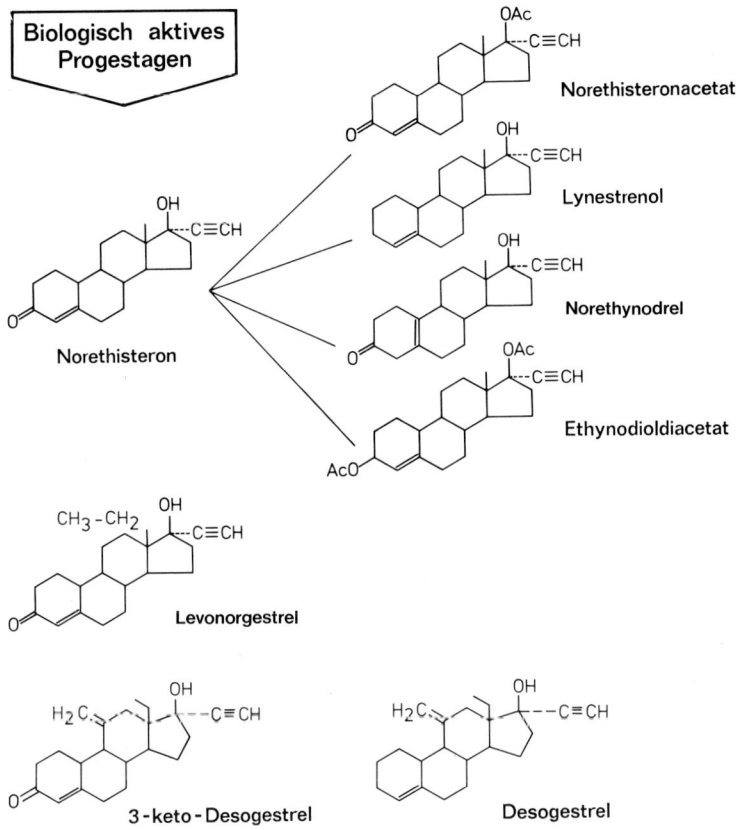

Abb. 12. Strukturformeln der unterschiedlichen, in hormonalen Kontrazeptiva vorkommenden Progestagene. Das 3-Keto-Desogestrel kommt selbst nicht in hormonalen Kontrazeptiva vor und ist der biologisch aktive Progestagenmetabolit von Desogestrel. Norethisteronacetat, Lynestrenol, Noretynodrel und Ethinodioldiacetat werden erst nach Metabolisierung in Norethisteron biologisch aktiv. Norethisteron und Levonorgestrel sind die beiden einzigen Progestagene, die ohne Metabolisierung biologisch aktiv sind

27

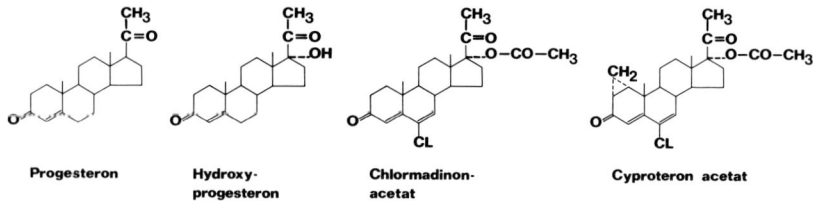

| Progesteron | Hydroxy-progesteron | Chlormadinon-acetat | Cyproteron acetat |

Abb. 13. Strukturformel der klinisch wichtigsten Derivate des 17α-Hydroxyprogesteronacetat

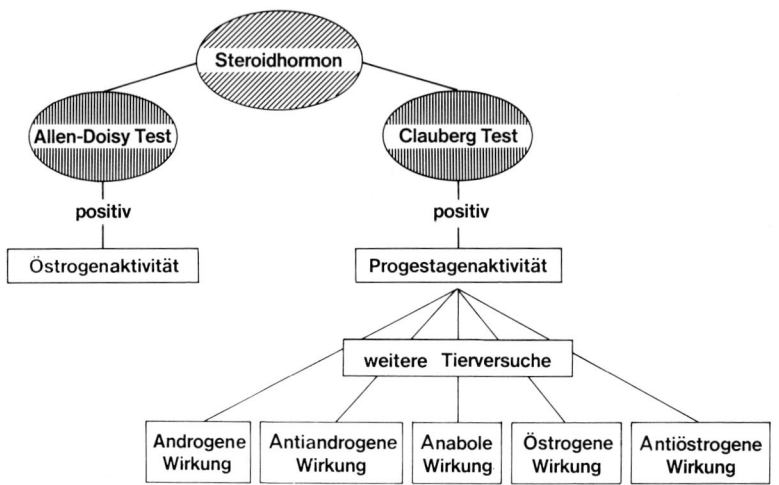

Abb. 14. Differenzierung der Gestagenwirkung mit Hilfe verschiedener Tiertests. Die Voraussetzung aller Tierversuche ist die Übertragbarkeit der Ergebnisse auf den Menschen. *Allen-Doisy-Test:* Biologische Methode zum Nachweis von Östrogenen im Vaginalsmear kastrierter Ratten oder Mäuse. *Clauberg-Test:* Biologische Testmethode für Gestagene. Histologische Bewertung der gestagenabhängigen Umwandlung der durch Östrogene proliferierten Uterusschleimhaut bei infantilen Kaninchen

ten 3-Desoxo-Verbindungen wie das Lynestrenol und das Allylestrenol. Definitionsgemäß haben alle Progestagene mit dem Progesteron mindestens die Wirkung auf die Uterusschleimhaut des Kaninchens (Clauberg-Test) gemeinsam. Die Progestagene lassen sich in 2 Gruppen einteilen:
a) Ethinyl-19-Nortestosteron-Derivate (Abb. 12):
  – Desogestrel
  – Norgestrel
  – Levonorgestrel
  – Äthinodioldiacetat
  – Lynestrenol
  – Norethisteron

28

- Norethisteronacetat
- Noretynodrel

b) Abkömmlinge des 17α-Hydroxyprogesteronacetats (Abb. 13):
- Chlormadinonacetat
- Cyproteronacetat
- Medroxyprogesteronacetat

Die Progestagene entfalten je nach Struktur und Abbauprodukten unterschiedliche Stoffwechselwirkungen (Neumann 1978). In Abhängigkeit von der biologischen Wirkung der Gestagene in unterschiedlichen Tiermodellen (Abb. 14) wird die gestagene Partialwirkung eines Steroids bestimmt. Hierbei wird zwischen den antigonadotropen, östrogenen, antiöstrogenen, androgenen und zum Teil auch antiandrogenen Eigenschaften der Progestagene unterschieden (Tabelle 14 und 15). Als Voraussetzung für die Anwendbarkeit von Tiermodellen gilt die Übertragbarkeit der Ergebnisse auf den Menschen. Ein weiteres Kriterium für die Wirkung der Gestagene ist die Gestagenpotenz, d. h. die Bestimmung der Wirkstärke eines Gestagens im Hinblick auf eine spezielle Partialwirkung. Ein Kriterium für die Gestagenpotenz eines Steroids ist die Dosis für eine Menstruationsverschiebung, die Transformationsdosis sowie die Ovulationshemmdosis (Tabelle 16). In Tabelle 17 wird die Endometriumtransformationsdosis unterschiedlicher Progestagene bei Nagetieren und beim Menschen angegeben. Hierbei fällt auf, daß bei Gabe von Desogestrel und Levonorgestrel die geringste und bei Gabe von Noretynodrel die höchste Gestagen-

Tabelle 14. Mögliche Aktivität von Progestagenen. (Nach Neumann 1978)

Gestagenpartialwirkung	Testsystem
Gestagen	Transformation des Endometriums
Östrogen	Positiver Allen-Doisy-Test
Androgen	Stimulation des Prostata- und Samenbläschenwachstums bei kastrierten Nagetieren
Antiöstrogen	Hemmung des östrogeninduzierten Uteruswachstums
Antiandrogen	Hemmung des androgeninduzierten Wachstums von Prostata und Samenblase bei kastrierten Nagetieren
Antigonadotropin	Hemmung der Ovulation
Glukokortikoid	Hemmung der ACTH-Sekretion und der adrenalen Atrophie
ACTH-Stimulation	Anstieg der Glukokortikoidsekretion; Anstieg von Transcortin
Virilisierung von weiblichen Feten	(Androgenwirkung)
Feminisierung von männlichen Feten	(Antiandrogenwirkung)

Tabelle 15. Spezielle Wirkung der synthetischen Gestagene. (Aus Runnebaum u. Rabe 1982)

| | Progestagene | | | | | | | | 17-α-Hydroxyprogesteronacetat | |
| | Äthinyl-19-Nortestosteron | | | | | | | | | |
	Deso-gestrel	Levo-norge-strel	Nor-gestrel	Äthino-dioldi-acetat	Lyne-strenol	Norethi-steron-acetat	Norethi-steron	Norety-nodrel	Chlor-madinon-acetat	Cypro-teron-acetat
Östrogeneffekte	0	0	0	+(+)	(+)	+	+	++	0	0
Antiöstrogeneffekte	0	+	+	+	++	0	++	0	(+)	(+)
Androgeneffekte	+	++	++	+	+	+	+	0	0	0
Antiandrogeneffekte	0	0	0	0	0	0	0	0	+	++
Natriurese	0	+	+	?	?	(+)	(+)	?	0	0
Reninsubstraterhöhung	0	0	0	?	?	(+)	(+)	?	0	0
Ovulationshemmdosis (mg/Tag)	0,06	~0,05	~0,1	~0,1	?	≧0,5	≧0,5	(2,5–10)	1,5–2	≦1,0
Transformationsdosis (mg/Zyklus)	2,5	~6	~12	10–15	35–70	30–60	100–150	150–200	20–30	≦20
Menstruationsverschiebung (mg/Tag)	?	0,25	0,5	1	10	7,5	10–15	14	4	?

Tabelle 16. Definition und Dosisangaben zur Menstruationsverschiebung und zur Transformation des Endometriums

	Definition	Dosis
Menstruations-verschiebung	Tägliche Progestagen- bei ausreichender Östrogendosis, die zu einer Menstruations-verschiebung führt	Je nach Progestagen: 0,25–15 mg/Tag bei ausreichender Stimulation des Endometriums (ca. 50 µg Ethinylestradiol/Tag)
Transformations-dosis	Progestagendosis, die notwendig ist, um das durch östrogene proliferierte Endometrium sekretorisch umzuwandeln	Je nach Progestagen: 6 – 200 mg/10 – 14 Tage
Ovulations-hemmdosis	Progestagendosis, die zur Ovulationsunterdrückung notwendig ist	Je nach Progestagen: 0,05 – 10 mg/Tag

Tabelle 17. Potenz einiger Progestagene im Clauberg-Test und im Kaufmann-Test (Endometriumtransformation bei kastrierten Frauen oder bei klimakterischen Patienten). (Nach Neumann 1978)

Progestagen	Clauberg-Test Schwellendosis [mg/Tier]		Kaufmann-Test effektive Dosis/Zyklus
	p.o.	s.c.	[mg]
Progesteron	> 10	0,5	200 (i.m.)
Norethisteron	0,1 –0,3	≦ 0,1	100–150 (p.o.)
Norethisteronacetat	0,03–0,1	0,03 –0,1	30– 60 (p.o.)
Norethisteronacetat (mikronisiert)	–	–	12– 14 (p.o.)
Norgestrel	0,03–0,1	0,03	12 (p.o.)
Levonorgestrel	0,03	0,03 –0,01	6 (p.o.)
Levonorgestrel (mikronisiert)	–	–	2,5 (p.o.)
Desogestrel			2,5 (p.o.)
Noretynodrel	> 0,3	0,3	150–200 (p.o.)
Lynestrenol	0,1 –0,3	0,1 –0,3	35– 70 (p.o.)
Chlormadinonacetat	0,01	0,01	20– 30 (p.o.)
Cyproteronacetat	0,003	0,003–0,01	≦ 20 (p.o.)
Medroxyprogesteronacetat	0,01–0,03	0,01 –0,03	40– 70 (p.o.)
Megestrolacetat	0,03	0,01 –0,03	35– 50 (p.o.)

Tabelle 18. Potenz einiger Prostagene im Clauberg-Test und im Menstruationsverschiebungstest. (Nach Neumann 1978)

Verbindung	Kaufmann-Test Schwellendosis [mg/Tier s.c.]	Verschiebung der Menstruation (ED_{50}[a] mg/Tag p.o.)	
		Ohne Östrogen	Mit Östrogen
Medroxyprogesteronacetat	0,01–0,03	> 10	22,4
Megestrolacetat	0,01–0,03	> 10	1,8
Norethisteron	$\leq 0,1$	4,25	–
Norgestrel	0,03	5	0,125
Noretynodrel	0,3	20	5,3
Äthynodioldiacetat	0,1	> 4	1,5

[a] Menge, die bei 50% der Versuchstiere die Wirkung hervorruft

Tabelle 19. Antiovulatorische Potenz einiger Gestagene bei Ratten und bei Menschen. (Nach Neumann 1978)

Progestagen	ED_{50} (Ratte) [mg/Tier am Tag]		Effektive antiovulatorische Dosis bei Frauen [mg/Tag]
	p.o.	s.c. (i.m.)	
Progesteron	> 10,0	$\leq 3,0$	300–500
Norethisteron	2–4	$\leq 0,3$	$\geq 0,5$
Norethisteronacetat	1–3	0,3	$\geq 0,5$
Norgestrel	$\geq 10,0$	0,04	0,1
Levonorgestrel	10,0	0,01–0,03	0,05
Noretynodrel	1,0	0,3	(2,5– 10)
Chlormadinonacetat	3,0	0,5 –1,0	1,5– 2
Cyproteronacetat	3,0	1,0	$\leq 1,0$

Tabelle 20. Potenz einiger Progestagene im Kaufmann-Test und im In-vitro-Rezeptortest mit Präparationen von menschlichem Uterus. (Nach Neumann 1978)

Verbindung	Kaufmann-Test [mg/Zyklus p.o.]	Rezeptoraffinität Progesteron = 100
Progesteron	200 (i.m.)	100 (per def.)
Norethisteron	100–150	150
Levonorgestrel	6	180
Chlormadinonacetat[a]	20– 30	50
Medroxyprogesteronacetat[a]	40– 70	90

[a] Hydroxyprogesteronderivate

dosis zur Endometriumtransformation bei kastrierten Frauen oder klimakterischen Patientinnen erforderlich ist. Die Menstruationsverschiebungsdosis ist abhängig von der gleichzeitigen Gabe von Östrogenen (Tabelle 18).

Ohne gleichzeitige Östrogengabe schwanken die zur Menstruationsverschiebung notwendigen Gestagendosen von 4 bis 20 mg/Tag, während bei gleichzeitiger Östrogengabe ein Dosisunterschied von 0,125 bis 22,4 mg/Tag beobachtet wurde. Die antiovulatorische Potenz von Levonorgestrel ist mit 0,05 mg/Tag am höchsten, während sie für Progesteron 300–500 mg/Tag ausmacht (Tabelle 19).

Während bei allen in-vivo-Modellen zur Aktivitätsbestimmung von Hormonen der Metabolismus der Steroide eine Rolle spielt, kann die unterschiedliche Wirkstärke eines Hormons am besten durch seine Bindungsstärke am Rezeptor untersucht werden (Tabelle 20). Bei einem In-vitro-Rezeptortest mit Präparationen von einem menschlichen Uterus fand man im Vergleich zu Progesteron (100%) für Chlormadinonacetat die niedrigste Rezeptoraktivität (50%), während sie für Levonorgestrel am höchsten war (180%). Wie aus Tabelle 20 ersichtlich ist, bestehen deutliche Unterschiede zwischen der in vivo bestimmten Gestagenpotenz mit Hilfe des Kaufmann-Tests und der Rezeptorbindungsaffinität. Ein Nachteil solcher in-vitro-Testsysteme besteht darin, daß sie den menschlichen Metabolismus nicht berücksichtigen, durch den beispielsweise eine inaktive Substanz erst aktiviert werden kann (z. B. Desogestrel); ähnliche Probleme können bei der Übertragung auf den Menschen auftreten. Ferner kann sich der Steroidmetabolismus des Tiers wesentlich von dem des Menschen unterscheiden (z. B. Chlormadinonacetat bei Beagle-Hunden).

Es ist bekannt, daß Lynestrenol, Norethisteronacetat, Noretynodrel und Äthinodioldiacetat in der Leber zu Norethisteron metabolisiert werden müssen, um am Zielorgan wirksam zu werden (Fotherby 1974). Norethisteron ist folglich für diese Gestagene die Wirkform. Desogestrel wird im Körper als 3-Keto-Desogestrel aktiv. Das Norgestrel ist ein racematisches Gemisch aus gleichen Teilen einer wirksamen und unwirksamen Gestagenform. Die wirksame Form des Racemats ist das Levonorgestrel. Levonorgestrel hat gegenüber den genannten Gestagenen den Vorteil, daß es nicht erst in der Leber zu einer Wirkform metabolisiert werden muß. Somit sind die einzigen Gestagene, die per se ohne Verstoffwechselung biologisch aktiv sind, das Levonorgestrel und das Norethisteron.

Neben der Beurteilung der gestagenen Potenz sind auch Wirkungen auf den Stoffwechsel von großer Bedeutung. Es läßt sich feststellen, daß die Progestagene nur in höheren Dosierungen einen Effekt auf den Glukose- und Lipidstoffwechsel ausüben. Manche 19-Nortestosteron-Abkömmlinge können den Cholesterin- und Triglyceridspiegel geringfügig senken und das HDL-Cholesterol leicht erhöhen (Beck 1977; Greenblatt 1980; Kannel 1969). Ferner ist der antiproliferative Effekt als Schutzwirkung der hormonabhängigen Gewebe nicht zu unterschätzen. Die Tatsache, daß man der Pille heute eine antineoplastische Schutzwirkung am Endometrium zuschreibt, geht auf das Konto der Progestagene (Moghissi 1979). In niedriger Dosierung (Minipille) beeinflussen die Progestagene den Blutdruck nicht wesentlich (Hall et al. 1980). Allerdings sollen in der Kombination mit Östrogenen manche Progestagene die Ausbildung einer Hypertonie fördern (Royal College of General Practitioners 1977). Aufgrund einer größeren Anzahl der zur Kontrazeption eingesetzten Progestagene ist es außerordentlich schwierig, unter Berücksichtigung der verschiedenen Wirkungen und Nebenwirkungen die zur Verhütung individuell notwendige Dosis zu ermitteln. Im folgenden wird versucht, Kriterien für die Dosis und die Zusammensetzung der Pille zu finden.

Minipille (reine Gestagenpille). Die reinen Gestagenpillen greifen nur wenig in die Regulation des menstruellen Zyklus ein. Die ovarielle Östrogenproduktion wird nur geringgradig gehemmt. Die basalen Gonadotropinspiegel bleiben weitgehend unberührt und verlaufen in ähnlicher Weise wie im normalen Zyklus. Allerdings werden die LH-Gipfel in der Zyklusmitte gewöhnlich vermindert oder zeitlich verschoben (Population Reports 1975; Larson-Cohn et al. 1970; Moghissi u. Marks 1971; Friedrich et al. 1975). Dadurch wird der Ovulationstermin variabel und der Zyklus unregelmäßig. Häufig kommt es wegen der unzureichenden Stimulierung des Corpus luteum durch LH zu einer Gelbkörperinsuffizienz. In Abhängigkeit von der Gestagendosis kommt es bei den Patientinnen in 15–40% der Fälle zu anovulatorischen Zyklen (Kesserü et al. 1972; Moghissi 1972). Die Folgen davon sind Durchbruchblutungen, Spurblutungen und eine schlechte Zykluskontrolle. Die Minipille wirkt sich ebenfalls ungünstig auf die Tubenmotilität, das Endometrium, die Kapazitierung der Spermien und möglicherweise auch auf die Funktion des Gelbkörpers aus (Population Reports 1975).

Wegen dieser Nebenwirkungen und wegen der erforderlichen pünktlichen Einnahme zur gleichen Tageszeit (tgl. Einnahmezeit darf nicht um mehr als 3 h überschritten werden) konnte sich die Minipille bis heute nicht im großen Umfang durchsetzen. Sie wirkt in erster Linie über physikochemische Veränderungen des Cervixsekrets und bewirkt hierdurch eine Blockade der Spermienpenetration (Elstein 1970; Danezis 1973; Moghissi et al. 1973).

Dreimonatsspritze. Die sog. Dreimonatsspritze, die aus Depotgestagenen (150 mg Medroxyprogesteronacetat) besteht, hat grundsätzlich die gleichen Angriffspunkte wie die Minipille. Durch die hohe Gestagendosierung kommt es gewöhnlich unter ihrer Anwendung zu einer Ovulationshemmung sowie zu einer Eindickung des Cervixschleims. Die basalen Gonadotropinspiegel werden wenig unterdrückt, so daß die endogenen Östrogenspiegel unter dieser Therapie gewöhnlich ausreichend hoch bleiben. In den ersten Monaten der Behandlung kommt es in 25–40% der Fälle zu Durchbruchblutungen (Koetsawang 1974). Nach einer Langzeitanwendung stellt sich in ca. 50% der Fälle eine Amenorrhö ein (Koetsawang 1974). Auch nach Absetzen der Spritzen dauert die Amenorrhö häufig noch Monate bis Jahre an (Population Reports 1975).

5.2.3.4 Östrogen-Gestagen-Kombinationen

Goldzieher et al. beobachteten bereits 1962, daß bei 6,8% der mit Norethindron und Östrogenen behandelten Frauen keine ständige Hemmung der Ovulation eingetreten war (424 von 6232 Zyklen). Eine Schwangerschaft war jedoch bei keiner Patientin aufgetreten; neben der ovulationshemmenden Wirkung mußten somit zusätzliche Faktoren für die Wirkung der hormonalen Kontrazeptiva verantwortlich sein. Die Wirkung der Kombinationspille beruht auf einer multifaktoriellen Veränderung im weiblichen Organismus, wobei sicherlich die antiovulatorische Wirkung im Hinblick auf die kontrazeptive Sicherheit am bedeutendsten ist. In zweiter Linie kommen Veränderungen an Uterus, Tube, Ovar und Corpus luteum in Betracht. Die ovulationshemmende Wirkung der oralen Kontrazeptiva beruht auf einer Hemmung der hypothalamischen Sekretion des Releasinghormons Gn-RH, durch das die FSH- und LH-Speicherung, -Sekretion und -Freisetzung in der Hypophyse gesteuert wird. Der genaue Wirkungsmechanismus der Gonadotropinhemmung durch orale kontrazeptive Steroide ist bis heute noch nicht vollständig aufgeklärt. Vandenberg et al. (1974) zeigten, daß sich die Gonadotropinhemmung hauptsächlich auf der Ebene des Hypothalamus abspielt. Perez-Lopez et al. (1975) hingegen vermuteten als Angriffspunkt die Hypophyse. Mishell et al. (1977) zeigten unter Verwendung eines zyklischen Hypophysenstimulationstests (LH-RH), daß Kombinationspillen auch einen direkten Einfluß auf die Hypophyse haben. Diese Wirkung war von Patientin zu Patientin unterschiedlich stark, selbst wenn das gleiche Präparat gegeben wurde.

Die Hemmung der Ovulation bei Einnahme von Östrogen-Gestagen-Gemischen wird in erster Linie durch das Östrogen herbeigeführt. Gestagene wirken nur dann, wenn vorher Östrogen wirksam war. Progesteron (Paulsen 1960) sowie 17α-Hydroxyprogesteron und sein Kapronsäureester (Paulsen 1965; Rothschild u. Schwartz 1965) sind nicht in der Lage, die Ausscheidung an Gonadotropinen zu hemmen, wenn nicht zusätzlich

Tabelle 21. Serumspiegel von Hormonen am 17.–21. Zyklustag bei Frauen mit mechanischer und hormonaler Kontrazeption (Mittelwert ± Standardabweichung). (Nach Spellacy et al. 1980)

Methode	Fall-zahl	FSH [mIE/ml]	LH [mIE/ml]	Estradiol [pg/ml]	Testosteron [pg/ml]
Mechanische Kontrazeption	20	7,3 ± 1,2	16 ± 3,2	176 ± 19	341 ± 36
Niedrig dosierte Kombinationspille (30 μg EE)	10	4,5 ± 0,8	8 ± 1,1	88 ± 38	305 ± 42
Kombinationspille (50 μg EE)	17	2,6 ± 0,4	4 ± 0,4	21 ± 2	247 ± 21

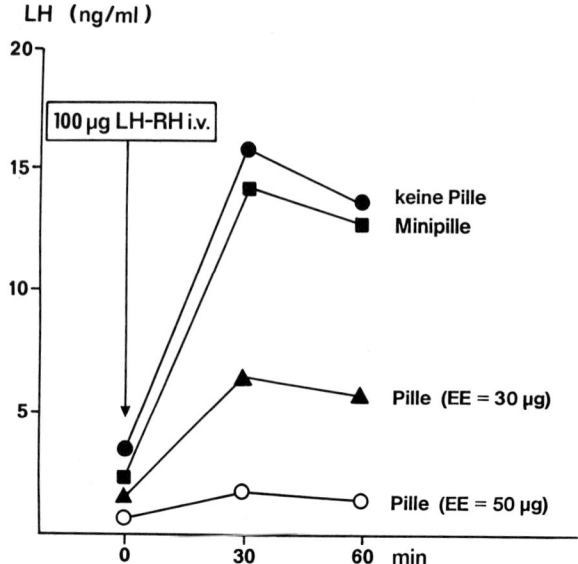

LH (ng/ml)

100 μg LH-RH i.v.

● keine Pille
■ Minipille

▲ Pille (EE = 30 μg)

○ Pille (EE = 50 μg)

0   30   60 min

Abb. 15. Basalwerte von LH- sowie die Serumkonzentrationen nach Gabe von 100 μg LH-RH i.v. bei Frauen ohne und unter der Einnahme verschiedener hormonaler Kontrazeptiva. (Nach Dericks-Tan et al. 1971)

Östrogene verabreicht werden. Mestranol und Ethinylestradiol allein oder in Kombination mit Gestagenen hemmen nach den Ergebnissen der meisten Untersucher die Sekretion an Gonadotropinen (Buchholz et al. 1964; Erb u. Keller 1964; Ryan et al. 1966). Kombinationen von Östrogenen und Gestagenen wirken meistens synergistisch und setzen die FSH- und LH-Spiegel im Blut signifikant herab (Tabelle 21).

Die Hemmwirkung von Östrogen-Gestagen-Gemischen auf die Funktion von Hypothalamus und Hypophyse läßt sich außer an der Herabsetzung der Gonadotropinkonzentrationen im Blut auch daran beurteilen, inwieweit die LH- bzw. FSH-Ausschüttung der Hypophyse noch durch Releasinghormone (LH-RH) stimuliert werden kann (Abb. 15). Niedrig dosierte Kombinationspräparate (Östrogengehalt 30–37 μg Ethinylestradiol) haben eine deutlich geringere zentrale Hemmung im Vergleich zu den höher dosierten Kombinationspräparaten (Dericks-Tan et al. 1971). Gestagene allein (z.B. Minipille) haben bei niedriger Dosierung keinen nennenswerten antigonadotropen Effekt.

Neben den unterschiedlichen antigonadotropen Effekten kommt es durch die bei der Kontrazeption eingesetzten Steroide auch direkt am Ovar zu einer Hemmung der Steroidbiosynthese. Durch die verabreichten Steroide wird die Empfindlichkeit des Ovars auf Gonadotropine herabgesetzt; diese Wirkung kann durch exogene Gabe von Gonadotropinen

36

durchbrochen werden (Johannisson et al. 1965; Starup u. Ostergaard 1966). Ob bei längerer Einnahme der Pille eine beschleunigte Follikelatresie (Follikelverbrauch) und eine Zunahme des Bindegewebes im Stroma der Ovarien abläuft, konnte bis heute nicht geklärt werden. Die ovarielle Produktion der Steroide, insbesondere der Östrogene, fällt unter Einnahme der Pille auf minimale Werte ab (Tabelle 21).

Bemerkenswert ist die Wirkung der Pille auf die Zusammensetzung und Struktur des Cervixsekrets. Unter dem Einfluß der Gestagene wird der Cervixschleim vermindert, zähflüssig und zeigt eine typische netzartige Struktur (Cohen et al. 1952; Moghissi 1966). Dies bedeutet eine erschwerte Penetration für Spermien. Zusätzlich scheinen die Steroide die sog. Kapazitierung der Spermien ungünstig zu beeinflussen (Soupart 1967; Chang 1970). Unter Kapazitierung versteht man biochemische Prozesse, die bestimmter enzymatischer und hormonaler Anstöße bedürfen, um den Verschmelzungsprozeß von Spermien und Eizellen zu ermöglichen.

Aufgrund von Tierexperimenten weiß man, daß hormonale Kontrazeptiva die physiologische Aktivität des Eileiters beeinflussen; hierzu gehört die Tubenperistaltik, die Zilienaktivität der Endosalpinx, die Sekretion der Tuben, die Zusammensetzung des Tubensekrets sowie der Sekretfluß in den Tuben. Über die Physiologie der menschlichen Tuben liegen nur wenige Daten vor. Aus diesen kann jedoch angenommen werden, daß tierexperimentelle Ergebnisse auf den Menschen übertragbar sind. Durch Progesteron wird die Tubenperistaltik gesteigert und die Passagezeit der Eizellen verkürzt. Östrogene wiederum hemmen die Tubenmotilität und können in hohen Konzentrationen sogar zu einem Verschluß der uterotubaren Verbindung führen. Durch In-vitro-Versuche mit menschlichen Eileitern konnte eine Hemmung der Tubenmotilität durch hormonale Kontrazeptiva nachgewiesen werden (Cavanagh 1968).

Ein bestimmtes Kontraktionsmuster des Uterus scheint für die Aszension der Spermien in die Gebärmutter erforderlich zu sein. Solche uterinen Kontraktionen werden durch Östrogene verstärkt. Durch die Gabe von Östrogen-Gestagen-Gemischen kommt es zu Veränderungen der uterinen Kontraktionen (Hendricks 1966). Diese veränderte Kontraktilität des Myometriums beruht in erster Linie auf der Gestagenwirkung der Pille.

Die Pille hat auch eine vielfältige Wirkung auf das Endometrium. Bei Pillen mit einem niedrigen Östrogenanteil wird das Endometrium atrophisch. Eine solche Endometriumatrophie, die zu Blutungsanomalien oder zu einer Amenorrhö führen kann, ist jedoch reversibel. Durch die Kombination von Progestagenen mit 50 µg Ethinylestradiol/Tag, wie dieses in vielen Kombinations- und Sequentialpräparaten der Fall ist, wird eine gute Zyklusstabilisierung erreicht. Es kommt selten zu Durchbruchblutungen und die Amenorrhörate ist je nach Gestagenpotenz gering (1–2%) (Dickey u. Berger 1979).

Das Auftreten einer spezifischen Östrogen- oder Gestagenwirkung an den unterschiedlichen Zielorganen hängt nicht nur von der absoluten Menge von Östrogen oder Gestagen ab, sondern hauptsächlich vom Ge-

Tabelle 22. Einfluß von verschiedenen Östrogenmengen in Kombination mit Progesteron auf die endometriale Reaktion bei ovarektomierten Kaninchen (7 Tage vor Behandlung mit insgesamt 0,07 mg Östron oder 0,00588 mg Östradiolbenzoat, danach Progesteron und Östron 2mal pro Tag für 4 Tage). (Nach Gillman u. Stein 1942, Neumann 1978)

Östron	Dosis [mg] Progesteron	Endometrium- reaktion	Progesteron-Östron- Verhältnis
0,2	0,75	0	3,75 : 1
0,01	0,75	0	75 : 1
0,08	1,5	0	18,5 : 1
0,04	1,5	0	37,5 : 1
0,02	1,5	+	75 : 1
0,0025	1,5	+ + +	600 : 1

stagen-Östrogen-Verhältnis (Tabelle 22). Bei gleichbleibendem Progesteronanteil (1,5 mg) kommt es erst ab 0,02 mg Östron und weniger zu einer endometrialen Reaktion bei ovariektomierten Kaninchen. Bei einem höheren Östronanteil wird keine biologische Reaktion beobachtet. Das optimale Östrogen-Progesteron-Verhältnis und die absoluten Dosen, um eine dezidiuale Reaktion zu erreichen, sind speziesabhängig (Tabelle 23).

Zu den Stoffwechselwirkungen von Östrogen-Progestagen-Gemischen (mit 50 μg Ethinylestradiol) zählen eine signifikante Verschlechterung der Glukosetoleranz und ein Anstieg der Insulinausschüttung (synergistische Wirkung möglich), eine Störung des Tryptophanstoffwechsels und unter gestagenbetonten Präparaten ein Abfall des HDL-Cholesterins. Triglyceride und Phospholipide sind generell, das Gesamtcholesterin und VLDL-Cholesterin meistens erhöht.

Unter der Einnahme von niedrig dosierten Kombinationspillen (30–37 μg Ethinylestradiol) kann keine signifikante Beeinflussung des Glukosestoffwechsels gefunden werden, die Wirkung auf die Blutlipide ist

Tabelle 23. Optimales Östrogen-Progesteron-Verhältnis und absolute Dosen (pro Tier und Tag, s.c. appliziert), um eine dezidiuale Reaktion bei unterschiedlichen Spezies zu erreichen. (Nach Neumann 1978)

Spezies	Estradiol-17β [μg]	Progesteron [μg]	E/P-Ratio	Literatur
Hamster	Nicht essentiell	2000	1 : 00	Dubois et al., 1964
Ratte	0,1	2000	1 : 20 000	Yochim and de Feo, 1962
Kaninchen	1,0– 1,3	1000	1 : 1 000	Chambon, 1949
Rhesusaffen	20 –40	1000–2000	1 : 50	Good and Moyer, 1968

nicht so ausgeprägt wie bei den höher dosierten Präparaten, das HDL-Cholesterin ist normal oder allenfalls geringfügig erniedrigt. Weiterhin ist die Beeinflussung der Blutgerinnung durch die niedrig dosierte Pille geringer, obwohl hierzu noch verläßliche Studien fehlen. Man kann annehmen, daß die Schwangerschaftsrate bei niedrig dosierten Kombinationspillen höher ist als bei höher dosierten Pillen; die in der Literatur angegebenen Daten entsprechen jedoch nicht dieser Erwartung. Die kombinierte Schwangerschaftsrate, die sowohl auf Patienten- als auch auf Pillenfehler beruht, beträgt für Pillen mit 20 µg Östrogen 0,79 pro 100 Frauenjahre, bei 30–35 µg Östrogen 0,13–1,36 und bei 50 µg Östrogen 0,08–0,88 (Dickey 1974).

5.2.4 Nebenwirkungen hormonaler Kontrazeptiva

5.2.4.1 Allgemeines

Seit Einführung der hormonalen Kontrazeption durch Pincus u. Rock (1956, Zit. in Rock et al. 1956) in Amerika liegen zahlreiche retrospektive, einige größere prospektive Untersuchungen (Royal College of General Practitioners 1974; Royal College of General Practitioners Contraceptive Study 1978; Vessey et al. 1976, 1977 a, b; Beral et al. 1977; Petitti et al. 1978; Hoover et al. 1978) sowie eine Fülle von Erfahrungsberichten über die hormonale Kontrazeption vor (Mishell 1979 a). Es sind viele kurzfristige Begleiterscheinungen, günstige wie auch ernsthafte negative Nebenwirkungen unter der Einnahme der Pille bekannt geworden. Bereits 1961 ist durch Kasuistiken darauf hingewiesen worden, daß thromboembolische Prozesse möglicherweise mit der Einnahme der Pille in Zusammenhang stehen (Jordan 1961). Heute gilt als gesichert, daß es unter der Einnahme hormonaler Kontrazeptiva vermehrt zu Thromboembolien kommt, nachdem über Jahre selbst größere kontrollierte, prospektive Studien in dieser Aussage nicht einheitlich waren. Das dürfte daran liegen, daß auch kontrollierte prospektive klinische Studien selten so durchzuführen sind, daß sie biostatistischen Ansprüchen genügen. Dies trifft insbesondere dann zu, wenn das entsprechende Krankheitsbild nur selten auftritt. Zu den selten auftretenden, ernsten Komplikationen zählen zerebrale Thrombosen, Hirnblutungen, Herzinfarkte, tiefe Beinvenenthrombosen sowie Lebertumoren mit Ruptur, die entscheidend abhängig sind vom Alter, von der individuellen Disposition, den Lebensgewohnheiten, Lebensbedingungen und vom Gesundheitszustand der Patientin. Ferner spielen die Dosis der Östrogene und Progestagene sowie möglicherweise auch die Dauer der Einnahme eine Rolle.

Retrospektive Studien mit fragwürdigen Vergleichskollektiven führten häufig dazu, daß für einzelne Methoden ein zu hohes relatives Risiko angenommen wurde. Obwohl viele dieser Aussagen bei sorgfältiger Analyse nicht haltbar waren, wurden sie dennoch mit großem Interesse extensiv publiziert und Warnungen ausgesprochen, die oft bei den Frauen Unsi-

Tabelle 24. Kriterien für die Beurteilung von Nebenwirkungen, die bei hormonaler Kontrazeption auftreten

1. Kausalität	– Abhängig von der Pille – Unabhängig von der Pille – Placeboeffekt
2. Manifestation	– Psychisch – Somatisch
3. Bewertung	– Positiv = erwünscht – Negativ = unerwünscht
4. Stärkegrad	– Leicht bis stark
5. Wirkungseintritt	– Soforttyp = während der Einnahme der Pille – Spättyp = nach Absetzen der Pille
6. Wirkungsdauer	– Reversibel – Irreversibel

cherheit hervorriefen, zum Absetzen der Pille führten und damit häufig ungewollte Schwangerschaften nach sich zogen.

Die Nebenwirkungen der hormonalen Kontrazeption können unter unterschiedlichen Gesichtspunkten untersucht werden. Hierbei können die in Tabelle 24 zusammengestellten Punkte berücksichtigt werden.

Treten unter der Anwendung von hormonalen Kontrazeptiva Nebenwirkungen auf, so stellt sich die Frage nach deren Ursache. Es ist zu klären, ob die Pille für die geklagten Beschwerden überhaupt in Frage kommt oder ob die Beschwerden der Pille nur angelastet werden. Eine solche Differenzierung bereitet oft Schwierigkeiten. Es ist sinnvoll, bereits vor dem Verschreiben der Pille zu prüfen, ob Bedenken hinsichtlich der Pilleneinnahme geäußert werden. In Tabelle 25 sind Ergebnisse derartiger Befragungen aufgeführt.

Tabelle 25. Befürchtete Nebenwirkungen bei Einnahme von Ovulationshemmern. Umfrage 1971/73 bei 347 Patientinnen zwischen 15 und 47 Jahren durch den sozialmedizinischen Dienst der Universitäts-Frauenklinik Basel. (Nach Mall-Haefeli 1978)

Keine Befürchtungen	52,5%
Angst vor Thromboembolie	6,5%
Angst vor Karzinom	4,6%
Angst vor Gewichtszunahme	5,8%
Angst vor Nachkommenschaft	6,1%
Angst vor psychischen Nebenwirkungen	4,3%
Angst vor zu häufigem Koitus	0,0%
Angst vor anderen Nebenwirkungen	7,8%
Irrationale Angst	7,8%
Kein Urteil	5,5%

Durch Untersuchungen über Nebenwirkungen von hormonalen Kontrazeptiva konnte gezeigt werden, daß solche auch bei Frauen, die Placebos erhielten, allein dadurch auftreten konnten, daß die Patientin die möglichen Nebenwirkungen kannte (Tabelle 25). Eine Zusammenstellung der unter Placebobehandlung aufgetretenen Nebenwirkungen zeigt Tabelle 26. Aus dieser Tabelle ist auch ersichtlich, daß psychosomatische Beschwerden im Vordergrund stehen, deren Auftreten der Pille angelastet wird.

Als Manifestation kommen psychische Konflikte sowie verdrängte somatische Störungen in Betracht, die im folgenden näher differenziert werden sollen. Psychische Beschwerden kommen nach einer Untersuchung von Frick-Bruder (1978) hauptsächlich bei beruflich wenig ausgebildeten

Tabelle 26. Nebenwirkungen bei Einnahme von Placebos anstelle von hormonalen Kontrazeptiva. (Aus Stamm u. Kraus 1977)

Libidoverminderung	47,8%
Kopfschmerzen	37,8%
Bauchschmerzen	28,4%
Schwindelgefühl	22,4%
Rückenschmerzen	20,9%
Dysmenorrhö	16,4%
Libidosteigerung	13,4%
Nausea	9,4%
Nervosität	6,0%
Schwächegefühl	3,0%
Appetitlosigkeit	3,0%
Appetitzunahme	3,0%
Gewichtszunahme	3,0%
Brustschmerzen	3,0%

Frauen vor, da diese sich nicht ausreichend mit ihrer Arbeit identifizieren können. Deshalb konzentrieren sie sich mehr auf ihr Privatleben und sehen sich durch die Pille ihrer innerlich ersehnten Mutterrolle beraubt. Anders ist die Situation bei der Akademikerin, die wegen ihrer Ausbildung häufig mehrere Jahre auf Kinder und Familie verzichtet, weil sie sich auf ihre Arbeit freut und sich damit identifiziert. Im letzteren Fall spielt anscheinend der Entzug der Mutterrolle keine wesentliche Rolle für das Auftreten psychischer Störungen und Beschwerden unter der Pilleneinnahme (Tabelle 27).

In einer Studie von Hauser (1976) werden eine Reihe von Gründen genannt, welche die Frauen letztlich veranlaßten, die Pille abzusetzen. Während 20% der befragten Frauen keinen genauen Grund angeben konnten, warum sie mit der Pille aufgehört haben, standen bei 13,5% Zwischenblutungen, bei 7,5% Amenorrhö und bei 12,5% Übelkeit im Vordergrund. An-

Tabelle 27. Bedeutung und Nebenwirkungen hormonaler Kontrazeptiva bei der Frau. (Nach Frick-Bruder 1978)

	Traditionell orientierte Frau	Progressiv orientierte Frau
Soziale Stellung	Geringe Schulbildung, konservative Einstellung zur weiblichen Rolle	In erster Linie Gesprächs- und Sexualpartnerin des Mannes, Mutterrolle rangiert an dritter Position
Bedeutung der hormonalen Kontrazeption	Aufschieben der wesentlichen Zielvorstellung, nämlich Wunsches nach Mutterschaft	Kein Konflikt mit der Zielvorstellung, sondern Möglichkeit der Realisierung
Nebenwirkungen	Häufiger negative Nebenwirkungen: – Affektabilität – Übelkeit – Kopfschmerzen – Libidoabnahme – Gewichtszunahme	Häufiger positive Nebenwirkungen: – Wegfall prämenstrueller Beschwerden – Steigerung von Antrieb und Libido

dere Gründe für das Absetzen der Pille sind selten und kommen bei weniger als 5% der befragten Frauen vor. Es ist bemerkenswert, daß Kopfschmerzen mit 3,8% relativ selten vorkommen, und daß bei dem Kollektiv von 133 Patientinnen keine ernsthaften Gesundheitsstörungen zum Absetzen der Pille geführt haben.

Oft besteht bei den Frauen, welche die Pille über Jahre einnehmen, eine rational wenig begründbare, durch negative Presseinformationen verursachte Ablehnung gegen eine Langzeitanwendung der Pille. Hierbei sind die in Tabelle 28 zusammengestellten Gesichtspunkte zu berücksichtigen.

Tabelle 28. Vergleich einiger Aspekte bei der Einnahme von Pille und Medikamenten

	Pille	Medikament
Anwender	Gesunde Frauen	Kranke Frauen
Anwendungsdauer	Langzeitanwendung	Kurzzeitanwendung
Indikationsstellung	Arzt und Patientin	Arzt
Wirkung	Schutz vor Gravidität	Heilung oder Linderung einer Krankheit
Nebenwirkung	Werden nicht akzeptiert	Werden im Hinblick auf die Notwendigkeit akzeptiert

Tabelle 29. Nebenwirkungen hormonaler Kontrazeptiva vom Sofort- und Spättyp

Soforttyp = während der Pillen- einnahme	Spättyp = nach Absetzen der Pille
Kardiovaskuläres System Stoffwechsel Gastrointestinaltrakt Endokrine Systeme Zyklusfunktion Psyche Immunsystem Haut und Hautanhangsgebilde Kokarzinogenese	Zyklusfunktion – post-pill-Amenorrhö – Fertilität Herzinfarkt (?) Leber (?)

Während bei kranken Frauen die Einnahme eines Medikaments und dessen mögliche Nebenwirkungen im Hinblick auf die Heilung der Erkrankung akzeptiert werden, nehmen gesunde Frauen, welche die Pille zur Kontrazeption einnehmen, mögliche Nebenwirkungen nicht in Kauf. Zudem wird bei der Anwendung der Pille die Verantwortung für mögliche Nebenwirkungen durch die Patientin und den Arzt gemeinsam getragen, während bei der Verordnung von Medikamenten der Arzt der Patientin diese Verantwortung abnimmt.

Ein Problem bei der Bewertung von Nebenwirkungen hormonaler Kontrazeptiva besteht in deren Objektivierung. Während die meisten Nebenwirkungen von der Patientin geäußert und nicht durch eine klinische Untersuchung nachvollziehbar sind (subjektive Nebenwirkungen), lassen sich nur wenige Erkrankungen klinisch eindeutig beweisen (objektive Nebenwirkungen). Auf die Beurteilung von subjektiven und objektiven Nebenwirkungen wird später noch eingegangen.

Je nach der Art der Nebenwirkung wird diese von der Patientin als erwünscht (positiv) oder als unerwünscht (negativ) eingestuft (Abb. 16).

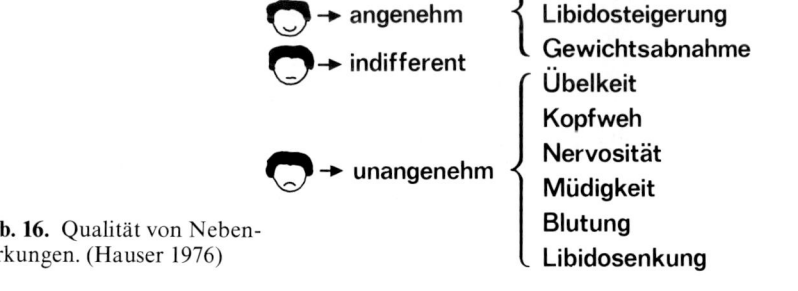

Abb. 16. Qualität von Nebenwirkungen. (Hauser 1976)

→ angenehm

→ indifferent

→ unangenehm

{ weniger Dysmenorrhö
Libidosteigerung
Gewichtsabnahme

{ Übelkeit
Kopfweh
Nervosität
Müdigkeit
Blutung
Libidosenkung

43

Zu den negativen Nebenwirkungen zählen solche, die zu gesundheitlichen Schäden bei der Patientin führen. In dieser Hinsicht stellt die Mortalität die schwerste Komplikation dar. Zu den negativen Nebenwirkungen zählen die Zunahme von Migräne und anderen Kopfschmerzen, vaginaler Fluor, Depressionen, ekzematöse Veränderungen, Libidoverlust, Hypertonie, Entwicklung von oberflächlichen und tiefen Beinvenenthrombosen und andere (Abb. 17).

Positive Nebenwirkungen der Pille bestehen in einer Regulation von Zyklusstörungen, in einer Abnahme der Eisenmangelanämie, in einem Nachlassen des prämenstruellen Brustspannens, einer Abnahme gutartiger Brusttumoren, einer Rückbildung des Uterus myomatosus sowie in der Abnahme von Ovarialzysten (Abb. 18).

Je nach dem Wirkungseintritt wird zwischen Nebenwirkungen vom Sofort- und Spättyp unterschieden (Tabelle 29). Während sich die Nebenwirkungen vom Soforttyp während der Pilleneinnahme bemerkbar machen, treten die Nebenwirkungen vom Spättyp erst nach Absetzen der Pille ein.

Nebenwirkungen, die erst nach Absetzen der Pille (Spätwirkung) auftreten, sind unerwünscht und stellen eine ungewisse Gefahr für die Patien-

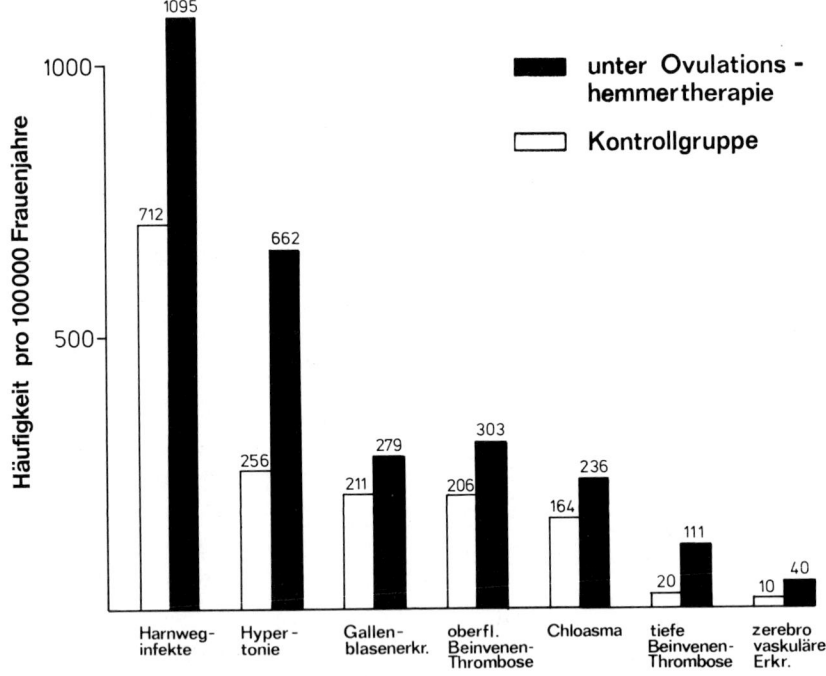

Abb. 17. Morbidität (*negative Auswirkung*) bei Frauen mit und ohne Einnahme von Ovulationshemmern. (Nach Royal College of General Practitioners 1974)

tin dar, da man ihre Entstehung nicht rechtzeitig erkennen und so durch Absetzen der Pille einem gesundheitlichen Schaden vorbeugen kann. Zu dieser noch unklaren Gruppe von Nebenwirkungen zählt eine mögliche Beeinträchtigung der Fertilität, mögliche teratogene Schädigungen der Eizellen, die Beeinträchtigung der Zyklusfunktion sowie die mögliche Gefahr genetischer Schäden, die erst in der nächsten Generation manifest werden können (second generation effects). Weiterhin zählen zu den Spätwirkungen der Pille Veränderungen der Koronararterien, die später einen Herzinfarkt nach sich ziehen können. Ferner soll die Bildung benigner Lebertumoren nach Absetzen der Pille in einer Beziehung zur Einnahmedauer stehen.

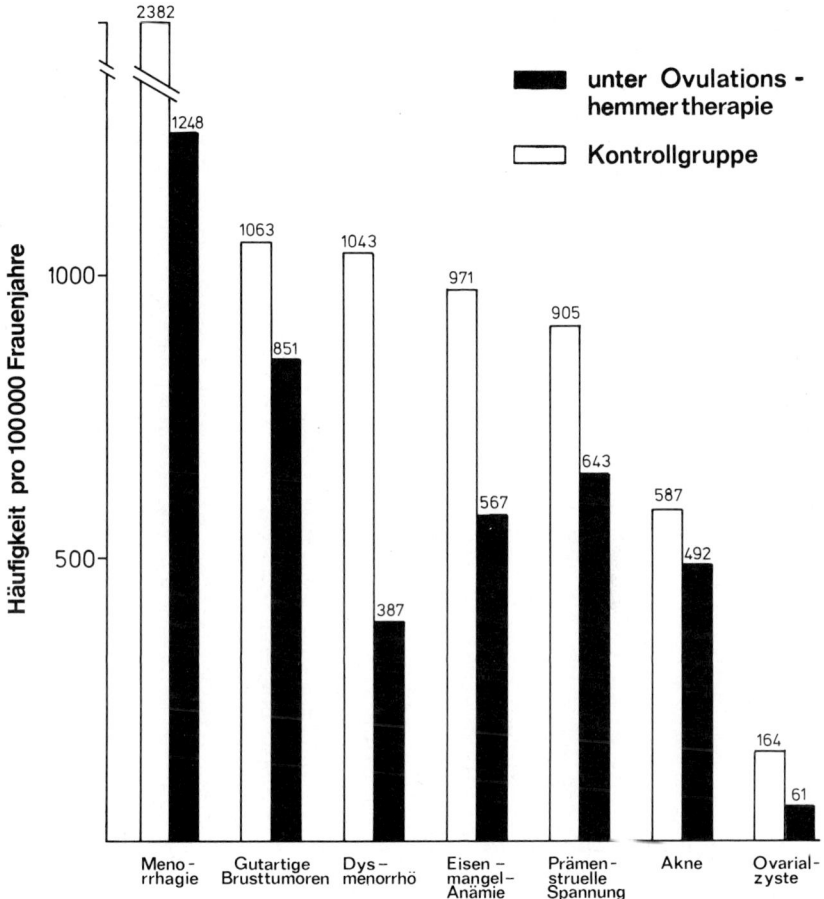

Abb. 18. Morbidität (*positive Auswirkung*) bei Frauen mit und ohne Einnahme von Ovulationshemmern. (Nach Royal College of General Practitioners 1974)

Tabelle 30. Übersicht über die prospektiv angelegten Studien zur Erfassung der Nebenwirkungen hormonaler Kontrazeption. (Nach Population Reports 1979)

Name der Studie. Jahr des Studienbeginns	Studienteilnehmer	Alter [Jahre]	Anzahl der Studienteilnehmer	Verwertete Informationen
Royal College of General Practitioners. Oral Contraception Study. 1968	Patientinnen von 1400 praktischen Ärzten in England	15 – 49	23 611 Pillennehmerinnen; 22 776 Frauen, die nie die Pille eingenommen haben	Routinediagnosen der praktischen Ärzte
Oxford Family Planning Association Study. 1968	Patientinnen von 17 Kliniken in der Family Planning Association (England)	25 – 49	Insgesamt 17 032. 56% Pillennehmerinnen; 19% IUP-Trägerinnen; 25% Diaphragmaanwenderinnen	Antworten auf Fragen, die den Frauen bei Vorstellung in der Klinik gestellt wurden
Kaiser-Permanente Contraceptive Drug Study. 1969	Frauen, bei denen zwischen 1969 und 1971 eine Generaluntersuchung in der Klinik in Walnut Creek, California, durchgeführt wurde	18 – 58	Insgesamt 16 579	Antworten auf periodische, per Post oder Telefon gestellte Fragenkataloge. Diagnosen bei Wiedervorstellung der Patientin sowie nach Klinik- oder Krankenhausberichten
Boston area survey. 1970, 1973	Frauen, die in der Gegend von Boston wohnen (USA)	26 – 50	1970: 19 682 Frauen, die irgendwann einmal die Pille angewandt haben; 46 161 Frauen die niemals die Pille angewandt haben. 12 483 Frauen, die irgendwann einmal 1973: die Pille angewandt haben; 11 658 Frauen, die nie die Pille angewandt haben	1970: Krankenhausaufnahmen von 1969 1973: Krankenhausaufnahmen von 1970 – 1972

Die gefürchtete Förderung der Krebsentstehung (Kokarzinogenese) kann sowohl unter Einnahme der Pille als auch möglicherweise nach Absetzen der Pille eintreten, wobei die Anfänge der malignen Entartung (z. B. Cervixkarzinom) bereits während der Pilleneinnahme entstehen können.

Weiterhin wichtig für die Beurteilung und Behandlung von Nebenwirkungen der Pille ist die Kenntnis, ob es sich um reversible oder irreversible Störungen handelt. Zu den irreversiblen Schädigungen zählen Veränderungen an den Gefäßen (Herzkranzgefäße, Zustand nach Thrombosen), die sich auch nach Absetzen der Pille klinisch manifestieren können. Im Hinblick auf die Kausalität können pillenbedingte Nebenwirkungen direkt oder indirekt durch die Pille hervorgerufen werden. Indirekte Störungen durch die Pille beruhen beispielsweise auf den Wechselwirkungen mit Arzneimitteln. Direkte Störungen durch die Pille sind abhängig von dem Östrogen- oder Gestagenanteil des jeweiligen Präparats. Außer der Zusammensetzung ist für bestimmte Erscheinungen der Einnahmemodus der Pille von Bedeutung. Hierzu zählen lichtbedingte Pigmentierungen der Haut, die weniger ausgeprägt sind, wenn die Pille bei entsprechender Veranlagung in den Sommermonaten abends eingenommen wird. Für die Auslösung einer Migräne in der Pillenpause ist es oft nützlich, wenn in der Pause täglich eine geringe Östrogen- oder Östrogen-Gestagen-Dosis gegeben wird. Letztlich spielen Konstitutionstypus, Größe, Gewicht, Rasse und nicht zuletzt die Art der Nahrung eine entscheidende Rolle für den Metabolismus und die Verfügbarkeit der Steroide im Blut und in den Geweben. So kommen in verschiedenen Ländern durch nahrungsbedingte Unterschiede andere Keimbesiedlungen im Dünndarm vor, es ergeben sich andere Voraussetzungen für den enterohepatischen Kreislauf, d. h. für die Wiederaufnahme der in der Leber an Glucuronsäure und Sulfate gekoppelten und über die Galle ausgeschiedenen Steroide. Für die Erfassung und Bewertung von Nebenwirkungen hormonaler Kontrazeptiva sind die Aussagen der in Tabelle 30 dargestellten 4 großen prospektiven Studien von entscheidender Bedeutung.

5.2.4.2 Letalität

Die schwerwiegendste Komplikation eines Medikaments ist der Tod eines Patienten. Während bei der Behandlung von Krankheiten die Notwendigkeit einer medikamentösen Therapie gerechtfertigt ist, handelt es sich bei den Frauen, die eine Kontrazeption wünschen, um Gesunde, die durch die entsprechende kontrazeptive Methode in keiner Weise gefährdet werden sollen.

Ein Vergleich der Letalitätsrate der unterschiedlichen kontrazeptiven Verfahren zeigt Tabelle 10 (Eser u. Hirsch 1980). Vergleicht man die Sterblichkeit von Frauen mit hormonaler Kontrazeption mit der von Patientinnen mit einem Intrauterinpessar, so ist bis zum 30. Lebensjahr durch die Pille kein wesentlich höheres Risiko zu finden (Tabelle 12) (Tietze u. Lewit 1979). Erst zwischen dem 30. und 40. Lebensjahr nimmt die

Tabelle 31. Mortalität durch unterschiedliche Erkrankungen des Kreislaufsystems (Nach Royal College of General Practitioners 1981) und durch Lebertumoren (Nach Sturtevant 1979)

Ursache	Standardisierte Mortalitätsrate[a] (Anzahl der Todesfälle)		Relatives Risiko (95% Vertrauensbereich)	Zusätzliches Risiko (95% Vertrauensgrenzen)	Risikofaktoren
	Pilleneh-merinnen	Kontroll-gruppe			
Alle Erkrankungen des Kreislaufsystems	29,9 (55)	7,2 (10)	4,2 (2,3 – 7,7)	22,7 (13,2–32,2)	Frühere Thromboembolien Gefäßleiden – entzündlich-degenerative Gefäßkrankheiten Zerebrale Gefäßprozesse Blutgruppe A
Alle nichtrheumatischen Herzerkrankungen und Hochdruck	11,8 (21)	2,1 (3)	5,6 (2,0–16,6)	9,7 (3,8–15,6)	
Maligne Hypertonie	1,7 (3)	0,0 (0)	–	1,7 (−1,5– 4,9)	Zigarettenrauchen
Herzinfarkt	8,0 (14)	2,0 (3)	3,9 (1,2 – 12,9)	6,0 (0,7–11,3)	Bluthochdruck Diabetes mellitus Hypercholesterinämie
Zerebrovaskuläre Erkrankungen	14,7 (27)	5,0 (7)	2,9 (1,3 – 6,4)	9,7 (2,6–16,8)	
Subarachnoidalblutungen	9,0 (17)	2,3 (3)	4,0 (1,3 – 12,9)	6,7 (1,0–12,4)	Zigarettenrauchen
Zerebrale Thrombose, Blutungen und Embolien	5,7 (10)	2,7 (4)	2,1 (0,6 – 7,9)	3,0 (−2,3– 8,3)	Hochdruck

Alle vaskulären Erkrankungen	3,4 (7)	0,0 (0)	–	3,4 (−0,5– 7,3)	Alter Hochdruck Zigarettenrauchen
Pulmonare Embolie und Thrombophlebitis	2,5 (5)	0,0 (0)	–	2,5 (−1,0– 6,0)	
Lebertumoren mit Neigung zur Ruptur	3–4	0,1–1,0			Alter über 30 Jahre familiäre Belastung Dauer der Pilleneinnahme Steroiddosis

Mortalität an Erkrankungen des Kreislaufsystems in Abhängigkeit von der Geburtenzahl. (Nach Royal College of General Practitioners 1981)

Geburtenzahl	Todesrate (Anzahl der Todesfälle)		Relatives Risiko (95% Vertrauensbereich)	Zusätzliches Risiko (95% Vertrauensbereich)
	Pillennehmerinnen	Kontrollgruppe		
0	0,0 (0)	10,0 (3)	0,0	−10,0 (−108,0–88,0)
1 – 2	22,7 (20)	5,5 (5)	4,2 (1,5 – 11,6)	17,2 (5,1–29,6)
3 und mehr	42,8 (35)	5,7 (2)	7,5 (2,8 – 19,8)	37,1 (19,4–55,6)
Insgesamt	29,9 (55)	7,2 (10)	4,2 (2,3 – 7,7)	22,7 (13,2 – 32,2)

Mortalität in Abhängigkeit von der Gesamteinnahmedauer oraler Kontrazeption. (Nach Royal College of General Practitioners 1981)

	Kontrollgruppe	Gesamtdauer der Einnahme der Pille [Monate]				
		1–24	25–48	49–72	73–96	97+
Rate (Anzahl der Todesfälle)	7,0 (10)	32,5 (5)	23,5 (4)	28,4 (5)	32,3 (5)	20,4 (4)
Relatives Risiko	1,0	4,6	3,4	4,1	4,6	2,9

a Pro 100 000 Frauen im Jahr

Letalitätsrate aufgrund von kardiovaskulären Komplikationen zu. Nach der neuesten Auswertung der englischen Studie des Royal College of General Practitioners (1981) ist das Mortalitätsrisiko durch die Pille unabhängig von der Einnahmedauer und wird hauptsächlich vom Alter der Patientin und dem Bestehen von bestimmten Risikofaktoren bestimmt. Weiterhin nimmt das Risiko entsprechend der Geburtenzahl der Patientin zu.

Tabelle 32. Risikofaktoren, die das Auftreten von kardiovaskulären Erkrankungen begünstigen. (Nach Population Reports 1979 b)

Erkrankung	Abhängigkeit von der Einnahmedauer	Dosisabhängigkeit	Risikopersistenz nach Absetzen der Pille	Andere Risikofaktoren	Synergismus von Pille und anderen Risikofaktoren
Myokardinfarkt	Unsicher	Unsicher	Nein (?)	Rauchen Hochdruck Hypercholesterinämie Diabetes	Ja Unsicher Unischer Nicht untersucht
Venöse Thrombose oder Lungenembolie	Nein	Östrogene Gestagene?	Nein	Rauchen? Diabetes Hochdruck	Möglicherweise nicht Möglich nein
Zerebrale Thrombose	Unischer	Östrogene	Nein	Hochdruck	Nein
Apoplex	Nicht untersucht	Nicht untersucht	Nicht untersucht	Hochdruck Rauchen	Nein Ja
Subarachnoidalblutung -allein	Möglich	Nicht untersucht	Möglich	Rauchen	Ja
Hochdruck	Unsicher	Östrogene Gestagene	Nein		

Ein Vergleich der relativen und absoluten Häufigkeit von schwerwiegenden Komplikationen mit tödlichem Ausgang unter Einnahme der Pille erfolgt in Tabelle 31.

Die Gefahr von ernsthaften Komplikationen unter Einnahme der Pille hängt vom Alter der Patientin und von bestimmten Risikofaktoren ab, zu denen auch das Rauchen zählt (Tabelle 32). Eine weitere Gefährdung ist durch Bluthochdruck, Blutzucker, Hypercholesterinämie, familiäre Hyperlipoproteinämie und Adipositas zu verzeichnen.

5.2.4.3 Morbidität

In Tabelle 33 sind die wichtigsten Erkrankungen zusammengestellt, die unter der Einnahme der Pille vermehrt vorkommen. Im Hinblick auf die Zu- und Abnahme verschiedener Erkrankungen durch hormonale Kontrazeptiva sei auch auf Abb. 16 und 17 verwiesen.

Tabelle 33. Erkrankungen im Zusammenhang mit der Einnahme von oralen Kontrazeptiva. (Nach Royal College of General Practitioners 1974, 1981)

Erkrankung	Häufigkeit	
	absolut[a]	relativ
Oberflächliche Beinvenenthrombose	300	1,5 mal
Tiefe Beinvenenthrombose	110	6 mal
Bluthochdruck	240	2,5–10 mal
Gallenblasenerkrankungen	140	1,5 mal
Harnweginfekte	1100	1,4 mal
Migräne und andere Kopfschmerzen	3100	2–3 mal
Soorkolpitis	3000	2 mal
Depression	3300	2–6 mal

[a] Bezogen auf 100 000 Frauen, die orale hormonale Kontrazeptiva nehmen

5.2.4.4 Spezielle Nebenwirkungen

In den folgenden Abschnitten werden die für die Klinik wichtigsten Nebenwirkungen hormonaler Kontrazeptiva besprochen.

5.2.4.4.1 Kardiovaskuläre Erkrankungen

In den letzten 10 Jahren häufen sich Mitteilungen über das Auftreten von Thromboembolien, die in einem eindeutigen zeitlichen Zusammenhang mit der Einnahme oraler Kontrazeptiva stehen. Als ernste thromboembolische Komplikationen sind beschrieben:
a) Gefäßverschlüsse und Blutungen im Hirnbereich
   Subarachnoidalblutungen
   Veränderungen der Augenhintergrundgefäße (A. centralis retinae)
b) Herzinfarkte
c) Lungenembolien
d) Beinvenenthrombose
Für das Auftreten von Thromboembolien kommt einmal eine erhöhte Gerinnbarkeit des Bluts in Betracht. Weiterhin scheint das Auftreten von Thromboembolien von pillenbedingten Veränderungen im Bereich der Gefäßwände abzuhängen. Hierbei spielt der Einfluß der Pille auf den Li-

poprotein- und Fettstoffwechsel eine wichtige Rolle (s. Kap. B, 5.2.4.4.4). Weiterhin besteht ein Zusammenhang zwischen einer bestimmten Disposition und dem Auftreten von Thromboembolien. Häufig gehören Frauen mit thromboembolischem Geschehen zu den Blutgruppen A und AB (Ambrus et al. 1976). Das Risiko für kardiovaskuläre Komplikationen ist ebenfalls höher, wenn die folgenden Risikofaktoren vorkommen: Alter, Bluthochdruck, Blutzucker, Zigarettenrauchen, Hypercholesterinämie und familiäre Hyperlipoproteinämie. Eine sorgfältige Anamneseerhebung im Hinblick auf diese Risikofaktoren ist wichtig.

Blutgerinnung. Es ist nachgewiesen, daß unter der Einnahme der Pille die Gerinnbarkeit des Bluts erhöht wird. Dies ist auf den Anstieg der Gerinnungsfaktoren I, II, VII, VIII, IX und X sowie auf den Anstieg des Plasminogens zurückzuführen (Ambrus et al. 1976). Gleichzeitig nimmt die fibrinolytische Aktivität ab, der Antithrombin-III-Spiegel im Serum sinkt (Royal College of General Practitioners 1974). Auch eine vermehrte Bildung von Fibrinmonomeren wurde beobachtet (Asbeck et al. 1974, Pilgeram et al. 1974). Die Hyperkoagulabilität korreliert mit der Höhe des Östrogengehalts. Eine erhöhte Gerinnbarkeit des Bluts ist jedoch keineswegs gleichbedeutend mit einer akuten Thromboemboliegefahr. Das erhöhte Risiko kommt erst zum Tragen, wenn zusätzliche Faktoren (z. B. Risikofaktoren oder ein operativer Eingriff u. a.) dazukommen.

Leider gibt es bis heute noch keinen zuverlässigen Labortest, mit dem das Thromboembolierisiko einer Patientin im Hinblick auf die Einnahme von hormonalen Kontrazeptiva abgeschätzt werden kann. Inwieweit der von Wessler et al. (1976) beschriebene Antithrombin-III-Test zur Beurteilung des Thromboembolierisikos eine Rolle spielt, kann noch nicht abgeschätzt werden. Bei diesem Test wird die Antithrombin-III-Aktivität im Blut bestimmt. Eine Verringerung des Antithrombin III um ein Drittel der Normalwerte bedeutet noch kein erhöhtes Thromboembolierisiko; ist der Antithrombin-III-Wert jedoch um mehr als ein Drittel des Normalwerts erniedrigt, so resultiert nach den Angaben der Autoren eine erhöhte Thrombosegefahr. Die Autoren empfehlen eine Kontrolle des Antithrombin-III-Spiegels im Blut nach einmonatiger Einnahme hormonaler Kontrazeptiva, um Risikopatientinnen rechtzeitig erkennen zu können.

Thromboembolien. Der erste Fallbericht über eine Thromboembolie im Zusammenhang mit oralen hormonalen Kontrazeptiva wurde 1961 im *Lancet* veröffentlicht (Jordan 1961). In der Folgezeit haben sich zahlreiche Studien mit dem kausalen Zusammenhang zwischen hormonalen Kontrazeptiva und dem Auftreten von Thromboembolien befaßt (Tabelle 34).

Aufgrund von longitudinalen (Gruppen-)Studien wurde das zusätzliche Risiko, an einer idiopathischen tiefen Beinvenenthrombose zu erkranken, auf ca. 1:1000 Frauen geschätzt, die ein Jahr die Pille einnehmen.

Nach den Untersuchungen von Inmann u. Vessey (1968) ist das Thromboembolierisiko unter Ovulationshemmern 15mal geringer als bei einer Schwangerschaft.

52

Tabelle 34. Risiko für Myokardinfarkte, Thromboembolien und zerebrale Insulte unter oraler Kontrazeption. (Aus Hammerstein 1977)

Autor	Jahr	Erkrankung	Altersgruppen (Jahre)	Morbidität		Mortalität	
				Gesteigertes relatives Risiko unter oraler Kontrazeption	Gesteigertes absolutes Risiko unter oraler Kontrazeption (Fallzahl/100000 Frauenjahre)	Gesteigertes relatives Risiko unter oraler Kontrazeption	Gesteigertes absolutes Risiko unter oraler Kontrazeption (Fallzahl/100000 Frauenjahre)
Mann u. a., Mann u. Inman Mann	1975 1976	Myokardinfarkt	30–39 40–44	2,7fach 5,7	3,5 47,0	2,8fach 3fach	3,5 20,0
Stolley u. a.	1975	Thrombosen, Embolien Herzinfärkte: a) idiopathisch b) alle Fälle		7,2fach 1,9fach			
Royal College of General Pract.	1974	Oberflächliche Thrombophlebitis (Beine) Tiefe Beinvenenthrombose			30 81		
Boston Study Group	1973	Idiopathische venöse Thromboembolie		11fach	60,0		
Vessey u. Doll	1969	Thrombosen und Zerebralinsulte (idiopathisch)		6fach	44,0		
Inman u. Vessey	1968	Thrombosen und Zerebralinsulte (idiopathisch)	20–34 35–44			7,5fach 7,8fach	1,3 3,4
Böttiger u. Westerhorm	1971	Thrombosen und Zerebralinsulte (idiopathisch)			27,0		0,9
Vessey/Study Group of Stroke in Young Women, U.S.A.	1973	Zerebraler Insult		8,1fach	10,0		0,9

Als schwerste Komplikation von Beinvenenthrombosen ist eine hierdurch bedingte Lungenembolie zu werten. In der vom Royal College of General Practitioners (1977) durchgeführten Studie wurde ein Todesfall durch Lungenembolie unter mehr als 20 000 Frauen beobachtet, welche die Pille einnahmen und über 5 Jahre regelmäßig klinisch kontrolliert wurden. Kleinere Lungenembolien scheinen nicht selten vorzukommen und werden häufig nicht erkannt.

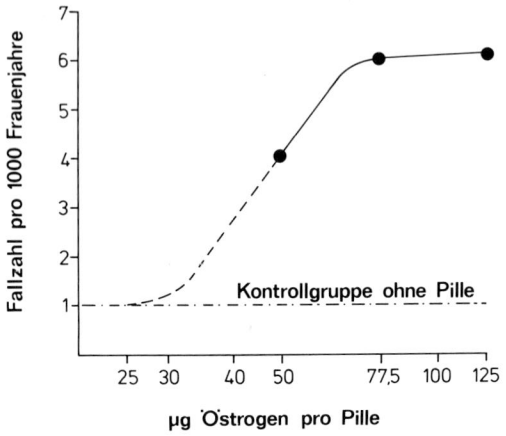

μg Östrogen pro Pille

Abb. 19. Zusammenhang zwischen der Häufigkeit thromboembolischer Erkrankungen und dem Östrogengehalt hormonaler Kontrazeptiva. (Nach Royal College of General Practitioners 1974 und Andrews 1979)

Ein Zusammenhang zwischen der Häufigkeit von thromboembolischen Erkrankungen und dem Östrogengehalt der Pille ist in Abb. 19 dargestellt. Diese Studie bezieht sich auf eine Analyse von 1000 Zwischenfällen unter hormonaler Kontrazeption in Großbritannien, Schweden und Dänemark. Aufgrund dieser Untersuchungen wurden in vielen Ländern kontrazeptive Präparate mit mehr als 50 μg Ethinylestradiol aus dem Handel gezogen.

Venenthrombosen: Nach einer Untersuchung des Royal College of General Practitioners (1974) scheint die Häufigkeit von Venenthrombosen mit steigendem Östrogengehalt der Pille zuzunehmen und mit steigendem Gestagengehalt abzunehmen (Tabelle 35). Bei dieser Studie wurde jedoch nicht die Art der Progestagene, deren unterschiedliche Hormonpotenz sowie das Verhältnis von Östrogen zu Gestagen in den einzelnen Gruppen berücksichtigt. Aufgrund anderer Studien wird angenommen, daß außer den Östrogenen auch die Progestagene die Thrombozytenadhäsivität beeinflussen und somit die Häufigkeit von Venenthrombosen mit steigendem Gestagengehalt zunimmt. Es ist daher empfehlenswert, thromboemboliegefährdeten Patientinnen möglichst keine Steroidhormone zu verschreiben.

Durch hormonale Kontrazeptiva ist ebenfalls das Risiko einer postoperativen venösen Thrombose erhöht. Daher sollte die Pille ca. 3 Monate vor größeren Operationen abgesetzt oder, wenn dies nicht mehr möglich ist, eine Heparinprophylaxe durchgeführt werden. Patientinnen mit Mitralklappenfehler haben ein erhöhtes Risiko von systemisch auftretenden Thromboembolien. Sie sollten die Einnahme hormonaler oraler Kontrazeptiva vermeiden.

Tabelle 35. Häufigkeit von Venenthrombosen in Abhängigkeit vom Östrogen- und Gestagengehalt der benutzten Ovulationshemmer. (Nach Royal College of General Practitioners 1974)

		Relative Häufig- keit der Venen- thrombosen	Häufigkeit pro 1000 Frauen- jahre
Kontrollgruppe			0,08
Pillennehmerinnen			0,35
Östrogengehalt	50 μg	100	3,87
Östrogengehalt	75– 80 μg	159	6,15
Östrogengehalt	100–150 μg	161	6,22
Gestagengehalt	<3 mg	100	4,89
Gestagengehalt	3 mg	88	4,31
Gestagengehalt	>3 mg	60	2,95

Tabelle 36. Risiko von Beinvenenthrombosen unter hormonalen Kontrazeptiva. (Nach Royal College of General Praktitioners 1974 und Population Reports 1979 b)

Oberflächliche Beinvenenthrombose

Risiko	– Während der ersten 5 Einnahmemonate am größten – Alter – Östrogene ↑ – Gestagene ↓
Häufigkeit: 1,5fach	Ohne Pille: 206/100 000 Mit Pille: 303/100 000

Tiefe Beinvenenthrombose

Risiko:	– Unabhängig von Einnahmedauer – Östrogene ↑ – Gestagene ↑ – Unabhängig von Rauchgewohnheiten (?)
Häufigkeit: 5- bis 6fach	Ohne Pille: 20/100 000 Mit Pille: 111/100 000
Gefahr:	Thromboembolien (z. B. Lungenembolie)

Beinvenenthrombose. Die tiefen Beinvenenthrombosen sind wesentlich gefährlicher als die oberflächlichen, da bei ihnen ein größeres Risiko für Thromboembolien besteht (Tabelle 36). Die Diagnostik der oberflächlichen Beinvenenthrombose ist aufgrund ihrer charakteristischen Symptomatik (Rötung, Druckschmerz, Schwellung) einfach, die der tiefen Beinvenenthrombose dagegen häufig schwierig. Es gibt Untersuchungen darüber, daß die klinische Diagnose einer tiefen Beinvenenthrombose bei Einnahme der Pille mit Hilfe der Ultraschall-Doppler-Diagnostik nur bei 17% der Patientinnen bestätigt werden konnte (Barnes et al. 1978). Häufigkeit, Ri-

Tabelle 37. Häufigkeit, Risikofaktoren und Diagnostik bei einer tiefen Beinvenenthrombose

Häufigkeit:	
Absolut:	110/100 000 Frauen im Jahr
Relativ:	3- bis 5fach höheres Risiko, abhängig vom Östrogen- und Gestagengehalt
Risiko- faktoren:	– Rauchen (?) – Diabetes mellitus – Hochdruck – Alter – Hyperkoagulabilität – Hypercholesterinämie – Zustand nach Herzinfarkt – Zustand nach Apoplex – Vorausgegangene tiefe Venenthrombose – Tumorleiden
Anamese:	
Spontanschmerz:	– Oft nicht sehr heftig – Nicht plötzlich einsetzend – Mehr allmählich zunehmendes Spannungsgefühl
Klinik:	
Inspektion:	– Bläulich-livide Verfärbung – Verstärkte oberflächliche Gefäßzeichnung – Umfangvermehrung
Palpation:	– Konsistenzvermehrung – Wadendruckschmerz – Hautüberwärmung
Druckpunkte:	– V. saphena magna – Mediale Fußseite – Dorsalflexion des Fußes
Paraklinik:	Ultraschall-Doppler-Untersuchung Phlebographie Radio (^{125}J)-Fibrinogen-Test

sikofaktoren, Anamnese, Klinik und Paraklinik der tiefen Beinvenenthrombosen sind in Tabelle 37 zusammengefaßt.

Bei Verdacht auf eine tiefe Beinvenenthrombose wird von Barnes et al. (1978) folgendes Vorgehen empfohlen:
a) Durchführung zusätzlicher objektiver diagnostischer Maßnahmen (z. B. Ultraschall-Doppler, Phlebographie);
b) bei unauffälligem Befund mittels Ultraschall-Doppler-Diagnostik keine Antikoagulanzientherapie;
c) Beginn einer Antikoagulanzientherapie bei pathologischem Ultraschall-Doppler-Befund; im Zweifelsfall ist zusätzlich eine Venographie notwendig;
d) bei Nachweis einer Thrombose Absetzen der Pille.

Zerebrovaskuläre Insulte. Zerebrale Blutungen und Insulte zählen zu den häufig letal ausgehenden Komplikationen unter der Einnahme von hormonalen Kontrazeptiva (Tabelle 38).

Das Risiko eines hämorrhagischen Schlaganfalls einschließlich subarachnoidaler Blutungen ist bei Frauen, welche die Pille nehmen, doppelt so hoch (Vessey u. Mann 1978) wie bei Frauen, die keine Pille nehmen. Absolut gesehen wird pro Jahr eine von 2000 Frauen unter hormonaler Kontrazeption einen hämorrhagischen Schlaganfall bekommen (Royal College of General Practitioners 1977).

Koronare Herzerkrankung. Durch die Einnahme der Pille nimmt das Risiko einer koronaren Herzerkrankung um den Faktor 3–4 zu (Tabelle 39). Das absolute (zusätzliche) Risiko eines tödlichen Myokardinfarkts liegt in

Tabelle 38. Subarachnoidalblutungen. (Nach Mumenthaler 1970)

Häufigkeit:	
Absolut:	9,3/100 000 Frauen
Relativ:	3mal höheres Risiko
Risiko- faktoren:	– Hypertonie – Starke Varikosis
Anamnese:	– Aus Wohlbefinden schlagartig auftretendes, rasendes Kopfweh, meist nach Belastung (z. B. Stuhlgang, Lastenheben, Koitus) – Zugleich oder anschließend Erbrechen
Klinik:	– 30%: Bewußtsein eingetrübt – 30%: Komatös – Meningismus – Positiver Babinski (50%)
Paraklinik:	– Blutiger Liquor – Arteriographie

57

Tabelle 39. Häufigkeit und Risikofaktoren eines Myokardinfarkts unter hormonaler Kontrazeption

Häufigkeit:	
Relativ:	2- bis 4fach erhöht
Absolut:	abhängig von Risikofaktoren
Risiko-faktoren:	Zigarettenrauchen (!) Alter (!) Bluthochdruck Diabetes mellitus Hypercholesterinämie Hyperlipoproteinämie II Positive Familienanamnese

Tabelle 40. Herzinfarktrisiko bei Frauen mit und ohne Einnahme der Pille in Abhängigkeit vom Alter und vom Rauchen. (Nach Jain 1977)

	Myokardinfarkttodesfälle pro 100 000 Frauen im Jahr			
	30–39 Jahre		40–44 Jahre	
	Ohne Pille	Mit Pille	Ohne Pille	Mit Pille
Nichtraucher	1,2	1,8	7,4	10,7
Raucher	2,6	10,2	15,9	62,0

der Größenordnung von 1:20 000 Frauen, welche die Pille einnehmen pro Jahr (Royal College of General Practitioners 1977, Vessey et al. 1977 b). Es nimmt somit das Risiko eines tödlichen Myokardinfarkts unter Pilleneinnahme um den Faktor 3 zu. Hierbei spielt das Alter der Patientinnen eine wesentliche Rolle. So bekommt aufgrund statistischer Erhebungen erwartungsgemäß im Alter zwischen 30 und 39 Jahren eine von 400 Frauen, welche die Pille einnehmen, einen tödlichen Myokardinfarkt, während in der Altersgruppe der 40- bis 44jährigen das Risiko auf 1:160 ansteigt (Rose 1981). Es muß betont werden, daß sich diese Angaben auf England beziehen und nur unter Vorbehalt auf Deutschland übertragen werden können. Das Risiko eines tödlichen Myokardinfarkts nimmt durch Zigarettenrauchen der Patientin noch erheblich zu (Tabelle 40).

Falls bei Einnahme der Pille auch noch koronare Risikofaktoren bestehen, so erhöht sich die Gefahr eines tödlichen Myokardinfarkts um ein mehrfaches (Tabelle 41).

Aufgrund angiographischer Untersuchungen gibt es Hinweise, daß orale Kontrazeptiva häufiger sklerotische Veränderungen an den Koronararterien hervorrufen (Rose 1981). Hinweise in diese Richtung geben Befunde aus der Studie des Royal College of General Practitioners als auch eine von Vessey et al. (1977b) veröffentlichte Übersicht, daß das Risiko einer kardiovaskulären Erkrankung mit der Dauer der Pilleneinnahme zunimmt und nach Absetzen der Pille weiterbesteht.

Hypertonie. Orale Kontrazeptiva führen in 4–6% der Fälle zu einem geringfügigen Anstieg des systolischen und diastolischen Blutdrucks; die Entwicklung einer Hypertonie ist allerdings sehr selten. In 1–2% der Fälle kommt es zu Blutdruckerhöhungen von über RR 160/95. Der Mechanismus dieses Blutdruckanstiegs gilt als noch nicht geklärt. Biochemische Veränderungen unter Östrogeneinfluß, wie ein Anstieg der Plasmakonzentration von Reninsubstrat, von kortikosteroidbindendem Protein und von Transferrin, können direkt keinen Blutdruckanstieg bewirken. Ein Ansatzpunkt für die Entwicklung einer Hypertonie wird in Änderungen des Renin-Angiotensin-Aldosteron-Systems gesehen (Tabelle 42). Nach Kaulhausen (1976) geht parallel zum Anstieg des Plasmareninsubstrats der Plasmareninspiegel zurück, während Angiotensin II, das sich sonst analog zum Reninwert verhält, nicht unterdrückt wird. Die umgekehrte Korrelation zwischen Reninsubstrat und Renin läßt darauf schlie-

Tabelle 41. Einfluß zusätzlicher Risikofaktoren bei tödlichem Myokardinfarkt unter hormonalen Kontrazeptiva. (Nach Rose 1981)

Koronare Risikofaktoren	Zusätzliches Risiko pro 100 000 Frauen pro Jahr	
	30–39 Jahre	40–44 Jahre
Keine Risikofaktoren	1	4
Risikofaktoren vorhanden	24	124
Summe	3	20

Tabelle 42. Nachgewiesene Veränderungen einzelner Parameter des Renin-Angiotensin-Aldosteron-Systems unter kontrazeptiven Steroiden. (Nach Kaulhausen 1976)

Parameter	Veränderung gegenüber Ausgangswerten
Renin-Substrat-Konzentration im Plasma	Anstieg auf das 2,5- bis 4fache
Plasmareninkonzentration	Absinken auf die Hälfte
Plasmareninaktivität	Anstieg auf das 2- bis 4fache
Angiotensin-II-Konzentration im Plasma	Anstieg auf das 3fache
Aldosteronkonzentration im Plasma	Anstieg auf das 2- bis 3fache
Aldosteronausscheidung/24 h	Anstieg auf das Doppelte oder weniger

ßen, daß bei der Synthese von Angiotensin II aus dem vermehrt zirkulierenden Reninsubstrat Renin verbraucht wird. Obwohl Angiotensin II eine
potente blutdrucksteigernde Substanz ist, steht die Höhe der Plasmakonzentration jedoch nicht in Beziehung zu Veränderungen des Blutdrucks.
Auch eine vermehrte Flüssigkeitsretention oder Mineralokortikoidakti-
vität wurden als Ursache für den Blutdruckanstieg unter der Pille diskutiert. Eine Korrelation zwischen Blutdruckerhöhung und Plasmakonzentrationen von Aldosteron, Desoxykortikosteron und freiem Kortisol ließ
sich allerdings nicht nachweisen. Das gleiche gilt für Kalium, Natrium,
Plasmavolumen, Gesamtkörperflüssigkeit, Schlagvolumen, Herzauswurf-
volumen und Körpergewicht.

Eine Prädisposition ließ sich bei Frauen, die unter kontrazeptiven Steroiden eine Hypertonie entwickeln, bisher nicht finden, auch nicht für die
Frauen, welche in der Anamnese eine familiäre Häufung von Bluthochdruck angeben.

Das diagnostische und therapeutische Vorgehen bei Bluthochdruck,
der sich unter der Einnahme der Pille entwickelt hat, ist abhängig von den
Blutdruckwerten (Abb. 20).

Eine unter Ovulationshemmern entstandene Hypertonie bildet sich
nach Absetzen der Pille in den meisten Fällen wieder zurück. Auf der anderen Seite hat sich aber gezeigt, daß der Bluthochdruck auch nach länge-

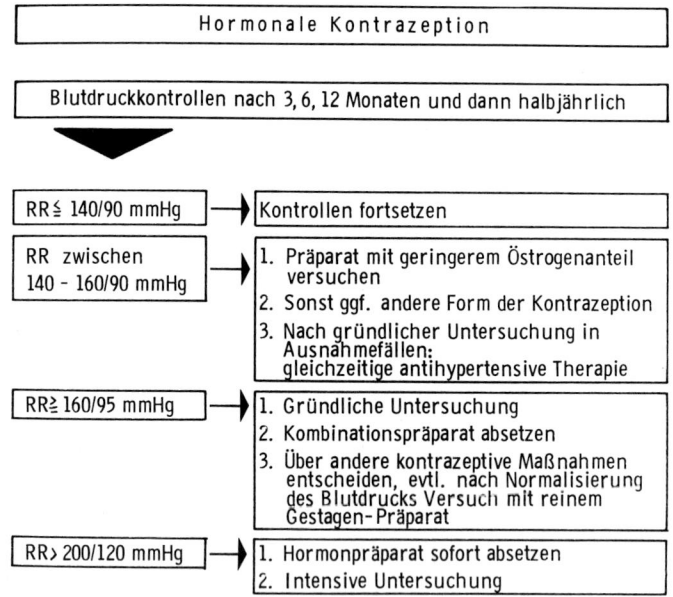

Abb. 20. Diagnostik und Therapie beim Auftreten von Hypertonie unter Pilleneinnahme. (Nach Kaulhausen 1977)

rem Absetzen der Pille wieder auftreten kann. Deshalb sind nach Absetzen der Pille und Normalisierung des Blutdrucks über längere Zeit Blutdruckkontrollen erforderlich.

Zusammenfassung. Durch die Pille nimmt die Gesamttodesrate bei Frauen im gebärfähigen Alter um 40% zu. Das sind doppelt so viele Todesfälle im Vergleich zur Todesrate durch Verkehrsunfälle. Die Mortalität beruht hauptsächlich auf tödlichen Erkrankungen des Herz-Kreislauf-Systems, insbesondere subarachnoidalen Blutungen und dem Myokardinfarkt. Als weitere Risiken für einen Todesfall sind tiefe Beinvenenthrombosen, nicht tödliche Myokardinfarkte und nicht tödliche zerebrovaskuläre Zwischenfälle zu berücksichtigen.

Generell wird bei Frauen unter Einnahme der Pille zusätzlich mit einem Todesfall auf 5000 Frauen pro Jahr gerechnet. Wenn man eine durchschnittliche Zeitdauer der Pilleneinnahme von 20 Jahren annehmen würde, bedeutet dies einen Todesfall auf 250 Frauen (Rose 1981). Die Ergebnisse der englischen Studie lassen sich allerdings nur mit Vorbehalt auf deutsche Verhältnisse übertragen, zumal geographische und rassische Unterschiede in der Metabolisierungsrate von Ethinylestradiol bekannt sind.

Das kardiovaskuläre Risiko unter hormonalen Kontrazeptiva ist altersabhängig. Unter Berücksichtigung der kardiovaskulären Risiken können für die Verordnung oraler hormonaler Kontrazeptiva folgende Empfehlungen gegeben werden:

a) Es sollten möglichst orale Kontrazeptiva eingesetzt werden, deren Östrogenanteil unter 50 µg Ethinylestradiol liegt. Der Gestagenanteil sollte entsprechend der Symptomatik möglichst gering gehalten werden.

b) In der Altersstufe von 15–30 Jahren sind die kardiovaskulären Risiken von oralen Kontrazeptiva gering, außer bei Frauen mit hohem Blutdruck und solchen, die sich einem abdominal-chirurgischen Eingriff unterziehen müssen. In dieser Altersgruppe können grundsätzlich alle heute auf dem Markt befindlichen Präparate eingesetzt werden.

c) Im Alter zwischen 30 und 40 Jahren bedeutet die Einnahme von oralen Kontrazeptiva ein nur geringfügig erhöhtes Risiko bei den Frauen, die keine zusätzlichen koronaren Risikofaktoren aufweisen (z. B. Zigarettenrauchen, Bluthochdruck, Diabetes mellitus, Hypercholesterinämie). Die Pille ist bei den Frauen, die weiter rauchen oder deren Blutdruck erhöht ist, abzusetzen.

d) Frauen über 40 Jahre sollten ohne Indikation (z. B. dysfunktionelle Blutungen) keine oralen Kontrazeptiva mehr einnehmen.

5.2.4.4.2 Gastointestinaltrakt

Die wichtigsten Nebenwirkungen, die unter Einnahme der Pille im Bereich des Gastointestinaltrakts auftreten, bestehen in Störungen der Leber und deren Stoffwechsel (s. 5.2.4.4.3) sowie Übelkeit und Erbrechen. Das Erbrechen kann entweder psychogen als innere Abneigung gegen die tägliche Einnahme der Pille angesehen werden oder ist Ausdruck einer gastrischen Östrogenunverträglichkeit. Durch das Erbrechen kann je nach zeitlichem Abstand zur Pilleneinnahme die Wirksamkeit der Kontrazeption in Frage gestellt werden. Häufig tritt ein nahezu therapieresistentes Erbrechen auf bei Gabe von hohen Östrogendosen (5 mg/Tag), die zur postkoitalen Kontrazeption erforderlich sind; in solchen Fällen bewährt sich die Einnahme der Hormone mit dem Essen; gleichzeitig können größere Mengen an Milch getrunken werden. Ist aufgrund des heftigen Brechreizes bei der postkoitalen Kontrazeption die Wirkung der Östrogene in Frage gestellt, so kann man nur auf eine parenterale (i. m.) Gabe ausweichen.

In seltenen Fällen sind unter der Einnahme der Pille Veränderungen im Bereich der Mundschleimhaut aufgetreten. So wurde im Anschluß an eine Operation des dritten Molaren der Mandibula eine lokalisierte mandibuläre Osteitis bei Frauen beobachtet, die orale Kontrazeptiva einnahmen (Sweet et al. 1977; Show 1974; Lilly et al. 1974). Es wird angenommen, daß die Möglichkeit, eine solche Erkrankung zu entwickeln, dadurch erhöht wird, daß infolge der oralen Kontrazeptiva Veränderungen in der Blutgerinnung eintreten, wobei eine Lysis des Blutgerinnsels auftritt.

Orale eitrige Granulome wurden bei 7 schwangeren Patientinnen und bei 2 Patientinnen während der Einnahme oraler Kontrazeptiva gefunden (Mussalli et al. 1976). Man nimmt an, daß Progesteron allein oder zusammen mit Östrogenen eine Zunahme des Gefäßdurchmessers sowie der Gefäßschlängelung der peripheren Blutgefäße der Mundschleimhaut hervorruft, was dazu führt, daß diese reizempfindlicher sind und eine gesteigerte Permeabilität zeigen. Daher nimmt man an, daß orale eitrige Granulome in der Schwangerschaft und unter Einnahme von oralen Kontrazeptiva das Resultat einer verstärkten Antwort auf lokale Reize sind, was durch die erhöhten Spiegel von Sexualhormonen bewirkt wird.

Auch die Crohn-Erkrankung kann zu der Liste der sehr seltenen Reaktionen auf orale Kontrazeptiva hinzugefügt werden (Bourdais 1976). Eine 20 Jahre alte Frau entwickelte 15 Tage, nachdem sie eine Kombinationspille eingenommen hatte, eine Crohn-Erkrankung. Das Absetzen der Medikamente brachte die intestinalen Symptome zum Verschwinden. Bei zwei weiteren Gelegenheiten wurden dann wieder orale Kontrazeptiva gegeben, und in beiden Fällen trat die Erkrankung erneut auf. Eine Porphyria cutanea tarda scheint zu den sehr seltenen Komplikationen unter kontrazeptiver Behandlung zu gehören (SEDA-1, p. 295). Bei einer Gruppe von 4 Frauen im Alter von 23–26 Jahren, die östrogenhaltige orale Kontrazeptiva 3–8 Jahre lang einnahmen, bevor sie an einer Porphyria hepatica cutanea erkrankten (Leonhardi et al. 1977), waren die klinischen und biochemischen Zeichen die einer Porphyria cutanea tarda, aber im Gegensatz zu dieser Erkrankung wurde ein Trend in Richtung des Verhältnisses von Uroporphyrin zu Heptacarboxyporphyrin beobachtet. Diese Differenz und der Beginn in diesem frühen Alter läßt vermuten, daß man die beschriebene Erkrankung als sog. hormoninduzierte prämature kutane Porphyrie bezeichnen kann.

5.2.4.4.3 Nebenwirkungen hormonaler Kontrazeptiva auf die Leber und deren Stoffwechsel

Unter der Einnahme der Pille kommt es in der Leber zu biochemischen und selten auch zu morphologischen Veränderungen. Eine Zusammenstellung der biochemischen Veränderungen im Leberstoffwechsel unter der Einnahme von oralen Kontrazeptiva zeigt die Tabelle 43.

Stoffwechsel. In der Leber kommt es unter Einnahme von oralen hormonalen Kontrazeptiva zu verschiedenen Veränderungen. Einmal werden zahlreiche Stoffwechselreaktionen der Leber durch die Pille beeinflußt (Tabelle 43). Ferner beeinflußt die Leber durch Hydroxylierungs-, Sulfatierungs- sowie Glucuronidierungsreaktionen die Verfügbarkeit der kontrazeptiven Steroide, indem sie diese in biologisch inaktive Metaboliten umbaut und teilweise über die Galle ausscheidet.

Unter der Pille kommt es zu einem Anstieg des thyroxinbindenden Globulins (TBG), des kortisolbindenden Globulins (Transcortin), weiterhin zum Anstieg anderer Transportproteine, die der α-Globulinfraktion angehören, wie das Caeruloplasmin (Kupfertransportprotein), das Transferrin und das „sex hormone binding globulin" (für Sexualhormone). Die

Tabelle 43. Zusammenstellung der Veränderungen im Leberstoffwechsel unter der Einnahme von oralen Kontrazeptiva. ($\uparrow$ erhöht, $\downarrow$ erniedrigt). (Nach Patt 1976)

Einfluß hormonaler Kontrazeptiva auf die Leber:	
Proteinsynthese	– Plasmaproteine
	– Thyroxinbindendes Globulin (TbG) $\uparrow$
	– Transcortin $\uparrow$
	– Caeruloplasmin $\uparrow$
	– Transferrin $\uparrow$
	– Steroidbindendes Globulin (SHBG) $\uparrow$
	– Angiotensinogen
	– Lipoproteine
	– Antithrombin III $\downarrow$
Enzyme	– Transaminasen ($\uparrow$)
	– Leucinaminopeptidase
	– Tryptophanoxidase
	– δ-Aminolaevulinsäuresynthetase
Lipidstoffwechsel	– Cholesterin $\uparrow$
	– Triglyceride $\uparrow$
	– Lipoproteine
Gallensekretion	– Cholestase
	– Gallensteinbildung

Einfluß der Leber auf den Metabolismus der hormonalen Kontrazeptiva

Vermehrung der Trägerproteine ist durch den Östrogeneffekt der Pille bedingt. Während der Anteil der Globuline im Plasma zunimmt, fallen die Albumine leicht ab. Unter der Einnahme oraler Kontrazeptiva kommt es weiter zu einem geringen Anstieg der Transaminasen und der Leucinaminopeptidase. Die erhöhten Transaminasenwerte treten nur vorübergehend zu Beginn der Medikation auf und gehen unter Langzeitbehandlung wieder zurück (Patt 1976).

Die Veränderungen im Tryptophanstoffwechsel der Leber stehen in Beziehung zu Veränderungen des Kohlenhydrathaushalts und der Glukosetoleranz unter der oralen Kontrazeption (Spellacy et al. 1972). Durch die Zunahme der Xanthurensäure wird vermehrt Insulin an dieses Stoffwechselprodukt gebunden, wodurch es seinen blutzuckersenkenden Effekt einbüßt. Die Veränderungen des Tryptophanstoffwechsels sind in Abb. 21 dargestellt.

Die δ-Aminolävulinsäuresynthetase ist das Schlüsselenzym der Porphyrin- und somit auch der Hämoglobinsynthese (Abb. 22). Eine vermehrte Enzyminduktion kommt hauptsächlich unter der Einwirkung bestimmter Gestagene vor (Song u. Kappas 1968). Eine pathologische Störung der Prophyrinsynthese findet sich beim Krankheitsbild der Porphyrie. Eine

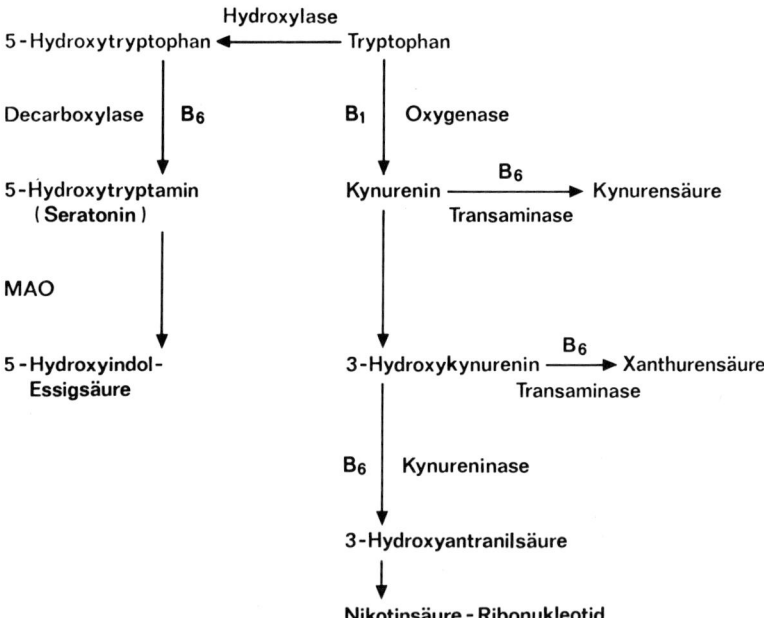

Abb. 21. Veränderungen des Tryptophanstoffwechsels unter Östrogeneinwirkung. Enzyminduktion der Tryptophanoxygenase. Vermehrte Bildung und Ausscheidung von Xanthurensäure. Verminderte Bildung von Serotonin. (Nach Patt 1976)

Verschlimmerung der klinischen Symptome der intermittierenden hepatischen Porphyrie kommt unter der Einnahme von oralen Kontrazeptiva vor, tritt aber keineswegs obligatorisch auf. Die Proteohormonvorstufe, das Angiotensinogen (=Reninsubstrat) wird in der Leber unter Östrogeneinfluß vermehrt gebildet. Über eine Erhöhung dieses Reninsubstrats können die Östrogene die Aktivität von Angiotensinogen II und Aldosteron erhö-

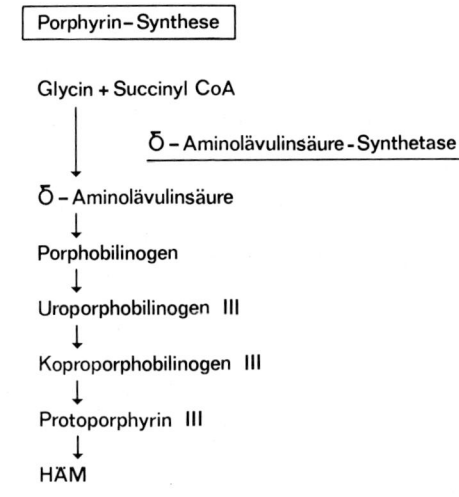

Abb. 22. Enzyminduktion von δ-Aminolävulinsäure-Synthetase durch kontrazeptive Steroide. (Nach Patt 1976)

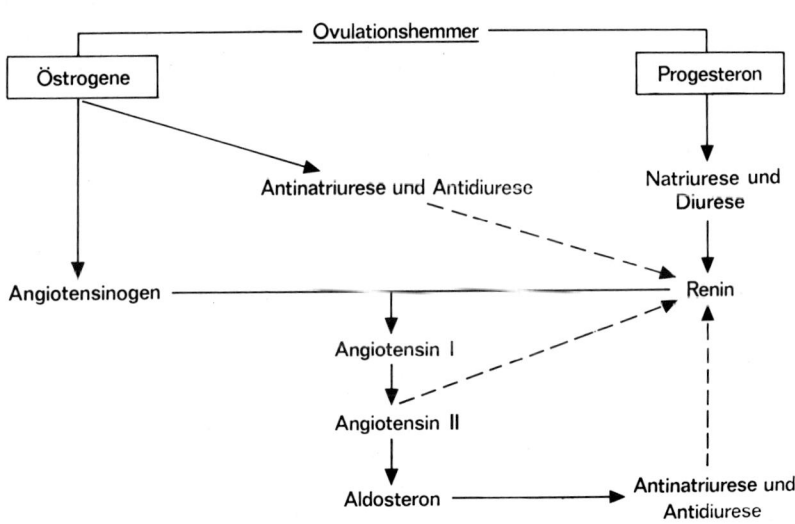

Abb. 23. Wirkung von kontrazeptiven Steroiden auf das Renin-Angiotensin-Aldosteron-System. Stimulation (——) Suppression (– – –) (Nach Werning 1972)

hen, von denen sekundär auf direktem oder indirektem Wege die Reninsekretion supprimiert wird (Abb. 23). Der renal-tubuläre antinatriuretische und antidiuretische Effekt der Östrogene wirkt ebenfalls unterdrückend auf die Reninabgabe (Werning 1973). Zu den Veränderungen im Lipidstoffwechsel nahmen Wallace et al. (1977) Stellung. Es wurden 18 461 nichtschwangere Frauen zwischen dem 15. und 74. Lebensjahr untersucht, die in 10 nordamerikanischen Kliniken mit hormonalen Kontrazeptiva oder mit Östrogenpräparaten zur Behandlung von Hitzewallungen therapiert wurden. Hierbei fand sich, daß bei den jungen Frauen (20–24 Jahre) unter der Einnahme oraler Kontrazeptiva die Hypercholesterinämie bis zu 3mal und die Hypertriglyceridämie bis zu 5mal häufiger auftrat als bei den Frauen, die keine Pille einnahmen. Bei den 50- bis 54jährigen Frauen, die wegen klimakterischer Symptome die Pille einnahmen, konnten nur inkonstante Veränderungen der Plasmatriglyceride und eine geringe Verminderung der mittleren Cholesterolkonzentration beobachtet werden. Da aus dieser Studie nicht ersichtlich ist, welche Art von Hormonen im einzelnen eingesetzt wurde, kann nicht entschieden werden, ob im Hinblick auf den Lipidmetabolismus natürliche oder synthetische Östrogene zur Behandlung von Frauen nach der Menopause Vorteile bringen. Wallentin u. Larsson-Cohn (1977 a, b) untersuchten 25 Frauen nach der Menopause vor und 3 Monate nach einer täglichen Behandlung mit 4 mg mikronisiertem Estradiol und 2 mg Estriol. Die Triglyceride stiegen signifikant (46%) an und die Cholesterolspiegel wurden um 7% reduziert. In einer anderen Studie wurden täglich 50 µg Ethinylestradiol oder 2 mg Estradiolvalerianat gegeben. Beide Präparate erhöhten signifikant den Gehalt an Lipoproteinen (Phospholipiden und Cholesterol), während keine signifikanten Veränderungen bei den Triglyceriden und dem Cholesterinspiegel beobachtet wurden. Diese Befunde lassen vermuten, daß exogen zugeführte Östrogene positiv oder negativ in den Lipidstoffwechsel eingreifen können. Dabei scheint es gleich zu sein, ob es sich um natürliche oder synthetische Östrogene handelt.

Die Wirkung oraler Kontrazeptiva auf die Bildung von Gallensteinen dürfte vom Östrogengehalt abhängig sein. In dem Coronary-drug-Projekt (1977) erlitten 8341 Frauen im Alter zwischen 30 und 64 Jahren einen Herzinfarkt. Bei der Autopsie fand man, daß das Auftreten von Gallenblasenerkrankungen bei den Patientinnen am höchsten war, die Östrogene oder Clofibrat erhalten hatten. Einen weiteren Hinweis, daß Östrogene für Gallenblasenerkrankungen verantwortlich sein können, gab Tritapepe et al. (1976). Diese Autoren fanden, daß die Cholesterolsättigung der Galle anstieg, als einer Gruppe von 6 fastenden Frauen konjugierte „equine" Östrogene gegeben wurden. Ob die Gallensteinbildung als Folge einer verminderten Sekretionsleistung von Säuren und Phospholipiden oder einer vermehrten Sekretion von Cholesterol auftritt, ist nicht geklärt.

Es ist bekannt, daß Androgene und Gestagene solche Veränderungen bewirken können. Seitdem solche Medikamente zur Regulation der männlichen Fertilität von einer Studiengruppe innerhalb der WHO untersucht werden, konnte eine Reihe von Sexualhormonen für „hepatotoxische" Effekte verantwortlich gemacht werden.

Bei Zuständen nach Lebererkrankungen kann heute eine generelle Ablehnung von hormonalen Kontrazeptiva nicht mehr aufrechterhalten werden. Nach einer kontrollierten Untersuchung von Schweizer et al. (1975) wird eine Virushepatitis weder in der akuten Phase noch im Stadium der Ausheilung durch hormonale Kontrazeptiva nachteilig beeinflußt. Auch schwere chronische Leberschädigungen scheinen durch die Pille nicht verstärkt zu werden (Jenny u. Markoff 1967). Selbst die Rezidivgefahr durch orale hormonale Kontrazeptiva nach Hepatosen, die während der Schwangerschaft aufgetreten waren, wird überschätzt (Rannevik et al. 1972). An absoluten Kontraindikationen sind einige äußerst seltene angeborene Störungen der Leber, wie das Rotor- und das Dubin-Johnson-Syndrom sowie die (benigne) familiäre Cholestase (Arias) geblieben.

Lebertumoren. Eine Verbindung zwischen dem Auftreten eines Lebertumors und einer Östrogenbehandlung wurde erstmals von Caroli et al. (1953) beschrieben. Im Jahre 1971 wiesen Bernstein et al. auf einen möglichen Zusammenhang zwischen der Einnahme von Androgenen und der Entstehung von Lebertumoren hin. Einen Zusammenhang zwischen der Anwendung von hormonalen Kontrazeptiva und der Entstehung von benignen sowie malignen Lebertumoren sah 1973 zum ersten Mal Baum et al. Seit dieser Veröffentlichung hat die Anzahl von Fallberichten über Lebertumoren bei Frauen, die die Pille nehmen, ständig zugenommen. Zur Zeit dürften mehr als 600 Einzelanalysen vorliegen.

Einen Überblick über morphologische Veränderungen der Leber unter der hormonalen Kontrazeption gibt Tabelle 44. Eine Vergrößerung der Leber wurde in 22% der Fälle angegeben; gewöhnlich trat diese im rechten oberen Quadranten auf und wurde meist zuerst von der Patientin bemerkt. Leberbiopsien von Frauen, die hormonale Kontrazeptiva einnahmen und bei denen normale Leberfunktionsproben vorlagen, zeigten keine lichtmikroskopischen Veränderungen (Larsson-Cohn u. Stenram 1967). Elektronenoptisch wurden bei nichtikterischen Patientinnen Erweiterungen der

Tabelle 44. Morphologische Veränderungen an der Leber unter hormonalen Kontrazeptiva. (Sturtevant 1979)

Degenerative Veränderungen	4%
Neubildungen = Tumoren	
Gutartige Lebertumoren	
– Adenome	46%
– Hamartome	4%
– Herdförmige, knotige Hyperplasien	34%
Bösartige Lebertumoren	
– Leberkarzinome	12%

Gallenkanälchen sowie des glatten endoplasmatischen Retikulums und Strukturabweichungen der Mitochondrien mit Kristalloideinschlüssen beobachtet. Diese reversiblen Befunde entsprechen einer Stimulierung physiologischer Mechanismen in den Zellorganellen (Martinez-Manautou u. Velazques 1971).

Stahl et al. (1977) führten morphometrische Untersuchungen an Leberbiopsien von 12 Frauen durch, die über einen Zeitraum von 2 Monaten bis zu 8 Jahren ein Kombinationspräparat zur Antikonzeption eingenommen hatten. Die feingeweblichen Befunde wurden vorher erstellten Basiswerten für normales Lebergewebe gegenübergestellt. Es fand sich bei Einnahme der Pille eine deutliche Volumenzunahme der lysosomalen Zelleinschlüsse in den Hepatozyten und eine Zytoplasmavermehrung bei gleichzeitiger Verkleinerung der Zellkerne. Bedenkliche Veränderungen der Ultrastruktur der menschlichen Leber unter hormonaler Kontrazeption wurden nicht gefunden.

Die morphologischen Veränderungen an der Leber unter hormonalen Kontrazeptiva sind in Abb. 24 schematisch dargestellt.

Nach einer Zusammenstellung von Fallberichten (Sturtevant 1979) handelt es sich bei den Lebertumoren, die im Zusammenhang mit der Pille beobachtet wurden, größtenteils um gutartige Tumoren, wie Adenome (46%), Hamartome (4%) und herdförmige Hyperplasien (34%). Bemerkenswert ist jedoch, daß in 12% der Fälle Leberkarzinome gefunden wurden.

In der Übersichtsarbeit von Sturtevant (1979) wurden 142 Publikationen berücksichtigt. Es wird über 227 Frauen zwischen 15 und 69 Jahren mit Lebertumoren berichtet, bei denen ein direkter Zusammenhang mit der Einnahme von oralen hormonalen Kontrazeptiva gegeben ist. Ebenso wurden 182 Fallberichte über Lebertumoren aus 86 Veröffentlichungen

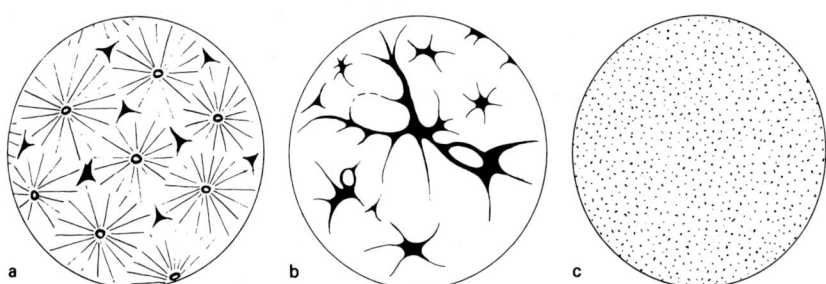

Abb. 24. a Normales Lebergewebe. Regelrechte Läppchenanordnung mit Portalfeldern und Zentralvenen. (▸ Portalfeld mit Gallengang, Arterie und Vene; ○ Zentralvene). **b** Fokale noduläre Hyperplasie. Bilder einer umschriebenen Zirrhose mit bindegewebigen Septen, Bindegewebsfeldern mit Gallengangproliferationen und möglichen Rundzellinfiltraten; komplette und inkomplette Pseudolobuli. **c** Leberzelladenom. Keine Portalfelder, keine Zentralvenen, keine Gallengangwucherungen. (Aus Giedel u. Gebhardt 1981)

zusammengestellt, bei denen die Patientinnen zuvor keine oralen hormonalen Kontrazeptiva oder Östrogene eingenommen hatten. Von den 230 Frauen mit Lebertumor waren 93,4% zwischen 20 und 44 Jahren alt. Von diesen hatten 210 östrogenhaltige Präparate erhalten.

Klinik der benignen Lebertumoren. Leibschmerzen mit oder ohne tastbare Lebervergrößerung wurden in 49% der Fälle angegeben. Bei der einen Hälfte der Patientinnen (23%) trat keine Leberruptur und bei der anderen Hälfte (26%) eine Leberruptur mit Hämoperitoneum und Schocksymptomatik auf. Ein großer Teil (29%) der Lebertumoren wurde zufällig entdeckt, beispielsweise während einer Cholezystektomie (12%), Hysterektomie (4%) oder anderen Operationen (7%).

Möglicherweise sind die gehäuften intraabdominalen Blutungen, die zum Erkennen der Lebertumoren unter Hormontherapie führten, auf eine vermehrte Vaskularisierung dieser Tumoren zurückzuführen.

Drei verschiedene klinische Erscheinungsbilder von benignen Lebertumoren werden beschrieben:

a) Akutes Abdomen durch Ruptur eines Tumors mit Hämoperitoneum. Plötzlicher Schmerz, Abwehrspannung, Schock, Blutdruckabfall und Blut bei der Probepunktion sind führende klinische Zeichen.

b) Kolikartige Schmerzen im Leib, meistens im rechten Oberbauch, gelegentlich mit Ausstrahlung in Schulter, Rücken und rechten Unterbauch. Tastbarer Tumor im rechten Oberbauch oder Epigastrium, der sich von der Leber nicht abgrenzen läßt. Zum Teil sind Erbrechen und Fieber Begleitsymptome, so daß „akute Cholezystitis" eine häufige Fehldiagnose ist.

c) Zufallsbefund bei einer Laparotomie aus anderer Indikation.

Klinik der malignen Lebertumoren. Neuberger et al. (1980) untersuchten im Zeitraum von 1970 bis 1979 zehn Frauen mit Lebertumoren (3 Adenome und 7 Karzinome), die über längere Zeit Ovulationshemmer eingenommen hatten. In diesem Zeitraum fanden sie weitere 7 Frauen mit Leberkarzinomen ohne Pilleneinnahme, bei denen eine Leberzirrhose, eine B-Hepatitis oder eine Exposition mit hepatotoxischen Substanzen in der Anamnese vorlagen. Die Leberkarzinompatientinnen, die keine hormonalen Kontrazeptiva genommen hatten, waren durchschnittlich 43 Jahre alt.

Außer bei einer Patientin war die BKS deutlich beschleunigt. Bei 9 der 10 Patientinnen war die alkalische Phosphatase leicht erhöht (bis 1170 U/l) bei nur geringer GOT-Erhöhung. Das α_1-Fetoprotein, das Hepatitis-B-Antigen sowie die Hepatitis-B-Antikörper waren bei allen Patientinnen negativ. Nach Scheuer u. Lehmann (1977) muß bei Patientinnen, die älter als 30 Jahre sind, in 90–95% der Fälle mit einem positiven Ausfall der α_1-Fetoproteinbestimmung im Serum gerechnet werden, wenn ein hepatozelluläres Karzinom vorliegt. In der Angiographie stellen sich die Leberadenome und Leberkarzinome gefäßreich dar.

Therapeutische Maßnahmen. Die benignen Lebertumoren wurden meistens (78% von 220) reseziert (Sturtevant 1979). Bei den restlichen Fällen wurde entweder eine Biopsie, Laparotomie, Gefäßligatur, Chemotherapie (bei malignen Tumoren) oder keine Behandlung durchgeführt. Selbst wenn der Tumor chirurgisch nicht vollständig entfernt werden konnte, so ließ sich gewöhnlich postoperativ eine Verringerung des Resttumors beobachten, auch wenn die oralen Kontrazeptiva weiter eingenommen wurden. Ohne chirurgische Behandlung scheint es aufgrund angiographischer und szintigraphischer Befunde nach Absetzen der hormonalen Kontrazeptiva gewöhnlich zu einem langsamen, mehrere Monate und manchmal Jahre dauernden Rückgang der Tumorgröße zu kommen (Andersen u. Pacher 1976; Ross et al. 1976).

Häufigkeit und Kausalität. Nach den bis heute vorliegenden Befunden gilt der Zusammenhang zwischen hormonalen Kontrazeptiva und der Entstehung von Lebertumoren noch nicht als bewiesen (Sturtevant 1979). Verschiedene Anabolika, Hydantoinderivate und andere Pharmaka sind ebenfalls mit diesen äußerst seltenen Geschwülsten der Leber in pathogenetische Beziehung gesetzt worden (Grabowski et al. 1975).

In diesem Zusammenhang ist es von Interesse, daß große prospektive Studien keine erhöhte Inzidenz von Lebertumoren unter Pilleneinnahme finden konnten. Die Informationen über das Auftreten dieser Tumoren stützen sich größtenteils auf Fallanalysen, wobei zu bedenken ist, daß auch Lebertumoren bei Frauen aufgetreten sind, die niemals die Pille genommen haben. In der Untersuchung des Royal College of General Practitioners über orale Kontrazeption (1974), die insgesamt 216 000 Frauenjahre einbezog, konnte kein Fall eines benignen oder malignen Lebertumors nachgewiesen werden. Auch in der Verlaufsstudie der Oxford Family Planning Association (Vessey et al. 1976), die 83 000 Frauenjahre auswertete, fanden sich keine Lebertumoren im Zusammenhang mit der Einnahme von Ovulationshemmern. Etwa 40% der Probandinnen verwendeten orale Kontrazeptiva. Die *Oxford record linkage study* beruht auf Klinikeinweisungen und Todesfällen von über 1 Million Frauen. In den Jahren von 1970 bis 1975 wurde bei keiner Frau im gebärfähigen Alter ein benigner Lebertumor diagnostiziert. Der *Scottish national diagnostic index* erfaßt Klinikeinweisungen und Todesfälle einer Gesamtbevölkerung von über 5 Millionen. In den Jahren von 1968 bis 1974 wurde lediglich ein Fall eines benignen Leberhamartoms bekannt. Die 23jährige Patientin hatte zuvor 2 Jahre lang orale Kontrazeptiva eingenommen. In einer 9 Jahre dauernden Studie des Boston Collaborative Drug Surveillance Program wurde ein Fall eines benignen Leberadenoms bei einer Patientin gefunden, die hormonale orale Kontrazeptiva einnahm (Morrison et al. 1977).

Aufgrund von Fallvergleichsstudien ist das Risiko, nach Pilleneinnahme ein Hepatom zu bekommen, sehr gering (Neuberger et al. 1980). Falls ein solches vorliegt, scheint es zu wachsen, solange die Pille eingenommen wird. Edmondson et al. (1976) errechneten das Risiko, unter Einnahme der Pille einen manifesten Lebertumor zu erleben. Nach 5jähriger Einnahme hielten sie das Risiko für 5mal und nach 9jähriger Medikation für

25mal so hoch wie bei den Frauen, die keine hormonalen Kontrazeptiva verwenden. Nach Rooks et al. (1979) steigt das Risiko, einen Lebertumor zu entwickeln mit der Dauer der Pilleneinnahme deutlich an. Es läßt sich nicht feststellen, ob in erster Linie die Östrogen- oder die Gestagenkomponente eines Präparats für die Entwicklung oder das Manifestwerden des Lebertumors verantwortlich ist. Weitere Risikofaktoren sind ein höheres Lebensalter sowie familiäre Belastungen. Es wird angenommen, daß jährlich 3–4 von 100 000 Frauen, die über lange Zeit die Pille einnehmen, ein Leberzelladenom bekommen.

Fallbeispiel. Als klinische Kasuistik für einen Lebertumor bei oraler Kontrazeption sei eine 34jährige Patientin genannt, die 8 Jahre eine Kombinationspille eingenommen hatte (Fabian et al. 1979). Die Patientin wurde wegen einer Lobärpneumonie im Krankenhaus aufgenommen; hierbei wurde ein Tumor im Mittelbauch palpiert. Zur Klärung des Abdominalbefundes erfolgte zunächst eine intravenöse Cholezystocholangiographie. Dabei wurde eine glatt begrenzte Verschattung im Ober- bis Mittelbauch nachgewiesen, welche die steinfreie Gallenblase nach laterokranial verdrängt hatte. Während die Leberszintigraphie keinen pathologischen Befund ergab, war bei der Sonographie am Unterrand des rechten Leberlappens ein 10×7 cm großer Tumor nachzuweisen, der durch eine Laparoskopie bestätigt wurde. Zur weiteren diagnostischen Klärung erfolgte eine

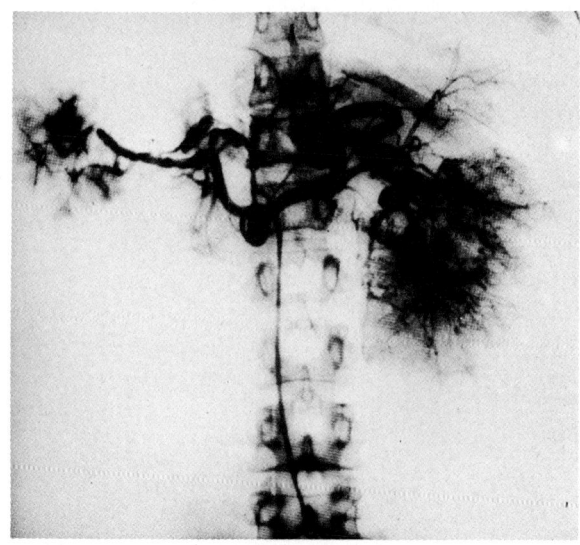

Abb. 25. Arteriogramm mit dem am rechten Leberlappen lokalisierten gefäßreichen Tumor. (Aus Fabian et al. 1979)

71

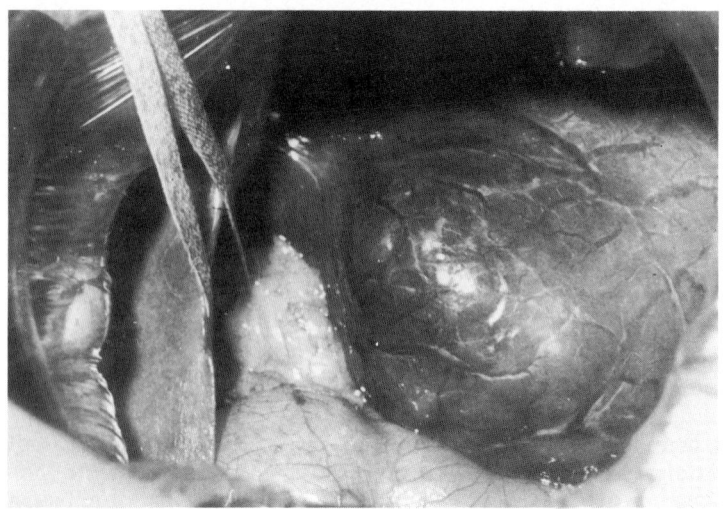

Abb. 26. Operationssitus vor der Entfernung des tumortragenden Lebersegments. (Aus Fabian et al. 1979)

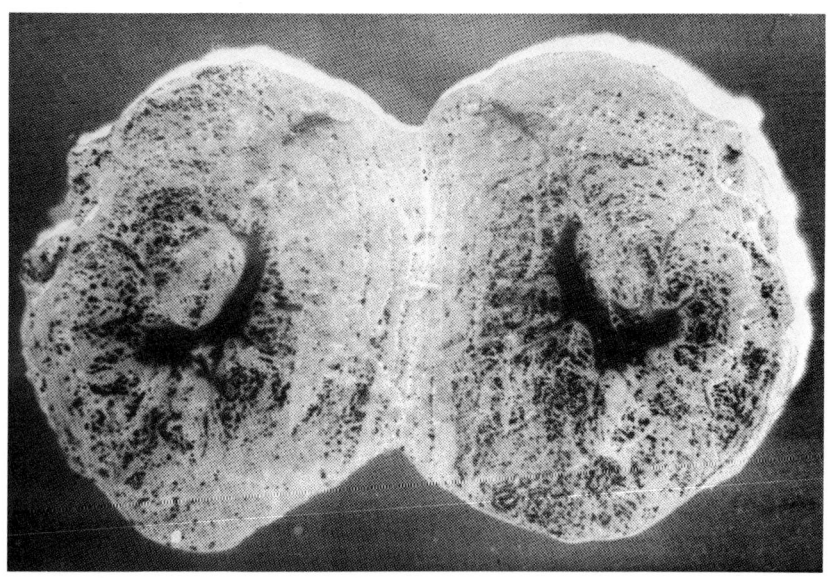

Abb. 27. Operationspräparat der solitären, nodulären Hyperplasie. (Aus Fabian et al. 1979)

Cholangiographie mit selektiver Arteriographie, die den Befund eines gefäßreichen, im rechten Leberlappen lokalisierten Tumors bestätigte (Abb. 25). Bei der Laparotomie fand sich eine 10×8×6 cm messende und 303 g schwere Geschwulst, die unter temporärer Leberischämie mit dem entsprechenden Segment exstirpiert wurde (Abb. 26 und 27). Die histologische Untersuchung des Tumors ergab eine noduläre Hyperplasie der Leber ohne Anhalt für Malignität. Das übrige Lebergewebe war makroskopisch und histologisch unauffällig.

Zusammenfassung. Einen Überblick über Häufigkeit, Risikofaktoren, Anamnese, Klinik und Diagnostik von Lebertumoren unter hormonalen Kontrazeptiva geben die Tabellen 45 und 46. Ein Zusammenhang zwischen der Einnahme von hormonalen Kontrazeptiva und der Entstehung von Lebertumoren ist nach den heutigen Kenntnissen möglich, aber keinesfalls bewiesen. Leberveränderungen können auch durch die Einnahme von anderen Medikamenten sowie durch spezielle Hepatotoxine bedingt sein, die in der täglichen Arbeitswelt sowie im Essen enthalten sein können (Gracia et al. 1977; Popper 1977).

Zur Beurteilung des Zusammenhangs von Lebertumoren und der Einnahme von hormonalen Kontrazeptiva müßte eine prospektive Studie mit 1 Million Frauen durchgeführt werden, um bei der geringen Inzidenz dieses Krankheitsbildes eine zuverlässige Aussage zu ermöglichen. Da eine solche Studie zur Zeit nicht durchführbar ist, müssen sich diesbezügliche Aussagen vorerst auf retrospektive Analysen von Fallberichten stützen.

Tabelle 45. Häufigkeit, Risikofaktoren und klinische Zeichen von Lebertumoren unter hormonaler Kontrazeption

Häufigkeit:	Aufgrund von Fallbeschreibungen:
	Mit Pille: ca. 600
	Ohne Pille: ca. 200–300
	Mit Pille: 30–40/ 1 000 000
	Ohne Pille: 1–1,3/1 000 000
Risiko-faktoren:	Alter > 30 Jahre
	Familiäre Belastung
	Dauer der Pilleneinnahme:
	– nach 5 Jahren 5faches Risiko
	– nach 9 Jahren 25faches Risiko
	Steroiddosis
Anamnese:	Spannungsgefühl im Oberbauch
	Abdominalschmerzen
	– Plötzlich auftretend
	– Kolikartig
	– Hauptlokalisation rechter Oberbauch, gelegentlich Ausstrahlung in die Schulter, Rücken und rechten Unterbauch

Tabelle 46. Klinik und Diagnostik von gutartigen Lebertumoren unter der Einnahme von hormonalen Kontrazeptiva

Klinik:	Akutes Abdomen durch Ruptur des Tumors: – Hämoperitoneum – Abwehrspannung – Schock Hepatomegalie bzw. tastbare Resistenz im Oberbauch Zufallsbefund bei Laparotomie
Diagnostik:	Ultraschall Leberszintigramm Computertomogramm Arteriographie Probelaparotomie

Nach Rooks et al. (1979) können für die Verschreibung der Pille in Bezug auf eine mögliche Entwicklung von Leberadenomen, die folgenden Empfehlungen berücksichtigt werden.

a) Möglichst niedrig dosierte hormonale Kontrazeptiva verwenden.

b) Keine Langzeitgabe von Ovulationshemmern bei Frauen über 30 Jahre (dies gilt speziell für Präparate mit hohem Hormongehalt).

c) Besondere Vorsicht, wenn in der Familie bereits Lebertumoren aufgetreten sind.

d) Bei unklaren Oberbauchbeschwerden Ausschluß eines Leberzelladenoms.

5.2.4.4.4 Fettstoffwechsel

Bei der Behandlung mit Östrogenen allein oder auch in Kombination mit Gestagenen steigen die Triglyceridwerte häufig an, gelegentlich auch die Phospholipide, das Cholesterin und die freien Fettsäuren. Bei Langzeiteinnahme der Pille können dadurch bei entsprechender Prädisposition möglicherweise ungünstige Wirkungen auf die Gefäßwände eintreten. Es ist deshalb ratsam, bei Frauen, die in der Anamnese Gefäßerkrankungen oder einen Diabetes mellitus angeben, die Blutlipidspiegel vor Einnahme der Pille zu bestimmen. Unter der Einnahme der Pille sind bei solchen Frauen nach 3 und 6 Monaten die Blutlipidspiegel zu kontrollieren.

Nach neueren Untersuchungen besteht eine enge Korrelation zwischen dem Blutspiegel an Lipoproteinen hoher Dichte (HDL) und der Einnahme von Steroidhormonen. Es gibt Hinweise, daß hohe HDL-Spiegel einen Schutz vor Gefäßerkrankungen darstellen. Unter gestagenbetonten Kombinationspillen sinken die HDL-Spiegel ab. Es ist bekannt, daß bei Raucherinnen und bei Frauen mit Übergewicht die HDL-Spiegel niedriger liegen. Ob die durch die Pille verursachten geringen Veränderungen der Lipid- und Lipoproteinspiegel bei Frauen mit entsprechender Prädisposition eine wesentliche Bedeutung für die Entstehung von Gefäßerkrankungen haben, kann heute noch nicht beurteilt werden.

Die Konzentration der menschlichen High-density-Lipoproteine (HDL) ist umgekehrt proportional zur Entwicklung von arteriosklerotischen Gefäßerkrankungen. Niedrige HDL-Spiegel im Plasma beinhalten ein größeres Risiko für die Entwicklung einer vorzeitigen Koronararterienerkrankung. Daher sind vor allem Medikamente von Interesse, die den HDL-Spiegel senken. Zu diesen Substanzen zählen auch bestimmte Progestagene, die in oralen Kontrazeptiva eingesetzt werden. Die Wirkungen der Progestagene auf den HDL-Spiegel sind nicht einheitlich, sondern beruhen auf der Struktur des Steroids. Es konnte gezeigt werden, daß Gestagene mit einer androgenetischen Begleitwirkung die HDL-Spiegel senken, während nicht androgenetisch wirkende Steroide diesen Effekt nicht zeigen. Der Abfall tritt nur in der HDL-Subfraktion HDL_2 auf, während die Fraktion HDL_3 unbeeinflußt bleibt. Der hierbei zugrundeliegende Mechanismus ist nicht bekannt. Im allgemeinen hängt die Konzentration von HDL_2 hauptsächlich von der Aktivität zweier lipolytischer Enzyme, der Lipoproteinlipase und der hepatischen Lipase, ab. HDL_2 wird aus HDL_3 durch Hydrolyse von triglyceridreichen Lipoproteinen durch die Lipoproteinlipase gebildet. HDL_2 wird aus dem Plasma durch die Leber, wahrscheinlich mit Hilfe der hepatischen Lipase, entfernt. Nikkilä (1981) konnte zeigen, daß Progestagene mit androgenetischer Aktivität zu einem Anstieg der hepatischen Lipase führen, während nicht androgenetische Gestagene diesen Effekt auf das Enzym nicht zeigten. Die Lipoproteinlipase wird durch die Gestagene nicht beeinflußt. Es besteht eine Wechselbeziehung zwischen der Wirkung von Sexualsteroiden auf HDL und der hepatischen Lipase. Deshalb ist zu vermuten, daß die androgenetischen Steroide die Aktivität der hepatischen Lipase stimulieren. Aufgrund dieses Wirkungsmechanismus wird die Aufnahme von HDL_2 durch die Leber gesteigert und dadurch kommt es zu einer Senkung des HDL_2-Spiegels im Plasma.

5.2.4.4.5 Einfluß oraler hormonaler Kontrazeptiva auf Laborwerte

In einigen Abschnitten über Nebenwirkungen hormonaler Kontrazeptiva wurde bereits auf Veränderungen von Blutbestandteilen hingewiesen, die bei der Beurteilung von Laborwerten zu berücksichtigen sind. In Tabelle 47 sind die Einflüsse der Pille auf eine Reihe von Laborparametern zusammengestellt. Es zeigt sich, daß für die Bewertung mancher Laborbefunde die Kenntnis, ob die Patientin hormonale Kontrazeptiva einnimmt, unbedingt erforderlich ist.

5.2.4.4.6 Haut und Hautanhangsgebilde

Bei Einnahme hormonaler Kontrazeptiva kommt es in 5% der Fälle zu deutlichen Nebenwirkungen auf die Haut (Barrière u. Roubeix 1977). Zu

Tabelle 47. Einfluß der Pille auf verschiedene Laborparameter. (Nach Garcia u. Rosenfeld 1977)

Laborwert	Wirkung			Bemerkungen
	gering	mäßig	deutlich	
Ätiocholanolonausscheidung (Urin)	−			
Albumin (Serum)		−		
Aldosteron (Blut)	+	+		
Aldosteronausscheidung (Urin)	+			
Alkalische Phosphatase (Serum)	−	+		Anstieg bei Cholestase
α-Aminostickstoff (Serum)		−		Progestagenwirkung
α_1-Antitrypsin (Serum)		+		
α_1-Globulin (Serum)		+		
α_2-Globulin (Serum)			+	
Angiotensin I und II (Serum)			+	
Angiotensinogen (Serum)		+	+	
Antinukleäre Faktoren		+		
Antithrombin III (Serum)		+	−	
Bilirubin (Serum)		+		Verminderte hepatische Ausscheidung; vorher bestehende Hyperbilirubinämie verstärkt (Dubin-Johnson)
Blutsenkungsrate (Blut)	+			
Bromsulphatheinretention (Serum)		+		Abhängig von Transfermechanismen der Leber
Butanolextrahierbares Jod (Serum)		+		Beruht auf vermehrtem thyroxinbindendem Globulin
Calcium (Serum	−			
Calciumausscheidung (Urin)	−			
Caeruloplasmin (Serum)		+		
Cephalinausflockung (Serum)			+	
Cholesterin (Serum)		+		Unterschiedliche Reaktion auf verschiedene Präparate; keine Veränderungen in einigen Berichten
Complementreaktives Protein (Serum)			+	Durch Östrogen
Cortisol (Blut und Urin)			+	Östrogene bewirken einen Abfall der Cortisolclearance; nicht proteingebundenes Cortisol steigt an; kein Anstieg bei Progestagen

Tabelle 47 (Fortsetzung)

Laborwert	Wirkung			Bemerkungen
	gering	mäßig	deutlich	
C-reaktives Protein				
Eisen (Serum)	+			
Eisenbindungskapazität (Serum)		+		
Erythrozytenzahl (Blut)	–			Leichter und proportionaler Abfall im Hämoglobin-Erythrozytenindex
Euglobulinlyse (Plasma)	+	+		Gesamtbluthämolyse und andere Parameter der Fibrinolyse ebenfalls angestiegen
Fibrinogen (Plasma)	+			Östrogene allein; normalerweise unverändert
Folat (Serum)	–			Langzeitanwendung kann zu einer megaloblastären Anämie führen; schlechte Absorption von Polyglutafolat
Forminoglutaminsäureausscheidung nach Histidin (Urin)	+			
FSH-Ausscheidung (Urin)	–			Langzeitanwendung
Gesamtlipide (Serum)	+			
Gerinnungsfaktor II (Plasma)	+			Gewöhnlich unbeeinflußt
Gerinnungsfaktor VII (Plasma)	+			Östrogenwirkung
Gerinnungsfaktor VIII (Plasma)	+			Selten beeinflußt; Veränderung gewöhnlich statistisch nicht signifikant
Gerinnungsfaktor IX (Plasma)	+			Gewöhnlich unverändert
Gerinnungsfaktor X	+			Gewöhnlich unverändert
Gerinnungsfaktor XII (Plasma)	+			Gewöhnlich unverändert
Glukosetoleranz (Blut)	–	–		Abhängig von Medikamenten; Nüchternblutzucker nicht erhöht, Ausnahme bei prädiabetischen Patientinnen; Prednisonglukosetoleranz meist abnormal bei Mestranol allein; deutlicher Effekt bei prädiabetischen Patientinnen; neigt zur Normalisierung während Langzeittherapie

Tabelle 47 (Fortsetzung)

Laborwert	Wirkung			Bemerkungen
	gering	mäßig	deutlich	
Gonadotropinausscheidung (Urin)				
Hämatokrit (Blut)		+		Progestagenwirkung
Haptoglobin (Serum)	−			
Immunoglobulin A (Serum)	+			
Immunoglobulin G (Serum)	+			
Immunoglobulin M (Serum)	+			
Insulin (Serum)		+		Kein Anstieg über Spiegel vor der Behandlung bei offenkundig diabetischen Patientinnen
17-Ketosteroidausscheidung (Urin)	−			Mäßig angestiegen in einigen Fällen
Koproporphyrin (Stuhl und Urin)			+	
Kryofibrinogen (Plasma)	+			
Kupfer (Serum)		+		Vermehrte Synthese von Caeruloplasmin: verstärkt bei Cholestase
Laktat (Blut)		+		
Leukozytenzahl (Blut)		+		Anstieg Hämophiliekinder
LH (Blut und Urin)	−			Additive Wirkung bei Kombinationspille
Lupus-erythematodes-Faktor (Blut)		+		Möglicherweise Exazerbation eines vorbestehenden systemischen Lupus
Natrium (Serum)		+		
Estradiolausscheidung (Urin)	−			
Östrogene, gesamt (Urin)			+	
Pregnandiolausscheidung	−			Pregnantriol ebenfalls vermindert
Prothrombinzeit (Plasma)	−			Herabgesetzt infolge oraler Antikoagulanzien
Prothrombinzeit (Plasma)		+		Falls Cholestase eintritt
Protoporphyrin (Stuhl)			+	
Pyruvat (Blut)		+		Stärkerer Anstieg nach Glukosebelastung
Renin (Serum)	−			Plasmakonzentration vermindert aber Reninaktivität angestiegen; stärkerer Anstieg bei Hochdruckpatientinnen

Tabelle 47 (Fortsetzung)

Laborwert	Wirkung			Bemerkungen
	gering	mäßig	deutlich	
SGOT (Serum)	+			
SGPT (Serum)	+			
Testosteron (Serum)	−			
Terahydrocortison (Urin)		−		
Thyroxinbindendes Globulin (Serum)		+		
Thyroxin (Serum)		+		
Transferrin (Serum)				
Triglyceride (Serum)		+	+	Widersprüchliche Daten
			+	Durch Östrogene, jedoch nicht durch einige Kombinationspräparate, unterschiedliche Reaktion auf Kombinationspillen, deutlicher Anstieg bei präexistenter Hyperglyceridämie
Trijodthyronin (Serum)		+		
Urobilinogenausscheidung (Urin)	−	−		
Uroporphyrinausscheidung (Urin)		+		
Vitamin A (Plasma)			+	
Vitamin B_{12} (Serum)	−			Bindungskapazität vermehrt
Vitamin C (Plasma)	−			
Vitamin C (in Leukozyten)	−			Kein Anstieg bei zusätzlicher Vitamin-C-Gabe
Wachstumshormon (Serum)	+			Im ersten Jahr
Xanthursäureausscheidung (Urin)			+	Andere Tryptophanmetaboliten ebenfalls vermehrt, in Beziehung zum Vitamin B_6-Mangel
Zink (Serum)	−			

den Veränderungen an Haut und Hautanhangsgebilden zählen vermehrte Pigmentation, Akne, Seborrhö, Hirsutismus, Pruritus, Herpes gestationis, Candidainfektionen im Genitalbereich, Lupus erythematodes, Porphyria cutanea tarda, allergische Reaktionen wie Urtikaria und das Erythema nodosum.

Man unterscheidet 3 Gruppen von Hautveränderungen unter der Einnahme hormonaler Kontrazeptiva:

a) Begleiterscheinungen der Haut als Folge einer direkten Beeinflussung durch Sexualhormone;
b) Hautveränderungen wegen einer individuellen Überempfindlichkeit oder Überdosierung der Östrogene und/oder Gestagene;
c) allergische Reaktionen der Haut gegen bestimmte Komponenten der Kontrazeptiva.

Von den an der Haut und den Hautanhangsgebilden auftretenden Nebenwirkungen entfallen 30% auf eine Zunahme der Pigmentation (Nolting u. Boateng 1973). Die Intensität der Hyperpigmentation ist lichtabhängig. Sie zeigt sich meist in einer schmetterlingsartigen Anordnung im Gesicht (Chloasma uterinum). Es empfiehlt sich in solchen Fällen, die Pille abends einzunehmen, da hierdurch eine Lichtexposition zum Zeitpunkt der maximalen Steroidspiegel im Blut und in den Geweben vermieden wird. Dieses Symptom wird besonders bei der Verwendung östrogenstärkerer Kombinationspräparate beobachtet. Die Rückbildung nach Absetzen der Pille nimmt oft Jahre in Anspruch. Frauen, bei denen sich in der Schwangerschaft ein Chloasma entwickelt hatte, sollten vor der Einnahme der Pille auf diese Nebenerscheinung aufmerksam gemacht werden.

Unter der Einnahme von Ovulationshemmern kann es anfangs zu einem verstärkten, diffusen Haarausfall kommen (Nolting u. Boateng 1973). Dieser hört meistens nach einigen Monaten ohne Therapie auf. Die Ursache dafür ist ein beschleunigt ablaufender Haarzyklus. Gelegentlich können Progestagene als Derivate des 19-Nortestosterons einen Haarausfall verursachen. Man sollte deshalb in solchen Fällen entweder die Pille absetzen, oder eine solche mit einem Gestagen aus der Reihe der 17α-Hydroxyprogesteron-Abkömmlinge wählen. Eine Alopecia diffusa ist meistens familiär bedingt. Bei dieser Erkrankung findet man keine Zeichen einer vermehrten Androgenbildung. Deshalb kann bei diesem Symptom auch gewöhnlich auf die Bestimmung von Androgenen verzichtet werden. Eine Hypo- oder Hyperthyreose ist auszuschließen. Selten kommt es durch Einnahme der Pille zu einer leichten Akne oder Zunahme der Körperbehaarung. Dies ist insbesondere bei einigen gestagenbetonten Kontrazeptiva in Abhängigkeit vom Konstitutionstyp beobachtet worden (Weber 1976). Deshalb ist in einer solchen Situation eine andere Pille mit einem neutralen oder einem antiandrogenwirksamen Gestagen (z. B. Chlormadinonacetat oder Cyproteronacetat) zu wählen. Gewöhnlich tritt bei Akne nach 2–3 Monaten Pilleneinnahme eine deutliche Besserung und meist eine Heilung ein. Durch die Wahl spezieller Präparate, die Gestagene aus der Reihe des 17α-Hydroxyprogesteronacetats enthalten, wie Eunomin und Diane, ist in besonders hartnäckigen Fällen ein Therapieerfolg schneller und häufiger zu erreichen. In seltenen Fällen müssen diese Präparate mit Androcur (25–50 mg entsprechend ½–1 Tablette/Tag) kombiniert werden (vgl. Abb. 39).

Die positive Wirkung der Ovulationshemmer auf Akne und manchmal Hirsutismus beruht zum Teil auf einer Hemmung der Gonadotropinsekretion sowie auf einer direkten Unterdrückung der Steroidgenese in den Ovarien. Somit wird die Produktion von Androgenen und Androgenvorstufen, insbesondere von Testosteron und Androstendion um etwa 50% herabgesetzt. Ferner haben manche Gestagene (z. B. Cyproteronacetat) die Eigenschaft, den Androgenrezeptor in der Peripherie kompetetiv zu besetzen, so daß auf diese Weise ebenfalls ein günstiger Effekt auf Androgenisierungserscheinungen ausgeübt wird.

Schwierigkeiten bereitet die ätiologische Beurteilung sowie die Therapie von Patientinnen mit Behaarungsstörungen. In der Mehrzahl der Fälle ist der Hirsutismus konstitutionell-familiär bedingt. Auf die Problematik von Diagnostik und Therapie bei Patientinnen mit Androgenisierungserscheinungen wird in Kap. B, 5.2.7.11 ausführlich eingegangen.

Gelegentlich kann es unter der Pille zu einem lästigen Pruritus der Haut und der Schleimhäute kommen. Bei diesem Symptom sind zunächst eine Leberaffektion oder ein Diabetes mellitus auszuschließen. Tritt der Juckreiz im Zusammenhang mit einer Urtikaria oder einem Exanthem auf, ist an eine Allergie zu denken. Diese kann selten einmal durch die bei der Dragierung der Pille verwendeten Substanzen ausgelöst sein. In solchen Fällen ist das Wechseln auf eine andere Pille mit einer anderen Zubereitung zu versuchen.

Ovulationshemmer können die Hauterscheinungen beim Lupus erythematodes oder bei einer Porphyria cutanea tarda verschlimmern. Die Meinungen über den Therapieerfolg von Ovulationshemmern bei Porphyrie sind in der Literatur widersprüchlich. Manchmal sollen sich Kombinationspräparate positiv auswirken.

Gelegentlich tritt auch unter der Pille ein Erythema nodosum auf (Bombardieri et al. 1977), welches sich nach dem Absetzen meist zurückbildet.

5.2.4.4.7 Infektanfälligkeit

Durch die Pille wird die Häufigkeit und der Krankheitsverlauf von Infektionen durch Pilze, Bakterien und Viren unterschiedlich stark beeinflußt.

Die Besiedlung der Vagina durch pathogene Keime ist abhängig vom pH-Wert. Physiologischerweise kommt es unter dem Östrogeneinfluß zu einer Epithelproliferation mit einer Glykogenbildung in der Intermediärschicht. Unter dem Gestageneinfluß schilfern die Intermediärzellen ab, unterliegen einer Zytolyse. Das freiwerdende Glykogen wird durch Döderlein-Stäbchen zu Milchsäure vergoren. Es entsteht ein physiologischer Säureschutz (pH 4). Einen Zusammenhang zwischen dem pH-Wert der Scheide und den günstigsten Wachstumsbedingungen häufiger Mikroorganismen zeigt Abb. 28.

Unter der Einnahme von oralen Kontrazeptiva verschiebt sich der pH-Wert zum Alkalischen. Die Ursache hierfür liegt darin, daß durch den re-

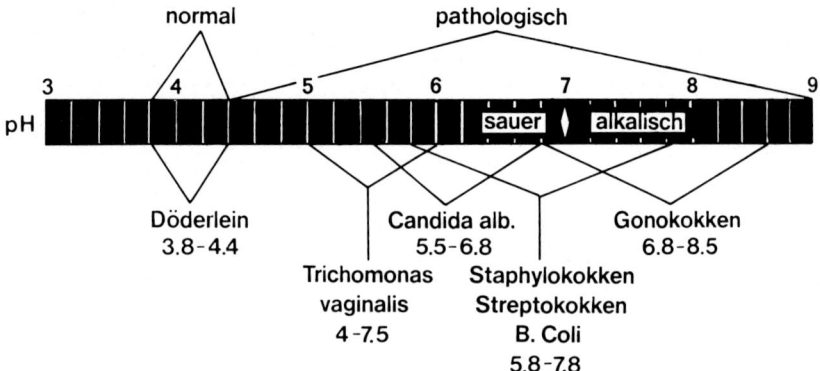

Abb. 28. pH-Bereiche für die günstigsten Wachstumsbedingungen der häufigsten Mikroorganismen der Scheide. (Nach Pschyrembel 1968)

lativen Östrogenmangel der Zellstoffwechsel der Vagina nachteilig beeinflußt wird. Das Vaginaepithel wird dünn, die Glykogen- und die Milchsäurebildung lassen nach. Die Verminderung des Säureschutzes erhöht die Anfälligkeit für Infektionen – es kommt zur Kolpitis.

Die Häufigkeit von Mykosen im Genitalbereich ist bei Frauen, die hormonale Kontrazeptiva einnehmen, erhöht (Royal College of General Practitioners 1974). Meistens handelt es sich um Infektionen mit Candida albicans. Bei der Behandlung von Pilzinfektionen im Vaginalbereich muß die

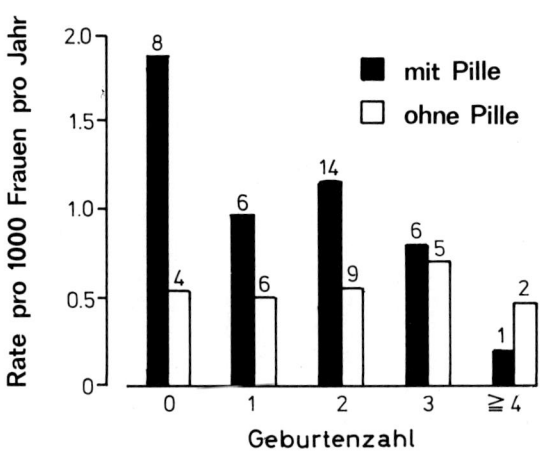

Abb. 29. Windpocken. Erkrankungshäufigkeit bei Pillennehmerinnen und dem Kontrollkollektiv in Abhängigkeit der Geburtenzahl. (Nach Royal College of General Practitioners 1974)

Tabelle 48. Erkrankungen der harnableitenden Wege bei Pillennehmerinnen und in der Kontrollgruppe. (Nach Royal College of General Practitioners 1974)

Erkrankung	Pillen-nehmerinnen	Kontroll-gruppe	Verhältnis
Pyelitis	396	287	1,54 (p < 0,01)
Zystitis	1980	1885	1,22 (p < 0,01)
Harnweginfekt	883	897	1,12
Dysuria	87	99	1,08

Pille nicht abgesetzt werden, da sie die Therapie nicht stört. Manchmal ist dafür Sorge zu tragen, daß beide Partner ausreichend lange behandelt werden. Bei Therapieresistenz ist zunächst ein Antibiogramm anzulegen. Ferner ist an andere Ursachen für eine Kolpitis zu denken, z. B. Diabetes mellitus oder an eine längere Antibiotikaeinnahme. Manchmal wirkt sich die Umstellung auf eine reine Sequentialpille (z. B. Ovanon) günstig aus, da es während der ersten Zyklusphase unter dem Östrogeneinfluß zu einer vermehrten Zellproliferation und somit Glykogenbildung kommt.

Bakterielle Infektionen im Urogenitalbereich treten unter Ovulationshemmern geringfügig häufiger auf (Magdowski 1975, Ritz et al. 1976) (Tabelle 48).

Nach der Untersuchung des Royal College of General Practitioners (1974) gibt es Anhaltspunkte dafür, daß mit der Einnahme von oralen Kontrazeptiva Windpocken häufiger auftreten (Tabelle 49); dies wird auf eine Abschwächung der seit der Kindheit bestehenden Immunität zurückgeführt. Die Erkrankungshäufigkeit an Windpocken scheint in strengem Zusammenhang mit der Geburtenzahl zu stehen (Abb. 29). Sie fällt mit steigender Geburtenzahl, während in der Kontrollgruppe die Krankheitshäufigkeit nicht von der Geburtenzahl abhängt. Eine mögliche Erklärung besteht darin, daß die bereits bestehende Immunität gegen Windpocken durch Kontakt mit den eigenen erkrankten Kindern immer wieder aufge-

Tabelle 49. Häufigkeit von Viruserkrankungen bei Pillennehmerinnen und in der Kontrollgruppe. (Nach Royal College of General Practitioners 1974)

Infektion	Pillen-nehmerinnen	Kontroll-gruppe	Verhältnis
Windpocken	35	23	1,81 (p < 0,05)
Herpes simplex	145	123	1,54 (p < 0,01)
Röteln	102	74	1,49 (p < 0,01)
Mumps	63	59	1,40
Bornhom-Krankheit	12	8	1,61
Mononukleose	18	13	1,48

frischt wird. Eine weitere Virusinfektion, der Herpes genitalis scheint unter der Einnahme der Pille seltener vorzukommen (Royal College of General Practitioners 1974). Weitere Untersuchungen sind jedoch erforderlich, da über die Erkrankungshäufigkeit anderer Viruserkrankungen keine gesicherten Daten vorliegen.

5.2.4.4.8 Psyche und Sexualverhalten

Die Pille hat sich zunächst durch eine Befreiung der Frau von der Angst vor unerwünschter Schwangerschaft positiv auf die Psyche ausgewirkt. Seit einigen Jahren ist nach dem Bekanntwerden von immer neuen Nebenwirkungen eine gewisse Pillenmüdigkeit festzustellen.

Oft zeigt dieses Symptom der Pillenmüdigkeit an, daß die Frauen die gewünschte Befreiung, die sie sich von der Einnahme der Pille erhofft hatten, nicht erfahren haben. Pillenmüdigkeit kann auch ein Hinweis dafür sein, daß die betroffene Frau sich über mögliche ungünstige Langzeitwirkungen der Pille ernsthaft Gedanken macht, oder aber, daß Probleme in Hinsicht auf Mutterschaft und Partnerschaft bestehen.

Der Einfluß der Pille auf die Libido ist umstritten. Dies ist insofern verständlich, da der Begriff Libido unterschiedlich verstanden wird, je nachdem, ob man sie als Verlangen der Frau nach sexuellem Kontakt oder nur als Zunahme der passiven Duldung des Verkehrs betrachtet.

Allgemein läßt sich feststellen, daß Libidoverlust und Verlust der Orgasmusfähigkeit bei intellektuell wenig differenzierten Frauen, die sich durch die kontrazeptive Sicherheit ihrer Mutterrolle beraubt fühlen, häufiger vorkommt. Intellektuell differenzierte Frauen mit höherer Schulbildung, erklärtem Anspruch auf Gleichberechtigung und Selbstverwirklichung durch Unabhängigkeit in Folge beruflicher Ausbildung klagen weniger über Libidostörungen aufgrund der Pille. Nicht selten wird ein Libidoverlust auf die pharmakologischen Wirkungen der Pille geschoben als Erklärungsalibi für vorher schon bestehende Schwierigkeiten auf sexuellem Gebiet und Beziehungskonflikte.

Daher sollte bei der Analyse von sexuellen Störungen unter der Einnahme von hormonalen Kontrazeptiva die Partnerbeziehung genauer analysiert werden. Wirkt sich die Einnahme der Pille negativ auf das Sexualverhalten aus, so ist zunächst ein Gespräch mit der Patientin oder besser mit beiden Partnern sinnvoll. In jedem Fall sind Infektionen und andere Erkrankungen im Genitalbereich auszuschließen. So können wiederholte Infektionen der Scheide durch eine ständige Angst vor Reinfektion und die damit verbundenen Beschwerden beim Koitus zu einem Nachlassen des Interesses am Sexualverkehr führen. Nicht selten jedoch zeigt das Nachlassen der sexuellen Aktivität eine psychische Konfliktsituation an.

Treten unter der Einnahme der Pille erstmalig Depressionen auf, so kann eine Behandlung mit Vitamin-B_6-Präparaten für 1−2 Monate versucht werden. Unter der Vitamin-B_6-Gabe kommt es zu einer Normalisierung der durch die Pille bedingten Störung des Tryptophanstoffwechsels (vgl. Abb. 20) und zu einem Anstieg der Serotoninkonzentration im Gehirn. Die Serotoninkonzentration im Gehirn scheint die Entwicklung von Depressionen zu beeinflussen. Tritt unter Vitamin-B_6-Behandlung keine Besserung der depressiven Verstimmung ein, so ist die Pille abzusetzen. Unter Umständen ist eine psychosomatische oder psychiatrische Behandlung einzuleiten.

5.2.4.4.9 Endokrine Systeme

Unter der Einnahme von hormonalen Kontrazeptiva werden Funktionsveränderungen an verschiedenen endokrinen Organen und eine Beeinflussung des Hormontransports im Blut sowie deren Wirkung auf zellulärer Ebene gefunden. In diesem Abschnitt wird der Einfluß hormonaler Kontrazeptiva auf die Schilddrüse, die Nebenschilddrüse, die Nebennieren und das Pankreas dargestellt (Tabelle 50).

Tabelle 50. Beeinflussung endokriner Systeme unter Einnahme hormonaler Kontrazeptiva

Endokrine Organe	Endokrine Einflüsse auf zellulärer Ebene
– Hypothalmus	Beeinflussung von Enzymsystemen
– Hypophyse	– Nebennieren
– Schilddrüse	– Ovarien
– Nebennieren	
– Ovarien	
Transport von Hormonen im Blut	Beeinflussung von Rezeptoren
– Transcortin	– Androgenrezeptoren
– Sexsteroidbindendes Globulin	– Östrogenrezeptoren
– Thyroxinbindendes Globulin	– Progesteron/Gestagen-Rezeptoren

Schilddrüse. Die Schilddrüsenfunktionstests verhalten sich wie in der Gravidität. Es liegen bisher keine fundierten Hinweise dafür vor, daß sich die Schilddrüsenfunktion selbst ändert. Obwohl wir heute keine eindeutigen Hinweise dafür haben, daß auch die freie Fraktion der Schilddrüsenhormone während der Einnahme von oralen Kontrazeptiva ansteigt, sollten hyperthyroide Frauen besonders während einer spezifischen Schilddrüsentherapie (z. B. mit Thyreostatika) möglichst keine hormonellen Kontrazeptiva erhalten, da die Kontrolle der Schilddrüsenfunktion während einer Behandlung erschwert wird und u. U. sogar zu falschen therapeutischen Konsequenzen führen kann. Östrogen-Gestagen-Kombinationen üben einen geringeren Einfluß auf die Funktion der Schilddrüse aus, als wenn beide Substanzen einzeln verabreicht werden (Husmann 1970a). Der Einfluß der Östrogene auf die Schilddrüse ist dosisabhängig. Kleine Östrogendosen stimulieren die Schilddrüsentätigkeit, größere hemmen sie. Unter der Gabe von Östrogen-Gestagen-Kombinationen findet sich zwar ein Anstieg des proteingebundenen Jods im Plasma mit relativer Abnahme des Thyroxingehalts, allerdings bleibt der Absolutwert von Thyroxin im Normbereich. Die Schilddrüsenfunktion wird auch bei Langzeitbehandlung mit Östrogen-Gestagen-Kombinationen nicht negativ beeinflußt.

Nebenschilddrüse. Über eine mögliche Beeinflussung der Nebenschilddrüsen durch Östrogen-Gestagen-Kombinationen liegen kaum Informationen vor. Es zeigte sich, daß Norethisteronacetat, Noretynodrel, Lynestrenol sowie Megestrolacetat in Kombination mit Mestranol oder Ethinylestradiol den Serumphosphorspiegel senken (Übersicht bei Husmann 1970 b). Unter der Gabe von Noretynodrel ist eine Senkung des Kalziumgehalts im Serum und ein Rückgang der Kalziumausscheidung im Urin beobachtet worden (Goldsmith u. Bamberger 1967). Diese Befunde sind unter Umständen von Bedeutung wegen einer möglichen positiven Beeinflussung des Calciumstoffwechsels und damit der Skelettmineralisierung (Gordan et al. 1967).

Nebennieren. Bezüglich der Nebennierenrindenfunktion finden sich je nach verwendeter Östrogenmedikation deutliche Anstiege des Plasmakortisols. Dabei ist sowohl die eiweißgebundene als auch die freie Fraktion erhöht, was auf eine erhöhte ACTH-Sekretion oder auf eine verlängerte Kortisolhalbwertszeit zurückgeführt werden könnte. Der Anstieg des freien Kortisols in Kombination mit den gleichgerichteten Wirkungen der oralen Kontrazeptiva reicht selbst jedoch aus, um unerwünschte Effekte hervorzurufen:
– Eine vermehrte Wasser- und Natriumretention mit den entsprechenden klinischen Zeichen und
– die Manifestation und Verschlechterung einer arteriellen Hypertonie (speziell bei entsprechender Prädisposition).

Orale Kontrazeptiva können durch ihren Östrogenanteil blutchemisch das Bild eines Morbus Cushing hervorrufen.

Die bisher mitgeteilten Ergebnisse über eine Beeinflussung der Nebennierenfunktion durch Östrogen-Gestagen-Kombinationen sind jedoch widersprüchlich. Scheuer et al. (1980) konnten zeigen, daß Cyproteronacetat (50–160 mg/m² pro Tag) in einer ein- bis dreimaligen Applikation die Plasmakonzentrationen von Kortisol, Dehydroepiandrosteron und Testosteron bei erwachsenen Frauen und Männern nicht verändert. Es kann aber die Möglichkeit nicht ausgeschlossen werden, daß die Pille bei Langzeitanwendung eine gewisse Einschränkung der Nebennierenfunktion unter Belastung verursachen kann (Gold u. Tyler 1965).

Der Einfluß der hormonalen Kontrazeptiva auf das Renin-Aldosteron-System wird in Kap. B, 5.2.4.4.3 sowie 5.2.4.4.1 besprochen.

Pankreas: Kohlehydratstoffwechsel und Diabetes mellitus. Der Einfluß hormonaler Kontrazeptiva auf den Kohlehydratstoffwechsel zeigt sich sowohl an laborchemischen als auch an klinischen Veränderungen. Je nach Art und Zusammensetzung der oralen Kontrazeptiva kommt es zu einer unterschiedlichen Beeinflussung des Nüchternblutzuckers, der Glukosetoleranz, der Nierenschwelle für Glukose, der Insulinausschüttung durch das Pankreas sowie der Nierenschwelle für Glukose. Für die Klinik ist es wichtig, ob stoffwechselgesunde Frauen ohne Diabetesrisiko durch hormonale Kontrazeptiva einen Diabetes entwickeln können bzw. ob durch die Pille die Entwicklung eines latenten, subklinischen Diabetes in die klinischmanifeste Form beschleunigt wird. Ferner ist es für die Beratung von Diabetikerinnen bedeutend, inwieweit ein klinisch manifester Diabetes sich durch orale Kontrazeptiva verschlechtert.

In einer Übersicht faßten Briggs et al. (1970) die Ergebnisse von 16 Studien zusammen, die sich mit dem Nüchternblutglukosespiegel von 575 Patientinnen befaßten; 432 Patientinnen hatten die Pille für 1–24 Monate eingenommen. Es bestand kein Unterschied im Nüchternblutzucker mit und ohne Pille unabhängig vom Typ des Steroidhormons und der Dauer der Einnahme. In 7 Longitudinalstudien mit 456 Frauen, die auch als ihre eigene Kontrollgruppe dienten, konnte weiterhin kein Unterschied zwischen dem Nüchternblutzucker vor und nach der bis zu 12monatigen Behandlung mit unterschiedlichen oralen Kontrazeptiva gezeigt werden (Briggs 1976). Es gibt allerdings auch Studien, die unter Pilleneinnahme einen erhöhten Blutzucker (Goldman 1977) oder einen Abfall des Blutzuckers fanden (Wingered u. Duffy 1977). Der Nüchternblutzucker scheint allerdings von der Zusammensetzung der Pille abhängig zu sein. In Untersuchungen mit Kombinationspräparaten haben Gershberg et al. (1964), Besch et al. (1965 a, b) sowie Di Paola et al. (1968) eine Erhöhung der Nüchternblutzuckerwerte gefunden. Unter der Sequentialtherapie wurden i. allg. normale Blutzuckerwerte gemessen (Pyörälä et al 1967; Spellacy et al. 1968; Spellacy 1969).

Bereits im Jahre 1963 machten Waine et al. darauf aufmerksam, daß es unter der Verabreichung von hormonalen Kontrazeptiva zu einer Verschlechterung der Glukosetoleranz kommen kann. Bei gesunden Frauen kommt es allerdings unter der Einnahme der Pille nach Glukosebelastung nur selten zu pathologischen Blutzuckerwerten. Philipps u. Duffy (1973) führten bei 4815 Frauen im reproduktionsfähigen Alter einen 1-h-Glukosetoleranztest durch; sie fanden hierbei, daß der mittlere Glukosespiegel 1 h nach Glukosebelastung (75 g Glukose) bei den Frauen, die die Pille nahmen, um 11 mg/100 ml höher lag als beim Kontrollkollektiv.

In Abhängigkeit von der Zusammensetzung der Pille wurde eine gesteigerte reaktive Insulinsekretion beobachtet (Abb. 30). Eine Zunahme der Insulinsekretion ist besonders bei Anwendung von oralen Kontrazeptiva zu beobachten, die als Gestagenkomponente ein 19-Ethinylnortestosteronderivat enthalten (Hausmann u. Kaffarnik 1975). Es wird vermutet, daß die Insulinrezeptoren bei den Pillennehmerinnen eine wichtige Rolle für die Entstehung der Glukosetoleranz und der Insulinsensitivität spielen (De Pirro et al. 1981).

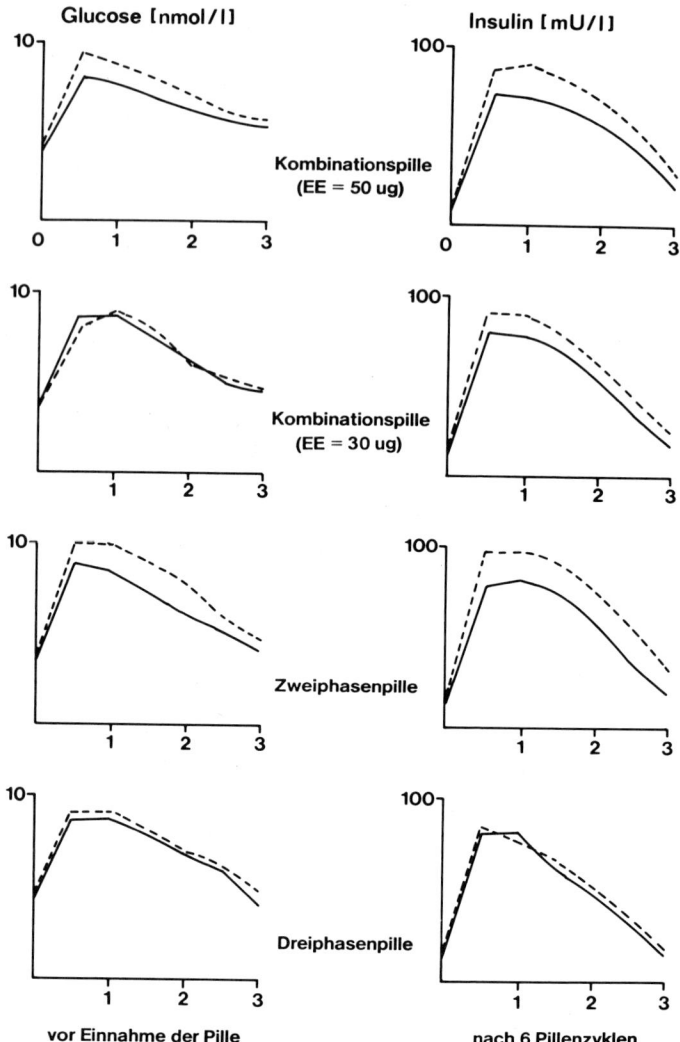

Abb. 30. Konzentration von Glucose und Insulin im Serum bei stoffwechselgesunden Patientinnen, die hormonale Kontrazeptiva einnehmen (– – –) im Vergleich zu einer Kontrollgruppe (——). (Briggs u. Briggs 1980)

Bei der Einnahme der Pille wird weiterhin eine Herabsetzung der Nierenschwelle für Glukose gefunden, was zum Auftreten einer Glukosurie führen kann (Plotz 1970; Bottermann 1972; Mendner 1971). Der Einfluß oraler hormonaler Kontrazeptiva auf den Kohlehydratstoffwechsel ist sowohl dosis- als auch typspezifisch. Nach Hafez (1980b) nimmt eine Beeinflussung des Kohlehydratstoffwechsels entsprechend der Höhe der Östrogendosis ab. Die Wirkung der Östrogene auf den Kohlehydratstoffwechsel scheint auch von ihrer Struktur abzuhängen. Wie Di Paola et al. (1968) sowie Puchulu et al. (1967) nachweisen konnten, bewirkt Mestranol in Kombination mit kleinen Gestagendosen häufiger eine Verschlechterung der Glukosetoleranz als Ethinylestradiol. Andere Studien hingegen zeigten keinen Unterschied zwischen Mestranol (80 µg) und Ethinylestradiol (50 µg), und zwar sowohl bezüglich des Glukosebelastungstests als auch der Insulinspiegel (Leis et al. 1977).

Es bleibt letztlich unklar, ob hormonale Kontrazeptiva die Entwicklung sowie die Progredienz eines Diabetes mellitus beeinflussen.

Die Annahme, daß durch eine Langzeitbehandlung mit hormonal wirksamen Steroiden bei Glukosegesunden ein klinisch manifester Diabetes ausgelöst werden kann, wurde bisher nur in wenigen Studien bestätigt. So fanden Spellacy (1974) und Kalkoff (1975) eine signifikante Zunahme von Diabetes mellitus bei gesunden Frauen, die die Pille einnahmen; der Diabetes trat nur bei Langzeiteinnahme der Pille auf. Hausmann u. Kaffarnik (1975) konnten dies jedoch nicht bestätigen. Auch Garcia (1968) beobachtete selbst nach 10jähriger Behandlung keinen einzigen Fall eines manifesten Diabetes mellitus.

Bei latentem Diabetes mit noch normalen Blutzuckerwerten, pathologischem Glukosebelastungstest, Risikofaktoren wie Übergewicht, Hyperlipidämie, Leberzellverfettung und familiärer Diabetesbelastung besteht die Gefahr, daß die verminderte Insulinempfindlichkeit in der Peripherie durch Zunahme der Insulinsekretion nicht mehr kompensiert werden kann und so ein latenter Diabetes manifest wird (Spellacy 1973, 1974; Kalkhoff 1975, Hausmann u. Kaffarnik 1975).

Ein klinischer Diabetes mellitus stellt keine Kontraindikation für die Einnahme von Ovulationshemmern dar (Muck u. Hommel 1976). Verschiedene Studien mit kleineren Kollektiven haben gezeigt, daß insulinabhängige Frauen, die mit oralen Kontrazeptiva behandelt wurden, keine raschere Progredienz der diabetischen Erkrankung (höhere Insulindosis, Zunahme der Vasopathie) zeigten (Mendner 1971; Spellacy 1973; Kalkhoff 1975; Beck et al. 1976). Allerdings wurde von einigen Untersuchern eine Zunahme der Harnzuckerausscheidung gefunden, die auf eine Erniedrigung der Nierenschwelle für Glukose zurückzuführen ist. Die Beurteilung der Glukosurie eignet sich daher nicht, um eine Verschlechterung der diabetischen Stoffwechsellage zu erkennen.

Einige Befunde sprechen dafür, daß bei Langzeiteinnahme der Pille (länger als 5 Jahre) alle 2 Jahre ein Glukosetoleranztest durchgeführt werden sollte (Beck 1973). Fällt dieser Test pathologisch aus, ist die Pille abzusetzen und der Test nach 2–3 Monaten zu wiederholen. Ist nach dieser Zeit der Glukosetoleranztest normal, kann die Pille wieder gegeben werden; in solchen Fällen sollten jedoch eine niedrig dosierte Pille und eine Steroidkombination gewählt werden, die weniger Einfluß auf den Kohlehydratstoffwechsel haben, z. B. Ethinylestradiol und Derivate des 17α-Hydroxyprogesterons (Beck 1973; Stephan u. Reville 1977). Therapeutische Richtlinien für die kontrazeptive Behandlung von Diabetikerinnen werden im Kap. D, 3.3.1 gegeben.

Ovarialfunktion und Fertilität. Die Wirkung der Pille auf den Hypothalamus, die Hypophyse und das Ovar wurde bereits in Kap. B, 5.2.3 besprochen. In Tabelle 51 wird der Einfluß der Pille auf den menstruellen Zyklus aufgezeigt. Hieraus ist ersichtlich, daß die Hypomenorrhöen unter der Pille zunehmen, die Menorrhagien um mehr als die Hälfte seltener werden, die Dysmenorrhö um 60% abnimmt und weiterhin unregelmäßige Blutungen und Zwischenblutungen seltener auftreten.

Nach Absetzen der Pille können die Nachwirkungen auf die Funktion des menstruellen Zyklus durch quantitative Bestimmungen der jeweiligen Hormone der entsprechenden endokrinen Organe überprüft werden. Hierbei erwiesen sich Stimulationstests (GnRH-Test) als nützlich. Nur selten ist die Ansprechbarkeit des Endometriums infolge morphologischer Veränderungen zu untersuchen (z. B. Gestagentest, Östrogentest, Strichabrasio). Das beste Kriterium für eine intakte Ovarialfunktion ist der Eintritt und die erfolgreiche Entwicklung einer Schwangerschaft (Tabelle 52).

Die stärkste Nebenwirkung nach Absetzen der Pille auf die Zyklusfunktion ist das Auftreten einer sekundären Amenorrhö, der sog. Post-pill-Amenorrhö. Die Definition der Post-pill-Amenorrhö in der Literatur ist nicht einheitlich; der größte Teil der Autoren versteht darunter eine länger als 6 Monate bestehende sekundäre Amenorrhö nach Absetzen der Pille. Die Angaben über ihre Häufigkeit schwanken zwischen 0,2 und 2,2% (Golditch 1972; Petterson et al. 1973; Larsson-Cohn 1969; Evrard et al. 1976). Diese Art der Amenorrhö kann jedoch nicht in jedem Fall der Pille zugeschrieben werden, da bereits ein Teil der Frauen eine Oligomenorrhö hat, bevor sie die Pille einnehmen. Man kann annehmen, daß ca. die Hälfte der Frauen, die eine Post-pill-Amenorrhö entwickeln, bereits vor Einnahme der Pille eine Zyklusstörung hatte (British Medical Journal Editorial 1976).

Die Ätiologie der Post-pill-Amenorrhö bleibt letztlich unklar. Es wird angenommen, daß sie bei entsprechender Empfindlichkeit die Folge einer Östrogen-Gestagen-Suppression auf den Hypothalamus ist. Ein Zusammenhang besteht auch zwischen spätem Beginn der Menarche und Häufigkeit einer Post-pill-Amenorrhö (Evrard et al. 1976). Ferner besteht eine enge Korrelation zwischen dem Körpergewicht der Patientin und dem Auftreten von Zyklusstörungen. Hancock et al. (1976) fand, daß bei Patientinnen mit einem niedrigen Körpergewicht der Anteil von Zyklusstörungen wesentlich höher war als bei einer Kontrollgruppe normalgewichti-

Tabelle 51. Zyklusstörungen bei Pillennehmerinnen und in der Kontrollgruppe. (Nach Royal College of General Practitioners 1974)

Erkrankung	Pillennehmerinnen	Kontrollgruppe	Verhältnis
Hypomenorrhö	154	59	2,97[a]
Menorrhagie	430	1004	0,52[a]
Dysmenorrhö	130	454	0,37[a]
Polymenorrhö	66	102	0,83
Unregelmäßige Blutungen	180	336	0,65[a]
Zwischenblutungen	106	178	0,72[a]
Andere Blutungsstörungen	80	132	0,70[b]

[a] $p < 0,01$; [b] $p < 0,05$

Tabelle 52. Möglichkeiten zur Beurteilung der Ovarialfunktion nach Absetzen von Ovulationshemmern

Zyklusfunktion
– Analyse des Menstruationskalenders (insbesondere der ersten Mensturation nach Absetzen der Ovulationshemmer)
– Messung der Aufwachtemperatur (Auftreten der ersten Ovulationen nach Absetzen der Ovulationshemmer)
– Hormonbestimmung im Serum (Follikelphase: LH/FSH, Testosteron; Corpusluteum-Phase: Progesteron)
– Endometriumbiopsie in der Corpus-luteum-Phase
– Alter beim Eintritt der Menopause

Fertilität
– Zeitraum zwischen Absetzen der Pille und Eintritt einer Schwangerschaft
– Schwangerschaftsverlauf (Aborte)
– Geburtsverlauf
– Neugeborenes (Mißbildung?)

Morphologische Untersuchung des Ovars (Knipsbiopsie bei Laparoskopie)

ger Frauen. Bei Patientinnen mit einer Anorexia nervosa bleibt die Menstruation so lange aus, bis ein Körpergewicht von durchschnittlich 45 kg wieder erreicht ist. Auch der Eintritt der Menarche hängt vom Körpergewicht ab; nach der Untersuchung von Hancock et al. (1976) tritt sie bei einem durchschnittlichen Körpergewicht von 47 kg ein.

Empfehlungen zur Diagnostik und Therapie der Post-pill-Amenorrhö werden in Kap. B, 5.2.7.2 gegeben.

Die Rückkehr der Fertilität nach Absetzen verschiedener kontrazeptiver Methoden zeigt eine Untersuchung der Oxford Family Planning Association (Abb. 31) (Vessey et al. 1976). Spätestens 4 Jahre nach Absetzen der Pille ist bei Nulliparae und nach 32 Monaten bei Multiparae die Konzeptionsrate gleich hoch wie in dem entsprechenden Kontrollkollektiv.

Auch die Studie des Royal College of General Practitioners (1974) kam zu einem vergleichbaren Ergebnis (Abb. 32). Bereits 3 Monate nach Absetzen der Pille wurden mehr als 50% der Frauen schwanger. Die Untersuchungen des Royal College of General Practitioners (1974) ergaben weiterhin,

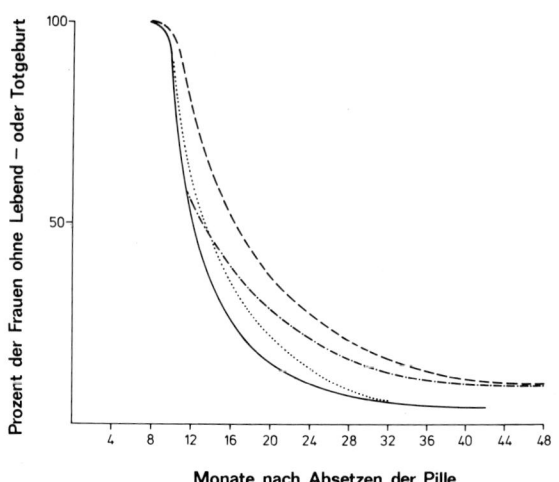

Monate nach Absetzen der Pille

Abb. 31. Fertilität nach Absetzen kontrazeptiver Methoden bei Kinderwunsch. Multipara nach Absetzen einer anderen kontrazeptiven Methode (——); Nulligravida nach Absetzen einer anderen kontrazeptiven Methode (– · – · –); Multipara nach Absetzen der Pille (· · · · ·); Nulligravida nach Absetzen der Pille (– – –). (Nach Royal College of General Practitioners 1974)

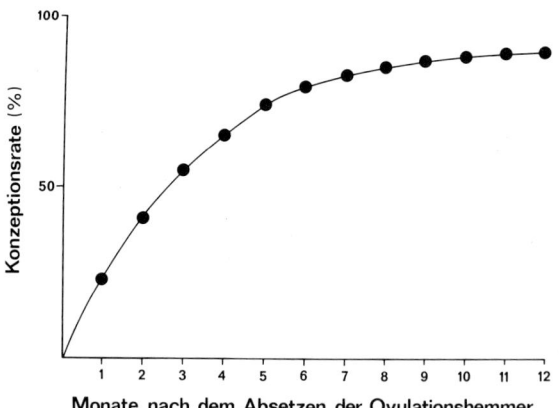

Monate nach dem Absetzen der Ovulationshemmer

Abb. 32. Konzeptionsrate bei 2091 Frauen mit nachgewiesener Fertilität in Abhängigkeit von der Zeitspanne zwischen Absetzen der Pille und Eintritt der Schwangerschaft. (Nach Royal College of General Practitioners 1974)

92

Tabelle 53. Verlauf der Schwangerschaft und Schicksal der Kinder bei Schwangerschaften nach Absetzen von Ovulationshemmern. Zum Vergleich die Ergebnisse bei Schwangerschaften von Frauen, die keine Ovulationshemmer genommen haben. (Nach Royal College of General Practitioners 1974)

	5530 Graviditäten nach Absetzen der Ovulationshemmer		11 009 Graviditäten bei Frauen ohne Ovulationshemmer	
	Absolute Zahl	%	Absolute Zahl	%
Geburtenzahl	4477		9511	
Aborte	1041	18,82	1475	13,40
Extrauteringravidität	12	0,22	23	0,21
Totgeburten	46	1,03	130	1,37
Mißbildungen	184	4,11	372	3,91
Zwillinge	45	1,01	104	1,09

daß nach dem Absetzen der Pille die Anzahl der Aborte mit 18,8% im Vergleich zum Normalkollektiv mit 13,4% geringfügig höher war (Tabelle 53). Dies ist möglicherweise auf die höhere Zahl induzierter Aborte in dem Pillenkollektiv zurückzuführen, da die Pille häufig ohne gleichzeitig bestehenden Kinderwunsch abgesetzt wurde. Ob unter Umständen auch Eireifungsstörungen verbunden mit einer Corpus-luteum-Insuffizienz oder Endometriumfaktoren nach länger vorausgegangener Steroidbehandlung Ursachen für die höhere Abortrate sind, kann nicht entschieden werden. Eileiterschwangerschaften, Totgeburten, Mißbildungen und Zwillingsgeburten nehmen nach Absetzen der Pille nicht zu.

5.2.4.4.10 Teratogenität

Seit einigen Jahren sind auch Steroidhormone, insbesondere synthetische, aber auch natürliche Östrogene oder Gestagene, in den Verdacht geraten, bei Anwendung in der Frühschwangerschaft kongenitale Mißbildungen verschiedener Art zu verursachen (z. B. des Neuralrohrs, des kardiovaskulären Systems und der Extremitäten). Während beim Thalidomid die teratogene Wirkung an den Organschäden des Kindes unmittelbar nach der Geburt abzulesen ist (Weicker u. Hungerland 1962; Weicker et al. 1962), machte sich die schädigende Wirkung von Stilböstrol erst in einem zeitlichen Intervall bemerkbar (second generation effect). Das synthetische Östrogen Stilböstrol wurde vor 20–25 Jahren zur Abortprophylaxe und Behandlung in der Frühschwangerschaft in den USA angewandt. Bei den Töchtern der so behandelten Mütter traten im Alter von 12–14 Jahren gehäuft Adenokarzinome der Vagina auf (Herbst et al. 1971).
Die Kenntnis über ein mögliches teratogenes Risiko hormonaler Kontrazeptiva ist für die Beratung von Frauen wichtig, die unter der Einnahme

der Pille schwanger wurden und diese während der ersten Schwangerschaftswochen weiter eingenommen haben. Da das Ausbleiben der Entzugsblutung nach regelmäßiger Einnahme der Pille eine Weitereinnahme nicht verbietet, nehmen einige Frauen die Pille wie gewohnt für weitere 4 Wochen ein. Bei solchen Patientinnen stellt sich die Frage, ob ein Schwangerschaftsabbruch aus medizinischer Sicht im Hinblick auf mögliche fetale Mißbildungen indiziert ist. Nach Wilson (1974) sind folgende Faktoren für die Teratogenität eines Medikaments und somit auch der Pille verantwortlich: der Typ des Medikaments, der Blutspiegel, die Dauer der Einnahme, die Veränderung des Medikaments, bevor es zur Fruchtanlage kommt, das Entwicklungsstadium zum Zeitpunkt der Einnahme und die Empfindlichkeit der betreffenden Spezies in Bezug auf das Medikament. Die Wirkung eines Medikaments auf die Frucht kann sich von der Wirkung auf die Mutter unterscheiden. Die Ursache hierfür besteht in der Metabolisierung des Medikaments durch den mütterlichen Stoffwechsel. Ferner kann sich die teratogene Potenz der Metaboliten wesentlich von der des ursprünglichen Pharmakons unterschieden. Weiterhin kann eine verminderte Abbaurate zu einer Anhäufung von Hormonen und/oder ihrer Stoffwechselprodukte führen.

Aufgrund der unterschiedlichen Entwicklungsphasen der Organsysteme in der Fetalperiode hängt der teratogene Einfluß eines Medikaments und das hierdurch betroffene Organsystem streng vom Zeitpunkt ab, zu dem die Schwangere der Noxe ausgesetzt war (Abb. 33).

Allgemein sind Mißbildungen durch exogene Faktoren nur zwischen dem 15. und 60. Tag nach Eintritt der Befruchtung zu erwarten, da sich in dieser Zeit die Organogenese abspielt. In der Frühschwangerschaft bis zum 15. Tag post conceptionem erfolgt die embryonale Entwicklung nach dem Alles-oder-Nichts-Gesetz. Wenn eine schädigende Noxe in genügend

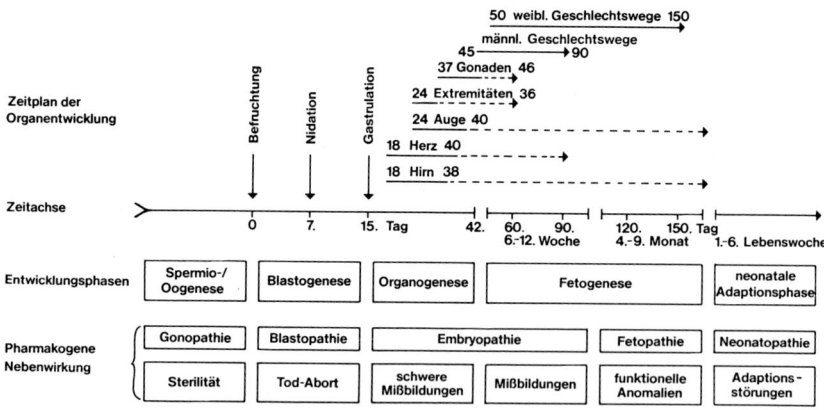

Abb. 33. Nebenwirkungen von Pharmaka auf die Organentwicklung beim Menschen. (Nach Hüter 1975)

94

starker Wirkung auftritt, so kommt es entweder zu einem Abort oder der Einfluß auf die Blastozyste bleibt ohne Folgen. Problematisch ist daher nur die Beurteilung, ob die Einnahme von Steroiden im Zeitraum zwischen der 6. und 12. Schwangerschaftswoche teratogen wirkt.

Eine mögliche teratogene Wirkung von Steroidhormonen könnte in einer Schädigung der Erbanlage der Ovozyte durch eine Chromosomenaberration oder in einer Störung der fetalen Entwicklung bestehen. Vermehrte chromosomale Störungen fand Carr (1970) bei abortierten Früchten von Frauen, die innerhalb von 6 Monaten nach Absetzen hormonaler Kontrazeptiva empfangen hatten (Tabelle 54). Die Wertigkeit von Carrs Befunden wurde allerdings durch die Publikation der Ergebnisse von Boué u. Boué (1973) herabgesetzt, die bei 61% aller Spontanaborte Chromosomenanomalien gefunden haben. Auch Klinger et al. (1976) fand bei der Untersuchung von 3080 Feten nach Schwangerschaftsabbrüchen keinen Unterschied zwischen dem Vorkommen von Chromosomenanoma-

Tabelle 54. Chromosomale Anomalien bei Aborten. (Nach Carr 1970)

Chromosomen	Kontrollserie	Konzeption nach Absetzen der Pille
Normal	177	28
Trisomie	27	7
45 X (X0)	12	3
Polyploid	11	16
Gesamt	227	54

lien bei Frauen, die die Pille eingenommen hatten und bei dem Kontrollkollektiv. Bei der Kontrolle wurde die altersabhängige Zunahme von Chromosomenanomalien berücksichtigt. Ein weiterer Angriffspunkt der Kontrazeptiva besteht in einer Beeinflussung des Chromosomensatzes in den Ovozyten. Hierdurch könnten Störungen der Schwangerschaft (z. B. Aborte, Mißbildungen) auftreten. In der Studie des Royal College of General Practitioners (1974) wurde die Spontanabortrate bei den Frauen, die die Pille abgesetzt hatten, mit 20,9% angegeben im Vergleich zu 12,3% bei den Frauen, welche die Pille nie eingenommen hatten. Diese Differenz wurde darauf zurückgeführt, daß bei den Frauen, welche die Pille abgesetzt hatten, häufiger Schwangerschaftsabbrüche durchgeführt wurden. Die Annahme läßt sich dadurch erhärten, daß die Abortrate bei den Frauen, die nach Absetzen der Pille eine Schwangerschaft wünschten, nur 13,4% betrug (vgl. Tabelle 53).

Der Nachweis eines kausalen Zusammenhangs zwischen der Einnahme von Steroidhormonen und dem Auftreten spezifischer Mißbildungen ist schwierig, da Mißbildungen selten auftreten (Tabelle 55).

Tabelle 55. Häufigkeit von Mißbildungen bei Frauen, die vor der Gravidität orale Kontrazeptiva genommen hatten. (Aus Hammerstein 1977)

Autor	Jahr	Geburtenzahl		Mißbildungen [%]	
		Ehemalige Pillen-anwender	Kontroll-gruppe	Ehemalige Pillen-anwender	Kontroll-gruppe
Royal College of General Practitioners	1974	2052	6555	3,8 n.s.*	3,6
Haller	1974	1446	3222	2,6 n.s.*	2,4
Robinson	1971	1250	1250	4,2	2,4
Döring et al.	1976	789	902	3,5 n.s.*	4,0
Peterson	1969	401	641	3,7	4,8
Zusammen		5938	12 570	3,55	3,28

In einer Übersichtsarbeit bewertete Nocke (1978, 1979) 15 zwischen 1967 und 1977 publizierte retrospektive Fallkontrollstudien. In 7 dieser Studien waren keine Korrelationen zwischen der Exposition von Steroidhormonen in der Frühschwangerschaft und der Geburt mißgebildeter Kinder nachweisbar. In 8 dieser Untersuchungen wurden bei einer Gesamtzahl von 3294 Mutter-Kind-Paaren (einschließlich Kontrollen) positive Korrelationen festgestellt.

Eine Zusammenstellung von Ergebnissen aus prospektiven epidemiologischen Untersuchungen zeigt Tabelle 56.

Das Mißbildungsrisiko unter der Einnahme von Gestagenen sowie Östrogen-Gestagen-Gemischen wurde durch Heinonen et al. (1977) eingehend untersucht. Bei der Einnahme größerer Steroidmengen wurden vereinzelt kardiovaskuläre Mißbildungen sowie Spaltbildungen beobachtet (Tabelle 57 und 58).

Die Einnahme von Hormonen vor Eintritt der Schwangerschaft scheint nicht zu einem Anstieg von chromosomalen Aberrationen oder von genetischen Mißbildungen zu führen. Die Anwendung bestimmter Hormone (z. B. Progestagene, Androgene, Antiandrogene) während der Schwangerschaft kann möglicherweise zu genitalen Mißbildungen führen (Ambani et al. 1977). Dies ist der Fall, wenn die Frauen zur Behandlung von Androgenisierungserscheinungen hochdosiert Antiandrogene (Cyproteronacetat, 50–100 mg/Tag) eingenommen haben. Durch die Antiandrogenbehandlung in der Frühschwangerschaft kann zum Zeitpunkt der Geschlechtsdifferenzierung (45.–90. Tag post conceptionem) eine Feminisierung eines männlichen Feten eintreten. Entsprechende Untersuchungen liegen bisher nur als tierexperimentelle Studien vor; Kasuistiken bei der Frau sind nicht bekannt. Bei der Einnahme des niedrig dosierten Kombinationspräparates Diane (2 mg Cyproteronacetat und 50 µg Ethinylestradiol) ist das Femini-

Tabelle 56. Gesamtzahl der in 8 prospektiven epidemiologischen Untersuchungen über die Relation zwischen der Exposition gegenüber weiblichen Sexualhormonen in der Frühschwangerschaft und kongenitale Mißbildungen erfaßten Fälle. (Nach Nocke 1979)

Keine Relation			Positive Relation		
Projekt	Jahr	Anzahl	Projekt	Jahr	Anzahl
DFG	1977	7871/14 774	Denver/Colorado	1978	1 681
RCGP	1970	ca. 10 000	Jerusalem Peri-natal Study	1975	11 468
INSERM	1977	12 764	US Collaborative	1977	50 282
Malmö	1976	6 913	Perinatal Project		
UFK Göttingen	1975	4 668			
Summe		ca. 42 216			63 431
Gesamt:			ca. 105 647		

Tabelle 57. US Collaborative Perinatal Project. Kongenitale Mißbildungen, für die eine statistisch signifikante Relation zu verschiedenen Behandlungsarten der Mütter während der ersten 4 Lunarmonate nachweisbar war. (Nach Heinonen et al. 1977; Nocke 1978)

Substanzen	Expositionen		Mißbildungen		Standardi-siertes rela-tives Risiko	Statistische Signifikanz
	Anzahl	% [a]	Anzahl	% [b]		
Hormone, Hormonanta-gonisten und Kontrazeptiva (insgesamt)	2347	4,63	193 Mißbildun-gen aller Art	8,29	1,25 [c]	p < 0,05
Gestagene (insgesamt)	866	1,72	16 kardiovas-kuläre Miß-bildungen	1,85	1,80 [d]	1,04–2,91 [e]
			23 Inguinal-hernien	2,66	1,52 [d]	1,10–2,11 [e]
Medroxy-progesteron	130	0,26	18 Mißbildun-gen aller Art	13,85	1,91 [c]	p < 0,05

[a] Bezogen auf das Grundkollektiv von 50 282 Mutter-Kind-Paaren; [b] Bezogen auf das exponierte Subkollektiv; [c] „Hospital-standardized relative risk"; [d] Ermittelt durch „multiple logistic risk funktion analysis"; [e] 95-%-Vertrauensgrenzen

Tabelle 58. US Collaborative Perinatal Project. Relation zwischen der Exposition gegenüber Östrogenen und/oder Gestagenen während der ersten 4 Lunarmonate und kongenitalen kardiovaskulären Mißbildungen bei 19 Mutter-Kind-Paaren. (Nach Nocke 1978; Heinonen et al. 1977)

Exposition	Mutter-Kind-Paare	Kardiovaskuläre Mißbildungen		Standardisiertes relatives Risiko[a]	Statistische Signifikanz
		Anzahl	%		
Östrogene und Gestagene	438	9	2,05	2,0	p < 0,05
Östrogene allein	176	3	1,70	1,2	Nicht signifikant
Gestagene allein	428	7	1,64	1,5	Nicht signifikant
Keine	49 240	385	0,78	1,0	–

[a] Ermittelt duch „Multiple logistic risk function analysis" unter Berücksichtigung von 24 Risikofaktoren, 4 Arzneimittelgruppen, 2 spezifischen Medikamenten und der Exposition gegenüber Östrogenen und/oder Gestagenen als Kovariable

sierungsrisiko für männliche Feten als gering anzusehen, aber zur Zeit noch nicht beurteilbar. In diesem Zusammenhang darf nicht außer Acht gelassen werden, daß Feminisierungserscheinungen auch spontan auftreten können. Bei der Einnahme von hochdosierten Antiandrogenen in der Frühschwangerschaft ist nach heutigen Kenntnissen eine Indikation zum Schwangerschaftsabbruch gegeben (Neumann 1979). Dagegen gibt es keine Beweise dafür, daß bei ungewollter Einnahme der Pille in der Frühschwangerschaft ein teratogenes Risiko besteht; somit ist auch in solchen Fällen keine Indikation zum Schwangerschaftsabbruch aus medizinischer Indikation gegeben. Die Entscheidung sollte jedoch dem Einzelfall vorbehalten bleiben.

5.2.4.4.4.11 Brusterkrankungen

Trotz umfangreicher weltweiter Untersuchungen über hormonale Kontrazeptiva sind die Kenntnisse über deren Wirkung auf das Mammaparenchym noch lückenhaft. Vor allem bezüglich einer karzinogenen Wirkung oder Mitwirkung ist noch manche Frage offen.

Die Untersuchungen von Nebenwirkungen hormonaler Kontrazeptiva auf die Brust werden dadurch erschwert, da die weibliche Brust bereits unter physiologischen Bedingungen außerordentlich vielfältigen morphologischen Veränderungen unterliegt, die durch Einwirkung von verschiedenen Hormonen beeinflußt werden.

Unter dem Einfluß von hypophysären sowie ovariellen Hormonen kommt es im ovariellen Zyklus zu keinen entscheidend faßbaren Veränderungen am Mammaparenchym. Unter der Einnahme östrogenbetonter

Ovulationshemmer läßt sich in den ersten Einnahmezyklen jedoch eine verstärkte Flüssigkeitsretention der Mamma feststellen, die meist jedoch später spontan wieder verschwindet. Beschwerden im Sinne einer Mastodynie werden unter oralen Kontrazeptiva seltener beobachtet und lassen sich unter Umständen durch gestagenbetonte Präparate günstig beeinflussen (Kaiser u. Zippel 1980).

Eine Beeinflussung der Stoffwechselleistung der Mammaepithelzellen durch hormonale Kontrazeptiva läßt sich aus den bisher vorliegenden Befunden nicht erkennen. Auch eine Mammographie zeigt kein „pillentypisches" Bild.

Durch die Einnahme hormonaler Kontrazeptiva wurde eine Abnahme der gutartigen Mammatumoren in Abhängigkeit von der Dauer der Pilleneinnahme beobachtet (Royal College of General Practitioners 1974) (Abb. 34). Während die durchschnittliche Erkrankungshäufigkeit von Patientinnen ohne Einnahme der Pille 10,6/1000 Frauenjahre betrug, kam es nach 5jähriger Einnahme oraler hormonaler Kontrazeptiva zu einem Abfall der Häufigkeit von gutartigen Mammatumoren auf 5,5/1000 Frauenjahre.

Für eine krebsfördernde Wirkung hormonaler Kontrazeptiva auf die Mamma gibt es bis heute keine konkreten Hinweise. Trotzdem sollte man wegen der langen Latenzzeit einer möglichen Karzinomentstehung beim Vorliegen spezieller Risikofaktoren (z.B. proliferierende Mastopathie 3.

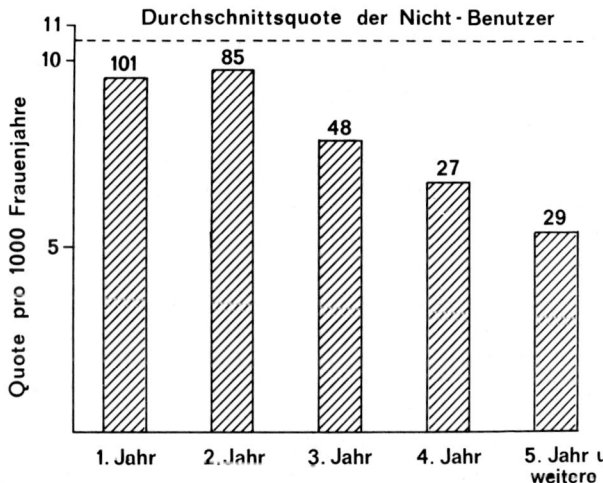

Abb. 34. Abnahme von gutartigen Mammaturmoren in Abhängigkeit von der Dauer der Pilleneinnahme. Durchschnittliche Erkrankungshäufigkeit ohne Einnahme der Pille: 10,63 pro 1000 Frauenjahre. Die Anzahl der Fälle ist über den *einzelnen Säulen* angegeben. (Nach Royal College of General Practitioners 1974)

Grades, auch nach ausgiebiger Mammabiopsie) mit der Verordnung von Ovulationshemmern zurückhaltend sein. Auf die mögliche Entwicklung von bösartigen Mammatumoren wird im nächsten Abschnitt eingegangen. Bei klinisch manifestem Mammakarzinom ist auch nach erfolgreicher Behandlung des Tumors der Einsatz östrogenhaltiger Kontrazeptiva generell abzulehnen. In diesen Fällen sollten Patientinnen im fertilen Alter sich entweder ein Intrauterinpessar einlegen lassen oder sich einer Tubensterilisation unterziehen.

5.2.4.4.12 Kokarzinogenese

Als Ergebnis von Langzeitversuchen mit Beaglehündinnen wurde beobachtet, daß die kontinuierliche Anwendung von hochdosierten megestrolhaltigen Präparaten über eine Zeitspanne von 7 Jahren eine vermehrte Tumorbildung im Gesäuge der Tiere auslöste, wobei teilweise auch maligne Entartungen vorkamen.

Aufgrund dieser Untersuchungen wurden 1975 megestrolhaltige Hormonpräparate (Kombiquens, Oraconal, Oraconal 50, Planovin, Menoquens und Niagestin) aus dem Handel gezogen.

Ähnliche Untersuchungen führten ebenfalls zu einer kurzzeitigen Sperrung von chlormadinonacetathaltigen Präparaten.

Die Problematik dieser Untersuchungen besteht einmal darin, daß im Vergleich zur Anwendung beim Menschen wesentlich höhere Gestagendosen pro kg Körpergewicht verabreicht wurden und weiterhin, daß der Steroidstoffwechsel der Beaglehündin nicht mit dem des Menschen zu vergleichen ist. Durch eine andersartige Metabolisierung der Testsubstanz ist es möglich, daß die Beaglehündin biologische und kokarzinogene Metaboliten bildet, die sich von denen des Menschen unterscheiden, oder daß sie aufgrund ihrer Organsysteme anders auf diese Metaboliten reagiert als der Mensch.

Eines der Probleme bei der Beurteilung eines Zusammenhangs zwischen oraler Kontrazeptiva und Krebs ist die vermutete Verzögerung von vielen Jahren zwischen der Exposition und dem Beginn der Erkrankung. Weiterhin kann die Vielfalt von Arten und Dosierungen oraler Kontrazeptiva die Feststellung von Faktoren verschleiern oder undeutlich machen, die möglicherweise an einer Karzinogenese beteiligt sind. Widersprüchliche Ergebnisse können auch infolge von Schwierigkeiten bei epidemiologischen Studien auftreten, die auf unterschiedliche Zufallsquoten, Versuchsgrößen, Veränderungen der kontrazeptiven Gewohnheiten und Verfahrensproblemen beruhen. Weiterhin macht die unterschiedliche Definition von „präkanzerösen" und „kanzerösen" Veränderungen die Interpretation der Ergebnisse schwierig. Die Unterschiede, die in einigen Studien beobachtet werden, sind abhängig von der Vertrauensgrenze, die üblicherweise einer wissenschaftlichen Versuchshypothese zugrundegelegt wird. Je nach Höhe der Vertrauensgrenze verändert sich auch das Risiko von Fehlschlüssen.

Ein Zusammenhang zwischen der Einnahme hormonaler Kontrazeptiva und der Ausbildung bösartiger Neubildungen wurde für folgende Organe diskutiert: Hypophysentumoren, Veränderungen der Cervix (Dysplasien, Carcinoma in situ, Cervixkarzinom, Endometriumkarzinom, Ovarialkarzinom) sowie Brustneubildungen (benigne und maligne Tumoren).

Eine zusammenfassende Bewertung des Krebsrisikos durch hormonale Kontrazeptiva findet sich in den Population Reports (1977). Hiernach konnte bis heute kein Beweis erbracht werden, daß orale hormonale Kontrazeptiva auf irgendeine Weise Krebs verursachen. Es nehmen jedoch ständig Hinweise zu, daß orale Kontrazeptiva das Auftreten gutartiger Neubildungen an Brust und Leber beeinflussen.

Die Anwendung von oralen Kontrazeptiva – insbesondere die Langzeitanwendung – scheint mit einer höheren Inzidenzrate bestimmter Arten von gutartigen Lebertumoren verbunden zu sein. Diese Vermutung basiert auf Fallberichten, Fallvergleichsstudien sowie Studien, die auf der unterschiedlichen epidemiologischen Häufigkeit von Lebertumoren bei Frauen mit und ohne Pilleneinnahme beruhen. Die Zunahme dieser Lebertumoren scheint durch die oralen Kontrazeptiva bedingt zu sein, sie sind jedoch selten.

Mehrere epidemiologische Studien in USA und England haben übereinstimmend gezeigt, daß unter der Einnahme der Pille eine geringere Inzidenzrate an gutartigen Brusttumoren im Vergleich zum Normalkollektiv besteht (Royal College of General Practitioners 1974). Dieser „protektive" Effekt der Pille scheint von der Dosis der Progestagene und der Anwendungsdauer abhängig zu sein.

Die Unterschiede in der Häufigkeit von Brustkrebs bei Frauen, die die Pille einnehmen und bei Frauen, die keine Pille nehmen, sind in den meisten Studien gering und aufgrund der Schwankungsbreite statistisch nicht nachzuweisen. Einige dieser Untersuchungen sind zahlenmäßig klein und beziehen sich nur auf eine Kurzzeiteinnahme von oralen Kontrazeptiva, so daß deren Bedeutung für die Beurteilung der Kokarzinogenese in Bezug auf den Brustkrebs noch nicht zu bewerten ist.

Seit 1975 ist in mehreren amerikanischen Veröffentlichungen auf einen möglichen Zusammenhang zwischen langfristiger Östrogeneinnahme und dem Auftreten von Endometriumkarzinomen, sowohl bei der Anwendung von östrogenbetonten Sequentialpräparaten zur Empfängnisverhütung als auch bei der reinen Östrogentherapie zur Behebung klimakterischer Beschwerden, hingewiesen worden (Tabelle 59).

Es handelt sich um retrospektive Studien, die wegen unzureichender Randomisierung der Patientinnengruppen und fehlender Beachtung sozialmedizinischer Faktoren zur Kritik herausfordern.

Die bisher beschriebenen Fälle von Endometriumkarzinomen während mehrjähriger Kontrazeption (Tabelle 60) bezogen sich – von 4 Ausnahmen abgesehen – ausschließlich auf das amerikanische Sequenzpräparat Oracon, für das es auf dem deutschen Arzneimittelmarkt kein entsprechendes Präparat gibt. Das inzwischen aus dem Handel gezogene Mittel enthält

Tabelle 59. Retrospektive Untersuchungen[a] aus den USA[b] über die Häufigkeit von Östrogeneinnahme bei Patientinnen mit Corpuskarzinom, verglichen mit Kontrollgruppen. Deutliche Risikominderung bei zyklischer Verabreichung niedriger Dosen und bei Gestagenzusatz (Bekanntmachung der Bundesärztekammer 1978)

Autor/Jahr	Anzahl der Patientinnen, Diagnose	Östrogene genommen		Relatives Risiko[c]	Bemerkungen
		Corpus-Ca.	Vergleichs-Patientinnen		
Smith et al. 1975	317 Corpus-Ca. 317 Vergleichspatientinnen 266 Collum-Ca. 88 Ovarial-Ca. 23 Vulva-Ca.	47,9%	17,1%	4,5	Vergleichsgruppen ungeeignet. Keine Angaben über Dosis, Behandlungsdauer, Präparate
Ziel u. Finkle 1975	94 Corpus-Ca. 188 Vergleichspatientinnen = Gesunde Frauen	57%	15%	7,6	Meldungen an Tumorregister unsicher. Risikoanstieg mit Einnahmedauer
Mack et al. 1976	63 Corpus-Ca. 8937 Vergleichspatientinnen	90%	34%	9,4 hohe Dosen kontinuierlich 5,6 niedrige Dosen kontinuierlich 3,3 hohe Dosen zyklisch 0,8 niedrige Dosen zyklisch Weitere Risikosenkung durch Gestagenzusatz	

Gray et al. 1977	205 Corpus-Ca.[a] 205 Vergleichspatientinnen[b]	27%	15%	3,1 konjugierte Östrogene (p = 0,5) 2,9 andere Östrogene (nicht signifikant) 1,5 andere orale Hormone (nicht signifikant) 2,3 i.m. Östrogene (nicht signifikant)
McDonald et al. 1977	145 Corpus-Ca. 580 Vergleichspatientinnen	11%	2,1%	0,9 alle Östrogene 2,0 konjugierte Östrogene 7,9 konjugierte Östrogene über 3 Jahre
Cambrell 1977	131 Corpus-Ca.	9%	—	Häufigkeit Corpus-Ca. 2,0/1000 Frauen unbehandelt 4,7/1000 Östrogenbenutzerinnen 0,8/1000 Östrogen und Gestagen

[a] Retrospektive Studien erlauben keine sicheren Rückschlüsse auf ursächliche Zusammenhänge. Es wurden nur diejenigen Arbeiten zusammengestellt, die eine positive Korrelation aufzeigen.

[b] Zahlreiche ältere und neuere Untersucher konnten die Korrelation zwischen Östrogeneinnahme und Korpuskarzinom mit anderen, teilweise verbesserten statistischen Verfahren für die USA (Dunn und Bradbury 1967; Kempson und Pokorny 1968; Shanklin 1976; Graham 1976; Horwitz und Feinstein 1977; Nachtigall 1977) und Europa (Lauritzen et al. 1977; Pfleider 1977; Rauramo 1977; Uyttenbroeck u. Wauters 1977 u.a.) nicht bestätigen

[c] Gegenüber Patientinnen, die keine Östrogene nehmen

Tabelle 60. Synopsis über 27 während oder nach Einnahme von Zweiphasenpräparat aufgetretenen Endometriumkarzinomen (Bekanntmachung der Bundesärztekammer 1979)

Autor	Jahr	Alle Fälle	Gereinigt	Sequenzpräparate insgesamt	Oracon	Einnahmedauer [Jahre]	Lebensalter [Jahre]	Anmerkungen zu den Zahlenangaben mit *
Silverberg u. Makowski	1975	21	13	11*	10	6–10	21–39	7mal Sequenzpräparate 8 Monate bis 6 Jahre vorher abgesetzt
Lyon	1975	4	4	4	4*	4– 8	42–46	In 2 Fällen auch C-Quens und Ortho-Novum
Kelley et al.	1976	3	3	3	3	5–10	30–48	
Kaufmann et al.	1976	8	7	7	7	4– 8*	37–44	6mal ohne Pause genommen
Cohen u. Deppe	1977	7	5	5	4*	5–18	41–48	1mal Premarin und Medroxyprogesteronazetat
Zusammen		43	32	30	28	4–18	21–48	

pro Tablette 100 μg Ethinylestradiol und zusätzlich für die letzten 5 Einnahmetage 25 mg Dimethisteron, ein schwaches, in Deutschland nicht verwendetes Gestagen. Weder bei den beiden anderen auf dem amerikanischen Markt befindlichen Sequentialpräparaten noch bei den deutschen Zweiphasenpräparaten ist bisher eine Zunahme von Endometriumkarzinomen bekannt geworden. Die in der Bundesrepublik gegenwärtig zur Kontrazeption empfohlenen Zweiphasen- und Stufenpräparate enthalten mit 50 μg Ethinylestradiol pro Tablette nur die halbe Östrogendosis des Oracon. Ferner ist die östrogenbetonte erste Phase auf 7 oder 11 Tage begrenzt. Eine übermäßige Östrogendominanz wie beim Oracon liegt also bei keinem der deutschen Präparate vor. Schon aus diesen Gründen sind die amerikanischen Untersuchungen – unabhängig von ihrer sonstigen Dignität – auf die deutschen Verhältnisse nicht übertragbar.

Anhand der Literatur kann man annehmen, daß ein Zusammenhang zwischen Kontrazeptiva und krankhaften Veränderungen an der Cervix uteri bis heute nicht bewiesen ist. Die meisten Studien über den Cervixkrebs und dessen Vorstufen bei Frauen, welche die Pille einnehmen, berücksichtigen den bedeutendsten Risikofaktor für das Cervixkarzinom nicht, nämlich das Lebensalter beim ersten Koitus (Population Reports 1977). Einige Studien haben die Möglichkeit in Betracht gezogen, daß –

aus unbekannten Gründen – Frauen mit einem höheren Risiko, an Veränderungen der Cervix zu erkranken, häufiger die Pille zur Kontrazeption wählen als andere Frauen (Stern et al. 1970). Andere Studien konnten eine solche Beziehung nicht nachweisen (Ory et al. 1976).

Aufgrund einer Computeranalyse von 148 735 Patientinnen liegt die Häufigkeit von Cervixdysplasien mit 2,3% unter Pilleneinnahme höher als beim Normalkollektiv mit 1,1% (Bibbo et al. 1979) (Tabelle 61). Weiterhin

Tabelle 61. Cervixveränderungen bei Frauen ohne und mit Einnahme unterschiedlicher Kontrazeptiva sowie bei Schwangeren. (Nach Bibbo et al. 1979)

	Gesamt-zahl	Schwan-gere	Nicht-schwan-gere	Pat. mit laufend. Einnahme von Ovulationshemmern	Pat. mit Intrauterinspiralen	Pat. die keine der genannten Kontrazeptiva benutzten
Zahl der Patientinnen	148 735	8230	140 505	18 380	2624	127 731
Cervixdy-plasien [%]	1,33	1,23	1,33	2,31	3,12	1,15
Carcinoma in situ [%]	0,38	0,41	0,38	0,57	0,57	0,35
Invasiv wachsendes Karzinom [%]	0,13	0,02	0,14	0,04	0,11	0,14

hat die Anzahl der Carcinoma in situ mit 0,57% unter der Pille geringfügig zugenommen (im Vergleich zu 0,35% ohne Pille). Dagegen ist eine deutliche Abnahme der invasiv wachsenden Cervixkarzinome mit 0,04% zu 0,14% beobachtet worden. Unter der Pille treten somit zwar vermehrt Dysplasien und Carcinomata in situ der Cervix uteri auf (0,2% Zuwachs), aber es ist eine deutliche Abnahme der invasiv wachsenden Cervixkarzinome um 0,1% festzustellen. Durch eine regelmäßige zytologische Kontrolle der Portio uteri lassen sich Dysplasien und Carcinomata in situ rechtzeitig erkennen; die Gefahr eines invasiven Karzinoms nimmt möglicherweise dadurch ab, daß Frauen, welche die Pille nehmen, regelmäßig gynäkologisch untersucht wurden. So konnten die In-situ-Karzinome rechtzeitig durch eine Konisation bzw. durch eine Hysterektomie behandelt werden.

Die Häufigkeitsrate von verdächtigen Zytologien der Portio (Pap III) und malignen Zytologien (Pap IV und V) bei Frauen, die die Pille einnehmen, sowie bei einem Kontrollkollektiv zeigt Tabelle 62. Aufgrund der Widersprüchlichkeit der in dieser Tabelle zusammengefaßten Studien ist eine endgültige Aussage über den Zusammenhang zwischen Cervixveränderungen und der Pille nicht möglich. Es sind prospektive Untersuchungen an größeren Kollektiven erforderlich, um die kleinen Unterschiede in der Erkrankungshäufigkeit statistisch zu sichern.

Tabelle 62. Häufigkeitsrate von verdächtigen (Pap III) und malignen Zytologien (Pap IV und V) bei Patientinnen, die orale Kontrazeptiva einnehmen. (Nach Moghissi 1980)

Autor	Jahr	Land	Kontrollgruppe		Pillennehmerinnen	
			Anzahl	%	Anzahl	%
Tyler	1964	USA	2 510	1,2	6 746	0,8
Garcia et al.	1965	USA	4 538	3	1 346	2,7
Wied et al.	1966	USA	19 325	0,5	1 628	0,4
Andelmann et al.	1968	USA	2 999	0,4	2 395	0,5
Soost	1968	BRD	32 046	2,9	1 034	1,2
Ayre et al.	1969	USA	100 000	1,5	2 881	1
Chai et al.	1970	USA	30 834	0,6	1 020	2,6
Kline et al.	1970	USA	17 724	1,0	4 164	0,3
Bibbo et al.	1971	USA	127 731	1,6	2 296	2
Bibbo et al.	1971	USA	2 624	3,8	18 380	2,9
Miller	1973	USA	2 394	0,7	2 394	0,6

Nach neueren amerikanischen Untersuchungen gibt es Anhaltspunkte dafür, daß die Häufigkeit des Endometriumkrebses und auch des Ovarialkarzinoms unter Langzeitanwendung der Pille abnimmt (Mishell 1981). Einige Studien haben Zusammenhänge zwischen oralen Kontrazeptiva und der Zunahme von Brustkrebs gefunden, aber ihre Bewertung ist durch unterschiedliche Diagnosen erheblich eingeschränkt.

Vermutlich werden größere prospektive Studien, die gegenwärtig noch laufen, die Frage nach einem Zusammenhang zwischen oralen Kontrazeptiva und bösartigen Neubildungen der Mammae klären.

5.2.4.4.13 Gewichtszunahme

Eine Gewichtszunahme von 2–3 kg unter der Einnahme der Pille ist häufig; eine Gewichtsabnahme ist jedoch gleich häufig. Die Gewichtszunahme beruht einmal auf dem anabolen Effekt der Progestagene, insbesondere wenn sie der Norethisterongruppe angehören. Durch die Progestagene wird weiterhin der Appetit erhöht. Die in der Pille vorkommenden Östrogene können auch über eine Vermehrung des subkutanen Fettgewebes und einer Wassereinlagerung zu einer Gewichtszunahme führen. Die Vermehrung des subkutanen Fettgewebes ist verantwortlich für eine Zunahme des Brustumfangs, der Hüften und der Oberschenkel.

Bei einer Gewichtszunahme von mehr als 2–3 kg sollte ein Präparat mit niedrigem Progestagengehalt verordnet werden. Manche Frauen begrüßen eine Zunahme des Brustumfangs; wenn dies unerwünscht ist, muß eine Pille mit niedriger Östrogendosis verschrieben werden.

5.2.4.5 Absolute und relative Kontraindikationen für die Verordnung hormonaler Kontrazeptiva

Aufgrund der in Kap. B, 5.2.4.4 beschriebenen Nebenwirkungen unter der Einnahme der Pille lassen sich die in Tabelle 63 zusammengefaßten relativen und absoluten Kontraindikationen für eine hormonale Kontrazeptiva formulieren.

Tabelle 63. Absolute und relative Kontraindikationen für die Pille

	Absolute Kontraindikation	Relative Kontraindikation
Kardiovaskuläre Erkrankungen	Vorausgegangene Thromboembolien	Zustand nach Beinvenenthrombose Thrombophlebitis Starke Varikosis
	Frauen über 35 Jahre, die mehr als 20 Zigaretten pro Tag rauchen	Frauen über 40 Jahre
	Gerinnungsstörungen	Herzerkrankungen
	Sichelzellanämie	(z. B. Mitralklappenfehler)
		Hypercholesterinämie Hypertonie Otosklerose
Leberstoffwechselstörung	Akute Lebererkrankungen (z. B. Hepatitis) Schwerer Leberschaden Akute Gallenblasenerkrankungen Enzymopathien der Leber − Dubin-Johnson-Syndrom − Rotor-Syndrom Schwangerschaftsikterus in der Anamnese	Porphyrie
Wachstumsstimulierung von hormonabhängigen Geweben	Östrogenabhängige Tumoren: − Mammakarzinom − Endometriumkarzinom	Myome Endometriose Hypophysentumoren Schwerer Diabetes mellitus
Verschiedenes	Frühgravidität Akute Pankreaserkrankungen	Tetanie Epilepsie Schwere Oligomenorrhö und Amenorrhö bei jungen Frauen

Zu den absoluten Kontraindikationen zählen alle Erkrankungen, die direkt oder indirekt unter Einnahme der Pille die Gesundheit der Patientin erheblich gefährden können. Hierzu zählen kardiovaskuläre Insulte (Thromboembolien, zerebrale Blutungen, Herzinfarkt), Verschlechterung der Leberfunktion, die Wachstumsstimulierung von hormonabhängigen Tumoren, die Frühschwangerschaft sowie akute Pankreaserkrankungen. Zu den relativen Kontraindikationen zählen Erkrankungen, die sich unter der Pille verschlechtern können, das Leben der Patientin aber nicht unmittelbar gefährden. Hierzu wurden als Vorsichtsmaßnahmen einige Krankheiten hinzugezählt, bei denen die Wirkung nicht sicher nachgewiesen ist. So verschlechtert sich beispielsweise die Otosklerose in einem von 4 Fällen während der Schwangerschaft, ein negativer Einfluß oraler Kontrazeptiva ist jedoch nicht bewiesen (Plester 1980), obgleich sich die Experten in diesem Punkt nicht einig sind. Der Einfluß der Pille auf die Poryphyrie hängt vom genauen Krankheitsbild ab (vgl. Kap. B, 5.2.4.4.2), zumal in einigen Fällen durch die Pille eine Besserung des Beschwerdebilds erzielt werden kann. Bei einem schweren Diabetes mellitus kann die Pille zwar gegeben werden, jedoch sind andere Möglichkeiten der Kontrazeption vorzuziehen. Bei einem latenten Diabetes (familiäre Belastung, pathologischer Glukosetoleranztest) sollte die Pille nicht gegeben werden, da sich hierdurch ein manifester Diabetes entwickeln könnte. Myome können unter der Pille an Größe ab- wie auch zunehmen, die Entscheidung hängt hier vom Einzelfall ab. Bei Epileptikerinnen beeinflussen sich die Pille und die Antiepileptika wechselseitig in ihrer Wirkung. Die Verstärkung einer Tetanieneignung ist möglich. Junge Patientinnen mit schwerer Oligomenorrhö (= lange Zyklusintervalle von ca. 2 Monaten) bzw. sekundärer Amenorrhö sollten im Hinblick auf die spätere Fertilität möglichst nicht mit hormonalen Kontrazeptiva behandelt werden. Die Wachstumsstimulierung von Hypophysentumoren hängt sicherlich auch von der Östrogen-Gestagen-Balance der Pille und nicht nur von der Östrogengesamtmenge ab.

5.2.5 Einteilung der Ovulationshemmer

Die zur Kontrazeption eingesetzten Ovulationshemmer enthalten entweder während des gesamten Pillenzyklus ein konstantes Mischungsverhältnis von Östrogenen und Gestagenen (Kombinationspräparate), oder der Östrogen- und Gestagenanteil variiert zyklusangepaßt (Sequentialpräparate), wobei die Pille in der ersten Zyklusphase östrogenbetont und in der zweiten Zyklusphase gestagenbetont ist.

Bei den Kombinationspräparaten wird zwischen Kombinationspillen mit niedriger Östrogendosis (sog. Mikropillen; Östrogenanteil 30–37 µg Ethinylestradiol) und den höher dosierten Kombinationspillen (Östrogenanteil 50 µg EE) unterschieden.

Die reinen Sequentialpillen, die während der ersten Zyklusphase nur Östrogene enthalten und in der zweiten Zyklusphase ein Östrogen-Gestagen-Gemisch, sind von den sog. Stufenpräparaten abzugrenzen. Bei den

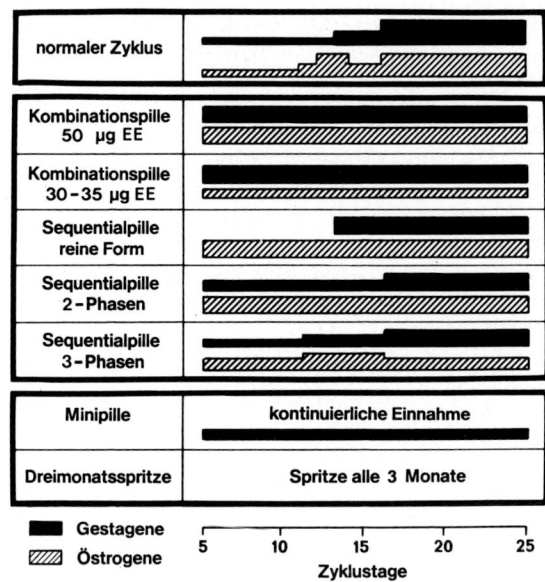

Abb. 35. Zusammensetzung der hormonalen Kontrazeptiva in Abhängigkeit vom Zyklustag

sog. Zweiphasenstufenpräparaten ist der Östrogenanteil während des gesamten Zyklus konstant, während in der ersten Zyklusphase nur wenig und in der zweiten Zyklusphase ein höherer Gestagenanteil gegeben wird. Die Dreiphasenpräparate enthalten zyklusangepaßt anfangs 30 µg EE in einer Kombination mit Gestagenen; in Zyklusmitte wird der Östrogenanteil auf 40 µg EE erhöht und später wieder auf 30 µg EE reduziert. Der Progestagenanteil der Dreiphasenpille erhöht sich von Zyklusbeginn bis Zyklusende stufenweise. Einen Überblick über die Zusammensetzung der verschiedenen hormonalen Kontrazeptiva in Abhängigkeit vom Zyklustag gibt Abb. 35.

5.2.6 Verordnung und Überwachung

5.2.6.1 Allgemeines

Im Mittelpunkt der kontrazeptiven Beratung einer Patientin stehen deren persönliche Bedürfnisse im Hinblick auf eine erforderliche Schwangerschaftsverhütung. Hierbei spielen Kinderwunsch, Alter, Familiengröße sowie Stabilität der Partnerschaft eine wichtige Rolle. Nach Kenntnis der kontrazeptiven Vorstellung der Frau erfolgt eine Anamneseerhebung, gynäkologische Untersuchung sowie Labordiagnostik zur Erkennung möglicher Kontraindikationen für die einzelnen Methoden. Fällt nach Ausschluß von relativen und absoluten Kontraindikationen die Wahl auf eine hormonale Kontrazeption, so ist nach Darstellung der Vor- und Nachteile zwischen reinen Gestagenpräparaten (Minipille, Dreimonatsspritze) und Ovulationshemmern zu wählen. Die Verordnung von Ovulationshemmern richtet sich – was die Zusammensetzung der Pille anbetrifft – nach der jeweiligen klinische Symptomatik der Patientin. Es empfiehlt sich zunächst, eine niedrig dosierte östrogenhaltige Pille für 3 Monate zu verordnen. Danach erfolgt eine Wiedereinbestellung und Befragung der Patientin nach Nebenwirkungen. Je nach Art der Nebenwirkungen kann entweder die gleiche Pille weiter verordnet oder eine Pille mit anderer Zusammensetzung gewählt werden. Bei entsprechender Symptomatik (Kontraindikationen) muß die Pille vorübergehend oder dauernd abgesetzt werden.

5.2.6.2 Anamnese

Bei der Verordnung hormonaler Kontrazeptiva sollten durch ein Gespräch die persönlichen kontrazeptiven Bedürfnisse der Frau sowie bestimmte Risikofaktoren erkannt werden (Tabelle 64). Bei der Familienanamnese muß auf vererbliche Risikofaktoren wie Diabetes mellitus, Neigung zu kardiovaskulären Erkrankungen, Leberadenome sowie familiär auftretende Mißbildungen geachtet werden. Bei gehäuftem Auftreten von Mißbildungen ist der Patientin eine genetische Beratung zu empfehlen.

Bei der Eigenanamnese der Patientin sind – wie bereits eingangs erwähnt – die Fragen nach Familienplanung, die Grundmotivation zur Kontrazeption, die Partnerschaft, die sexuellen Gewohnheiten und die sozioökonomischen Gegebenheiten sowie die Größe der Familie für die Wahl der richtigen kontrazeptiven Methode von Bedeutung. Weiterhin sollte nach Krankheiten gefragt werden, bei denen die Pille absolut oder relativ kontraindiziert ist (Tabelle 63).

Tabelle 64. Anamneseerhebung vor der Verordnung von hormonalen Kontrazeptiva

Familienanamnese	Familienplanung
Erbliche Risikofaktoren:	Grundmotivation:
– Diabetes mellitus	– Kinderaufschub („spacing")
– Kardiovaskuläre Erkrankungen	– abgeschlossene Familienplanung
– Hochdruck	(„limitation")
– Herzinfarkte	Größe der Familie
– Gerinnungsstörungen	Sexualgewohnheiten:
– Bluterkrankungen	– Libido
– Leberadenome	– Koitusfrequenz
– Mißbildungen	Sozioökonomische Gegebenheiten:
Eigenanamnese	– berufliche Bildung
Erkrankungen im Hinblick auf	– Berufstätigkeit
– absolute Kontraindikationen	– sanitäre Einrichtungen
– relative Kontraindikationen	Integrität der Ehe als „biologic unit"

5.2.6.3 Klinische Untersuchung

Nach Aufnahme der Anamnese spielt die klinische Untersuchung für die Verordnung hormonaler Kontrazeptiva eine wichtige Rolle (Tabelle 65). Im Rahmen einer allgemeinen Untersuchung geht es darum, Herzfehler, Herzrhythmusstörungen, Lebervergrößerungen und Bluthochdruck zu erkennen. Bei der Brustuntersuchung ist auf Hauteinziehungen, Knoten, pathologische Sekretion, axilläre und superklavikuläre Lymphknoten zu achten und bei Verdacht ein Karzinom auszuschließen. Die gynäkologische Untersuchung wird Aufschluß geben über Genitalanomalien, Vergrößerung der Eierstöcke und dient ebenfalls zur Krebsvorsorge. Ein zytologischer Abstrich von der Portio ist obligatorisch.

Tabelle 65. Klinische Untersuchungen und deren Untersuchungsziel vor der Verordnung hormonaler Kontrazeptiva

Untersuchung	Untersuchungsziel
Allgemein	
– Herz	Herzfehler, Rhythmusstörungen
– Leber	Vergrößerung
– Blutdruck	Hypertonie
Brustuntersuchung	Knoten, Karzinomerkennung, Mastopathie
Gynäkologische Untersuchung	Karzinomdiagnostik, Erkennung von Ovarialzysten
Zytologischer Abstrich	Karzinomdiagnostik

5.2.6.4 Labordiagnostik

Ferner sollte vor Verordnung hormonaler Kontrazeptiva der Urin auf Glukose und Eiweiß untersucht werden (Tabelle 66).

Bei einem Nachweis von Glukose im Urin sollte erneut nach dem Vorkommen von Diabetes mellitus in der Familie gefragt und ein Glukosebelastungstest durchgeführt werden. Bei länger bestehender Amenorrhö empfiehlt sich zumindest ein immunologischer Schwangerschaftstest. Sinnvoll wäre die Bestimmung von Prolaktin und FSH zum Ausschluß von bestimmten Zyklusstörungen (s. Kap B, 5.2.7.2.4). Bei Verdacht auf Leberfunktionsstörungen (z. B. Pruritus, Schwangerschaftsikterus in der Anamnese, Speiseintoleranz) sollten die Leberenzyme bestimmt werden.

5.2.6.5 Kontrazeptive Beratung

Nach Abschluß der Anamneseerhebung, der klinischen und der laborchemischen Untersuchungen erfolgt die kontrazeptive Beratung. Hierbei müssen die unterschiedlichen kontrazeptiven Methoden unter Berücksichtigung der kontrazeptiven Bedürfnisse der Patientin, der klinischen Untersuchungsbefunde sowie der jeweiligen Risikofaktoren gegeneinander abgewogen werden. Außer der kontrazeptiven Sicherheit müssen eventuelle gesundheitliche Nebenwirkungen, die Handhabung, die Kosten und die Reversibilität berücksichtigt werden. Hierbei ist gewöhnlich eine Abwägung von Vor- und Nachteilen der einzelnen Methoden mit der Patientin vorzunehmen. Einen Überblick über die verschiedenen zur Kontrazeption zur Verfügung stehenden Methoden gibt Kap. D (Tabelle 158).

Tabelle 66. Laborchemische Untersuchungen und deren Untersuchungsziel vor der Verordnung hormonaler Kontrazeptiva

Untersuchung	Untersuchungsziel
Urin	
– Glukose	Diabetes mellitus
– Eiweiß	Nephropathie
– Evtl. immunologischer	Diagnostik einer Schwangerschaft
Schwangerschaftstest	
Blut	
– Evtl. Leberenzyme	Hepatopathie
– Je nach Alter und Risiko:	Fettstoffwechsel
Cholesterin	

5.2.6.6 Erstverordnung

Ist nach erfolgter kontrazeptiver Beratung unter Bewertung aller in Frage kommender kontrazeptiver Methoden (vgl. Kap. D, Tabelle 158) die Wahl auf die hormonale Kontrazeption gefallen, so ist zu überlegen, ob Ovulationshemmer oder reine Gestagene (z. B. Minipille, Dreimonatsspritze) verordnet werden sollen. Hierbei müssen die relativen und absoluten Kontraindikationen für Ovulationshemmer berücksichtigt werden (Tabelle 63). Eine Gegenüberstellung von Vor- und Nachteilen der Pille zeigt Tabelle 67. Außer zur hormonalen Kontrazeption kann die Pille auch noch zur Behandlung zahlreicher gynäkologischer Störungen eingesetzt werden (Tabelle 68). Eine Behandlung von Zyklusstörungen ist beispielsweise mit den reinen Gestagenpräparaten (Minipille, Dreimonatsspritze) nicht möglich. Die entscheidenden Vorteile von Minipille und Dreimonatsspritze liegen darin, daß diese bei Östrogenintoleranz und bei Kontraindikationen für Östrogene gegeben werden können. Die Minipille und die Dreimonatsspritze haben keinen negativen Einfluß auf die Laktation und können sofort postpartal eingesetzt werden. Weitere Einzelheiten s. Kap. D, 3.2.3.
    Fällt die Entscheidung für die Pille, so kann zwischen Kombinations- und Sequentialpräparaten gewählt werden. Ein gewisser differenzierter

Tabelle 67. Vor- und Nachteile der Pille

Vorteile	Nachteile
1. Hohe kontrazeptive Sicherheit	1. Tägliche Pilleneinnahme
2. Methode ist reversibel	2. Schlechte Geheimhaltung
3. Keine Störung der Intimsphäre und des Koitus	
4. *Positive* Nebenwirkungen: Symptome oder Erkrankungen, die verschwinden oder gebessert werden: – Dysfunktionelle Blutungen – Eisenmangelanämie – Prämenstruelles Spannungssyndrom – Akne, Seborrhö, Hirsutismus – Ovarialzysten – Gutartige Mammatumoren – Myome – Endometriose – Dysmenorrhö – Rheumatoide Arthritis	3. *Negative* Nebenwirkungen: = gesundheitliche Schäden – Kardiovaskuläres System: – Herzinfarkt – Thromboembolien – Hypertonie – Thrombosen – Zerebrale Insulte – Leber – Stoffwechselstörungen – Lebertumoren – Gallenblasenerkrankungen
5. Gewisser Schutz vor neoplastischen Erkrankungen	

Einsatz von Kombinations- und Sequentialpräparaten ist möglich (Tabelle 69), obwohl manche Länder wie die USA auch ohne Sequentialpräparate auskommen.

Bei der Menstruationsverschiebung, die heute in der Praxis eine nicht unbedeutende Rolle spielt, wird für das Hinausschieben der Regel wie auch für das Vorverlegen der Regel ausschließlich die Einphasentherapie verwendet.

Zur Behandlung von klimakterischen Ausfallserscheinungen in der Prämenopause scheinen Zweiphasenpräparate besser geeignet, insbesondere deshalb, weil die Störungen durch die höhere Östrogenkomponente günstiger beeinflußt werden können.

Bei Zyklusstörungen werden bevorzugt Zweiphasenpräparate gegeben.

Einige Jahre war man der Ansicht, daß eine bestimmte Pille einem Konstitutionstyp der Frau zugeordnet werden konnte. So wurden auf einfache Weise die große Schlanke (sog. Gestagentyp), die Normale (sog. hormonell Ausgeglichene) und die kleine Dicke (sog. Östrogentyp) unterschieden (Abb. 36). Allerdings konnten zwischen den einzelnen Konstitutionstypen keine Unterschiede in den Sexualhormonspiegeln im Serum und auch nicht in der Verträglichkeit der Pille gefunden werden. Es spielen offensichtlich für die Auswahl der richtigen Pille andere Faktoren eine wichtigere Rolle.

Nach dem heutigen Stand der Kenntnisse ist die Auswahl zwischen östrogenbetonten, hormonell ausgeglichenen und gestagenbetonten Pillen in erster Linie aufgrund von

- Alter der Patientin,
- Risikofaktoren und
- bestimmten Symptomen

Tabelle 68. Indikationen für den Einsatz von Ovulationshemmern sowie deren klinische Wirkung bei den entsprechenden Krankheitsbildern

Indikationen	Klinik (unter Pilleneinnahme)
Zyklusstörungen	
– Hypermenorrhö, Menorrhagie	Abnahme der menstruellen Blutung
– Oligo- und Polymenorrhö	Zyklusnormalisierung durch regelmäßige Entzugsblutungen
– Menstruationsverschiebung	Vorverlegung sowie Herausschieben der Periode bei bestimmten Indikationen (z. B. Operationen, Urlaub) möglich
– Dysmenorrhö	Abnahme der Dysmenorrhö durch Ovulationshemmung sowie Beeinflussung der Prostaglandinsynthese und -wirkung
– Prämenstruelles Syndrom	Abnahme der prämenstruellen Gereiztheit, Ängstlichkeit sowie der Depressionen
Ovarialzysten	Abnahme der Ovarialzysten durch antigonadotropen Effekt
Endometriose	Besserung der Endometriose sowie Abnahme der Beschwerden (Dysmenorrhö, Menorrhagien und Dyspareunien)
Akne, Hirsutismus, Seborrhö	Unterdrückung der Androgensynthese im Ovar durch antigonadotropen Effekt sowie Beeinflussung der Steroidogenese des Ovars
	Wirkung von Östrogenen und speziellen Gestagen auf Haut und Hautanhangsgebilde
Mamma	
– Mammahypoplasie	Mäßige Zunahme der Brust in Abhängigkeit vom Östrogen-Gestagen-Gleichgewicht der Pille möglich
– Mastopathie	Abnahme der Mastopathie unter der Pille möglich; weiterhin selteneres Auftreten gutartiger Brusttumoren

zu treffen. Die Frage, ob als Kombinationspille eine östrogenbetonte, eine mehr neutrale oder eine gestagenbetonte Pille eingesetzt werden soll, kann unter Berücksichtigung der Symptomübersicht in Tabelle 70 leichter beantwortet werden. Bei der Beurteilung einer hormonalen Kontrazeption stehen Alter und Risikofaktoren in direktem Zusammenhang mit der Häufigkeit der zu er-

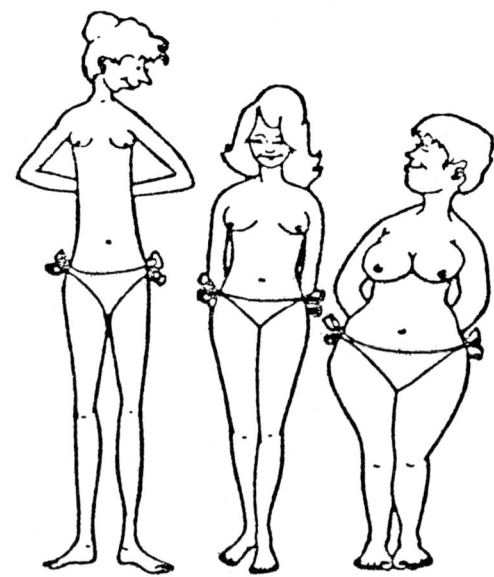

Abb. 36. Die drei Frauentypen: Die große Schlanke (Kranachtyp, *sog. Gestagentyp*), die Normale (*sog. Ausgeglichene*) und die kleine Dicke (Rubenstyp, *sog. Östrogentyp*). (Aus Hauser 1976)

Tabelle 69. Differenzierter Einsatz von Kombinations- und Sequentialpräparaten (+ + besser geeignet; + geeignet; − nicht geeignet)

Indikationen	Ovulationshemmer		Sog. Minipille
	Kombinations-typ	Sequenz-typ	
Kontrazeption	+ +	+	(+)
Hypermenorrhö	+ +	+	(+)
Andere Zyklusstörungen	+	+ +	−
Endometriose	+ +	+	−
Funktionelle Dysmenorrhö	+ +	+	−
Mittelschmerz	+ +	+ +	−
Menstruationsverschiebung	+ +	−	−
Präklimakterische Beschwerden	+	+ +	−

Tabelle 70. Erstverordnung der Pille nach bestimmten Symptomen; je nach der Häufigkeit von östrogen- oder gestagenabhängigen Symptomen wird eine mehr östrogenbetontere Pille oder eine gestagenbetonte Pille verschrieben. Bei neutraler Wertung der Symptomkomplexe fällt die Wahl auf hormonell ausgeglichene Präparate

Parameter	Östrogenbetont (Leitzahl <1)	Hormonell ausgewogen (Leitzahl 1–8)	Gestagenbetont (Leitzahl > 8)
Zyklus	Hypomenorrhö Zwischenblutungen		Hypermenorrhö
Haut	Akne, Hirsutismus		
Uterus Vagina	Uterushypoplasie Rezidivierende Soorkolpitis	Für alle Frauen ohne besondere Symptome	Zervikaler Fluor
Brust	Mammahypoplasie		Mastopathie Mastodynie
Körpergewicht	Untergewicht		Ödeme, schwere Beine
Libido	Mangelnde Libido		
Varia			Völlegefühl

wartenden Nebenwirkungen. Dabei spielt auch die Dosierung der Pille eine Rolle. Während kaum noch Unterschiede in der kontrazeptiven Sicherheit bestehen zwischen den Präparaten mit 30–37 µg Ethinylestradiol (EE) (niedrig dosierte Kombinationspillen) und den 50 µg EE enthaltenden höher dosierten Kombinationspillen, so unterscheiden sie sich in der Art und Häufigkeit von Nebenwirkungen. Bei der niedrig dosierten Pille ist die Häufigkeit von Stoffwechselnebenwirkungen um ein Drittel geringer. Dafür treten bei dieser während der ersten Zyklen häufiger Durchbruchblutungen und eine Amenorrhö auf als bei der höher dosierten Pille.

Die erste Entscheidung bei der Verordnung von Kombinationspräparaten ist somit die Wahl der Östrogendosis (Tabelle 71). Bei jungen Mädchen empfiehlt sich die Gabe einer Kombinationspille mit höherer Östrogendosis, um die junge Patientin nicht gleich durch Zwischenblutungen zu verunsichern; später kann zu niedrig dosierten Präparaten gewechselt werden. Für Frauen von 17 bis 30 Jahre dürften niedrig dosierte Kombinationspillen die beste Form der Kontrazeption sein. Ab dem 30. Lebensjahr sollte je nach Familiengröße unter Berücksichtigung von Risikofaktoren (Diabetes mellitus, Thrombosen, Thrombophlebitis, Varikose, Hypercholesterinämie und vor allem Zigarettenrauchen) überlegt werden, ob eine andere Form der Kontrazeption in Frage kommt (z. B. Intrauterinpessar). Ab dem 35. Lebensjahr ist insbesondere bei Unverträglichkeit der Spirale die Sterilisation von Frau oder Mann in Erwägung zu ziehen. Nach dem 40. Lebensjahr sollte die Pille nicht mehr zur alleinigen Kontrazeption, sondern nur noch bei zusätzlicher Indikation (z. B. Zyklusstörungen) verordnet werden.

Wenn der gewünschte Östrogengehalt der Pille feststeht, stellt sich die Frage nach dem geeigneten Progestagen (Tabelle 71). Hierbei lassen sich zwei verschiedene Gestagengruppen unterscheiden. Die Wahl für ein Derivat des 17α-Hydroxyprogesteronacetats (Chlormadinonacetat oder Cyproteronacetat) ist sinnvoll, wenn Akne, Seborrhö und Hirsutismus im Spiel sind. Bei geringen Androgenisierungserscheinungen werden chlormadinonacetathaltige Präparate, bei stärkerer Ausprägung cyproteronacetathaltige Präparate bevorzugt gewählt. Progestagene, die sich von 19-Nortestosteron ableiten, werden dann eingesetzt, wenn keine Androgenisierungserscheinungen auffallen. Diese Progestagene können in unterschiedlicher Form bei ihrer Metabolisierung schwach androgen aktive Metaboliten erzeugen. Ob die Berücksichtigung der unterschiedlichen Partialwirkungen dieser Progestagene klinisch eine Rolle spielt, ist nur individuell zu unterscheiden.

Da sich Östrogene und Gestagene je nach Zielorgan antagonistisch verhalten, und die verschiedenen zur Kontrazeption eingesetzten Östrogene und Gestagene je nach Struktur eine unterschiedliche biologische Wirkung und Potenz besitzen, ist es nicht möglich, aus der Mengenangabe von Östrogenen und Gestagenen in einem Präparat abzulesen, ob dieses Präparat bei der jeweiligen Patientin östrogenbetont, hormonell ausgewogen oder gestagenbetont wirkt. Es kann lediglich gesagt werden, daß in einer Gruppe von Pillen, die dasselbe Gestagen und dasselbe Östrogen enthalten, mit steigendem Gestagengehalt der Einzelpille die gestagene Wirkung und mit fallendem Gestagengehalt die östrogene Wirkung zunimmt.

Außer der antagonistischen Wirkung von Östrogenen und Gestagenen muß berücksichtigt werden, daß die Dosis-Wirkungs-Kurven, mit denen die Östrogen- oder Gestagenpotenz der unterschiedlichen Steroidhormone ermittelt wurden, sigmoid und häufig untereinander nicht parallel verlaufen. Dies schließt ein, daß ein Gestagen, in einer 4fach höheren Dosis nicht eine 4fach stärkere gestagene Wirkung hervorruft. Weiterhin müssen 2 Gestagene, die bei einer bestimmten Menge die gleiche biologische Wirkung besitzen, in der 4fachen Menge nicht notgedrungen dieselbe Wirkung hervorrufen.

Abb. 37. Die Leitzahl nach Tenhaeff (1971) beschreibt das Verhältnis der Gesamtöstrogene zur Gestagenpotenz während des Zyklus und ist eine grobe Anhaltsgröße dafür, ob eine Präparat östrogen- oder gestagenbetonte Nebenwirkungen zeigt

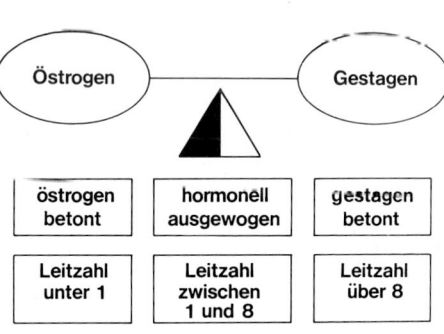

117

Tabelle 71. Zusammensetzung der Ovulationshemmer aus Östrogenen und Gestagenen sowie deren spezifische Wirkung und Indikationen

Östrogene

Östrogenkomponente ——▶ (qualitativ)

a) Ethinylestradiol (EE)
b) Mestranol (MES)

Spezielle Indikationen (z. B. Diabetes mellitus) noch nicht geklärt

Östrogenanteil ——▶ (quantitativ)

Östrogenpotenz 50 μg EE ≙ 50 μg MES

Östrogenmenge in verschiedenen Präparaten:
→ EE 30–50 μg
→ MES 50–100 μg

Kriterien für die Wahl einer bestimmten Östrogenmenge:

a) Sicherheit (Pearl-Index): Sicherheit nimmt mit Östrogengehalt zu
b) Risikofaktoren: z. B. Zunahme von Thromboseembolien mit steigendem Östrogengehalt
c) Spezielle Indikationen für östrogenbetonte Präparate:
   – Hypomenorrhö
   – Zwischenblutungen
   – Uterus-, Mammahypoplasie
   – Untergewicht
   – Akne, Hirsutimus
   – Mangelnde Libido
   – Rezidivierende Soorkolpitis

Gestagene

Gestagenkomponente ⟶ (qualitativ)

a) 17α-Hydroxyprogesteron-Derivate
   - Chlormadinonazetat
   - Cyproteronazetat

b) Ethinyl-19-Nortestosteron-Derivate
   - Desogestrel
   - Levonorgestrel
   - Norgestrel
   - Äthinodiolazetat
   - Lynestrenol
   - Norethisteronazetat
   - Norethisteron
   - Noretynodrel

Gestagenanteil ⟶ (quantitativ)

Gestagen	Menstruationsverschiebung mg/Tag	Transformationsdosis mg/10– 14 Tage
Desogestrel		2,5
Levonorgestrel	1,0	6,0
Norgestrel	2,0	12,0
Äthinodiolacetat	2,0	15,0
Chlormadinonacetat	4,0	20–30
Cyproteronacetat		20
Norethisteronacetat	7,5	50
Norethisteron	10,0	120
Lynestrenol	10,0	70
Medroxyprogesteronacetat	7,5	80
Norethynodrel	14,0	150

Transformationsdosis: Gestagendosis für Endometriumtransformation bei ausreichender Östrogenstimulation

Menstruationsverschiebung: tägliche Gestagendosis bei ausreichender Östrogendosis

Die Gestagenkomponente wird nach den spezifischen Wirkungen ausgewählt
a) 17α-Hydroxyprogesteron-Derivate wirken z. T. antiandrogen
   Indikationen: Akne
   Seborrhö
   Hirsutismus
b) Ethinyl-19-Nortestosteron-Derivate können androgen, östrogen, antiöstrogen wirken
   Indikationen: bei allen Frauen ohne androgenetische Symptome

Der Gestagenanteil wird unter Berücksichtigung des Östrogenanteils nach bestimmten Symptomen ausgewählt.

Gestagenbetonte Präparate bei gleichem Östrogenanteil Erhöhung des Gestagenanteils oder Wahl eines stärkeren Gestagens

Indikationen für gestagenbetonte Präparate:
- Hypermenorrhö
- Ödeme, schwere Beine
- Zervikaler Fluor
- Völlegefühl
- Hyperpigmentierung
- Mastopathie

Indikationen für die Minipille:
- Varikose
- Leberschaden
- Diabetes mellitus
- Unverträglichkeit von Kombinatiouspräparaten

Östrogenbetonte Präparate: bei gleichem Östrogenanteil Senkung der Gestagenmenge oder Erhöhung der Östrogenmenge bei gleichem Gestagenanteil

Es wurde häufig versucht, die „Pille" aufgrund ihrer Zusammensetzung in hormonell ausgewogen, östrogen- oder gestagenbetont einzuteilen. Zur groben Orientierung dient dabei die Leitzahl nach Tenhaeff (1971).

Die Leitzahl beinhaltet das Verhältnis der Gestagen- zur Östrogenpotenz pro Zyklus, wobei sich die jeweilige Steroidwirkung als Produkt von Steroiddosis und dessen relativer Potenz ergibt, im Vergleich zu einem bekannten Steroidhormon. Unter Zugrundelegung solcher Leitzahlen besitzen hormonell ausgewogene Pillen eine Leitzahl von 1–8, östrogenbetonte eine Leitzahl von unter 1 und gestagenbetonte eine Leitzahl von über 8 (Abb. 37). Vermindert man bei gleichbleibendem Östrogengehalt den mengenmäßigen Gestagenanteil, so werden die Präparate östrogenbetonter; die Leitzahl des Präparats nimmt ab. Bei höherem Gestagengehalt pro Pille wird das Präparat gestagenbetonter, die Leitzahl nimmt zu.

Die Leitzahl nach Tenhaeff kann nur zur groben Orientierung über die Veränderung der hormonellen Balance innerhalb einer Gestagengruppe hinzugezogen werden; alternativ könnte man genauso gut bei gleicher Östrogenmenge den mengenmäßigen Anteil des Gestagens angeben und beurteilen. Eine genaue prognostische Voraussage, ob eine Patientin, die ein östrogenbetontes Präparat benötigt, auch ein entsprechend ausgewähltes Präparat ohne Nebenwirkungen toleriert, kann im Einzelfall nicht getroffen werden. Die Leitzahl stellt somit nur eine Relativzahl dar, mit deren Hilfe man eine Verschiebung der Östrogen-Gestagen-Wirkung innerhalb der gleichen Gestagengruppe beurteilen kann. Eine Angabe der Leitzahl bei Sequentialpräparaten sowie ein Vergleich der Pillenpräparate mit unterschiedlichen Gestagenen anhand der Leitzahlen ist fraglich; international wird in der Literatur auf die Angabe einer Leitzahl verzichtet.

In Tabelle 72 wurde versucht, die im Handel befindlichen hormonalen Kontrazeptiva nach ihrem Gestagen sowie nach ihrem Östrogenanteil einzuteilen. Gleichzeitig wurden die verschiedenen Progestagene in 2 Hauptgruppen zusammengefaßt; Gestagene, die sich vom Ethinyl-19-Nortestosteron ableiten sowie Derivate des 17α-Hydroxyprogesteronacetat. Eine Charakterisierung der einzelnen Gestagene erfolgt im oberen Abschnitt der Tabelle. Es wird von jedem Gestagen der Östrogeneffekt, der Antiöstrogeneffekt, der Androgeneffekt, der Antiandrogeneffekt, seine Gonadotropinhemmung sowie die Transformations- und Menstruationsverschiebungsdosis angegeben. Diese Angaben vermitteln eine qualitative Beurteilung der Progestagene. Ferner wurde in derselben Tabelle zwischen Kombinations-, Sequentialpräparaten und der Minipille unterschieden. Bei den Kombinationspräparaten erfolgt eine Unterscheidung nach dem Östrogenanteil; dieser kann 50 µg EE oder weniger betragen. Je nach der gewünschten kontrazeptiven Sicherheit und entsprechend der individuellen Situation der Patientin kann entweder ein Kombinations-, Sequentialpräparat oder die Minipille gewählt werden.

Bei der Erstverordnung empfiehlt sich die Wahl eines Präparates, das hormonal relativ ausgewogen ist (Leitzahl 1–8). Treten unter Einnahme dieser Pille östrogen- oder gestagenbetonte Nebenwirkungen auf, so kann zunächst die Gestagenpotenz variiert werden unter Beibehaltung des Gestagentyps. Falls dies nicht ausreicht, so wird in zweiter Linie der Östrogenanteil geändert.

Unter Berücksichtigung solcher Überlegungen läßt sich das gewünschte Präparat aus Tabelle 72 ablesen. Bei Frauen mit androgenetischen Erscheinungen kommen östrogenstärkere Präparate in Frage, wobei die gewählten Progestagene möglichst neutral oder antiandrogen wirken sollten.

5.2.6.7 Wiederverordnung der Pille

Eine Orientierungshilfe bei der Wiederverordnung der Pille unter Bewertung der aufgetretenen Nebenwirkungen sowie der zwischenzeitlich erhobenen Untersuchungsbefunde gibt Abb. 38. Vor Wiederverordnung der Pille ist die Frage zu prüfen, ob die Pille aufgrund der beobachteten Nebenwirkungen weiter eingenommen werden darf oder ob eine alternative kontrazeptive Methode erwogen werden muß. Zu den Erkrankungen, bei denen die Pille abgesetzt werden muß, zählen die Zunahme von migräneartigen Kopfschmerzen, Entwicklung einer Hypertonie, plötzliches Auftreten von Sehstörungen, Auftreten von Leberfunktionsstörungen mit Anstieg der Leberenzyme und Pruritus. Relative Indikationen zum Absetzen der Pille sind eine übermäßige Gewichtszunahme sowie eine verstärkte Pigmentierung. Unter Umständen ist die Pille zur Erkennung von pillenabhängigen bzw. -unabhängigen Nebenwirkungen auch für einige Monate abzusetzen (Abb. 39). In Tabelle 74 werden Therapievorschläge für einige pillenbedingte Nebenwirkungen gegeben.

Die Wiederverordnung der Pille richtet sich auch danach, ob unter dem bisher eingenommenen Präparat östrogen- oder gestagenbedingte Nebenwirkungen aufgetreten sind (Tabelle 73). Beim Auftreten von gestagenbetonten Nebenwirkungen bei Einnahme einer Pille mit 50 μ EE kann entweder eine Pille gewählt werden, die dasselbe Gestagen in niedrigerer Dosierung enthält oder eine Pille mit einem schwächer potenten Gestagen. Treten die gestagenen Nebenwirkungen unter Einnahme der Pillen mit niedriger Östrogendosis auf, kann ebenfalls versucht werden, eine geringere Gestagendosis zu wählen, evtl. kann ein anderes Gestagen oder bei gleicher Gestagendosis ein höherer Östrogengehalt (50 μg EE) gewählt werden. Treten unter Einnahme eines Präparats mit 50 μg EE östrogene Nebenwirkungen auf, so kann der Gestagenanteil erhöht oder eine Pille mit einem niedrigeren Östrogenanteil verschrieben werden. Wird bereits eine Pille mit 30 μg EE verordnet, so kann entweder der Gestagenanteil erhöht oder ein anderes Gestagen in Kombination mit 30 μg EE gewählt werden.

Weiterhin stellt sich die Frage, ob bei entsprechenden Nebenwirkungen von einer Kombinations- auf eine Sequentialpille gewechselt werden sollte. Dies erscheint sinnvoll, wenn unter der Kombinationspille Menorrhagien, eine trockene Scheide, Pilzinfektionen und Zwischenblutungen aufgetreten sind.

Tabelle 72. Zusammenstellung der hormonalen oralen Kontrazeptiva

	Ethinyl-19-nortestosteron				
	Desogestrel	Levonorgestrel	Norgestrel	Äthinodiol-diacetat	Lynestrenol
Östrogeneffekt	O	O	O	+(+)	(+)
Antiöstrogeneffekt	O	+	+	+	++
Androgeneffekt	+	++	++	+	+
Antiandrogeneffekt	O	O	O	O	O
Ovulationshemmung (mg/Tag)	0,06	0,05	0,1	0,1	?
Transformationsdosis (mg/10–14 Tage)	2,5	6	12	10–15	35–75
Menstruationsverschiebung (mg/Tag)	?	0,25	0,5	2	10

| Östrogenanteil größer als 50 µg EE | | | | 10 Ovulen 100 MES + 1 | |

Kombinationspräparate

	Östrogenanteil 50 µg EE				
		11.8 Neogynon 11.8 Stediril-d 50 EE + 0,25 5.9 Ediwal 5.9 Neo-Stediril 50 EE + 0,125	11.8 Eugynon 11.8 Stediril 50 EE + 0,5	11.8 Alfames E 50 EE + 1	4.5 Lynestrenol 2,5 mg comp. 4.5 Lyndiol 4.5 Noracyclin 50 EE + 2,5 1.4 Anacyclin 1.4 Fysionorm 1.4 Ovoresta 1.4 Pregnon 50 EE

	Östrogenanteil kleiner als 50 µg EE				
	Marvelon 30 EE + 0,15	11.8 Microgynon 11.8 Stediril-d 30/150 30 EE + 0,15			4.0 Yermonil 40 EE + 2 1.4 Ovoresta M 37,5 EE + 0,75

Sequentialpräparate

| | | Oviol
50 EE plus
0,0/7 Tage
0,125/15 Tage | Perikursal
Sequilar
50 EE plus
0,05/11 Tage
0,125/10 Tage
Trinordiol
Triquilar
1.– 6. Tag:
30 EE + 0,05
7.–11. Tag:
40 EE + 0,075
12.–21. Tag:
30 EE + 0,125 | | Lynestrenol
2,5 mg se-
quenz
Ovanon
50 EE plus
0,0/7 Tage
2,5/15 Tage |

Minipille

| | | | Micro-30 Wyeth
Microlut
0,03 | | Exlutona
0,5 |

Erklärungen: Leitzahl nach Tenhaeff steht vor jedem Präparat; Zusammensetzung steht unter den Präparaten, bei mehreren identischen Pillen unter dem letzten Präparat; Gleiche Präparate werden durch seitliche

Ethinyl-19-nortestosteron			17α-Hydroxyprogesteronacetat	
Noresthisteron-acetat	Noresthisteron	Norethynodrel	Chlormadinon-acetat	Cyproteronacetat
+	+	+ +	○	+
○	+ +	○	(+)	○
+	+	○	○	○
○	○	○	+	+ +
$\geqq 0,5$	$\geqq 0,5$	$2,5-10$	$1,5-2$	$\leqq 1,0$
$50-60$	$100-150$	$150-200$	$20-30$	$\leqq 20$
$7,5$	$10-15$	14	4	?

	1.3 Orthonovum 2 mg 100 MES + 2	3.4 Enovid 100 MES + 5 1.7 Kontrazeptivum 63 100 MES + 2	Gestamestrol 100 MES + 3	
6.4 Anovular 50 EE + 4 4.0 Etalontin 50 EE + 2,5 1.6 Orlest 50 EE + 1,0	0.8 Orthonovum 1/80 80 MES + 1		Diane 50 EE + 2	

1.6 Norlest 30 EE + 0,6	1.3 Conceplan 1.3 Orthonovum 1/50 50 MES + 1 1.1 Ovysmen 1/35 35 EE + 1 0.6 Conceplan mite 0.6 Ovysmen 0,5/35 35 EE + 0,5	Androcur-Schema 40 EE vom 5.–21. Zyklustag ½–2 Tabl. Androcur vom 5.–15. Zyklustag evtl. anstelle von EE auch Diane
Sinovula 50 EE plus 1,0/11 Tage 2,0/10 Tage		Eunomin 100 MES/21 Tage 2 mg/10 Tage

	Micronovum Conceplan micro 0,35	

Linien gekennzeichnet; In jeder Gruppe stehen die mehr gestagenbetonten Pillen oben, die östrogenbetonten Pillen unten.

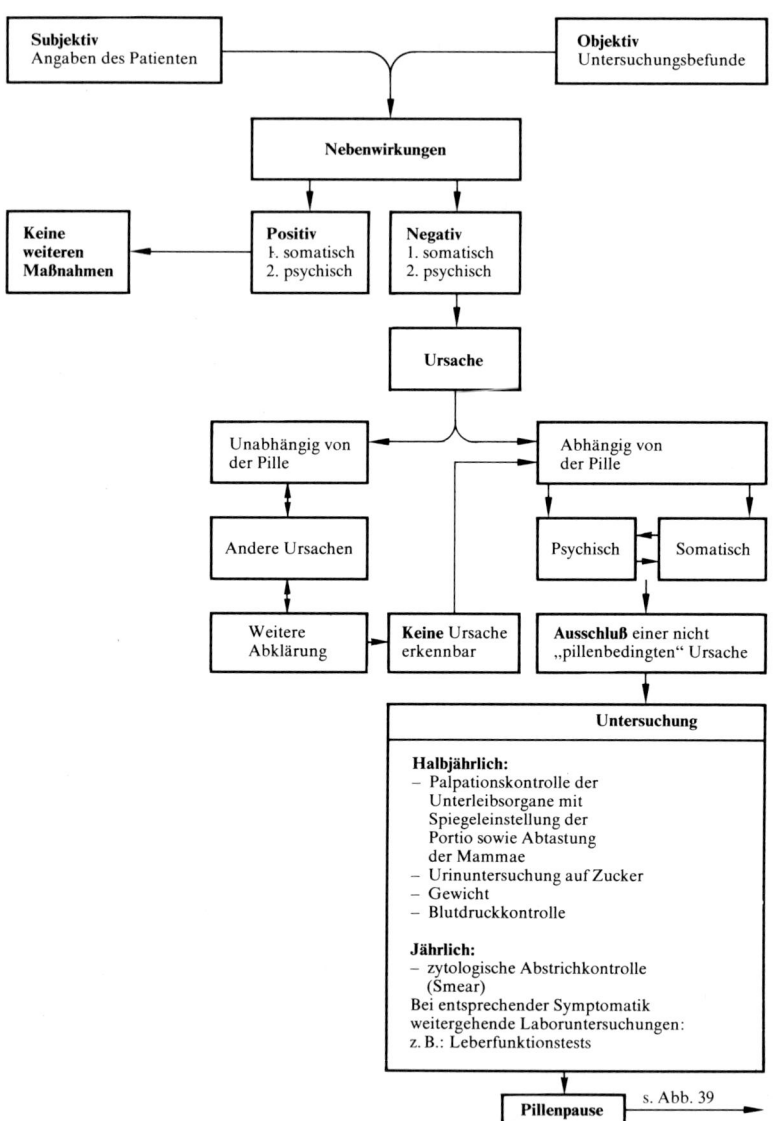

Abb. 38. Wiederverordnung der Pille: Bewertung von Nebenwirkungen. (Aus Runnebaum u. Rabe 1979)

124

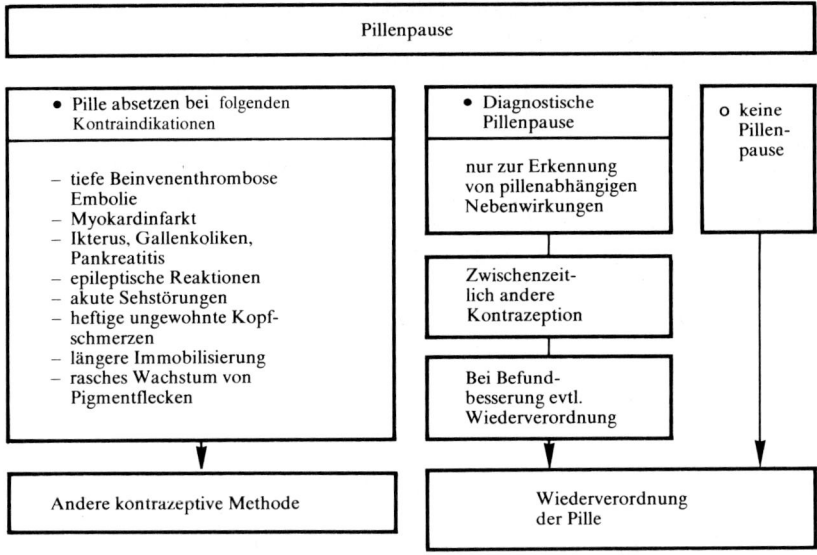

Abb. 39. Wiederverordnung der Pille: Pillenpause

Tabelle 73. Wiederverordnung der Pille: Berücksichtigung von östrogen- oder gestagenbedingten Nebenwirkungen

Parameter	Östrogenabhängige Nebenwirkungen	Gestagenabhängige Nebenwirkungen
Zyklus	Hypermenorrhö	Hypomenorrhö
Haut	Hyperpigmentation	Akne, Seborrhö
	Chloasma	Exantheme
	Trockene Haut	Haarausfall
Uterus	Myomwachstum	
Vagina	Zervikale Hypersekretion	Trockene Scheide
Brust	Mastodynie	
Körpergewicht	Schnelle Gewichtszunahme	Allmähliche Gewichtszunahme
Libido		Libidoverminderung
Varia	Kopfschmerzen	Müdigkeit
	Übelkeit, Erbrechen	Antriebsarmut
	Nausea	Verstimmung
	Beinkrämpfe	Affektlabilität
	Varizenbeschwerden	
Therapie	Östrogene senken oder evtl. mehr Gestagen	Gestagene senken oder – anderes Gestagen – mehr Östrogene

125

Tabelle 74. Therapie pillenbedingter Nebenwirkungen

Hyperpigmentation	– Minipille – In den Sommermonaten Einnahme der Pille abends
Migräne im pillenfreien Intervall	– z. B. Progynova (tgl. 1 Tbl.) in der Pillenpause
Minipille (erhöhte Sicherheit)	– Einnahme der Minipille abends
Depressionen Wadenschmerzen	– Therapieversuch mit Vitamin-B_6-Präparaten

5.2.7 Spezielle Problematik

In diesem Abschnitt werden spezielle Fragen besprochen, die sich beim differenzierten Einsatz der Pille ergeben. Die Abschnitte über die altersabhängige Verordnung der Pille an junge Mädchen, reife Frauen und Frauen in der Perimenopause werden in Kap. D noch ergänzend behandelt. Dabei werden die Auswahlkriterien von Kontrazeptiva für die jeweilige Altersgruppe auch im Hinblick auf andere kontrazeptive Methoden genannt.

5.2.7.1 Pillenpause

Bis vor wenigen Jahren wurde aus Furcht vor Zyklusstörungen und späteren Störungen der Fertilität eine Pillenpause in regelmäßigen Abständen zur Überprüfung der Zyklusfunktion empfohlen. Diese Empfehlung kann heute aufgrund der Ergebnisse größerer prospektiver Studien nicht mehr gegeben werden. Es konnte nämlich gezeigt werden, daß durch die Einnahme der Pille die Fertilität nicht beeinträchtigt wird. Wenn der menstru-

Tabelle 75. Pillenpause. Vorteile (= Indikation) und Nachteile

Indikation:	Unterscheidung zwischen – pillenabhängigen – pillenunabhängigen Nebenwirkungen Vor größeren Operationen Zur passageren Therapie pillenbedingter Nebenwirkungen
Nachteile:	Hohes Schwangerschaftsrisiko Bei Wiedereinnahme der Pille Adaptationsstörungen wie bei der ersten Pilleneinnahme „hormonelle Wechselbäder"

elle Zyklus vor Einnahme der Pille regelmäßig oder unregelmäßig war, so ist gewöhnlich nach Absetzen der Pille mit regelrechten Blutungen bzw. mit der bereits vorher bestehenden Zyklusstörung zu rechnen. Vorteile (Indikationen) und Nachteile der Pillenpause werden in Tabelle 75 gegenübergestellt. Wie aus dieser Tabelle ersichtlich ist, bestehen die Vorteile der Pillenpause in der möglichen Unterscheidung zwischen pillenabhängigen und pillenunabhängigen Nebenwirkungen (vgl. 5.2.7.1). Weiterhin sollte aufgrund der Hyperkoagulabilität des Bluts unter Pilleneinnahme bereits 3 Monate vor größeren geplanten Operationen die Pille abgesetzt werden. Bei kleineren Operationen kann die Pille weiter eingenommen werden, wobei gleichzeitig aber eine Low-dose-Heparinprophylaxe (2×5000 IE Heparin s. c./Tag) durchgeführt werden sollte. Die Heparinprophylaxe ist selbstverständlich bei großen Operationen um so mehr erforderlich, wenn die Pille nicht mehr rechtzeitig abgesetzt werden konnte.

Die Beurteilung von Nebenwirkungen, die von der Patientin unter Einnahme der Pille angegeben werden, ist oft schwierig. Es ist zu klären, ob die Nebenwirkung durch die Pille bedingt ist oder durch eine andere, nicht aufgedeckte Erkrankung hervorgerufen wird. Falls außer der Einnahme der Pille für die entsprechende Nebenwirkung keine andere Erkrankung in Frage kommt, kann die Pille für 3–6 Monate abgesetzt und eine Besserung des Beschwerdebilds beobachtet werden. Ein Absetzen der Pille ist nur in Ausnahmefällen (langandauernde Pillenamenorrhö bei zuvor bestehender Oligo- oder Amenorrhö; unter Pilleneinnahme aufgetretene Galaktorrhö mit Hyperprolaktinämie) zu empfehlen. Während der Pillenpause ist die Messung der Basaltemperatur für 2–3 Monate sinnvoll. Etwa 4 Wochen nach Absetzen der Pille sind Hormonbestimmungen (Prolaktin, FSH, Estradiol-17β) im Serum möglich, um hypophysäre und ovarielle Störungen auszuschließen. Wenn es bei normalen Hormonwerten in 3 Monaten nur zu anovulatorischen Blutungen oder auch zu keiner Blutung kommt, so kann die Patientin grundsätzlich erneut die Pille einnehmen bis Kinderwunsch besteht. Bei hyperprolaktinämischen Zyklusstörungen sollte eine alternative Kontrazeption (z. B. IUP) gewählt werden, da Mikroadenome der Hypophase nicht immer röntgenologisch nachweisbar sind und möglicherweise unter Pilleneinnahme an Größe zunehmen. Die Behandlung von Zyklusstörungen nach Absetzen der Pille erscheint nur dann sinnvoll, wenn die Patientin darunter leidet, ein Östrogenmangel vorliegt oder wenn die Patientin Kinderwunsch äußert. Im letzteren Falle läßt sich eine normoprolaktinämische Zyklusstörung meistens durch eine Behandlung mit Antiöstrogenen und in manchen Fällen mit Gonadotropinen (HMG/HCG) günstig beeinflussen. Eine probatorische Behandlung zur Ovulationsauslösung in der Pillenpause erscheint ohne Kinderwunsch wenig sinnvoll, da unter dieser Behandlung eine ungewollte Schwangerschaft eintreten kann und Spontanheilungen häufig sind.

Ein Hauptnachteil der Pillenpause besteht darin, daß eine ungewollte Schwangerschaft eintreten kann, da die Frau andere kontrazeptive Maß-

127

nahmen nicht gewöhnt ist. Die Einlage eines Intrauterinpessars ist aufgrund der kurzen Dauer der Pillenpause meistens nicht indiziert. Neben dem Schwangerschaftsrisiko kommt es durch Absetzen der Pille zu vielen Stoffwechselveränderungen (Blutgerinnung, Blutfette, endokrines System), die sich allmählich in 3–6 Monaten wieder normalisieren. Bei erneutem Pillenbeginn ist mit den gleichen Stoffwechselumstellungen und Nebenwirkungen wie bei der ersten Pilleneinnahme zu rechnen. In diesem Zusammenhang wird vielfach auch von hormonellen Wechselbädern gesprochen. Zusammenfassend kann man sagen, daß eine Pillenpause dann indiziert ist, wenn bei der Patientin eine größere Operation geplant ist oder wenn nach Ausschluß aller anderen Möglichkeiten Nebenwirkungen aufgetreten sind, die auf die Pille zurückgeführt werden müssen.

5.2.7.2 Zyklusstörungen unter der Pille

Unter Einnahme der Pille sowie nach deren Absetzen können verschiedene Formen von Zyklusstörungen auftreten; hierzu zählen Schmierblutungen, Durchbruchblutungen und die Pillenamenorrhö. Nach Absetzen der Pille kann die Periode für längere Zeit wegbleiben (=Post-pill-Amenorrhö).

Schmierblutungen. Sie treten meist mitten im Zyklus, in ca. 2–3% aller Zyklen auf. Wird die Schmierblutung als störend empfunden, so erfolgt eine tägliche Verordnung von 20 µg Ethinylestradiol bis zum Verschwinden der Blutung. Gegebenenfalls ist das Wechseln auf ein östrogenreicheres Präparat oder ein Zweiphasenpräparat erfolgreich.

Durchbruchblutungen. Sie treten in ca. 1,5% aller Zyklen auf. Bei regelstarken Durchbruchblutungen in der letzten Behandlungswoche erfolgt Absetzen der Pille und Neueinnahme wie üblich am 5. Tag nach Blutungsbeginn oder nach einer Pause von 7 Tagen. Bewährt hat sich die Verordnung von Zweiphasenpräparaten.

Pillenamenorrhö. Die Verminderung der Menstruationsblutung, die häufig während der Einnahme kombinierter oraler Kontrazeptiva auftritt, wird i.allg. als Vorteil dieser Empfängnisverhütungsmethode angesehen. Das vollständige Ausbleiben der Abbruchblutung, das ebenfalls auftreten kann, verursacht jedoch häufig bei den Frauen erhebliche Besorgnis. Dies ist zum einen bedingt durch die Angst vor einer ungewollten Schwangerschaft und zum anderen durch die Sorge um die zukünftige Fertilität. Das Ausbleiben der Entzugsblutung tritt ungefähr in 2% aller Zyklen bei Frauen auf, die orale Kontrazeptiva mit 30–50 µg Ethinylestradiol einnehmen.

128

Genau genommen ist die Pillenamenorrhö auch eine kurzfristige Post-pill-Amenorrhö, bei der jedoch die spontane Menstruationsblutung nicht abgewartet wird, da bereits nach 6 Tagen erneut mit der Pilleneinnahme begonnen wird. Die Häufigkeit der Pillenamenorrhö ist am höchsten, wenn die Frau hormonale Kontrazeptiva zum ersten Mal in ihrem Leben anwendet. Sie ist inbesondere abhängig vom Östrogengehalt der Pille und nimmt mit der Dauer der Pilleneinnahme ab. Die Ursache der Pillenamenorrhö besteht vornehmlich in einem unvollständigen Endometriumaufbau, der auf einen zu geringen Östrogenanteil oder auf ein Überwiegen des Progestagens zurückgeführt wird. Die Häufigkeit der Amenorrhö während der ersten 6 Zyklen wird für Frauen, die zum ersten Mal die Pille einnehmen, bei niedrig dosierten Kombinationspräparaten mit 30%, bei den höher dosierten Kombinationspräparaten mit 10–20% veranschlagt.

Es wird in solchen Situationen empfohlen, das Kontrazeptivum weiter einzunehmen, auf ein östrogenreicheres Präparat zu wechseln oder die oralen Kontrazeptiva abzusetzen.

Post-pill-Amenorrhö. Die Mehrzahl der Autoren definiert eine Post-pill-Amenorrhö als eine Amenorrhö, die nach Absetzen der Pille länger als 6 Monate dauert. Diese tritt in ca 0,2–2,7% der Fälle auf (Rice-Wray et al. 1967; Larson-Cohn 1969; Bygdeman et al. 1972; Golditch 1972; Royal College of General Practitioners 1974; Evrard et al. 1976). Larson-Cohn (1969) untersuchte die Länge der ersten drei Zyklen bei Frauen, welche

Tabelle 76. Klinische Daten bei 534 Fällen mit postkontrazeptiver Amenorrhö. (Literaturübersicht nach Hammerstein 1977)

Autor	Jahr	Patientinnen mit postkontrazeptiver Amenorrhö			
		Gesamt-zahl [n]	Galaktor-rhö [%]	Vor Beginn der hormo-nalen Kontrazeption	
				Zyklus-irregulari-täten [%]	Gravidi-täten [%]
Furuhjelm u. Carlström	1973	177		35	20,9
Shearman	1975	102	23	34	22
Steele	1973	63	3	63	10
Kunz u. Keller	1974	46		67	
Buttram et al.	1974	39	23	51	41
Halbert u. Christian	1969	35	29	71	57
Starup	1972	31	16	55	29
Friedman u. Goldfien	1969	21	43		19
Sas et al.	1974	20		75	

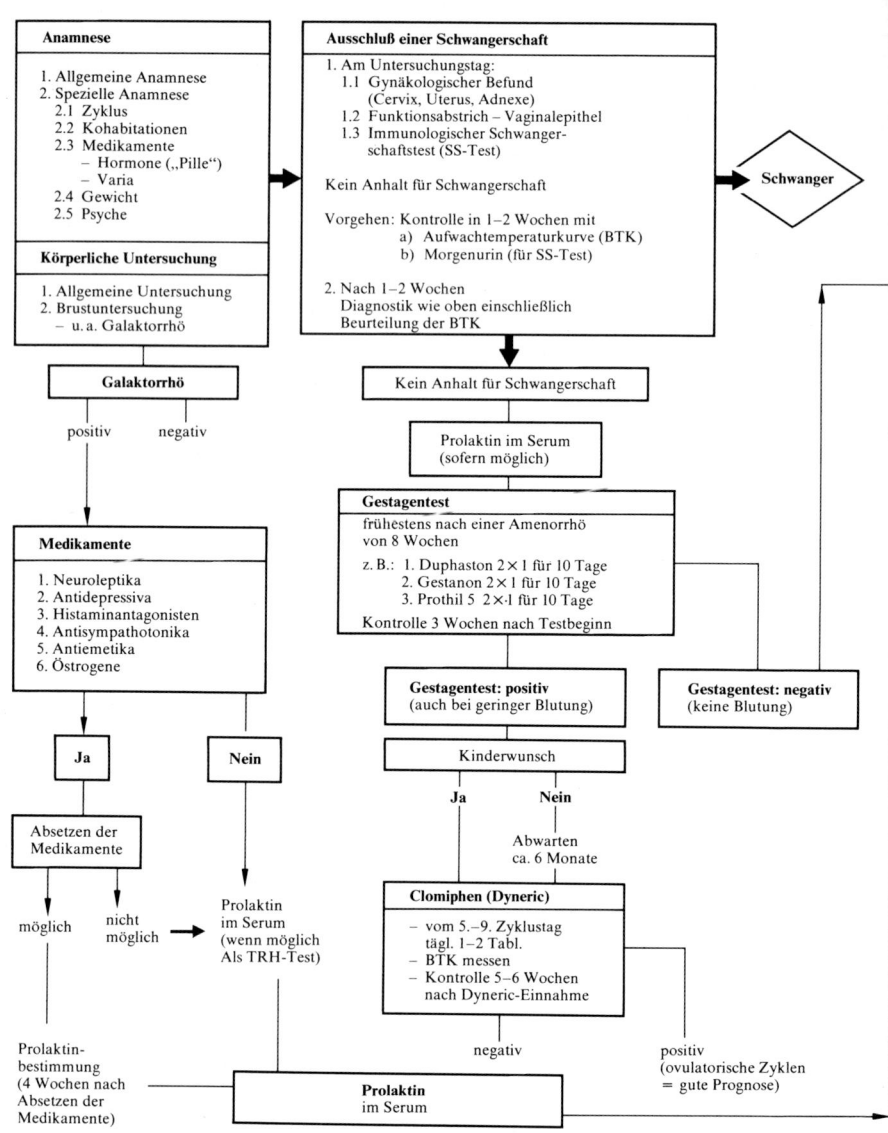

Anamnese

1. Allgemeine Anamnese
2. Spezielle Anamnese
   2.1 Zyklus
   2.2 Kohabitationen
   2.3 Medikamente
      – Hormone („Pille")
      – Varia
   2.4 Gewicht
   2.5 Psyche

Körperliche Untersuchung

1. Allgemeine Untersuchung
2. Brustuntersuchung
   – u. a. Galaktorrhö

Ausschluß einer Schwangerschaft

1. Am Untersuchungstag:
   1.1 Gynäkologischer Befund
       (Cervix, Uterus, Adnexe)
   1.2 Funktionsabstrich – Vaginalepithel
   1.3 Immunologischer Schwanger-
       schaftstest (SS-Test)

   Kein Anhalt für Schwangerschaft

   Vorgehen: Kontrolle in 1–2 Wochen mit
       a) Aufwachtemperaturkurve (BTK)
       b) Morgenurin (für SS-Test)

2. Nach 1–2 Wochen
   Diagnostik wie oben einschließlich
   Beurteilung der BTK

Schwanger

Galaktorrhö

positiv   negativ

Kein Anhalt für Schwangerschaft

Prolaktin im Serum
(sofern möglich)

Medikamente

1. Neuroleptika
2. Antidepressiva
3. Histaminantagonisten
4. Antisympathotonika
5. Antiemetika
6. Östrogene

Gestagentest
frühestens nach einer Amenorrhö
von 8 Wochen
z. B.: 1. Duphaston 2 × 1 für 10 Tage
       2. Gestanon 2 × 1 für 10 Tage
       3. Prothil 5 2 ×·1 für 10 Tage
Kontrolle 3 Wochen nach Testbeginn

Gestagentest: positiv
(auch bei geringer Blutung)

Gestagentest: negativ
(keine Blutung)

Ja   **Nein**

Kinderwunsch

Ja   **Nein**

Absetzen der
Medikamente

Abwarten
ca. 6 Monate

möglich   nicht
           möglich

Prolaktin
im Serum
(wenn möglich
Als TRH-Test)

Clomiphen (Dyneric)

– vom 5.–9. Zyklustag
  tägl. 1–2 Tabl.
– BTK messen
– Kontrolle 5–6 Wochen
  nach Dyneric-Einnahme

Prolaktin-
bestimmung
(4 Wochen nach
Absetzen der
Medikamente)

**Prolaktin
im Serum**

negativ

positiv
(ovulatorische Zyklen
= gute Prognose)

Abb. 40. Flußdiagramm zur Abklärung und Behandlung der Post-pill-Amenorrhö bei der Frau. (Aus Runnebaum u. Rabe 1979)

130

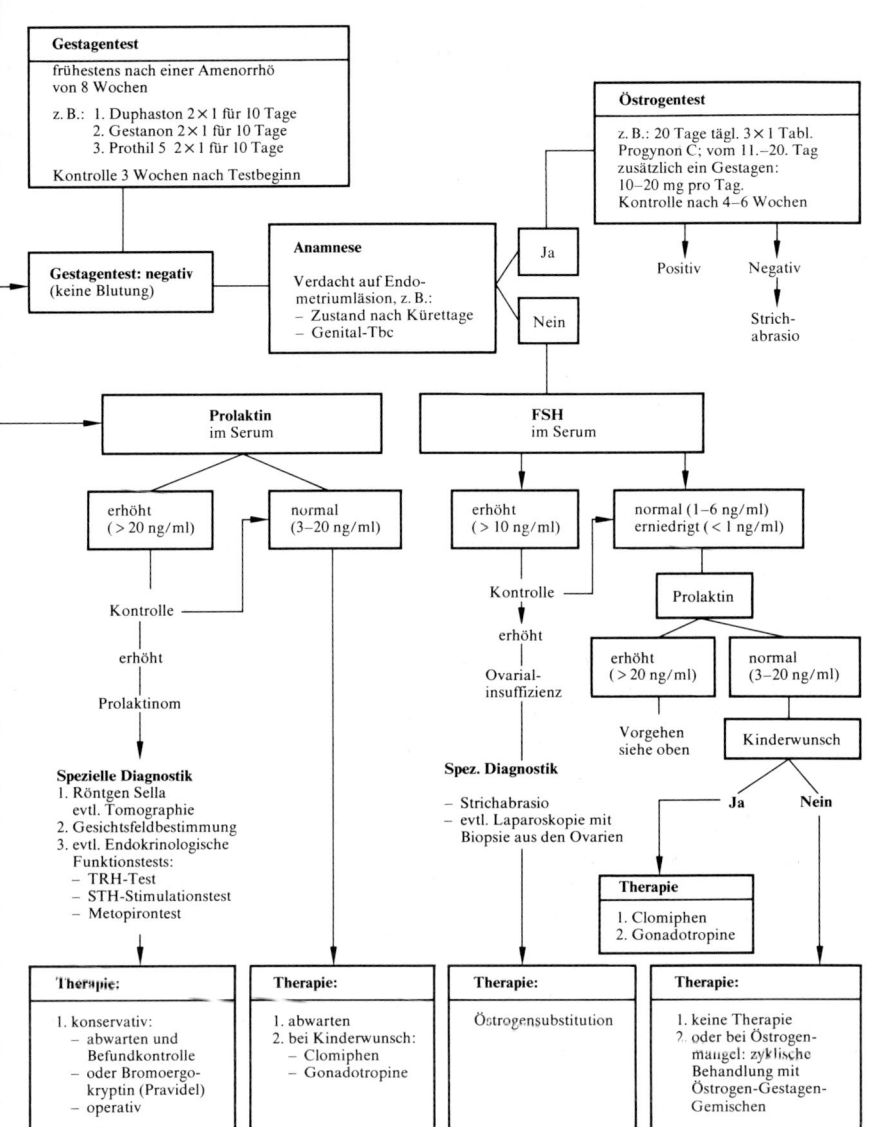

Gestagentest
frühestens nach einer Amenorrhö
von 8 Wochen
z. B.: 1. Duphaston 2× 1 für 10 Tage
2. Gestanon 2× 1 für 10 Tage
3. Prothil 5 2× 1 für 10 Tage
Kontrolle 3 Wochen nach Testbeginn

Östrogentest
z. B.: 20 Tage tägl. 3× 1 Tabl.
Progynon C; vom 11.–20. Tag
zusätzlich ein Gestagen:
10–20 mg pro Tag.
Kontrolle nach 4–6 Wochen

Gestagentest: negativ
(keine Blutung)

Anamnese
Verdacht auf Endo-
metriumläsion, z. B.:
– Zustand nach Kürettage
– Genital-Tbc

Ja

Nein

Positiv   Negativ

Strich-
abrasio

Prolaktin
im Serum

FSH
im Serum

erhöht
(> 20 ng/ml)

normal
(3–20 ng/ml)

erhöht
(> 10 ng/ml)

normal (1–6 ng/ml)
erniedrigt (< 1 ng/ml)

Kontrolle

erhöht

Prolaktinom

Kontrolle

erhöht

Ovarial-
insuffizienz

Prolaktin

erhöht
(> 20 ng/ml)

normal
(3–20 ng/ml)

Spezielle Diagnostik
1. Röntgen Sella
evtl. Tomographie
2. Gesichtsfeldbestimmung
3. evtl. Endokrinologische
Funktionstests:
– TRH-Test
– STH-Stimulationstest
– Metopirontest

Spez. Diagnostik
– Strichabrasio
– evtl. Laparoskopie mit
Biopsie aus den Ovarien

Vorgehen
siehe oben

Kinderwunsch

Ja   Nein

Therapie
1. Clomiphen
2. Gonadotropine

Therapie:
1. konservativ:
– abwarten und
Befundkontrolle
– oder Bromoergo-
kryptin (Pravidel)
– operativ

Therapie:
1. abwarten
2. bei Kinderwunsch:
– Clomiphen
– Gonadotropine

Therapie:
Östrogensubstitution

Therapie:
1. keine Therapie
2. oder bei Östrogen-
mangel: zyklische
Behandlung mit
Östrogen-Gestagen-
Gemischen

131

die Pille abgesetzt hatten. Bei den Patientinnen, die vor Einnahme der Pille regelmäßige Zyklen hatten, trat die erste Periode nach Absetzen der Pille durchschnittlich 6 Tage später als erwartet ein. Nur in einem dieser Fälle bestand die Post-pill-Amenorrhö länger als 6 Monate.

Häufig ist die Post-pill-Amenorrhö Ausdruck einer fortbestehenden Zyklusstörung, die durch Einnahme der Pille überdeckt wurde, z. B. Oligomenorrhö (Tabelle 76). Rey-Stocker (1981) konnte in einer prospektiven Studie mit Microgynon bei Jugendlichen zeigen (LH-RH und TRH-Tests sowie Prolaktin), daß es trotz Einnahme der Pille zu einer Reifung des hypothalamisch-hypophysären Systems kommt. Die Ovulationsrate und die Hormonspiegel waren nach Absetzen der Antikonzeption genauso hoch wie bei den altersentsprechenden unbehandelten Frauen. Widholm (1981) war der Meinung, daß auch bei einer Oligomenorrhö die Pille ohne Bedenken gegeben werden kann, da nach Absetzen der Pille die Mädchen die gleichen Hormonwerte haben wie die nicht behandelten.

Als häufigste Ursache einer Post-pill-Amenorrhö kommen funktionelle Störungen von Hypothalamus und Hypophyse in Frage. Seltenere Ursachen sind eine Hypothyreose, Adenome der Hypophyse (z. B. sog. Prolaktinome) oder die vorzeitige Erschöpfung der Ovarialfunktion. Ein Gradmesser für die Prognose dieser Amenorrhö ist die Höhe des endogenen Östrogenspiegels. Eine grob quantitative Beurteilung des Östrogenspiegels ist durch eine Untersuchung der Vaginalepithelien oder durch einen Gestagentest möglich. Ferner ist die Prognose abhängig vom Körpergewicht der Patientin.

Ein Schema zur Diagnostik und Therapie der Post-pill-Amenorrhö ist in Abb. 40 dargestellt. Bei Patientinnen mit Post-pill-Amenorrhö bietet sich bei positivem Gestagentest eine Behandlung mit Gestagenen vom 16.–25. Zyklustag über 3 Monate an. Östrogen-Gestagen-Kombinationen sind möglichst zu vermeiden, da dadurch die Dauer der Amenorrhö verlängert werden kann. Ohne Therapie liegt die Spontanheilungsrate der Post-pill-Amenorrhö bei 60–80%. Als Therapie einer Post-pill-Amenorrhö bei Patientinnen, welche die Amenorrhö nicht tolerieren, oder Frauen mit Kinderwunsch haben sich Stimovul, Fertodur und Dyneric bewährt. Unter Einnahme dieser Präparate kommt es in der Mehrzahl der Fälle zum Eisprung. Falls mit diesen Substanzen keine Ovulationen auslösbar sind (z. B. 3 Behandlungen mit Dyneric: jeweils vom 5.–9. Zyklustag 50–100 mg/Tag) und die Serumspiegel von Prolaktin und FSH normal sind, kommt zusätzlich oder allein eine Behandlung mit Gonadotropinen (HMG/HCG) in Betracht. Bei Frauen ohne Kinderwunsch ist während einer solchen Behandlung an eine geeignete Form der Kontrazeption zu denken.

5.2.7.3 Pille und Reisen

Bei Flugreisen, die mit einer größeren Zeitverschiebung einhergehen, ist je nach Art der Pille auf die Einnahmezeit zu achten. Dabei ist es eine Hilfe, die Uhr am Zielort erst nach Einnahme der Pille umzustellen, damit der gewohnte 24-h-Rhythmus eingehalten werden kann.

Bei häufigen Flugreisen (z. B. Stewardeß) sollte ein Pillentyp gewählt werden, dessen Wirkungsdauer auf 36 h bemessen ist. Dies trifft für alle Kombinationspräparate zu. Nicht geeignet ist bei diesen Frauen die Einnahme der Minipille, da die tägliche Einnahmezeit nicht um mehr als 3 Stunden pro Tag überschritten werden darf. Ebenfalls kann durch den Wechsel des Schlaf-Wach-Rhythmus die Wirksamkeit der Minipille beeinflußt werden. Unter solchen Umständen sollte überlegt werden, ob nicht eine andere kontrazeptive Methode (z. B. IUP) in Frage kommt.

5.2.7.4 Pille und Sportlerinnen

Eine Beeinflussung des Konstitutionstyps durch den gezielten Einsatz oraler hormonaler Kontrazeptiva ist eine zu Beginn der 70er Jahre oft gehörte aber nicht fundierte Behauptung. Eine Verbesserung der sportlichen Leistungsfähigkeit der Frau durch die Pille im Sinne einer signifikanten anabolen Wirkung auf die Muskelkraft oder die Trainierbarkeit ist nicht zu erwarten. Der anabole Effekt der Östrogene und der Progestagene ist zu schwach, als daß sich hieraus therapeutische Konsequenzen ergeben könnten. Gestagenbetonte Präparate können eher zu einer Verschlechterung des Allgemeinbefindens führen wie Müdigkeit, Schwäche, Arbeitsunlust und depressive Verstimmung. Die Östrogene in der Pille entfalten eine geringe antiandrogene Wirkung. Dieses geschieht dadurch, daß die endogenen Androgene in erhöhtem Maß an das durch Östrogene stimulierte sexualbindende Globulin im Plasma gebunden werden und somit biologisch nur in begrenztem Umfang zur Verfügung stehen (Lauritzen 1977). Die unterschiedliche Östrogen-Gestagen-Relation der Präparate kann den Konstitutionstyp einer Frau also nicht beeinflussen. Ein Konstitutionstyp ist erblich vorgegeben und wird durch gleichgeschlechtliche Hormone nicht verändert.

Unter Dopinggesichtspunkten ist bei Leistungssportlern gegen die Einnahme oraler Kontrazeptiva nichts einzuwenden (Hammerstein 1977).

Obwohl die in den Hormonpräparaten enthaltenen Gestagene und Östrogene keinen direkten Einfluß auf Muskelkraft und Trainierbarkeit ausüben, ist ihnen dennoch eine gewisse positive Beeinflussung der Leistungsfähigkeit durch eine Stabilisierung des Zyklus oder durch eine Vorverlegung bzw. Verschiebung der Blutung nicht abzusprechen. Dies beruht darauf, daß die Frau gewöhnlich in der ersten Zyklusphase psychisch stabiler und leistungsbereiter ist als während der zweiten Zyklusphase, insbesondere prämenstruell.

5.2.7.5 Wechselwirkungen zwischen Pille und Medikamenten

Unerklärliche Blutungsanomalien unter Einnahme der Pille sind nicht selten durch die gleichzeitige Einnahme anderer Medikamente bedingt. Auch

Tabelle 77. Pharmakologische Prozesse, die die Wirksamkeit einer Substanz im menschlichen Organismus beeinflussen

Angriffspunkte	Wirkungsprinzip
Resorption	Fettlöslichkeit Passagezeit – Erbrechen – Diarrhö
Transport	Eiweißbindung
Metabolismus Leber	Abbau und Umbau Enzyminduktion Kompetitive Hemmung der abbauenden Enzymsysteme
Enterohepatischer Kreislauf	Sekretionsstörungen Resorptionsstörungen Passagezeit
Wirkort	Kompetitive Verdrängung am Rezeptor

manche „Pillenversager" trotz regelmäßiger Einnahme sind durch negative Wechselwirkungen mit Arzneimitteln erklärbar. Für diese wechselseitige Beeinflussung von Pille und Medikamenten werden eine Reihe von Wirkungsmechanismen diskutiert (Tabelle 77). Steroide werden zusammen mit den Fetten im Dünndarm resorbiert. Eine Beeinflussung der Fettresorption durch entsprechende Nahrungsmittel kann die biologische Verfügbarkeit des Steroids verändern. Gleichzeitig kann aufgrund einer verkürzten Passagezeit (z. B. durch eine Diarrhö) die Gesamtaufnahme des Steroids vermindert werden. Ebenfalls kann Erbrechen vor vollständiger Resorption der Steroidhormone die Aufnahme teilweise verhindern. Nach erfolgter Aufnahme des Steroids ins Blut kommt es zu einer reversiblen Bindung an Serumtransportproteine. Manche Pharmaka können die Steroide von ihren Transportproteinen kompetitiv verdrängen. Der Steroidmetabolismus spielt sich hauptsächlich in der Leber ab. Nach Glucuronidierung und Sulfatierung der Steroide werden diese über die Gallenflüssigkeit in den Darm ausgeschieden, die Steroidester durch Darmbakterien gespalten und die freien Steroide wieder resorbiert (enterohepatischer Kreislauf). In der Leber kann der Steroidabbau durch Enzyminduktion der abbauenden Enzymsysteme beschleunigt werden. Nach Hempel u. Klinger (1976) sind gegenwärtig 300 Verbindungen bekannt, welche die mikrosomalen Enzymsysteme der Leber stimulieren. Diese Befunde stammen jedoch vorzugsweise aus Tierversuchen. Der enterohepatische Kreislauf kann durch Sekretionsstörungen der Leber, Resorptionsstörungen im Darm, Störungen des Steroidmetabolismus im Darm infolge einer veränderten Darmflora (z. B. bedingt durch Nahrungs-

134

mittel, Antibiotika) sowie durch eine entsprechend beschleunigte Passagezeit beeinflußt werden. Nicht zuletzt ist eine kompetitive Verdrängung der Steroide am Wirkort d. h. am zellulären Rezeptor möglich.

In Tabelle 78 sind die Pharmaka zusammengestellt, die die Wirkung der Pille herabsetzen und unter Umständen auch aufheben; der jeweilige Wirkungsmechanismus wird gleichzeitig angegeben. Andererseits kann die Pille auch die Wirkung von Medikamenten vermindern oder verhindern. Dies ist für Antidiabetika, Antikoagulanzien, Insulin, Trijodthyronin und Guanethidin bekannt. Durch eine verzögerte Ausscheidung einiger Medikamente unter Einfluß der Pille kann deren Wirkung verstärkt werden (z. B. Promazin und Meperdin).

Aufgrund dieser vielseitigen Wechselwirkungen zwischen Pille und manchen Medikamenten ist bei der Verordnung der Pille die Medikamentenanamnese der Patientin unbedingt erforderlich.

Bei regelmäßiger Einnahme der Pille sind Schmierblutungen oder gelegentlich eine Hypomenorrhö als erste Zeichen einer herabgesetzten Verfügbarkeit des Steroids am Endometrium zu werten. Eine mögliche Interaktion mit Medikamenten ist dann auszuschließen. Der sichere Beweis, daß die dem Organismus zur Verfügung stehende Steroidmenge durch ein Medikament entscheidend herabgesetzt wurde, ist leider erst dann gegeben, wenn eine Schwangerschaft eingetreten ist.

5.2.7.6 Androgenisierungserscheinungen bei der Frau

Unter dem Überbegriff Androgenisierungserscheinungen werden verschiedene Symptome zusammengefaßt: Akne, Seborrhö, Alopezie, Hirsutismus und Virilisierung (Tabelle 79). Akne und Seborrhö können erste Anzeichen einer vermehrten Androgenbildung sein. Bei anhaltend erhöhter Androgenproduktion bildet sich ein Hirsutismus und später eine Virilisierung.

5.2.7.6.1 Androgenstoffwechsel

Die gemeinsame Ursache dieser Erkrankungen ist in der Mehrzahl der Fälle in Störungen des Androgenstoffwechsels zu suchen. Unter den Androgenen faßt man eine Gruppe von C_{19}-Steroiden zusammen, die an der Ausprägung der männlichen Geschlechtsmerkmale beteiligt sind. Bei normalen Frauen ist das Testosteron etwa zur Hälfte an der Gesamtandrogenpotenz beteiligt (Rosenfield 1973); die übrigen Androgene sind: 5α-Dihydrotestosteron, Androstendion, Androst-5-en-3β-17β-diol (Δ^5-diol), Dehydroepiandrosteron und dessen Sulfat. Das Testosteron ist ein starkes, wogegen das Androstendion nur ein schwaches Androgen ist. Androstendion wird allerdings in beträchtlicher Menge vom Ovar produziert und vorwiegend in Testosteron und Östron umgewandelt. Das Dehydroepiandrosteron ist in seiner Wirkung sehr schwach; sein Bildungsort ist haupt-

Tabelle 78. Interaktion der Pille mit Medikamenten. Zusammenstellung der Pharmaka und ihrer möglichen Einwirkungsmechanismen. (Nach Nourypharma 1977)

Beeinflussende Substanz	Hinweis auf eine Beeinflussung	Möglicher Einwirkungsmechanismus
Analgetika		
Aminophenazon	Durchbruchblutung	Enzyminduktion
Phenacotin?	Durchbruchblutung?	Enzyminduktion
Antiepileptika		
Methylphenobarbital	Durchbruchblutung,	Enzyminduktion
Phenobarbital	Kontrazeptive Versager	
Phenytoin		
Primidon		
Antimigränemittel		
Dihydroergotamin	Kontrazeptive Versager (1 Fall bekannt)	Enzyminduktion
Antibiotika und Tuberkulosemittel		
Ampicillin	Kontrazeptive Versager (3 Fälle bekannt)	Änderung im Östrogenstoffwechsel
Chloramphenicol	Durchbruchblutung, kontrazeptive Versager (1 Fall bekannt)	Enzyminduktion?
Neomycin?	Durchbruchblutung	Enzyminduktion?
Nitrafurantoin		
Phenoxymethylpenicillin?		
Rifampicin	Durchbruchblutung, kontrazeptive Versager	Enzyminduktion
Streptomycin	Kein Hinweis auf eine Interaktion	
Sulphamethoxypridazin	Kontrazeptive Versager (1 Fall bekannt)	Enzyminduktion?
Tranquilizer		
Chlordiazepoxid	Durchbruchblutung?	Enzyminduktion?
Neprobamat	Kontrazeptive Versager	Enzyminduktion?
Antiasthmatika	Der asthmatische Zustand verschlechtert sich manchmal	Nicht bekannt
Antikoagulanzien		
Dicoumarol	Reduzierter Antikoagulationseffekt	Nicht bekannt
Antiepileptika	Veränderungen in der antiepileptischen Wirkung möglich	Veränderung in der Flüssigkeitsretention?

Tabelle 78. (Fortsetzung)

Beeinflussende Substanz	Hinweis auf eine Beeinflussung	Möglicher Einwirkungsmechanismus
Antidepressiva		
Imipramin	Antidepressiver Effekt vermindert; Entwicklung von toxischen Wirkungen (wurde mit Östrogen allein gesehen)	Enzyminduktion?
Antihypertonika		
Guanethidin	Durch Kontrazeptiva bedingte Hypertonie kann mit Guanethidin nur unzureichend behandelt werden	Hypertonie möglicherweise aufgrund von Änderungen im Renin-Angiotensin-System
Hypoglykämische Substanzen		
Insulin Orale Antidiabetica	Die Wirkung dieser Substanzen wird manchmal durch die von oralen Kontrazeptiva ausgelöste Hyperglykämie vermindert	
Vitamine		
Pyridoxin (Vitamin B_6)	Unerwünschter Anstieg im Aminosäurekatabolismus möglich?	

sächlich die Nebenniere. Die biologisch aktive Androgenform in der Zelle stellt das Dihydrotestosteron dar (Abb. 41). Im peripheren Blut beträgt das Verhältnis von Dihydrotestosteron zu Testosteron 1:10.

Die rhythmischen Schwankungen der verschiedenen Androgene sind in Tabelle 80 dargestellt (Judd 1977).

5.2.7.6.2 Hormontherapie

Die unterschiedlichen Angriffspunkte der Hormonpräparate, die zur Behandlung von Androgenisierungserscheinungen eingesetzt werden können, sind in Tabelle 81 aufgeführt. Die positive Wirkung der Ovulationshemmer auf Akne und manchmal auf Hirsutismus beruht auf einer Unterdrückung der Androgenproduktion. Diese wird in erster Linie über eine Hemmung der Gonadotropinsekretion der Hypophyse und in zweiter Linie durch eine direkte Beeinflussung der Steroidgenese des Ovars erreicht. Die Synthese von Testosteron und Androstendion wird um 50% herabgesetzt.

Tabelle 79. Vergleich von Definition, Symptomen und Ätiologie des Hirsutismus, Virilisierung und Hypertrichose

	Hirsutismus	Virilisierung	Hypertrichose
Definition	Vermehrte Körperbehaarung an gewissen Prädeliktionsstellen, Umwandlung des Flaumhaars in dickeres, krauses und stärker pigmentiertes Terminalhaar	Primäre und sekundäre Differenzierung der weiblichen äußeren Genitalien sowie des Körperbaus in männliche Richtung	Allgemeine oder lokale Vermehrung der Körperbehaarung, bei der die Gesichts- und Sexualbehaarung nicht überwiegend betroffen ist. Zunahme des weicheren, hellen Sekundärhaars
Symptome	1. Vermehrter Haarwuchs an: – Oberlippe – Kinn – Mittellinie – Pubes – Oberschenkel 2. Haarausfall im Bereich der Kopfhaut (Geheimratsecken) 3. Vermehrte Sebumproduktion und Akne	1. Wichtige Symptome – Klitorishypertrophie – tiefe Stimme 2. Fakultative Symptome – Hirsutismus – Seborrhö – Maskuliner Habitus – Temporale Alopezie – Amenorrhö	Siehe Definition
Äthiologie	Androgenbedingt: Entweder vermehrte Androgenbildung oder erhöhte Endorganempfindlichkeit	Vermehrte Androgenbildung	Übermäßige Reaktion des Haarfollikelapparats bei verschiedenen Erkrankungen. Androgene spielen keine wesentliche Rolle

Selten kommt es bei der Einnahme der Pille zu einer Akne und/oder zu einer leichten Zunahme der Körperbehaarung. Dies ist insbesondere bei gestagenbetonten Kontrazeptiva in Abhängigkeit vom Konstitutionstyp beobachtet worden. Solche Erscheinungen werden bei einigen Progestagenen aus der 19-Nor-Testosteron-Reihe beschrieben. Deshalb ist in einer solchen Situation eine Pille mit einem neutralen oder einem antiandrogen wirksamen Gestagen (z. B. Chlormadinonacetat oder Cyproteronacetat) zu wählen.

Nach einer Untersuchung von Bruchovsky (1979) an der Rattenprostata besteht die antiandrogene Wirkung des Cyproteronacetats in einer Inaktivierung des Androgenrezeptorkomplexes. Der inaktivierte Komplex kann dann nicht mehr in den Zellkern aufgenommen werden.

Tabelle 80. Rhythmische Schwankungen der Androgene im Serum der Frau. (Nach Judd 1977)

Rhythmik	Testosterone	Androstendion	DHEA
Interdian (weniger als 1 Tag)	Kleine zufällige Schwankungen Kein Zusammenhang mit LH oder Kortisol	Mittlere Schwankungen Zusammenhang mit Kortisol, nicht mit LH oder Testosteron	Große Schwankungen Enger Zusammenhang mit Kortisol
Diurnal (1 Tag)	Signifikante Schwankung aller 3 Steroide, die mit dem Kortisolrhythmus korrelieren		
Ultradian (mehr als 1 Tag)	Die Spiegel von Testosteron und Androstendion liegen in Zyklusmitte signifikant höher als an Zyklusanfang oder Zyklusende		Keine Schwankungen während des Zyklus

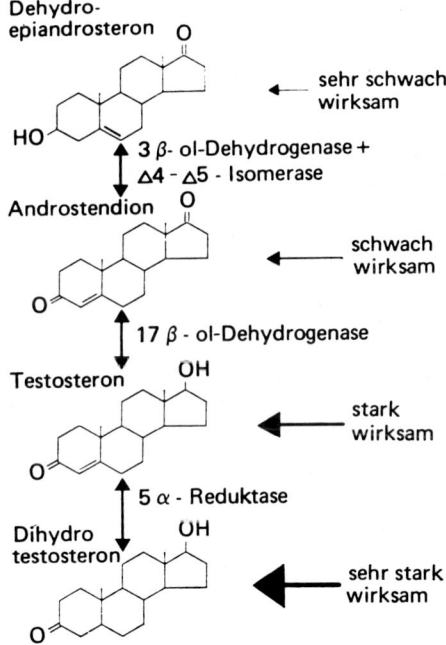

Abb. 41. Androgenbiosynthese in der Haut. Haut und Talgdrüsen sind in der Lage, aus biologisch unwirksamen und nur sehr schwach wirksamen Steroiden Testosteron und Dihydrotestosteron zu synthetisieren. Alle dazu erforderlichen Enzyme konnten nachgewiesen werden. (Aus Neumann u. Lachnit-Fixon 1978)

139

Tabelle 81. Wirkungsweise der verschiedenen Substanzen zur Behandlung von Androgenisierungserscheinungen

Substanz	Wirkung
Östrogene	Lokale Wirkung auf die Haut (weniger auf die Talgproduktion) Vermehrte Bildung von SHBG (sex steroid binding globulin) in der Leber → Anteil des freien Testosterons im Blut wird gesenkt. Östrogene + Gestagene: Hemmung der hypophysären Gonadotropinausschüttung → Wegfall der stimulierenden Wirkung von LH auf die ovarielle Androgenproduktion
Spezielle Gestagene (Antiandrogene)	
Cyproteronacetat	Inaktivierung des Androgenrezeptorkomplexes im Zytoplasma der Zelle → der inaktivierte Komplex kann nicht in den Zellkern aufgenommen werden.
Chlormadinonacetat	Antiandrogene Wirkung
11α-Hydroxyprogesteron	Hemmstoff der 5α-Reduktase → Hemmung der Dihydrotestosteronbildung (Tamm 1979)

Akne. Zur Behandlung von Akne und Seborrhö ohne gleichzeitig bestehenden Hirsutismus stehen heute wirksame Hormonpräparate zur Verfügung. Je nach Art und Schweregrad der Erkrankung muß man sich vor der Verordnung solcher Präparate fragen, ob nicht eine weniger eingreifende dermatologische Behandlung ebenso zum Ziel führen kann. Bei der Behandlung von Akne- und Seborrhöformen ist somit eine Zusammenarbeit zwischen Dermatologen und Gynäkologen erforderlich, da diese Erscheinungen auch Symptome anderer Krankheiten sein können.

Vor der hormonalen Behandlung von Akne und Seborrhö ist gewöhnlich keine endokrinologische Diagnostik erforderlich, sofern nicht weitere Symptome wie Zyklusstörungen oder Hirsutismus vorliegen. Die Entscheidung, ob bei einer jungen Patientin mit Akne und anovulatorischer Oligomenorrhö eine hormonale Behandlung in Frage kommt, hängt vom Schweregrad der Erkrankung und vom Erfolg einer dermatologischen Behandlung ab. Bei anovulatorischer Oligomenorrhö sollte vor einer hormonalen Behandlung die Prolaktinbestimmung durchgeführt werden.

Für die Behandlung der Akne ist häufig der Einsatz von östrogenbetonten Kontrazeptiva ausreichend. Unter der Pilleneinnahme tritt gewöhnlich nach 2–3 Monaten eine deutliche Besserung und häufig eine Heilung der Akne ein. Durch die Wahl spezieller Präparate, die Gestagene aus der Reihe des 17α-Hydroxyprogesteronacetat enthalten, wie z.B. Chlormadinonacetat (Eunomin) und Cyproteronacetat (Diane), ist in hart-

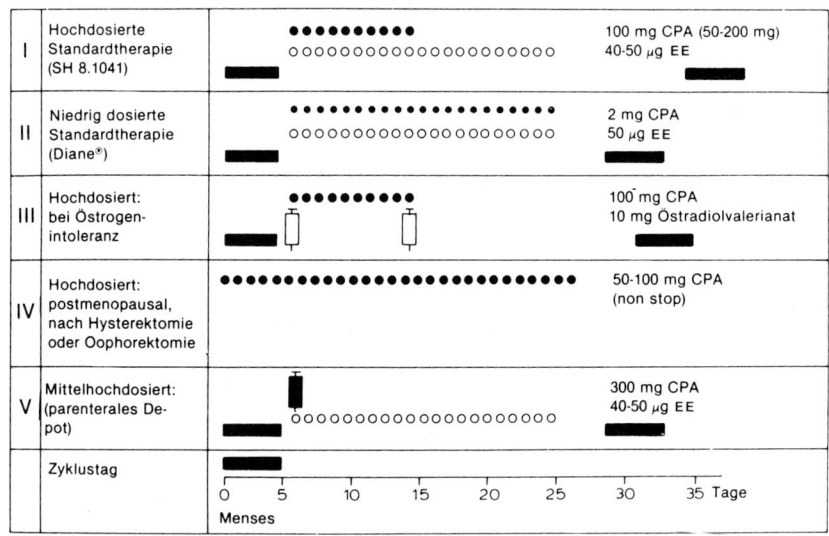

I	Hochdosierte Standardtherapie (SH 8.1041)	●●●●●●●●●● ○○○○○○○○○○○○○○○○○○○○○○○○ ▬▬▬	100 mg CPA (50-200 mg) 40-50 μg EE ▬▬▬
II	Niedrig dosierte Standardtherapie (Diane®)	●●●●●●●●●●●●●●●●●●●●●● ○○○○○○○○○○○○○○○○○○○○○ ▬▬▬	2 mg CPA 50 μg EE ▬▬▬
III	Hochdosiert: bei Östrogen- intoleranz	●●●●●●●●●● ▬▬ ⌷ ⌷	100 mg CPA 10 mg Östradiolvalerianat ▬▬▬
IV	Hochdosiert: postmenopausal, nach Hysterektomie oder Oophorektomie	●●●●●●●●●●●●●●●●●●●●●●●●●●●●●●●●●●	50-100 mg CPA (non stop)
V	Mittelhochdosiert: (parenterales De- pot)	▮ ○○○○○○○○○○○○○○○○○○○○○○○○ ▬▬▬	300 mg CPA 40-50 μg EE ▬▬▬
	Zyklustag	▬▬▬ 0 5 10 15 20 25 30 35 Tage Menses	

Abb. 42. Zusammenstellung der unterschiedlichen Behandlungsschemata mit Cyproteronacetat (*CPA*) bei der Frau. (Aus Hammerstein et al. 1979)

näckigen Fällen ein Therapieerfolg schneller zu erreichen. In seltenen Fällen ist eine Kombination von Diane bzw. Progynon C mit Androcur (=25–50 mg Cyproteronacetat entsprechend ½–1 Tbl. Androcur pro Tag) zu verabreichen (Tabelle 82, Abb. 42).

Alopezie. Infolge der vermehrten Androgenbildung kann es auch zu einem mehr oder weniger ausgeprägten Haarausfall kommen. Nach Orfanos (1979) können beim weiblichen Haarausfall zwei verschiedene Lokalisationstypen beobachtet werden. Zum einen handelt es sich um das Alopeziemuster vom männlichen Typ (male pattern), wobei es zur Ausbildung der bekannten Geheimratsecken (Alopecia triangularis) und der sog. Tonsur (im zentroparietalen Bereich der Kalotte) kommt (Abb. 43). Diese Bezirke verlieren allmählich ihre Haare, breiten sich aus und verbinden sich so, daß temporal und okzipital nur noch ein Haarkranz verbleibt. Der männliche Typ des sog. „androgenetischen Haarausfalls" kommt sowohl bei Männern als auch bei Frauen vor, ist jedoch bei Männern stärker ausgeprägt und kann zur völligen Kahlheit führen. Der Haarausfall vom weiblichen Typ (female pattern) tritt diffus auf (Alopecia diffusa), er kommt ebenfalls vermehrt im zentroparietalen Bereich der Kalotte vor, aber ohne Ausbildung von Geheimratsecken.

In den meisten Fällen von Haarausfall lassen sich erhöhte Androgenspiegel (Testosteron und Dehydroepiandrosteronsulfat im Blut) nicht

Tabelle 82. Vergleich, Indikation und Dosierung von Präparaten, die zur Behandlung von Androgenisierungserscheinungen bei der Frau geeignet sind (Zt = Zyklustag)

	Chlormadinonacetat (CM)		Cyproteronacetat (CA)	
Präparate	Eunomin	Kombination von 100 µg MES 2 mg CM	Diane	Kombination von 50 µg EE 2 mg CA
	Menova	Kombination von 20 µg EE 2 mg CM	Androcur	50 mg CA pro Tabl.
	Gestamestrol	Kombination von 100 µg MES 3 mg CM		
Indikation	Akne, Seborrhö		Diane	Akne, Seborrhö
			Androcur	Akne, Seborrhö Haarausfall Hirsutismus
Dosierung	Menova	2 Tabl. vom 5.–25. Zt		Androcurschema (nach Hammerstein): 40 µg/EE vom 5.–25. Zt ½–2 Tabl. Androcur vom 5.–14. Zt Anstelle von 40 µg EE kann auch Ediwal oder Diane gegeben werden.
Spezielle Applikation				1. Gastrische Östrogenintoleranz: Vom 5.–14. Zt 100 mg CA, am 5. und 14. Zt 10 mg Estradiolvalerianat i.m. (Progynon Depot 10 mg) 2. Postmenopausal, nach Hysterektomie und nach Ovariektomie: Kontinuierliche Gabe von Androcur 3. Therapieresistenter Hirsutismus (keine Besserung auf orale CA-Therapie): 40 µg EE vom 5.–24. Zt, am 5. Zt 300 mg CA i.m.

Tabelle 82. (Fortsetzung)

	Chlormadinonacetat (CM)	Cyproteronacetat (CA)
Anmerkungen	Bei üblicher Indikation für o. g. Präparate keine endokrinologische Diagnostik erforderlich. Vorstellung beim Dermatologen? Einnahme nach vorgegebenem Schema	Diane Bei üblicher Indikation (Akne, Seborrhö) keine endokrinologische Diagnostik erforderlich. Vorstellung beim Dermatologen? Strenge „Pillenpause" von 7 Tagen, danach erneute Einnahme Androcur Vor Androcurtherapie evtl. endokrinologische Diagnostik (siehe Text) Beginn der Behandlung nach Messung der Basaltemperatur und sicherer Regelblutung; Schwangerschaftstest? Keine strenge „Pillenpause"; besser Blutung abwarten und am 5. Zyklustag erneut beginnen

Tabelle 83. Endokrinologische Testverfahren zur Lokalisierung der Androgenbildung bei Androgenisierungserscheinungen der Frau

Endokrinologische Funktionstests
– Standardisierte Androgenbasalwerte (Testosteron, Dehydroepiandrosteronsulfat oder 17-Ketosteroide im 24-h-Urin), evtl. freies Testosteron, Androstenodion, Dehydroepiandrosteron
– Dexamethason-, evtl. ACTH-. Metopiron-, Dexamethason-, HCG-Test
– LH-RH-Test
– Selektive Katheterisierung ovarieller und adrenaler Venen zur Blutentnahme und Steroidbestimmung – intraoperativer Dexamethasontest

Ovardiagnostik
– Laparaskopie
– Ultraschalltomographie
– Computertomographie

Nebennierendiagnostik
– Szintigraphie
– Tomographie
– Ultraschalltomographie
– Computertomographie
– Angiographie

nachweisen. In jedem Fall sind toxische Einflüsse und andere Erkrankungen (z. B. Schilddrüsendysfunktion) auszuschließen. Von der antiandrogenen Hormontherapie (Diane, Eunomin) ist in etwa 40% der Fälle eine Besserung des Zustands zu erwarten. Zur weiteren Diagnostik und Therapie bei Alopezieformen der Frau wird auf eine Übersichtsarbeit von Rabe u. Runnebaum (1981) verwiesen.

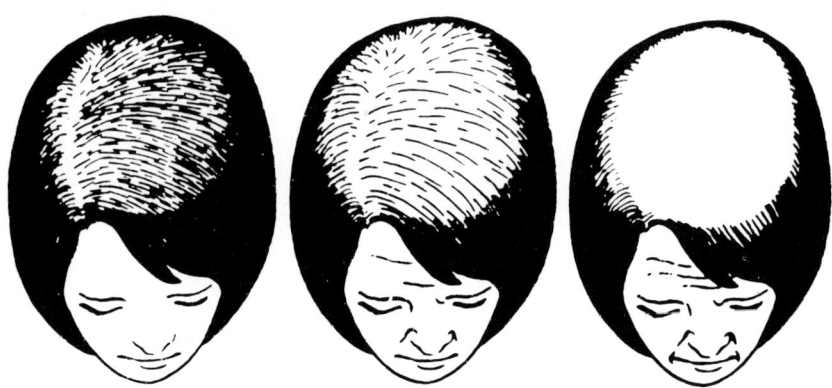

Abb. 43. Schematische Darstellung der drei Grade der weiblichen Formen der androgenetischen Alopezie. (Nach Ludwig 1977)

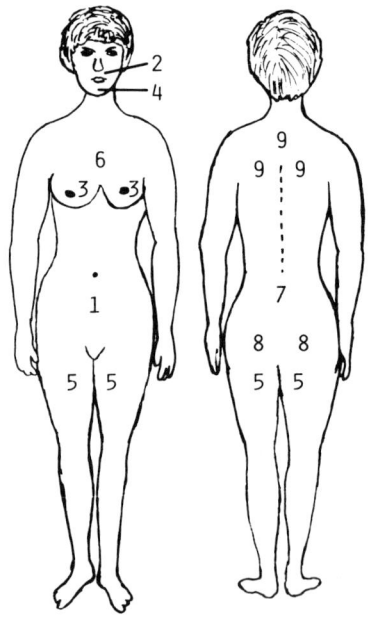

Abb. 44. Schweregrade beim Hirsutismus. Die in ( ) angegebenen Symptome sind fakultativ. Grad I: *1*, Haarstraße vom Genitalbereich bis zum Nabel; (*2*), Oberlippenbehaarung; (*3*), Perimammilläre Behaarung. Grad II: *1, 2, 3; 4.* Kinn; *5.* Innenseite der Oberschenkel. Grad III: *1, 2, 3, 4, 5; 6,* Praesternal; *7,* Rücken (Lendenwirbelsäule); *8,* Gesäß; *9,* Schulter

Hirsutismus. In der Mehrzahl der Fälle ist ein Hirsutismus der Frau durch erhöhte Androgenspiegel bedingt. Bei der Ausprägung des Hirsutismus spielen familiär-konstitutionelle Faktoren ebenfalls eine Rolle. In dieser Gruppe von Frauen, bei denen auch häufig Zyklusstörungen vorkommen, ist eine sorgfältige Erhebung der Anamnese und der klinischen Befunde notwendig. Eine möglichst objektive Einstufung des Hirsutismus nach Schweregraden ist für die Wahl der geeigneten Behandlungsmethode notwendig. Ein Einteilungsschema nach Schweregraden aufgrund der Lokalisation ist in Abb. 44 dargestellt. Die Differenzierung der Behaarungsstärke kann unter Angabe der Lokalisation durch Kreuze erfolgen (xxx = stark behaart; xx = mittelstarke Behaarung; x = leicht vermehrte Behaarung). Weiterhin sollte bei diesen Patientinnen in der ersten Zyklushälfte (3.–5. Zyklustag) eine Bestimmung von Testosteron und Dehydroepiandrosteronsulfat im Serum erfolgen. Es empfiehlt sich hierbei, 3 Blutproben im Abstand von ½ h zu entnehmen und das Blut vor der Analyse zu poolen; hierdurch werden Schwankungen der Androgenspiegel für die Beurteilung des Krankheitsbildes kompensiert. Durch die klinische Beurteilung des Erscheinungsbildes sowie durch die Hormonbestimmungen soll ein androgenproduzierender Tumor von Ovar und Nebenniere ausgeschlossen wer-

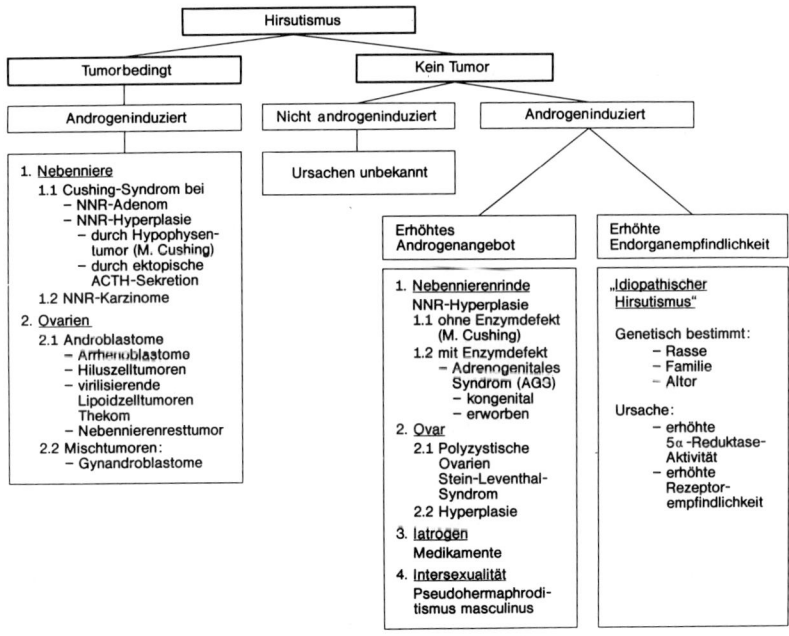

Abb. 45. Ätiologie des Hirsutismus. (Aus Rabe u. Runnebaum 1980a)

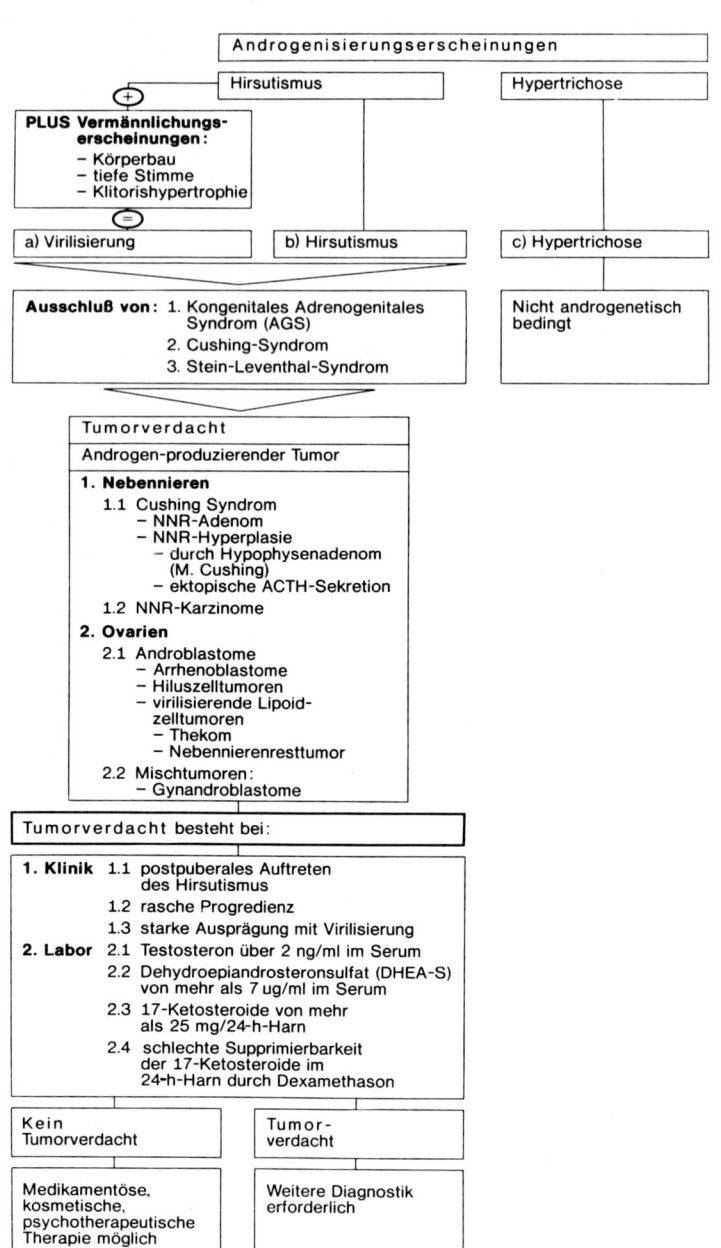

Abb. 46. Differentialdiagnostisches Vorgehen bei Verdacht auf einen androgenproduzierenden Tumor. (Aus Rabe u. Runnebaum 1980a)

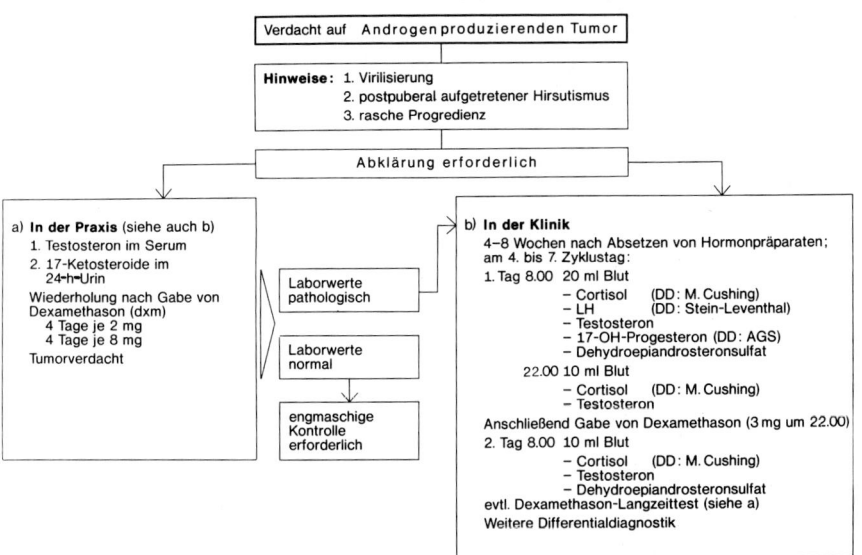

Abb. 47. Endokrinologische Differentialdiagnostik bei Patientinnen mit Androgenisierungserscheinungen. (Aus Rabe u. Runnebaum 1980 a)

den (Abb. 45 und 46). Dazu hat sich unter den zur Verfügung stehenden Funktionstests von Ovar und Nebenniere mit gewisser Einschränkung der Dexamethasontest bewährt (Tabelle 83). Durch den in der Abb. 47 dargestellten Dexamethasonkurztest einschließlich der unterschiedlichen Hormonbestimmungen können ein Cushing-Syndrom (aufgehobener Kortisoltagesrhythmus sowie Dexamethasonsupprimierbarkeit von Kortisol), ein Stein-Leventhal-Syndrom (erhöhte Testosteron- und Androstendionspiegel sowie erhöhtes LH), ein adrenogenitales Syndrom (17-Hydroxyprogesteron erhöht) und weiterhin ein androgenproduzierender Ovar- und/oder Nebennierentumor (DHEA-S erhöht) weitgehend ausgeschlossen werden.

Tabelle 84 enthält einen Vergleich der Ätiologie, Anamnese, Klinik und Diagnostik des adrenogenitalen Syndroms, des Cushing Syndroms sowie des Stein-Leventhal-Syndroms.

Nach Ausschluß eines Tumors als Ursache für die erhöhte Androgenbildung ist eine weitere Differenzierung zwischen einer ovariellen und einer adrenalen Herkunft der Androgene für die Therapie nicht mehr so wichtig, da meistens Kombinationen von Östrogenen und Antiandrogenen zur Anwendung kommen (Abb. 41, Tabelle 82).

Bei der Behandlung von hirsuten Frauen ist an die Durchführung einer gewöhnlich langdauernden Hormontherapie mit fragwürdigem oder vor-

147

Tabelle 84. Vergleich von kongenitalem adrenogenitalem Syndrom (AGS), Morbus Cushing und Stein-Leventhal-Syndrom. (Aus Rabe u. Runnebaum 1980)

	Kongenitales adrenogenitales Syndrom (AGS)	Cushing-Syndrom	Stein-Leventhal-Syndrom
1) *Definition*	Überbegriff für Erkrankungen, die durch einen Enzymdefekt der Nebennieren-Steroidproduktion und daraus resultierende Überproduktion von Androgenen entstehen	Primärer oder sekundärer Hyperadrenokortizismus. Entweder NNR-Hyperplasie durch basophiles Hypophasenadenom (M. Cushing; selten) oder NNR-Adenom	Polyzystische Veränderung der Ovarien mit Hormonstörung und Amenorrhö
2) *Ätiologie*	Enzymdefekt in der Nebennierenrinde mit vermehrter Produktion der Vorstufen und Mangel an Steroiden, die dem Enzymdefekt nachgeordnet sind	Umstellung des Stoffwechsels auf Eiweißaufbau zu überwiegender Glukoseproduktion und damit indirekt vermehrter Fettablagerung	Ätiologie noch nicht vollständig geklärt. Ovarieller Enzymdefekt der Steroidgenese?
3) *Anamnese* Wachstum	Bis zum 10. Lebensjahr größer als der Klassendurchschnitt, dann Wachstumsstillstand infolge frühzeitigen Epiphysenschlusses	o. B.	o. B.
Scham- und Achselbehaarung	Verfrüht (meist 2.–3. Lebensjahr), später virile Körperbehaarung und Bartwuchs	o. B. (siehe unten)	o. B. (siehe unten)
Mammaentwicklung	Fehlt	o. B.	o. B.
Zyklusstörung	Primäre Amenorrhö (selten stark verzögerte Menarche)	Amenorrhö (70%)	Primäre, sekundäre Amenorrhö oder Oligomenorrhö (ca. 50%)
Sterilität	Nur bei entsprechender Therapie Gravidität möglich	Nur bei entsprechender Therapie Gravidität möglich	Sterilität (70%), fertil bei entsprechender Therapie

148

Psyche	Normal weiblich bis „burschikos" männlich	Hochgradige allgemeine Leistungsschwäche, Müdigkeit, Hinfälligkeit, Antriebsarmut	Depressionen, Minderwertigkeitsgefühle
Libido	Normal	Libidoverlust	Libido oft gering oder fehlend
4) *Klinik* Größe	Unbehandelt: Kleinwuchs im Erwachsenenalter (s. o.)	o. B.	o. B.
Gewichtsverteilung	o. B.	Stammfettsucht (85%); Gewicht	Adipositas (40%)
Mammaentwicklung	Fehlt (stark verzögert erst unter Therapie)	o. B.	o. B.
Genitale	Penisartige Klitorishypertrophie aller Gradstärken. Infantiles, normal weibliches inneres Genitale	o. B.	Hypoplasie des Uterus, oft auch des äußeren Genitale, große polyzystische Ovarien (ein- oder beidseitig)
Androgenisierung	Klitorishypertrophie, virile Körperbehaarung und Bartwuchs, tiefe Stimme und evtl. Stirnglatze	Oft Hirsutismus	Hirsutismus (70%), oft Virilisierung
Blutdruck	o. B.	Hypertonie (80%)	o. B.
Striae	Keine	Rötlich gefärbte Streifen im Becken- und Gesäßbereich (60%)	Gelegentlich helle Streifen
Varia		Rotes, gerundetes Gesicht (Tomaten-, Vollmondgesicht) (90%), Ekchymosen, petechiale Blutungen, Osteoporose (70%)	
5) *Labor*	17-OH-Progesteron im Serum erhöht 17-Ketosteroide und Pregnantriol im 24-h-Urin erhöht	Kortisol im Serum (8^{00} und 22^{00}) erhöht. Schlechte Supprimierbarkeit durch Dexamethason	LH und Testosteron im Serum erhöht

übergehendem Erfolg der gleiche Maßstab anzulegen wie bei Durchführung einer Operation. Die Patientin ist über die Vor- und Nachteile der geplanten Behandlung sowie über mögliche Alternativen zu informieren; eine solche Information ist von entscheidender Bedeutung (Haftpflicht) bei auftretenden ernsthaften Nebenwirkungen, die von der Patientin selbst meistens nicht als schicksalhaft und unvermeidlich angesehen werden.

Ausschlaggebend für die Verordnung von Medikamenten ist es, daß der Stellenwert der Krankheit höher ist als eventuelle Schäden, die durch Nebenwirkungen des Präparats zu erwarten sind (Schmidt-Matthiesen 1979). Ein entscheidender Gesichtspunkt für die Verordnung ist somit der Leidensdruck der Patientin, der entweder von ihr selbst ausgeht oder durch ihre Umwelt (z. B. Freund, Ehemann) hervorgerufen wird. In diesem Sinne wird der Hirsutismus von van Dijik (1977) als „man made disease" bezeichnet. Durch den Hirsutismus werden junge Mädchen mit dem Gefühl konfrontiert, in der Konkurrenz mit anderen Mädchen nicht mehr bestehen zu können und von den Jungen ihrer Umgebung abgewiesen zu werden. Daß dieser Verlust an Weiblichkeit stark alters- und somit entwicklungsabhängig empfunden wird, beweist die Tatsache, daß der Hirsutismus vorwiegend junge Frauen stört, während in der Postmenopause ein Oberlippenbart häufig als physiologisch unumgänglich und somit als weniger störend empfunden wird.

Zunächst bietet sich als Alternative zur Hormonbehandlung die elektrische Epilation an, ein Verfahren, bei dem die Haarwurzel elektrisch verkocht wird. Der Einsatz dieser Behandlungsmethode scheint deswegen sinnvoll zu sein, da es sich beim Hirsutismus nicht um ein Wachstum neuer Haare, sondern um eine Umwandlung des kosmetisch unauffälligen, feinen Flaumhaars in das dickere, längere und meist dunkler pigmentierte Terminalhaar handelt. Die elektrische Epilation ist eine langwierige, häufig 1–2 Jahre dauernde Behandlung, die nur bei umschriebenen Behaarungsstörungen (z. B. Gesicht, Mammae, Genitalbereich, Oberschenkel) erfolgversprechend ist. Der Dauererfolg hängt von der Erfahrung und Sorgfalt des Operateurs ab. Zu Beginn der Epilationsbehandlung können ebenfalls antiandrogenhaltige Medikamente eingesetzt werden.

Als lediglich symptomatische Therapie kommen das Bleichen von dunklen Haaren und/oder die Rasur in Betracht. Nach Ansicht von Bosse (1979) wird durch chemische Enthaarungsmittel und durch Zupfen das Haarwachstum stimuliert; dies soll bei der Rasur nicht der Fall sein.

Wenn bei stärkerem Hirsutismus der Frau die Therapie erfolgversprechend sein soll, müssen cyproteronacetathaltige Medikamente in einer Dosierung von 50–100 mg pro Tag über 10 Tage (5.–14. Zyklustag) in Kombination mit Östrogenen (z. B. 40–60 µg Ethinylestradiol) eingesetzt werden. Diane (2 mg CA) und die chlormadinonacetathaltigen Präparate Eunomin, Gestamestrol oder Menova können nach 1- bis 2jähriger hochdosierter Antiandrogentherapie zur Erhaltung des Therapieerfolgs verordnet werden. Mit den genannten Präparaten ist in 60–70% der Fälle die erreichte Besserung zu erhalten. Die verschiedenen Präparate, Dosierungen und Therapieschemata sind in Tabelle 82 zusammengefaßt.

Die Erfolgsrate und die Nebenwirkungen einer Hormonbehandlung mit cyproteronacetathaltigen Präparaten (Diane und Androcur) wurde von Breckwoldt et al. (1978) untersucht. Bei Akne und Seborrhö konnte durch Verordnung von 2 mg Cyproteronacetat pro Tag (Diane) nach 12 Behandlungsmonaten bei nahezu allen Patientinnen eine Besserung oder Heilung erzielt werden, 60% bemerkten eine deutliche Besserung bereits nach 3 Monaten. Bei hirsuten Patientinnen wurde unter 100 mg Androcur im Zweistufenschema nach Hammerstein erst nach 6 Behandlungsmonaten von 60% und nach 12 Monaten von den meisten Frauen eine Besserung angegeben. Die Besserung ist jedoch nicht mit einem vollständigen Rückgang der Behaarungsstörung gleichzusetzen. Weiterhin ist zu beachten, daß der Rückgang der Behaarung nicht an allen befallenen Stellen des Körpers in gleichem Maße erfolgt. Am besten scheint die Haut der Oberlippe, des Kinns und der Mittellinie zu reagieren, dagegen spricht die Behaarung der Extremitäten auf diese Therapie nur wenig oder gar nicht an (Taubert u. Jürgensen 1978).

Während nach 3 Behandlungsmonaten (Diane sowie Androcur) etwa 30% der Patientinnen über Nebenwirkungen (Kopfschmerzen, Nausea, Gewichtszunahme, Spannungsgefühl in der Brust, Zyklusstörungen) klagen, geht die Häufigkeit dieser Erscheinungen nach 6monatiger Behandlung auf 10–13% und bei fortschreitender Therapie auf 7–10% zurück.

Vor Beginn der Hormontherapie ist es wichtig für die Patientin zu wissen, daß auch bei erzielter Besserung unter der Behandlung nach Absetzen des Medikaments in den meisten Fällen in 3 Monaten bis 2 Jahren wieder eine Verschlimmerung auftritt. In einzelnen Fällen kann nach Absetzen der Medikamente sogar ein Hirsutismus auftreten, der stärker ist als vor der Behandlung.

Es ist anzunehmen, daß zukünftige Untersuchungen zeigen werden, welche anderen Faktoren neben den Androgenen eine Rolle spielen beim vermehrten Haarwachstum der Frau. Noch ist der pathophysiologische Mechanismus für die Entstehung eines Hirsutismus wenig geklärt. Möglicherweise ergeben sich durch das weitere Studium der Physiologie des Haarfollikelapparats Ansatzpunkte für eine langandauernde Beeinflussung des Haarwachstums, z.B. eine selektive Inaktivierung der 5α-Reduktase in der Haut mit Hilfe von Medikamenten, die durch die Haut aufgenommen werden.

5.2.7.7 Pille bei kranken Frauen

Bei der kontrazeptiven Beratung kranker Frauen, z.B. Adipositas (per) magna, Hypertonie, thromboembolische Erkrankungen in der Anamnese, Erkrankungen der Leber, insulinpflichtiger Diabetes mellitus, ist zu klären, ob die Erkrankung der Patientin nicht eine absolute oder relative

Kontraindikation für die Verordnung der Pille darstellt. In solchen Fällen sollten andere kontrazeptive Methoden (z. B. Intrauterinpessare oder mechanisch/chemische Kontrazeption) vorgeschlagen werden (s. auch Kap. D).

5.2.8 Neue Entwicklungen auf dem Gebiete der hormonalen Kontrazeption

Während in den letzten 20 Jahren zahlreiche Progestagene gefunden wurden, die sich in ihren Stoffwechselwirkungen mehr oder weniger unterscheiden, eignen sich bis heute nur 2 Östrogene zur Ovulationshemmung. Auf der Suche nach neuen Östrogenen besteht das Ziel darin, die ovulationshemmende, zentrale Wirkung beizubehalten, aber eine Substanz zu finden, die nicht die peripheren Nebenwirkungen der Östrogene zeigt. Da dies bisher noch nicht gelungen ist, stand in den letzten Jahren bei der Entwicklung neuer hormonaler Kontrazeptiva die Frage im Mittelpunkt, wieweit man den Östrogenanteil der Pille senken kann, damit möglichst keine gesundheitsschädigenden Nebenwirkungen mehr auftreten, wobei aber gleichzeitig die kontrazeptive Sicherheit und eine akzeptable Zyklusregulation gewährleistet sind. Durch Reduktion des Östrogen- sowie des Progestagenanteils wurden eine Reihe von sogenannten Mikropillen (niedrig dosierte Kombinationspillen) auf den Markt gebracht, welche das Risiko von ernsthaften Komplikationen senken werden. Im Hinblick auf die Dosisreduktion von Östrogenen und Gestagenen bleibt jedoch anzumerken, daß in mancher Hinsicht über die synergistische Wirkung solcher Hormongemische im menschlichen Organismus noch wenig bekannt ist. Insbesondere sind die einzelnen Stoffwechselwirkungen der synthetischen Progestagene am Menschen wenig untersucht, und Befunde aus Tiermodellen sind nur zum groben Vergleich geeignet (Neumann 1978).

Eine neue galenische Form oraler kontrazeptiver Kombinationspräparate, die sog. Papierpille, wird bereits seit 1977 klinisch getestet. Es handelt sich dabei um briefmarkengroße Carboxymethylzellulosequadrate, die mit einer sorgfältig titrierten Lösung der Gestagen- und Östrogenkomponente getränkt sind. Von dieser neuen Zubereitungsform erhoffte man sich eine bessere Akzeptanz und damit eine konsequentere Einnahme.

In Zukunft dürfte die Entwicklung der hormonalen Kontrazeption Wege gehen, die den Einsatz von Östrogenen nicht einbeziehen. Erste vielversprechende Ansätze zur endokrinen Kontrazeption bieten einige Analoga der Releasinghormone (z. B. als Nasenspray).

5.3 Verhinderung der Fertilisierung

In diesem Kapitel werden Methoden behandelt, welche die Verschmelzung von Ei- und Samenzelle (Fertilisierung) verhindern. Hierzu zählen einmal Verhaltensmaßregeln, bei denen ein Koitus nur dann statthaft ist, wenn aufgrund der Zyklusphase kein Eisprung zu erwarten ist (periodische Enthaltsamkeit), oder der Koitus kurz vor der Ejakulation (Coitus interruptus) unterbrochen wird. Ferner ruft eine verlängerte Stillperiode in der Mehrzahl der Fälle eine sekundäre Amenorrhö hervor. Der Kontakt von Spermien und Gebärmutter kann auch durch lokal anwendbare Methoden verhindert werden, z. B. Abtöten der Spermien durch Spermizide. Ebenfalls läßt sich die Penetration der Spermien in den Zervikalkanal durch eine Veränderung des Cervixschleims (z. B. gestagenhaltige Scheidenringe) vermeiden. Eine Veränderung des Cervixschleims ist auch durch die systemische Gabe von Progestagen (Minipille) möglich. Inwiefern immunologische Methoden in Zukunft Bedeutung haben werden, ist noch unklar. Diese Methoden beruhen auf dem Absterben von Spermien bzw. einer Blockierung von Enzymsystemen der Spermatozoen, die zur Fertilisierung notwendig sind, oder auf einer Schädigung der Eizelle. Unter den Sterilisationsverfahren werden Methoden zusammengefaßt, bei denen der Eitransport durch die Tube unterbrochen oder der Fruchthalter (Uterus) entfernt wird.

5.3.1 Verhaltensmethoden

Das Prinzip der Verhaltensmethoden beruht darauf, daß der Koitus zyklusabhängig nur dann ohne Schwangerschaftsrisiko erfolgen kann, wenn kein Eisprung bevorsteht (periodische Enthaltsamkeit). Ferner soll der Spermienkontakt mit der weiblichen Scheide beim Coitus interruptus durch Unterbrechen des sexuellen Verkehrs kurz vor der Ejakulation vermieden werden. Auch eine verlängerte Stillperiode führt in der Mehrzahl der Fälle zu einer hyperprolaktinämischen Amenorrhö. Zusätzliche Maßnahmen sind allerdings empfehlenswert (s. Kap. D, 3.2.3).

5.3.1.1 Periodische Enthaltsamkeit

Alle Methoden, die zur periodischen Enthaltsamkeit eingesetzt werden, beruhen darauf, daß der Verkehr zu einem bestimmten Zykluszeitpunkt (Ovulation) nicht statthaft ist.

Die periodische Enthaltsamkeit ist eine Methode, die bereits von Nantusstämmen in Afrika sowie von den Isletaindianern in Neu-Mexiko eingesetzt wurde. Einen Überblick über verschiedene Annahmen des fertilen Zeitraums bei Frauen mit einem 28tägigen Zyklus zeigt Abb. 48.

5.3.1.1.1 Rhythmusmethode

Die periodische Abstinenz beruht auf dem zyklischen Wechsel von fertilen und infertilen Tagen bei der Frau (Abb. 49). Sie wurde zum ersten Mal 1932 von Latz in einem Buch mit dem Titel *The Rhythm of Sterility and Fertility in Women* beschrieben.

153

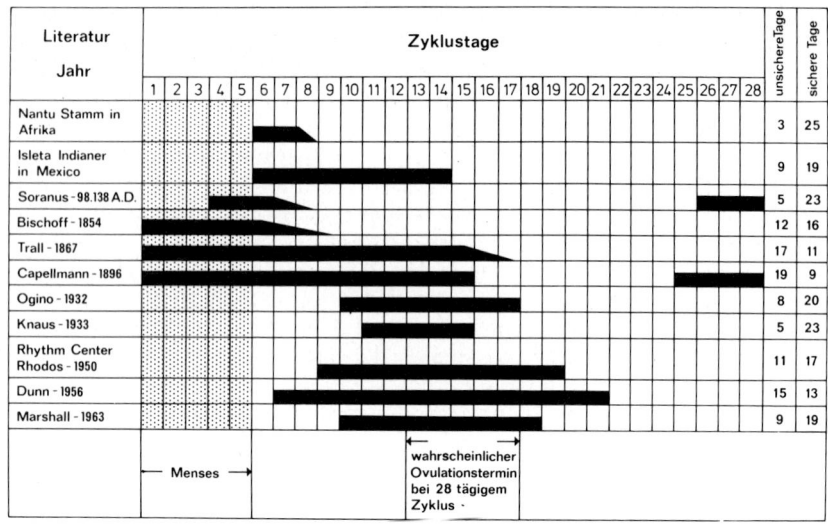

Abb. 48. Fertile Periode bei Frauen in einem 28-Tage-Zyklus. (Nach Population Reports 1974)

5.3.1.1.2 Kalendermethode (nach Knaus-Ogino)

Prinzip. Bei regelmäßigem Zyklus findet die Ovulation zwischen dem 16. und 12. Tag vor Eintritt der folgenden Menstruation statt. Nimmt man dazu eine maximale Lebensdauer der Spermien von 3 Tagen an, so ist die Frau zwischen dem 19. und 12. Tag vor der nächsten Menstruation fertil. Unter Annahme eines Idealzyklus mit einer Dauer von 28 Tagen bedeutet dies, daß die Frau vom 10. bis 17. Zyklustag fruchtbar ist.

Pearl-Index. 15–40

Anwendemodus. Die Berechnung der fruchtbaren und unfruchtbaren Tage nach Knaus und Ogino ist in Tabelle 85 dargestellt. Wegen der gewöhn-

Tabelle 85. Berechnung der fruchtbaren Zyklustage nach Ogino und nach Knaus

	Ogino	Knaus
Fruchtbares Zyklusintervall		
– erster fruchtbarer Tag	Kürzester Zyklus – 18	Kürzester Zyklus – 17
– letzter fruchtbarer Tag	Längster Zyklus – 11	Längster Zyklus – 13
Beispiel für 26- bis 30tägigen Zyklus		
– Fruchtbare Phase	8.–19. Zyklustag	9.–17. Zyklustag

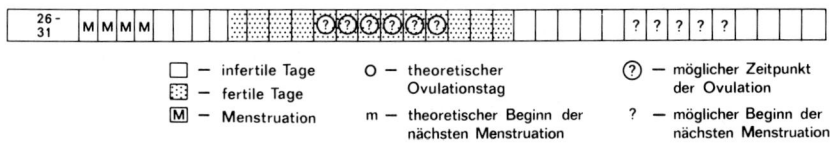

Beispiel für eine Frau mit einem Zyklus von 26 - 31 Tagen

☐ – infertile Tage   O – theoretischer   ⑦ – möglicher Zeitpunkt
▦ – fertile Tage   Ovulationstag   der Ovulation
Ⓜ – Menstruation   m – theoretischer Beginn der   ? – möglicher Beginn der
                          nächsten Menstruation   nächsten Menstruation

Abb. 49. *Oben:* Ovulationskalender für einen 25- bis 35tägigen Zyklus mit einer „unsicheren" Zeitspanne von 8 Tagen pro Zyklus. Theoretisch tritt die Ovulation 14 Tage vor Beginn der nächsten Menstruation ein, während wirklich die Ovulation zwischen dem 12. und 16. Tag vor Beginn der nächsten Menstruation einsetzt. *Unten:* Bei einer Patientin mit menstruellen Zyklen von 26–31 Tagen während der vorangegangenen 12 Monate führt die Anwendung eines Ovulationskalenders zu einer sicheren Periode von 4 präovulatorischen Tagen (wobei die 4 Tage der Menstruation nicht mitgezählt sind) und 4–10 postovulatorischen Tagen, in Abhängigkeit der jeweiligen Zykluslänge. Dies wären insgesamt 8–14 sichere Tage, 13 unsichere Tage, die in jedem Fall zwischen dem 9. und 21. Tag jedes Zyklus anzusetzen wären. (Nach Population Reports 1974)

lich vorhandenen Schwankungen in der Zykluslänge sollte die Patientin die Zyklusdauer während eines Jahres aufschreiben, ehe man die fruchtbaren und unfruchtbaren Tage berechnet.

Indikationen. Frauen, die keine systemischen oder lokal anwendbaren Kontrazeptiva wünschen.

Kontraindikationen.
– Ungünstig bei unregelmäßigem Zyklus,
– bei Frauen, die eine sichere Kontrazeption wünschen.

Vorteile
– Keine invasive Methode,
– keine laufenden Kosten,
– keine systemischen Nebenwirkungen.

155

Nachteile
- Abhängigkeit von regelmäßigem Zyklus,
- Kontrazeption erfordert viel Disziplin vom Partner,
- keine gute kontrazeptive Sicherheit.

5.3.1.1.3 Basaltemperaturmethode

Prinzip. Durch Messung der morgendlichen Aufwachtemperatur kann der Zeitpunkt des Eisprungs im Zyklus durch eine Temperaturerhöhung bestimmt werden. Die Temperaturerhöhung beruht auf dem Einfluß des Progesterons bzw. seiner Metaboliten. Die Bestimmung des Eisprungs anhand der Aufwachtemperatur ist in Abb. 50 dargestellt.

Nach einer Empfehlung der Weltgesundheitsorganisation (WHO) läßt sich der Eisprung durch die Messung der Aufwachtemperatur wie folgt ermitteln:
a) Ein eindeutiger Temperaturanstieg tritt innerhalb von 24–48 h nach der Ovulation ein.
b) Die Temperaturwerte sollen an 3 aufeinanderfolgenden Tagen um mindestens 0,2 °C höher liegen als an den vorausgegangenen 6 Tagen.
c) Der erste Tag der Temperaturerhöhung gilt als Zeichen der stattgefundenen Ovulation.

Durch die Messung der Aufwachtemperatur läßt sich allerdings der Ovulationszeitpunkt nicht genau bestimmen (Abb. 51).

Pearl-Index. 1–3

Anwendemodus
- Die Temperatur muß morgens vor dem Aufstehen gemessen werden; möglichst zur gleichen Uhrzeit.
- Die Nachtruhe sollte nicht weniger als 6 h betragen.
- Messungen im After sind am genauesten. Man kann auch im Mund unter der Zunge messen, jedoch nicht in der Achselhöhle (da dies zu ungenau ist).
- Es sind alle geeichten Fieberthermometer verwendbar, auch Spezialthermometer.
- Das Ergebnis wird in ein Kurvenblatt eingetragen (Bezugsquelle Apotheke oder Arzt).
- Verwendet man ein neues Thermometer, so ist dies im Kurvenblatt zu vermerken.
- Fieberhafte Infekte sowie starke Kopfschmerzen sollten notiert werden.
- Mit den ersten 2–3 Aufwachtemperaturkurven sollte die Frau zu ihrem Arzt gehen und sich beraten lassen.
- Die Bestimmung des Eisprungs aufgrund der Aufwachtemperaturkurve erfolgt nach der Empfehlung der WHO.

Indikationen. Frauen, die keine systemischen oder lokal anwendbaren Kontrazeptiva wünschen.

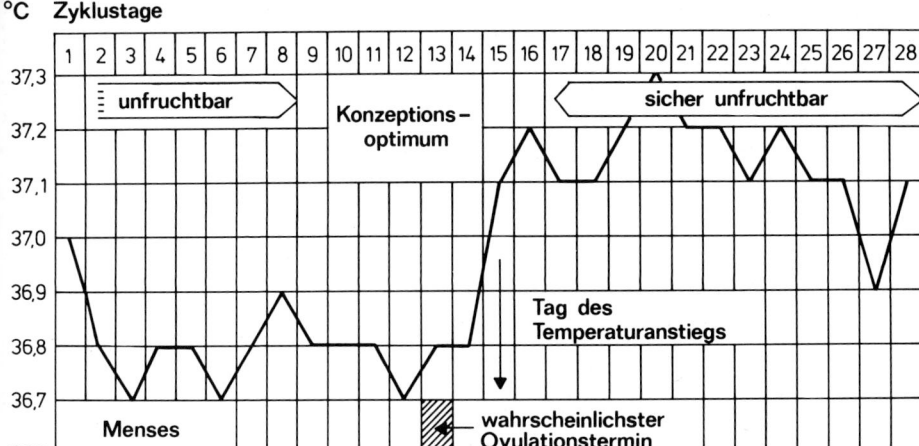

Abb. 50. Aufwachtemperaturkurve zur Bestimmung der Ovulation

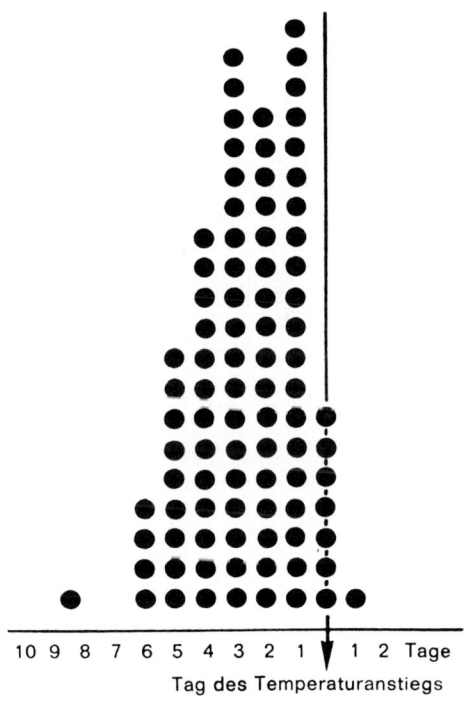

Abb. 51. Häufigkeitsverteilung von 91 Konzeptionen in Relation zum Basaltemperaturanstieg nach nur einmaliger Kohabitation im Zyklus. (Aus Hammerstein 1969)

Kontraindikationen
- Ungünstig bei unregelmäßigem Zyklus,
- Frauen, die zu erhöhter Temperatur neigen,
- Patientinnen, die Medikamente einnehmen, welche die Temperatur beeinflussen (z. B. senken Antipyretika die Temperatur),
- Frauen, die eine sichere Kontrazeption wünschen.

Vorteile
- Keine invasive Methode,
- keine laufenden Kosten,
- keine systemischen Nebenwirkungen,
- verhältnismäßig guter Pearl-Index.

Nachteile
- Tägliche Messungen der Temperatur,
- Abhängigkeit von regelmäßigem Zyklus, gleichbleibendem Tag- und Nachtrhythmus,
- Kontrazeption erfordert viel Disziplin der Partner.

Nebenwirkungen. Keine bekannt. Bei unregelmäßigem Zyklus schlechter Pearl-Index.

Versagerursachen. Versager nur durch Fehlbestimmung des Ovulationstermins bei:
- unregelmäßigem Zyklus,
- unregelmäßiger, tageszeitabhängiger Messung der Aufwachtemperatur,
- erhöhter Temperatur infolge von Infekt, Übernächtigung, Alkoholgenuß etc.
- vorzeitige Ovulation.

5.3.1.1.4 Billings-Methode = Zervikalschleimmethode

Prinzip. Diese Methode beruht auf der Erkennung und Beurteilung von Veränderungen des Zervikalschleims während des menstruellen Zyklus. Eine vermehrte Schleimabsonderung wird von vielen Frauen zum Zeitpunkt des Eisprungs beobachtet. Nach dieser Methode ist sexuelle Enthaltsamkeit nur an den Tagen erforderlich, an denen die Frau einen fadenziehenden Schleim feststellt. Die Veränderungen des Cervixschleims in der Zusammensetzung, Menge und Struktur sind abhängig von der sehr unterschiedlichen Hormonproduktion im Verlauf des Zyklus.

Pearl-Index. 15

Anwendemodus. Die Patientin beobachtet selbst die Sekretion eines fadenziehenden Schleims aus der Scheide und macht sich entsprechende Notizen in einem Verlaufsblatt.
  Die zyklischen Veränderungen des Cervixschleims sind graduell und können in Phasen eingeteilt werden:

158

Phase 1: Die „trockenen Tage" unmittelbar nach der Menstruation, in denen die niedrigen Östrogenspiegel nicht ausreichen, um eine Schleimsekretion hervorzurufen.

Phase 2: Die frühen präovulatorischen Tage, während denen die Östrogenspiegel ansteigen und die Sekretion eines trüben gelblichen oder weißen Ausflusses von klebriger Konsistenz bewirken.

Phase 3: Die „nassen Tage" unmittelbar vor und nach der Ovulation, wobei die Östrogenspiegel ihren Gipfel erreichen und der Zervikalschleim stark an Volumen zunimmt. Er ist klar und benetzend und zeigt eine Konsistenz wie Eiweiß. Diese Zeichen bestehen gewöhnlich 1–3 Tage.

Phase 4: Die postovulatorischen Tage, während denen die Progesteronspiegel ansteigen und der Schleim rasch abnimmt, trübe und klebrig wird.

Phase 5: Die spätovulatorischen oder unmittelbar prämenstruellen Tage, während denen der Schleimfluß wieder klar und wäßrig werden kann. Dieses Stadium tritt nicht immer auf und seine Bedeutung ist nicht bekannt.

Um diese Methode anwenden zu können, muß die Frau auf Trockenheit und Feuchtigkeit der äußeren Teile der Vagina zu den verschiedenen Zyklusphasen achten und lernen, zwischen Klebrigkeit und Benetzbarkeit des Schleims zu unterscheiden. Wenn sie Klarheit über ihre Feststellungen haben möchte, muß sie ihre Scheide vor dem Urinlassen abtupfen und die physikalischen Eigenschaften des Schleims untersuchen. Es ist darauf hinzuweisen, daß sie sich nicht nur auf die taktile Untersuchung der Scheide verlassen kann.

Die fertile oder unsichere Periode beginnt an dem ersten Tag, an dem der postmenstruelle Schleim beobachtet wird (Phase 2), und dauert an bis zum 4. Tag, nachdem ein klarer, benetzender Schleimfluß aufgetreten war. Diese Periode kann etwa 7–14 Tage dauern. Alle darauf folgenden Tage werden als unfruchtbar und für den Verkehr sicher angenommen, einschließlich der trockenen Tage (Phase 1) nach der nächsten Menstruation.

Indikationen. Frauen mit noch nicht abgeschlossener Familienplanung, die keine systemische oder lokale Kontrazeption wünschen.

Kontraindikationen. Bei Frauen nicht geeignet, die auf keinen Fall schwanger werden möchten oder dürfen.

Vorteile
– Keine invasive Methode,
– keine laufenden Kosten,
– keine systemischen Nebenwirkungen.

Nachteile
– Außer während der Menstruation tägliche Beobachtung der Schleimsekretion aus der Scheide erforderlich,
– Schleimsekretion auch abhängig von der psychischen Situation und von der bakteriellen Besiedelung der Scheide,
– relativ unsichere Methode,
– Kontrazeption erfordert viel Disziplin der Partner.

Nebenwirkungen. Keine bekannt. Schlechter Pearl-Index.

Versagerursachen. Fehlbestimmung des Ovulationstermins durch atypische Schleimproduktion in Abhängigkeit von Streß- und Umwelteinflüssen sowie vaginalen Infektionen.

5.3.1.2 Coitus interruptus

Prinzip. Durch vorzeitige Unterbrechung des Geschlechtsverkehrs vor Eintritt der Ejakulation kommen die Spermien nicht mit der Scheide in Kontakt.

Pearl-Index. 8–38

Anwendemodus. Sobald der Beginn der Ejakulation bemerkt wird, ist das Glied aus der Scheide zurückzuziehen und die Ejakulation erfolgt extragenital.

Indikationen. Frauen mit noch nicht abgeschlossener Familienplanung, die keine systemische oder lokale Kontrazeption wünschen.

Kontraindikationen. Patientinnen, bei denen eine Schwangerschaft absolut unerwünscht oder medizinisch untersagt ist.

Vorteile. Keine systemischen Nebenwirkungen, keine Kosten.

Nachteile und Nebenwirkungen
– Die Durchführung der Methode hängt von der Intention beider Partner ab, insbesondere vom Mann,
– mögliche Ursache einer sich entwickelnden Anorgasmie und Frigidität bei der Frau,
– Methode meistens auch unbefriedigend für den Mann.

Versagerursachen
– Unbemerkt präejakulatorisch austretende spermienhaltige Sekretion aus den akzessorischen Geschlechtsdrüsen,
– emotionale Beeinträchtigung bei der Durchführung der Methode,
– Spermienkontakt mit dem äußeren Genitale der Frau kann zu einer Konzeption führen.

5.3.1.3 Verlängerte Stillperiode

Prinzip. Durch eine verlängerte Stillphase kommt es infolge der postpartal auftretenden Hyperprolaktinämie meistens zu einer sekundären Amenorrhö.

Pearl-Index. 7–8

Anwendemodus. Während der Stillphase nach der Geburt des Kindes kommt es gewöhnlich zu einer sekundären Amenorrhö.

Indikationen. Als Methode nicht empfehlenswert, da Spontanovulationen vorkommen. Trotzdem wird die Methode in zahlreichen Entwicklungsländern praktiziert.

Kontraindikationen. Patientinnen, die eine sichere Kontrazeption wünschen; in Industrienationen nicht empfehlenswert.

Vorteile
– Langdauernde Versorgung des Kindes mit Muttermilch,
– natürliche Kontrazeption,
– laufende Kosten durch Wegfall der Babynahrung gesenkt.

Nachteile
– Schlechte kontrazeptive Sicherheit,
– Methode auch für Entwicklungsländer nur bedingt geeignet,
– zusätzliche Kontrazeption notwendig.

Nebenwirkungen. Keine bekannt.

Versagerursache. Versager in 6–8% der Fälle wegen Durchbruchovulationen während der Stillperiode.

5.3.2 Lokal anwendbare Methoden

5.3.2.1 Mechanische Methoden – Barrieremethoden

5.3.2.1.1 Scheidendiaphragma

Prinzip. Durch eine horizontal vor die Portio in das hintere Scheidengewölbe eingebrachte Gummischeidewand wird ein Aufsteigen der Sper-

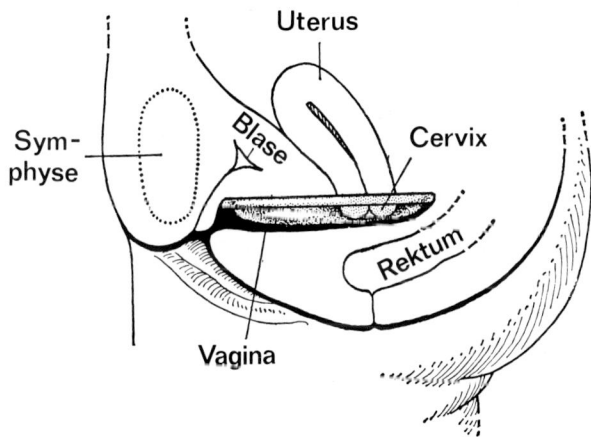

Abb. 52. Richtige Lage eines Scheidendiaphragmas (Sagittalschnitt). Das Diaphragma reicht von der *Symphyse* bis in das *hintere Scheidengewölbe*

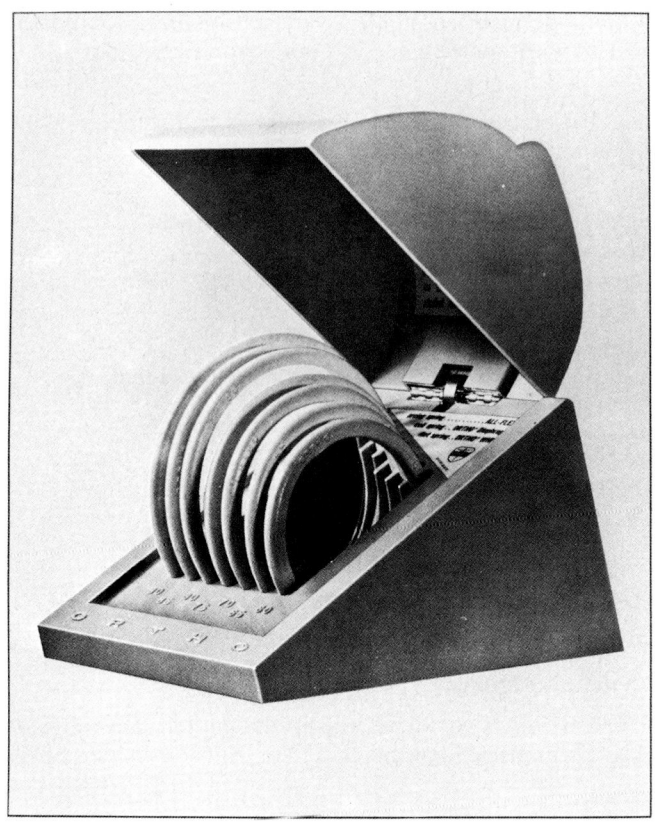

Abb. 53. Anpassungsringe der Scheidendiaphragmas. (Nach Ortho 1970)

mien in die Gebärmutter verhindert (Abb. 52). Häufig ist die Anwendung in Kombination mit spermatiziden Substanzen.

Pearl-Index. 5–6

Marktübersicht. Ortho-Diaphragma (Größen 45, 60, 65, 70, 75, 80, 85, 90, 95), Ortho-Universal-Einführungsstab, Ortho-Applikator, Ortho-Vaginalcreme.

Anwendemodus
a) Die Anpassung des Pessars durch den Arzt ist erforderlich. Zur Anpassung des Scheidendiaphragmas können die in Abb. 53 abgebildeten Anpassungsringe verwendet werden.
Zur Anpassung eines Scheidendiaphragmas, z. B. mit Hilfe der Ortho-Anpaßringe, führt man Zeige- und Mittelfinger aneinandergelegt bis zum

162

hinteren Scheidengewölbe ein. Die Hand wird leicht gehoben bis der Zeigefinger die Symphyse berührt. Dieser Berührungspunkt wird mit dem Daumen markiert. Es wird nun ein Anpaßring gewählt, dessen Durchmesser von der Spitze des Mittelfingers bis zum Berührungspunkt des Daumens am Zeigefinger reicht. Dieser Anpaßring wird in die Vagina eingeführt (Abb. 54). Der Anpaßring sollte bequem sitzen und darf keinen schmerzhaften Druck erzeugen. Beim richtigen Sitz ist der Ring fest durch das hintere Scheidengewölbe und die Hinterwand der Symphyse fixiert. Anderenfalls ist die Suche nach dem passenden Ring fortzusetzen, bis diese Voraussetzungen erfüllt sind. Wenn der richtige Anpaßring gefunden ist, wird die entsprechende Größe für die Verordnung abgelesen.

Bei der Anpassung des Scheidendiaphragmas ist zu beachten, daß ein kleines Diaphragma verrutschen kann und die Portio dann nicht mehr bedeckt ist (Abb. 55). Ein zu großes Diaphragma kann vertikal im Scheidenkanal liegen, die Portio ist ebenfalls nicht bedeckt. Hierbei können auch Beschwerden auftreten (Abb. 56).

b) Der Umgang mit dem Scheidendiaphragma (Einsetzen und Herausnahme) sollte in Gegenwart des Arztes geübt und vom Arzt überprüft werden.

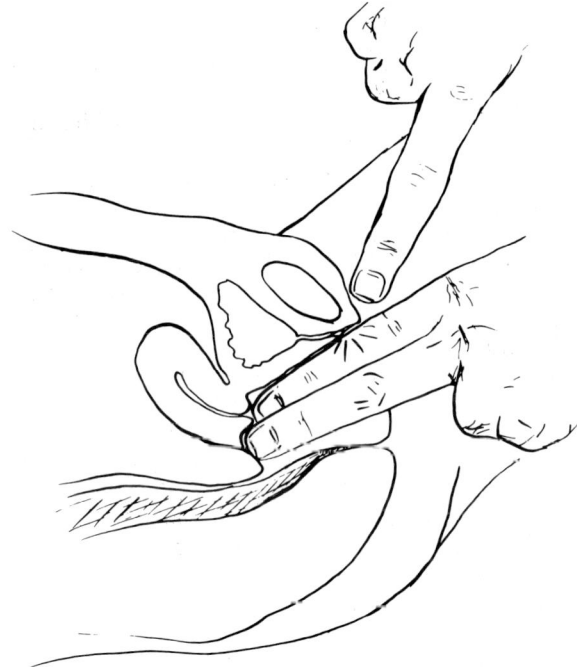

Abb. 54. Methode zur Bestimmung der richtigen Größe eines Scheidendiaphragmas. (Aus Hafez 1979)

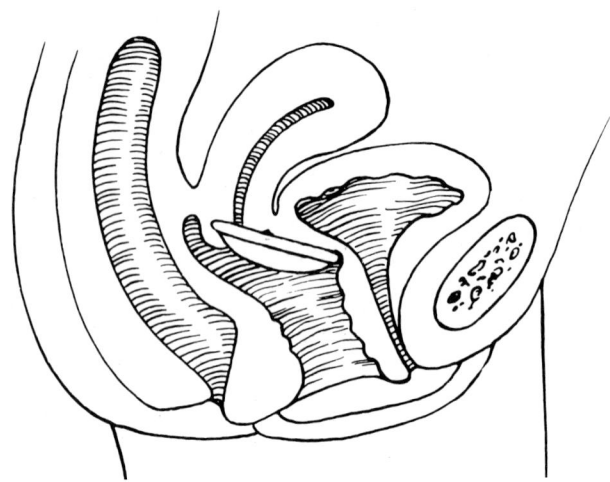

Abb. 55. Ein zu kleines Diaphragma kann verrutschen; die Portio ist dann frei. (Aus Population Reports 1976)

c) Bei der Insertion eines Scheidendiaphragmas sind folgende Punkte zu beachten:
– Eincremen des Diaphragmas auf beiden Seiten mit spermatiziden Cremes, einschließlich des Randes.
– Einlage des Diaphragmas minimal 10 min und maximal 6 h vor dem Verkehr; zuvor Blase entleeren.
– Zum Einlegen wird der elastische Randring des Diaphragmas zwischen Daumen und Fingern zusammengedrückt (Abb. 57).
– Zum Einsetzen des Diaphragmas kann ein Einführungsstab verwendet werden (Abb. 58 und 59).
– Zur Überprüfung des richtigen Sitzes kann man versuchen, den Muttermund durch die Kappe des Diaphragmas zu fühlen (Abb. 60).
– Zum Entfernen wird das Diaphragma mit dem Finger an dem vorne (hinter der Symphyse) liegenden elastischen Randring angehakt (Abb. 61).
d) Nach dem Verkehr soll das Diaphragma noch 6–8 h in der Scheide verbleiben; bis zu 24 h Liegezeit ist möglich.
e) Nach Entfernen wird das Diaphragma mit Wasser abgewaschen und auf Fehler kontrolliert (Risse im Gummi?).
f) Bei häufigerem Verkehr soll vorher mehr Spermatizid aufgetragen und das Diaphragma zwischendurch nicht entfernt werden. Es empfiehlt sich ein 24stündiger Wechsel (Einlage und Entfernung jeden Morgen oder Abend).
g) Bei Unklarheiten, besonders bei erstmaligem Gebrauch den Arzt aufsuchen. Ein Diaphragma kann ca. 2–3 Jahre verwendet werden.

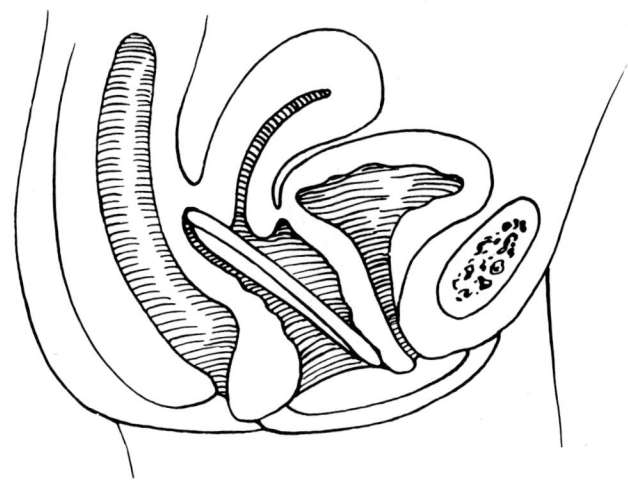

Abb. 56. Ein zu großes Diaphragma kann vertikal im Scheidenkanal liegen; die Portio ist nicht bedeckt. (Aus Population Reports 1976)

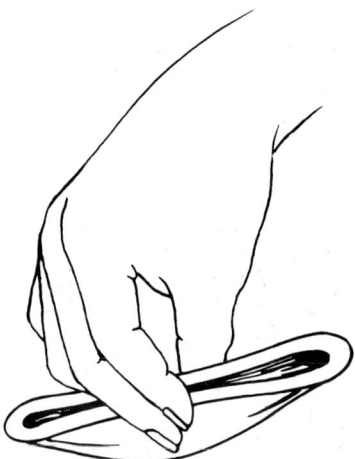

Abb. 57. Nach Eincremen des Diaphragmas mit einer spermiziden Creme wird dieses zwischen Daumen und Zeigefinger zusammengedrückt. (Aus Population Reports 1976)

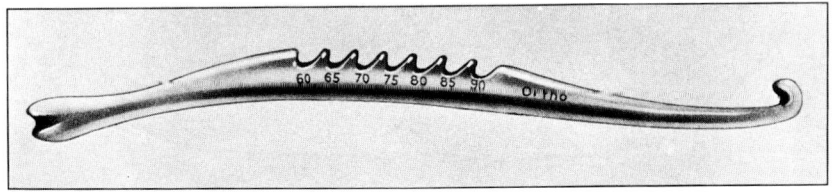

Abb. 58. Einführungsstab für Scheidendiaphragmas. (Nach Ortho 1970)

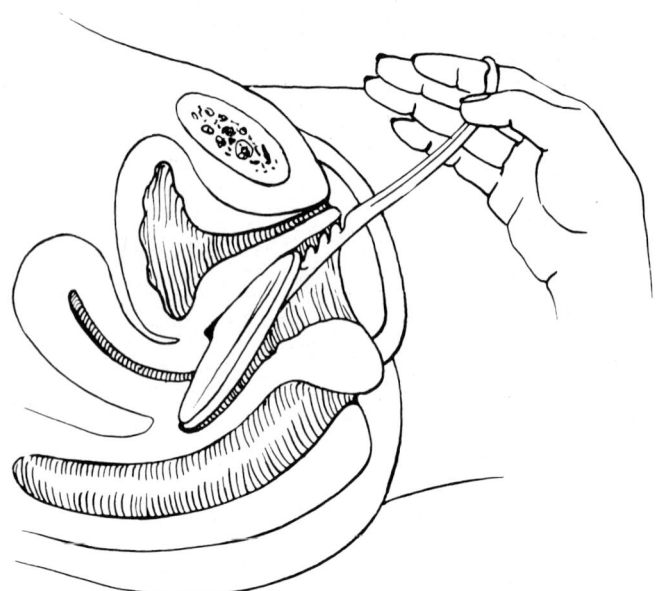

Abb. 59. Ein Plastikinsertionsstab kann zum Einlegen eines Diaphragmas verwendet werden. Der Ring des Diaphragmas wird über das y-artige Ende des Stabes gestülpt und die Gegenseite in einer für die jeweilige Größe vorgesehene Kerbe im Einführungsstab gespannt. (Aus Population Reports 1976)

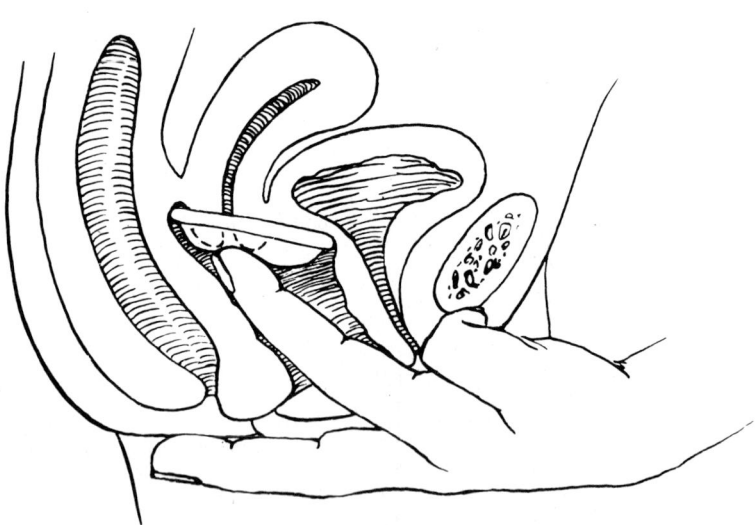

Abb. 60. Überprüfung des richtigen Sitzes. (Aus Population Reports 1976)

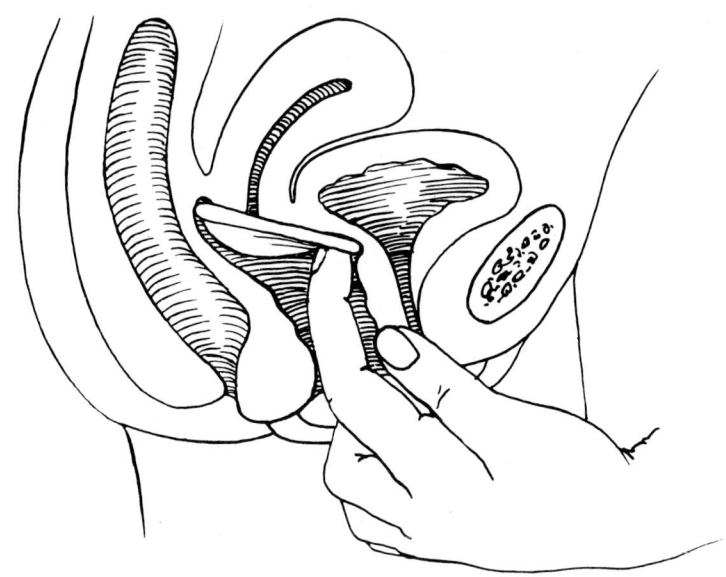

Abb. 61. Entfernen des Diaphragmas. (Aus Population Reports 1976)

Indikationen
  – Frauen, welche die Pille oder das IUP nicht wollen oder nicht vertragen,
  – Frauen, die andere Barriere-Methoden nicht wünschen,
  – Frauen nach der Geburt des ersten Kindes, die jedoch noch ein weiteres Kind möchten.

Kontraindikationen
  – Starke Scheidensenkung (Zysto- oder Rektozele),
  – Scheidenentzündung,
  – narbige Einengung der Scheide,
  – starke Retroversion oder Anteflexion des Uterus,
  – Allergie gegen Gummi oder Spermatizide,
  – direkt nach der Geburt,
  – kurze vordere Vaginalwand,
  – geringe Wandspannung der Vagina,
  – Vesiko- oder Rektovaginalfisteln.

Vorteile
  – Keine systemischen Nebenwirkungen,
  – geringe Kosten durch einmalige Anschaffung.

Nachteile
- Manipulation und Präparation vor dem Verkehr erforderlich,
- keine 100%ige Kontrazeption,
- kann bei jungen Patientinnen häufig nicht angewendet werden,
- bei zu langer intravaginaler Lage Bildung von Fluor oder Druckgeschwüren.

Nebenwirkungen
- Allergie auf Gummi oder Spermatizide,
- Reizung der Scheidenwand, Ausfluß,
- Entzündung der Scheide.

Versagerursachen
- Verschiebung des Scheidendiaphragmas während des Verkehrs,
- zu frühe Entfernung des Diaphragmas (nicht vor 6–8 h nach dem Verkehr).

5.3.2.1.2 Portiokappe

Prinzip. Gummihalbkugel mit aufgeworfenem Rand, die über den Muttermund gestülpt wird und das Eindringen von Spermien verhindert (Abb. 62). Kombination mit Spermatiziden möglich.

Pearl-Index. Ca. 7.

Anwendemodus. Die Kappe wird vom Arzt oder von der Frau selbst nach der Menstruation aufgesetzt und kurz vor dem erwarteten Beginn der nächsten Menstruation wieder entfernt. Die Kappe saugt sich an der Portio fest. Da die meisten Frauen die Handhabung nicht selbständig durchführen können, sind sie auf ärztliche Hilfe angewiesen.

Indikationen. Frauen mit noch nicht abgeschlossener Familienplanung, die eine systemische oder intrauterine Kontrazeption ablehnen oder nicht vertragen.

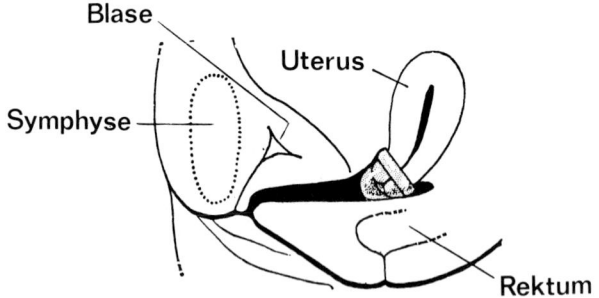

Abb. 62. Richte Lage einer Portiokappe. (Sagittalschnitt)

Kontraindikationen. Entzündungen im Genitalbereich: Zervizitis, Endometritis, Eileiterentzündungen.

Vorteile
- Keine systemischen Nebenwirkungen,
- keine allzu häufigen genitalen Manipulationen nötig (Liegedauer ca. 3 Wochen);
- Ehemann hat keinen Einfluß auf die Kontrazeption.

Nachteile
- Einlage der Kappe durch den Arzt, kann in 50% der Fälle nicht selbst plaziert oder entfernt werden;
- lokale Reizung (Zervizitis, Endometritis).

Versagerursachen
- Verrutschen der Kappe (falsche Größe, starker zervikaler Fluor),
- Kappe paßt nicht.

5.3.2.1.3 Scheidenspülung

Prinzip. Spülung der Scheide nach dem Verkehr.

Pearl-Index. 36–39 (Stix 1939, Ryder 1973).

Anwendemodus. Spülung der Scheide nach dem Verkehr mit unterschiedlichen Lösungen bei Verwendung von verschiedenen Spüleinrichtungen.

Indikationen. Erste Maßnahme bei Kontrazeptionsversagern (z. B. Kondom verloren oder geplatzt); vor Einnahme der Postkoitalpille.

Kontraindikationen
- Überempfindlichkeit gegen bestimmte Stoffe (Kontaktdermatitiden),
- Neigung zu Vaginitis, Fluor vaginalis,
- wenn hohe kontrazeptive Sicherheit erwünscht ist.

Vorteile. Keine systemischen Nebenwirkungen.

Nachteile. Schlechte kontrazeptive Sicherheit.

Versager. Spermien können bereits 5 min postkoital in die Tuben gewandert sein.

5.3.2.2 Chemische Methoden = Spermizide

Prinzip. Es handelt sich um chemische im wesentlichen oberflächenaktive Substanzen, welche die Spermien in der Scheide abtöten, bevor diese in die Gebärmutter einwandern können (Abb. 63).

Weltweit werden insgesamt 75 verschiedene Spermizide auf dem Markt angeboten; von der amerikanischen Gesundheitsbehörde (FDA) werden im wesentlichen nur oberflächenaktiv wirkende Substanzen empfohlen. Nur drei Wirkstoffe wurden als wirksam und sicher eingestuft: Octoxirol, Nonoxirol und Menfegol.

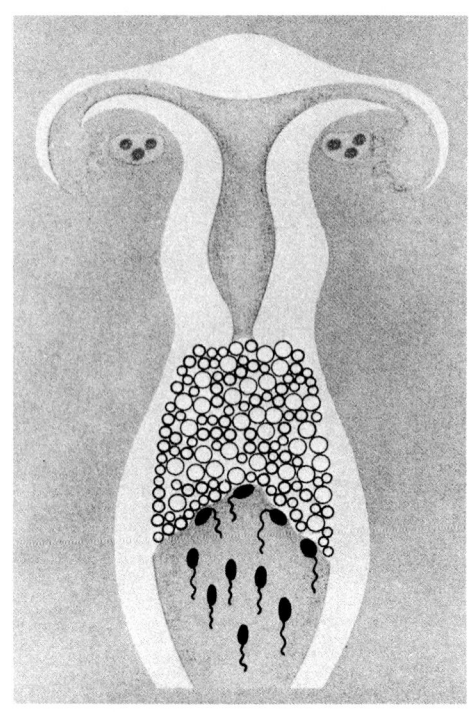

Abb. 63. Lokale Kontrazeption durch Spermizide. Patentex oval wird vaginal appliziert und schmilzt durch die natürliche Körperwärme. Gleichzeitig entwickelt das Ovulum einen feinen spermiziden Schaum, unabhängig von der Menge des Vaginalsekrets. Der Schaum verteilt den spermiziden Wirkstoff gleichmäßig im gesamten Vaginalbereich und bildet vor dem Muttermund eine stabile Barriere für die Spermien

Die Spermizide lassen sich aufgrund ihrer unterschiedlichen Wirkung in 2 Hauptgruppen einteilen:
– Substanzen ohne Oberflächenaktivität, z. B. Organometallverbindungen, insbesondere Phenylmercurisalze, (nicht mehr im Handel)
– Substanzen mit Oberflächenaktivität, z. B. Nonylphenoxypolyethoxyäthanol.

Die unterschiedlichen chemischen Substanzen, die in den verschiedenen Präparaten verwendet werden, sind in Tabelle 86 zusammengestellt.

Eine Übersicht über die Versagerraten bei der Anwendung von verschiedenen Spermiziden gibt Tabelle 87.

Pearl-Index. 0,7–7,0

Anwendemodus
– Suppositorien, Schaum-Ovulum, Schaum-Tablette: Einführung mindestens 10 min vor dem Verkehr und vor jedem weiteren Verkehr.
– Fertig-Schaum: Direkt vor dem Verkehr; sofortiger Wirkungseintritt.

Indikationen
– Frauen, welche die Pille oder das Intrauterinpessar nicht vertragen,
– Frauen, die andere Barrieremethoden nicht wünschen,

170

Tabelle 86. Zusammensetzung von Präparaten, die als Spermizide zur vaginalen Kontrazeption eingesetzt werden können

Kategorie	Handelsname	Deklarierte Wirkstoffe	Bakterizid	Säure
Gelee	Ortho-Gynol	Octoxinol		Acidum ricinolicum
Creme und Paste	Delfen-Creme Ortho-Creme	Nonoxinol, Octoxinol		
Supposi- torien	A-gen 53	Cellulose-Polyschwefel- säureester		
	Lady-Anti-Baby- zäpfchen	Nonoxinol		Acidum lacticum
	SiO Sicherheits- ovula		Chinin HCl	Acidum boricum
Schaum- Ovulum	Patentex oval	Nonoxinol		
Schaum- Tabletten	Antibion- Tabletten	Nonoxinol		Aluminium acet.- tartarium
	Menphegol-Ring- Tabletten	Menfegol		
Fertig- Schaum	Delfenschaum Patentex- Spray-Schaum Semori	Nonoxinol Nonoxinol 8-Hydroxychinolinsulfat		Aluminium acet.- tartarium
Fertig- Schaum	Confidol	Methyl-p-oxybenzoicum Propyl-p-oxybenzoicum	Dihydro- cuprein	Acidum boricum Acidum lacticum Acidum tartaricum

– Patientinnen, die selten sexuellen Kontakt haben,
– wenn eine oder mehrere Pillen vergessen wurden.

Kontraindikationen
Vermehrter vaginaler Fluor,
– Unverträglichkeit aufgrund des Wärmegefühls oder von Kontaktallergien.

Vorteile

– Keine systemischen Nebenwirkungen,

– Anwendung bei Einnahmefehlern der Pille möglich,

– passagere Kontrazeption bei Patientinnen mit seltenem sexuellen Kontakt.

Nachteile und Nebenwirkungen
– Suppositorien, Schaumovula und Vaginal-Tabletten müssen 10 min vor dem Verkehr eingeführt werden,

Tabelle 87. Versagerrate spermizider Präparate zur vaginalen Kontrazeption in ausgewählten Studien. (Nach Hafez 1980 b)

Art des Produkts	Autor	Jahr	Zahl der Frauen	Expositions-dauer (Monate)	Versager-pro 100 Frauenjahre
Gelées	Margolis et al.	1962	259	3 250	7,75
	Frank	1952	684	6 594	23,1
	Tietze et al.	1961	462	4 987	36,09
Cremes	Rovinsky	1964	251	2 115	9,06
	Tyler	1965	508	6 783	6,19
Schaum-tabletten	Tyler	1965	1590	11 096	14,38
	Dingle u. Tietze	1963	240	1 749	21,96
Schaum-aerosol	Carpenter u. Martin	1970	1778	17 200	3,14
	Bernstein	1971	2932	28 322	3,98
	Tietze u. Lewitt	1967	779	5 572	28,3
Schaum-Ovulum	Brehm u. Hase	1975	10 017	63 759	0,8
	Huber	1980	226	2 358	1,5

- gelegentlich Wärmegefühl oder Allergisierung möglich,
- unangenehme Schaumbildung,
- Ausfluß möglich
- möglicherweise Mißbildungen beim Versagen der Methode.

Versagerursachen
- Bei Suppositorien, Schaumovula und Vaginal-Tabletten: Koitus innerhalb von 10 min nach dem Einlegen.
- Bei Fertig-Schaum: Anwendung von zuwenig Schaum oder länger als 30 min vor dem Koitus zurückliegende Schaumanwendung.

5.3.3 Hormonelle Methoden

Die hormonellen Methoden zur Verhinderung einer Fertilisierung bestehen hauptsächlich in einer Gestagenwirkung, durch die der Cervixschleim dickflüssig und somit für die Spermien nicht penetrationsfähig wird. Gestagene können entweder lokal (Scheidenringe), oral (Minipille) oder parenteral (Dreimonatsspritze oder Implantate) zugeführt werden.

5.3.3.1 Progestagene

5.3.3.1.1 Minipille

Prinzip. Niedrig dosierte Progestagenpräparate werden entweder kontinuierlich oder zyklisch eingenommen. Sie entfalten Wirkungen wie in Tabelle 88 zusammengestellt.

Die Hauptwirkung der Minipille dürfte wohl in der gestagenabhängigen Veränderung des Cervixschleims liegen, der durch die Minipille dickflüssiger wird und somit die Spermienpenetration verhindert. Ferner bewirkt die Minipille je nach Dosierung in 6–8% der Fälle anovulatorische Zyklen.

Tabelle 88. Angriffspunkte und Wirkung der Minipille

Angriffspunkt	Wirkung
Eireifung	Häufig Eireifungsstörungen Teilweise Ovulationshemmung
Tubenmotilität	Störung des Eitransports
Corpus luteum	Corpus-luteum-Insuffizienz
Zervikaler Mukus	Gestörte Spermienmotilität
Endometrium	Implantationsstörung

Pearl-Index. 0,4–5,0

Anwendungemodus. Tägliche Einnahme einer Minipille

Marktübersicht

Handelspräparate:	Wirkstoffe:
Exlutona	Lynestrenol (0,5 mg)
Microlut	Levonorgestrel (0,03 mg)
Micronovum	Norethisteron (0,35 mg)
Micro-30 Wyeth	Levonorgestrel (0,03 mg)

Indikationen
- Oberflächliche Thrombophlebitis in der Anamnese,
- während der Stillperiode,
- Patientinnen mit Östrogenintoleranz,
- Frauen über 35 Jahre.

Kontraindikationen
- Schwere Leberfunktionsstörungen (Dubin-Johnson Syndrom, Rotor-Syndrom),
- idiopathischer Schwangerschaftsikterus,
- schwerer Schwangerschaftspuritus,
- Gravidität,
- Herpes gestationis in der Anamnese.

Vorteile
- Keine Östrogennebenwirkungen,
- nur niedrig dosierte Gestageneinnahme,
- keine wesentliche zentrale Suppression.

Nachteile
- Keine allzu hohe kontrazeptive Sicherheit,
- häufige Durchbruchblutungen, schlechte Zykluskontrolle,
- Amenorrhöen,
- erhöhte Rate von Extrauteringraviditäten,
- regelmäßige Einnahme erforderlich; zeitliche Abweichung pro Tag nicht mehr als 3 h.

Nebenwirkungen. In Tabelle 89 sind Nebenwirkungen bei Anwendung der Minipille und deren Ursache angegeben. Durchbruchblutungen (Spottings) kommen in 33% und eine Amenorrhö ebenfalls in 33% der Fälle vor. Bei 6,5% der Frauen wechseln sich Schmierblutungen und Amenorrhö ab.

Versagerursachen
- Einnahmefehler (unregelmäßige Einnahme; die tägliche Einnahmezeit darf nicht um mehr als 3 h überschritten werden).
- Medikamenteninteraktion,
- Durchfall, Erbrechen.

5.3.3.1.2 Dreimonatsspritze

Prinzip. Parenterale Gabe eines Depotprogestagens. Die Wirkung beruht auf einer Hemmung der hypothalamischen Releasinghormonbildung, Hemmung der hypophysären Gonadotropinsekretion, Beeinflussung von Tube, Endometrium und Cervixschleim; (Amenorrhö in 30–50%, je nach Anwendungsdauer.)

Pearl-Index. 0,2–2,6

Anwendemodus
- Erst nach normaler Menstruation Beginn während der ersten 5 Zyklustage mit der ersten Injektion.
- Post partum kann die erste Injektion innerhalb der ersten postpartalen Tage erfolgen.
- Depo-Clinovir wird alle 3 Monate i. m. gespritzt.
- Noristerat: die ersten vier Injektionen erfolgen im Abstand von 2 Monaten, die weiteren im Abstand von 3 Monaten (Abb. 64).

Marktübersicht. Depo-Clinovir (150 mg Medroxyprogesteronacetat); Noristerat (200 mg Norethisteronenanthat).

Indikationen
- Frauen mit abgeschlossener Familienplanung,
- Östrogenintoleranz oder Angst vor dem Risiko langdauernder Östrogengaben, d. h. ab dem 30. Lebensjahr,
- tägliche Pilleneinnahme nicht erwünscht: Befreiung von der Angst, die Pille zu vergessen,

Tabelle 89. Nebenwirkungen bei der Anwendung der Minipille und deren Ursache

Ursache	Wirkung
Selten Ovulationshemmung	– Pearl-Index schlechter als bei Kombinationspillen – Risiko einer Extrauteringravidität
Keine Östrogene, reine Gestagene	– Zwischenblutungen – Unregelmäßige Abbruchblutungen – Variable Zykluslänge – Häufiger Amenorrhö
Niedrige Gestagendosis, keine Östrogene	Schwangerschaftsrisiko bei: – Einnahmefehler – Resorptionsstörung (Erbrechen, Diarrhö)
Gestageneffekt auf Tubenmotilität	Risiko einer Extrauteringravidität

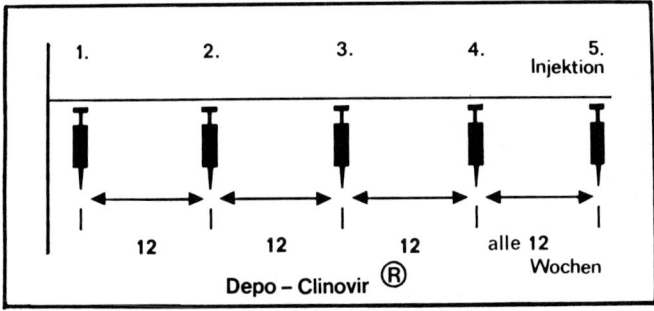

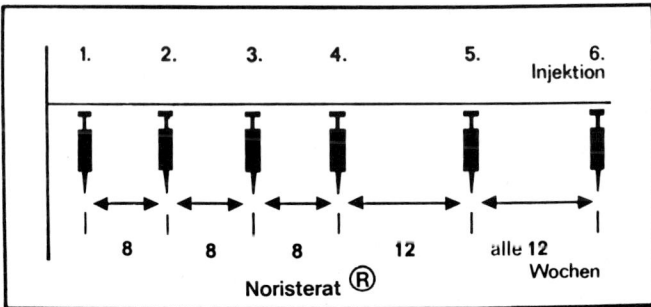

Abb. 64. Depotprogestagene. Applikationsschema für Medroxyprogesteronacetat (Depo-Clinovir) und Norethisteronenanthat (Noristerat)

175

- wenn wegen Krankheit oder Beruf eine regelmäßige Pilleneinnahme nicht gewährleistet ist, z. B. bei Geisteskranken oder Frauen im Schichtdienst (z. B. Stewardessen, Krankenschwestern),
- postpartal: mögliche Verlängerung der Laktationsdauer, häufig Zunahme des Milchvolumens,
- wenn gynäkologische Untersuchungen des kleinen Beckens nicht möglich oder nicht erwünscht sind (z. B. Entwicklungsländer).

Kontraindikationen
- Thrombophlebitis oder Lungenembolie in der Anamnese,
- Funktionsstörungen der Leber,
- junge Frauen, die noch nicht geboren haben.

Vorteile
- Hohe kontrazeptive Sicherheit,
- unabhängig vom Koitus,
- leichte Anwendbarkeit (tägliche Pilleneinnahme entfällt),
- lange Wirkungsdauer (Injektionen nur 3- bis 4mal pro Jahr erforderlich),
- keine Störung der Milchproduktion,
- hohe Popularität in den Entwicklungsländern,
- Ehemann hat keinen Einfluß auf die Anwendung,
- gynäkologische Untersuchung des kleinen Beckens ist nicht unbedingt erforderlich (z. B. Entwicklungsländer),
- gute Geheimhaltung.

Nachteile
- Wirkungsdauer kann wesentlich länger als 3 Monate gehen,
- schlechte Kontrolle der Zyklusfunktion; im ersten Jahr häufig Durchbruchblutungen, später zunehmend Amenorrhö (je nach Anwendungsdauer in 30–50% der Fälle),
- häufig Gewichtszunahme.

Nebenwirkungen. (s. a. „Nachteile".) Besonders während der ersten Behandlungszeiträume können Schmier- wie auch Durchbruchblutungen auftreten. Nach häufigerer Applikation stellt sich meist eine Amenorrhö ein, über die die Patientin aufgeklärt werden soll. Nach Absetzen des Präparats kann der Wiedereintritt der regelmäßigen Ovulation stark verzögert sein, und im Extremfall mehr als ein Jahr betragen. Kopfschmerzen, Nervosität, Übelkeit, unspezifische Gliederschmerzen, Depressionen, Akne oder allergische Reaktionen können gelegentlich auftreten. Die Nebenwirkungen beruhen hauptsächlich darauf, daß nur Gestagene angewandt werden und deshalb das Endometrium nicht vollständig aufgebaut wird. Die Häufigkeit der Amenorrhö bei der Dreimonatsspritze ist abhängig von der Anzahl der bereits gegebenen Spritzen (Tabelle 90).

Bei Auftreten von Blutungsanomalien können lokal anwendbare Östrogene eingesetzt werden. Eine kurzfristige zyklische Anwendung von Östrogenen oder Östrogen-Gestagen-Gemischen wird dann verordnet,

wenn unter der Dreimonatsspritze starke Blutungen, irreguläre Blutungen sowie eine Amenorrhö auftreten. Hierbei können folgende Therapieschemata eingesetzt werden:
– Anwendung oraler östrogenbetonter Kontrazeptiva zunächst für einen Zyklus,
– Injektion von 10 mg eines langwirkenden Depotöstrogens (z. B. Progynon Depot),
– Gabe von 1–2 mg/Tag eines konjugierten Östrogens für 1–2 Wochen in jedem Monat.

Tabelle 90. Anteil von Frauen mit Blutungsstörungen bzw. Amenorrhö unter Anwendung der Dreimonatsspritze (150 mg Medroxyprogesteronacetat). (Nach Koetsawang 1974)

Anzahl Injektionen	Zyklus von 18–38 Tagen mit Blutungsdauer unter 7 Tagen [%]	Verlängerte oder unregelmäßige Blutungen [%]	Amenorrhö [%]
1	50	40	15
3	35	25	40
8	37	25	38
12	32	25	42
16	40	12	45

Es wurden auch andere Nebenwirkungen der Dreimonatsspritze beobachtet wie Übelkeit, Benommenheit, Kopfschmerzen, Nervosität, Schüttelfrost, Veränderungen der Haut (z. B. Hyperpigmentationen), Galaktorrhö, Dysmenorrhö, Nachlassen der Libido und der Orgasmusfähigkeit und Akne. Wesentliche Veränderungen des Stoffwechsels oder der endokrinen Funktionen wurden nicht beschrieben (Population Reports 1975).

Die zusätzliche Anwendung von Östrogenen mit der Dreimonatsspritze wurde vorgeschlagen (Population Reports 1975) bei:
– Verlängerten Schmierblutungen (mehr als 7 Tage innerhalb von 28 Tagen),
– bei starken Blutungen (stärker als die Menstruation vor Anwendung der Dreimonatsspritze),
– bei Blutungen, die länger als 7 Tage dauern,
– bei Blutungsstörungen, die zu einer Anämie führen,
– wenn eine Amenorrhö von 3 oder mehr Monaten auftritt und dies als störend empfunden wird.

Versagerursachen
– Durchbruchovulation
– Medikamenteninteraktion.

5.3.3.2 Progestagene, lokal

Im Gegensatz zu der oralen Hormonbehandlung sowie Hormoninjektionen durch Spritzen besteht der Vorteil von Freisetzungssystemen für Hormone, die in die Vagina oder Cervix eingelegt werden können, darin, daß diese Systeme eine niedrigere und stabilere Konzentration des Medikaments und dessen Metaboliten im Blut und in den jeweiligen Zielorganen erzeugen. Ein Progestagen, das durch ein Silikongummiimplantat im Reproduktionstrakt freigesetzt wird, ist mindestens 6- bis 25mal effektiver als bei Gabe durch eine Injektion und etwa 13- bis 26mal aktiver als bei oraler Verabreichung (Chang u. Kincl 1968, 1970).

5.3.3.2.1 Scheidenringe

Prinzip. Lokale Freisetzung von Progestagenen (Norethinodron, Norgestrel, Chlormadinonacetat und R 2323), Progesteron und Progestagen-Östrogen-(Estradiol-)Gemischen im Bereich der Portio durch einen steroidhaltigen permeablen Scheidenring.

Anwendemodus. Die Patientin setzt nach der Periode einen steroidhaltigen Scheidenring ein, der 3 Wochen liegen bleibt.

Indikationen. Frauen, die eine systemische oder intrauterine Kontrazeption ablehnen oder nicht vertragen.

Kontraindikationen. Entzündungen der Portio und der Scheide, enge Vagina.

Vorteile
– Recht einfache kontrazeptive Methode,
– keine laufenden Kosten,
– systemische Nebenwirkungen werden als gering angesehen, soweit bisher Erfahrungen vorliegen.

Nachteile
– Einlage des Scheidenrings einmal im Monat erforderlich,
– Scheidenringe bisher nur im klinischen Versuchsstadium, nicht generell verfügbar.

Nebenwirkungen. Lokale Östrogen-Gestagen-Nebenwirkungen möglich (Vaginalflora, Entzündungen).

Versagerursache. Falsche Lage und unzureichende Steroidabgabe denkbar.

5.3.4 Immunologische Methoden

Je nach Angriffspunkt wird bei den immunologischen Methoden zwischen einer Immunisierung gegen Spermatozoen bzw. einer Immunisierung gegen weibliche Eizellen unterschieden.

178

5.3.4.1 Antispermatozoenimmunität

Die immunologischen Methoden zur Verhinderung der Fertilisierung beruhen auf einer Schädigung der Spermatozoen. Hierbei kommt als Angriffspunkt eine gesteigerte Phagozytose im Genitaltrakt, eine Hemmung des Spermientransports, eine Immobilisierung und Abtötung der Spermien sowie eine Beeinträchtigung des Kontakts zwischen Spermien und gereifter Eizelle in Betracht.

Die Problematik einer immunologischen Kontrazeption beruht darauf, daß die Antifertilitätsvakzine keine unspezifischen Organschäden verursachen dürfen; weiterhin besteht eine hohe Speziesspezifität von Spermienantigenen, wodurch Tierexperimente nur beschränkt Aussagen für den Menschen zulassen.

Als Spermatozoenantigene kommen die LDH X, ein Isoenzym der Laktatdehydrogenase (lokalisiert an der Spermienoberfläche), die akrosomale Hyaluronidase sowie Makrosin, eine akrosomale Protease in Frage.

Die Anzahl der Spermaantigene ist hoch, und viele kommen ubiquitär in verschiedenen Sekreten und Geweben des Körpers vor. Die Immunreaktionen bei Spermaimmunität sind – soweit hierüber Befunde vorliegen – außerordentlich komplex und schwer beurteilbar. Eine genaue Identifizierung und Isolierung der spermatozoenspezifischen Antigene und eine Charakterisierung spezifischer Immunreaktionen ist heute noch nicht möglich. Einer immunologischen Reduzierung der männlichen Fertilität liegt tierexperimentell die Autoimmunorchitis zugrunde. Hierbei handelt es sich um ein organspezifisches Immunsyndrom, das durch Injektionen mit (autonomen oder) homologen Testes oder Spermatozoen hervorgerufen werden kann. Beim immunisierten Tier entwickelt sich eine Hodenschädigung mit Störung des Keimepithels und einer Azoospermie. Die Autoimmunorchitis führt zu einem Durchbrechen der physiologischen Blut-Hoden-Barriere, wobei Lymphozyten die initiale Zerstörung bewirken, so daß anschließend zytotoxische Antikörper und Komplement eindringen können. Die Immunantwort bei dieser Orchitis führt zur Bildung von zirkulierenden und zellgebundenen Antikörpern, wobei nur eine geringe Korrelation zwischen dem Auftreten der Immunreaktionen und dem Ausmaß der Hodenläsion besteht. Die Autoimmunorchitis kann passiv durch Immunzellen, jedoch kaum durch Serum übertragen werden. Interessant sind in diesem Zusammenhang Beobachtungen, wonach trotz einer gewissen Zerstörung von Hodengewebe kein wesentlicher Hormonabfall eintritt und innerhalb von 6 Monaten nach den Injektionen die Fruchtbarkeit zurückkehrt. Mancini (1971) hat darüber berichtet, daß Männer mit einem Prostatakarzinom, die vor der Orchidektomie mit Hodenextrakt und Adjuvans immunisiert worden waren, eine allergische Orchitis mit niedrigem Antikörpertiter, positiver Hautreaktion und einer herdförmigen Zerstörung des Keimepithels zeigten. Für die Entstehung einer immunologischen Aspermatogenese im Tierexperiment ist offenbar die Durchbrechung der Blut-Hoden-Barriere von entscheidender Bedeutung. Diese kann traumatisch oder auch durch immunologische Mechanismen erfolgen. Als Folge tritt eine Autoimmunorchitis auf. Beim Meerschweinchen kann durch 3 Injektionen mit Hodenantigenen, die chemisch modifiziert wurden (Pokorna u. Vojtiskova 1964), eine effektive Immunisierung mit Aspermatogenese und Infertilität erzeugt werden.

Bereits 1926 berichtete Rosenfield und 1932 Baskin über Versuche einer immunologischen Kontrazeption durch subkutane oder intramuskuläre Injektionen von menschlichen Spermien bei Frauen. Neuere Untersuchungen auf diesem Gebiet sind von diesen Autoren jedoch nicht bekannt geworden.

Samenplasmaantigene spielen zur Erzeugung einer isoimmunitären Unfruchtbarkeit offenbar keine bedeutende Rolle. Wenn auch nach Immunisierung der Frau mit Seminalplasma oder Extrakten aus akzessorischen Geschlechtsdrüsen humorale Antikörper erzeugt werden, so hat dies nur einen geringen Effekt auf die Fertilität. Für die immunologische Kontrolle der Fertilität sind demnach nur spermatozoenspezifische Antigene von Bedeutung. Von Interesse sind in diesem Zusammenhang Untersuchungen von Goldberg (1974), wonach sich durch Antikörper gegen das spermatozoenspezifische Enzym LDH-X eine Blockierung der Spermienpenetration erreichen ließ. Gegen LDH-X immunisierte weibliche Tiere haben eine verminderte Fertilität.

5.3.4.2 Eizellenantigene

Nach Shivers (1975) haben sowohl das Ovum wie auch Bestandteile des Follikels antigene Eigenschaften, die eine günstige Möglichkeit für eine immunologische Fertilitätsregulierung bieten. Spezifische Antikörper gegen das Ovum können die Eireifung, die Ovulation und eine Auflockerung des Cumulus oophorus und der Corona radiata verhindern. Grundsätzlich sind Antigene in der Lage, vor der Ovulation im Ovar oder auch nach der Ovulation die Eizelle zu schädigen.

Während Cumulus und Corona keine gewebsspezifischen Antigene haben, ließen sich einige spezifische Antigene in der Follikelflüssigkeit des Menschen nachweisen. Manche davon waren im Cervixschleim zum Zeitpunkt der Ovulation zu finden. Antigene der Zona pellucida sind präovulatorisch gefunden worden.

5.3.4.3 Lokale Immunität im weiblichen Genitaltrakt

Die Produktion von IgA in der Schleimhaut des weiblichen Genitaltrakts erlaubt möglicherweise, eine lokale Immunität auszulösen. Während Spermatozoenantikörper im Cervikalsekret – auch im Rahmen der Sterilitätsdiagnostik – nachgewiesen wurden, ist das Immunverhalten des Endometriums und der Tubenschleimhaut noch ungeklärt. Eine allgemeine Immunisierung scheint parall zur lokalen Antikörperproduktion abzulaufen.

180

5.3.4.4 Gefahren einer immunologischen Kontrazeption

Die Entwicklung und Anwendung fertilitätsregulierender Vakzine ist vielfach optimistisch eingeschätzt worden. Es soll jedoch auf mögliche Gefahren einer immunologischen Fertilitätskontrolle hingewiesen werden. Dabei ist hervorzuheben, daß bei einigen Frauen mit immunologischen Krankheitsbildern Spermatozoenantigene nachgewiesen wurden. Vor der Anwendung immunologischer Kontrazeptionsmethoden sind deshalb umfangreiche Untersuchungen auf Nebenwirkungen erforderlich. Die bisher durchgeführten Tierversuche sind im Hinblick auf Antigene der Spermatozoen, der Eizelle, der Trophoblastantigene und der plazentaspezifischen Eiweißantigene erfolgversprechend. Da die Anwendung schwangerschaftsverhütender oder -unterbrechender Vakzine auch unerwünschte und zur Zeit noch nicht absehbare Nebenwirkungen nach sich ziehen kann, ist eine Anwendung beim Menschen derzeit noch nicht in Sicht. Das Ziel weiterer Untersuchungen auf diesem Gebiet muß es zunächst sein, Antigene von höherer Reinheit und Vakzine von größerer Spezifität zu erarbeiten.

5.3.5 Sterilisationsmethoden

Als Sterilisation wird die permanente Unfruchtbarmachung durch einen operativen Eingriff an den Transportwegen des Eis bzw. der Samenzellen oder am Fruchthalter (Gebärmutter) bezeichnet. Davon zu unterscheiden ist die Kastration, d. h. die Entfernung der Gonaden (Eierstöcke oder Hoden), die zwar auch zur Unfruchtbarkeit führt, aber zusätzlich hormonelle Ausfallerscheinungen mit sich bringt.

5.3.5.1 Häufigkeit

Die Sterilisation findet in der westlichen Welt als Dauerkontrazeptivum der Wahl eine immer stärkere Verbreitung. Man nimmt an, daß die Zahl der freiwilligen Sterilisationen von 1970 mit 20 Millionen bis 1977 auf 80 Millionen angestiegen ist. Hiervon entfallen 5,5 Millionen (gegenüber 3 Millionen 1970) auf Europa. Eine Hochrechnung über die Zahl der weltweit durchgeführten Sterilisationen in Abhängigkeit von der jeweiligen geographischen Region zeigt Tabelle 91.

Man schätzt, daß in den letzten Jahren etwa 20 bis 40 000 Sterilisierungen pro Jahr in der Bundesrepublik vorgenommen wurden (Schmidt-Matthiesen 1981).

Für das zunehmende Verantwortungsgefühl des Mannes in der Familienplanung spricht, daß in den USA neuerdings ¾ aller Sterilisationen Vasektomien sind. Noch vor 10 Jahren war dieses Verhältnis genau umgekehrt.

Tabelle 91. Geschätzte Anzahl der Frauen im reproduktionsfähigen Alter, die zur Kontrazeption sterilisiert wurden. (Aus Population Reports 1980)

Land	Zahl der Frauen (in Tausend)
Afrika	250
Asien	46 000
Europa	5 000
Lateinamerika	4 000
Mittlerer Orient	150
Nordamerika	6 000
Ozeanien	250
Gesamt	61 650

5.3.5.2 Vergleich: Sterilisation bei Mann und Frau

Einen Vergleich von Vor- und Nachteilen der Vasektomie beim Mann bzw. der Sterilisation bei der Frau zeigt Tabelle 92.
Die Vasektomie beim Mann ist wesentlich einfacher, kann ambulant durchgeführt werden und weist weniger Komplikationen auf als die Sterilisation der Frau.

5.3.5.3 Rechtliche Voraussetzungen

5.3.5.3.1 Gesetzgebung

Die operative Unfruchtbarmachung als Methode der Empfängnisverhütung ist in der Bundesrepublik Deutschland im Gegensatz zu anderen Ländern, wie den USA, England, Indien, Japan, der Schweiz etc. nicht so verbreitet. Ein Grund dafür ist die Rechtsunsicherheit für den Arzt, der sterilisierende Operationen durchführt. In den letzten Jahren ist von vielen Seiten das Fehlen von allgemein anerkannten Richtlinien für das ärztliche Handeln und für die richterliche Entscheidung bedauert worden. Kirchhoff sprach 1962 von einem „für die ärztliche und richterliche Praxis unerträglichen Schwebezustand", oder anders ausgedrückt, von einem „nicht mehr zu tolerierenden Zustand der Rechtsunsicherheit". Die Rechtsunsicherheit ist darin begründet, daß über die rechtliche Auswirkung des § 226a StGB keine Klarheit besteht, weil es bisher nicht gelungen ist, exakt zu definieren, „was gegen die guten Sitten verstößt". Vielfach wird die Meinung vertreten, es gebe keine juristischen Probleme mehr, weil in dem Bundesgerichtsurteil vom 27.10.1964 in Sachen Dr. Dohrn, der grundlegende Satz enthalten ist: „Es gibt keine deutsche Strafvor-

Tabelle 92. Vor- und Nachteile von Vasektomie und Sterilisation der Frau. (Nach Hafez 1980b)

	Vasektomie	Sterilisation der Frau
Ausrüstung	Einfache nicht kostspielige Ausrüstung	In Abhängigkeit vom Operationstyp kann die Ausrüstung sehr teuer sein
Operateur und Assistenz	Ein erfahrener Arzt mit oder ohne Assistenz durch eine Schwester	Chirurg, Anästhesist, und in Abhängigkeit von der Operation ein chirurgischer Assistent
Operationssaal	Operationssaal nicht erforderlich	Operationssaal immer erforderlich
Anästhesie	Lokalanästhesie	Manche Op. in Lokalanästhesie, manche mit Vollnarkose
Wirkungsbeginn	Wirksam nach 20 Ejakulationen	Sofort nach der Operation wirksam
Postoperative Phase	Kleine Operation, körperliche Arbeit bereits 48 h später möglich	In Abhängigkeit von der Art der Operation, Erholung gewöhnlich innerhalb von 7 Tagen
Operationszeit	Operationszeit viel kürzer als bei der weiblichen Sterilisation	Operationszeit unterschiedlich, in Abhängigkeit der angewandten Technik
Komplikationen	Kaum Komplikationen	Größere Komplikationen können je nach der Art der Operation auftreten
Mortalität	Mortalität sehr niedrig; die *einzigen* Todesfälle waren auf Tetanus oder einen anaphylaktischen Schock zurückzuführen	Mortalität höher, abhängig vom präoperativen Gesundheitszustand der Frau
Kosten	Kosten niedrig	Viel teurer, abhängig von der Art der Operation

schrift mehr, die freiwillige Sterilisation mit Strafe bedroht". Diese Gesetzeslücke kann nur vom Gesetzgeber geschlossen werden.

Einen Überblick über die rechtliche Situation bei der Sterilisation gibt Tabelle 93. Hierbei wurde zwischen der Unfruchtbarmachung als Nebenfolge einer anderweitig medizinisch indizierten Operation und der Unfruchtbarmachung als Primärziel eines Eingriffs unterschieden.

Außer strafrechtlichen kann eine Sterilisation auch standesrechtliche, zivilrechtliche und versicherungsrechtliche Folgen nach sich ziehen (Tabelle 94).

183

Tabelle 93. Rechtliche Voraussetzungen einer Unfruchtbarmachung bei Mann und Frau. (Nach Eser u. Hirsch 1980)

Unfruchtbarmachung als

Nebenfolge eines bereits anderweitig medizinisch indizierten Eingriffs (z. B. Hysterektomie bei Krebs). Hierbei ist Sterilisation eine normale Heilbehandlung

Primärziel des Eingriffs. Hierbei ist eine besondere Rechtfertigung erforderlich, damit nicht der Tatbestand einer schweren Körperverletzung erfüllt ist (§§ 223, 225 StGB)

   1) *Rechtswirksame Einwilligung* der zu Sterilisierenden Voraussetzung: natürliche Einsichts- und Urteilsfähigkeit entsprechende Aufklärung (Risiken und Folgen)
   2) Feststellung, daß die Sterilisation aufgrund einer bestimten *Indikation* nicht als sittenwidrig zu betrachten ist
   – Medizinische Indikation: wenn durch Verhinderung einer Schwangerschaft Lebens- und Gesundheitsgefahren von der Frau abgewendet werden.
   – Medizinisch-soziale Indikation
   – Soziale Indikation (z. B. hohe Kinderzahl, wirtschaftliche Enge, Beruf)
   – Eugenische Indikation: Verhinderung von möglicherweise erblich bzw. pränatal geschädigtem Nachwuchs
   – Gefälligkeitssterilisation: außer dem Ziel, Schwangerschaftsrisiko auszuschalten, keine weiteren Gründe. Umstritten, aber möglich!
   3) Durchführung nach den *Regeln ärztlicher Kunst.*

5.3.5.3.2 Indikationsstellung

Nach Auffassung der Gerichte (Roesch 1977) beeinflußt eine Tubensterilisation die Persönlichkeit der Frau so entscheidend, daß eine solche Maßnahme zu einer erheblichen Minderung der Selbstverwirklichung führen kann. Eine Sterilisation kann entsprechend der Bedeutung der Fortpflanzungsfähigkeit für den einzelnen zu ernsthaften Konfliktsituationen nach dem Eingriff führen. Es muß daher vor der Durchführung einer Tubensterilisation mit dem Betroffenen geklärt werden, ob durch den dauernden Verzicht auf die Fortpflanzungsfähigkeit ein solches Maß an Persönlichkeit aufgegeben wird, daß ein derartiger Eingriff nicht zu rechtfertigen ist. Das Ergebnis einer solchen Beurteilung kann nach Lebensalter und Lebensumstände verschieden ausfallen.

Die Indikation für eine freiwillige Sterilisation ist entsprechend der jeweiligen Situation individuell zu stellen (Tabelle 95). Man muß unbedenklich annehmen können, daß die Frau soviel Lebenseinsicht in die Bedeutung der Mutterschaft für das eigene Lebensschicksal und das ihrer Ehe hat, daß sie diese Entscheidung verantwortlich treffen kann. Der behandelnde Arzt muß sich seiner Verantwortung bewußt sein und alle Umstän-

Tabelle 94. Rechtliche Konsequenzen einer Sterilisation

Rechtsform	Rechtsinhalt
Strafrecht	Ausgeschlossen bei freiwilligem Eingriff
Standesethik	Straffreies Tun-Dürfen beinhaltet nicht schon ärztliches Tun-Müssen Ohne Vorliegen einer Notlage ist die Entscheidung persönlich standesethisch nicht aber rechtlich zu verantworten
Zivilrecht	Schadenersatz bei – Unzulässigkeit einer Sterilisation – Sterilisationsversager: Arzt (bzw. eine Anstellungskörperschaft) muß für Unterhalt des ungewollten Kindes aufkommen, hierbei Beschränkung auf die Regelunterhaltssätze für ein nichteheliches Kind für monatliche Unterhaltsleistung (BGH VI ZR 105/78 u. 247/78)
Versicherungsrecht	Nur bei nicht rechtswidriger Sterilisation Anspruch des Sozialversicherten auf Kostenerstattung (§ 200 f RVO) „Eine von einem Arzt mit der Einwilligung eines volljährigen Versicherten vorgenommene Sterilisation ist regelgemäß ohne weitere Prüfung als nicht rechtswidrig anzusehen" (Henke NJW 1976)

Tabelle 95. Indikationen zur Sterilisation. (Nach Wille 1980a)

Medizinische Indikationen	Unbestritten rechtmäßig
Genetische Indikationen	Früher aus formalen Gründen (Erbgesundheitsgesetz!) fragwürdig. Große ärztliche Verantwortung
Kriminologische Indikation	Wird nur im BGH-Urteil 1976 angeführt, keine praktische Relevanz
Schwerwiegende soziale Indikation	Nach ärztlicher Berufsordnung zulässig
Mittelschwer und leichter wiegende soziale Indikationen	Nach herrschender juristischer Meinung seit langem, standesrechtlich seit dem Deutschen Ärztetag 1977 zulässig
Familienplanerische Motivation, soweit sie individuell vernünftig und ernstzunehmend begründet ist	Nach BGH-Urteil 1976 zulässig, standesrechtlich umstritten
Gefälligkeitssterilisation	Standesrechtlich unärztlich, zivilrechtlich zweifelhaft, aber aus rechtsstaatlichen Gründen nicht strafbar

de bedenken, die aus ärztlicher Sicht für oder gegen einen solchen Eingriff sprechen. Dabei spielt auch die künftige psychische Gesundheit der Frau eine wichtige Rolle. Die Einwilligung des Ehemanns ist für die Durchführung der Tubensterilisation nicht erforderlich, sie wird aber für sinnvoll erachtet. Es ist nicht Angelegenheit des Arztes zu klären, ob eine gegen den Willen des Ehepartners durchgeführte Sterilisation den Tatbestand einer Eheverfehlung erfüllt. Allerdings entspricht es gutem ärztlichen Brauch, den Ehegatten zu befragen und bei dessen Weigerung gegebenenfalls den Eingriff zurückzustellen.

Es ist selbstverständlich, daß Patienten mit nichterblicher geistiger Behinderung nicht die Möglichkeit zur Fortpflanzung genommen werden darf. Eine Sterilisation kommt auch bei Patientinnen mit ererbtem körperlichem oder geistigem Schaden nur dann in Frage, wenn Beziehungen zum anderen Geschlecht nicht ausgeschlossen sind und wenn aus eindeutigen Gründen andere kontrazeptive Maßnahmen (z. B. Pille, Spirale oder Dreimonatsspritze) nicht in Frage kommen.

Für den geistig eingeschränkten Mann gilt das gleiche; er darf nur sterilisiert werden, wenn eine längere Bindung zu einer ebenfalls (genetisch bedingt?) behinderten Frau besteht. In solchen Fällen gilt das Prinzip, daß man den am wenigsten eingreifenden Eingriff zur Sterilisation durchführt, d. h. bei der Frau eine Tubensterilisation und beim Mann eine Vasektomie.

Als Richtlinien zur Sterilisation gelten (Hirsch 1981):
1) Bei nicht rechtswidriger Sterilisation werden nach § 200f RVO von den Krankenversicherungsträgern folgende Leistungen gewährt:
   – Ärztliche Untersuchung und Begutachtung zur Feststellung einer nicht rechtswidrigen Sterilisation,
   – ärztliche Behandlung, Versorgung mit Arznei-, Verband- und Heilmitteln sowie Krankenhauspflege,
   – Krankengeld.
2) Die Leistungen, also auch die ärztlichen Maßnahmen, werden nur im Falle einer nicht rechtswidrigen Sterilisation gewährt.
3) Als Voraussetzung einer Sterilisation hat der Bundesausschuß in jedem Fall die eingehende ärztliche Aufklärung des Versicherten über Folgen und Bedeutung des Eingriffs eingeführt. Dazu wird der Arzt ggf. auch den Partner des Betroffenen einbeziehen können.

.

5.3.5.3.3 Einverständniserklärung

Entscheidend für die Rechtmäßigkeit einer Sterilisation ist die erklärte Einwilligung der Patientin in Kenntnis ihrer vollen Tragweite. Hier stellt der Gesetzgeber außerordentlich strenge Anforderungen. Die Frau muß sowohl auf die möglichen physiologischen wie auch psychologischen Folgen einer Tubensterilisation hingewiesen werden. Es ist unbedingt ratsam, vor dem Eingriff ein eingehendes aufklärendes Gespräch mit der Betroffenen zu führen, da der Arzt rechtswidrig handelt, wenn er seiner Aufklä-

OPERATIONSEINVERSTÄNDNISERKLÄRUNG
zur Eileiterunterbrechung durch Bauchspiegelung

Name der Patientin: Geburtsdatum:

Ich wünsche eine operative, dauerhafte Unterbrechung der Eileiter durch Verkochung mittels Laparoskopie (Bauchhöhlenspiegelung). Dadurch soll die möglichst
sichere Verhütung einer zukünftigen Empfängnis bzw. Schwangerschaft erreicht
werden.

Ich wurde darüber aufgeklärt, daß das Verfahren eine Versagerquote (= Eintritt
einer erneuten Schwangerschaft) von 1-2 auf 1000 (0,1-0,2 %) hat und daß Komplikationen, die mit jedem operativen Eingriff und der dazugehörigen Anästhesie
(= Narkose) verbunden sind (z.B. Blutungen oder Darmverletzungen) auftreten
können. Unter Umständen ist eine Laparotomie (= Öffnung der Bauchhöhle) trotz
sorgfältigster Durchführung des Eingriffs nach den Regeln der ärztlichen Kunst
erforderlich.

Für den Fall, daß es trotz kunstgerechter Durchführung der Operation zu einer
Schwangerschaft kommen sollte, stelle ich den Operateur, den beratenden Arzt
sowie den Krankenhausträger vor der Haftung für Vermögensschäden frei.

Ich weiß, daß eine spätere Operation zur Beseitigung des von mir angestrebten
Dauerzustandes wenig Aussicht auf Erfolg (erneute Schwangerschaft) hat.

Ich wurde darüber aufgeklärt, daß nach Durchführung einer Tubensterilisation
nach meiner Entlassung aus dem Krankenhaus die Wundheilung noch nicht vollständig abgeschlossen ist. Deshalb wurde mir folgendes zur Beachtung empfohlen:
a) bei Schmerzen, Fieber (im Darm: mehr als 37,5ºC), Erbrechen und Druckempfind-
   lichkeit des Bauches in den ersten Tagen sofort zu einer frauenärztlichen
   Kontrolluntersuchung zu kommen,
b) Geschlechtsverkehr frühestens zwei Wochen nach dem Eingriff,
c) Vollbad eine Woche nach dem Eingriff, Duschen ist sofort möglich,
d) frauenärztliche Kontrolle sechs Wochen nach dem Eingriff.

Ich wurde darauf hingewiesen, daß im Fall des Ausbleibens einer Monatsblutung
nach diesem Eingriff, zwei Wochen später eine frauenärztliche Untersuchung
zum Ausschluß einer Schwangerschaft erforderlich ist.

Ich habe den Entschluß selbständig und in eigener Verantwortung gefaßt, bei
voller Aufklärung über die Einzelheiten und die Folgen des ärztlichen Eingriffes
und nach Abwägung aller Vor- und Nachteile.

Mir ist Gelegenheit gegeben worden, Fragen zu stellen. Diese wurden mir in ver-
ständlicher Weise beantwortet.

....
Ich habe vorerst keine weiteren Fragen, da ich die mir erteilte Aufklärung
für ausreichend ansehe.

.... , den ....

....
(Unterschrift der Patientin)   (Beratender Arzt)

Als Ehemann der Patientin erkläre ich, daß ich von der Einverständniserklärung
meiner Frau Kenntnis genommen habe. Ich stelle auch meinerseits den Krankenhausträger, den Operateur und den behandelnden Arzt von der Haftung für Vermögens-
schaden frei.
                   ....
                   (Unterschrift des Ehemannes)

Abb. 65. Schriftliche Einverständniserklärung

rungspflicht nicht nachkommt. Eine schriftliche Einverständniserklärung für eine Sterilisation muß nicht unter allen Umständen vorliegen, es ist jedoch aus Gründen der Beweiserleichterung dem Arzt dringend anzuraten (Roesch 1977). Die von beiden Partner unterschriebene Einverständniserklärung sollte in der Krankengeschichte abgelegt und als Durchschrift sowohl dem aufklärenden Arzt als auch der Patientin ausgehändigt werden (Abb. 65).

5.3.5.3.4 Sterilisationsversager

Medizinische Stellungnahme. Alle bisherigen Verfahren der Eileitersterilisation sind nicht 100%ig sicher. Nach Schmidt-Matthiesen (1971) wird die Versagerrate bei korrekter Technik bei der Laparoskopie mit 0,1–0,3% angenommen, wobei die bipolare Methode der unipolaren überlegen ist. Bei der chirurgischen Sterilisation werden die Techniken nach Irving und Labhardt den Methoden nach Pommeroy sowie der Clipmethode und schließlich der Madlener-Methode vorgezogen. Die Versagerrate bei korrekter Technik beträgt maximal 3% (Schmidt-Matthiesen 1971).

Nach Hirsch (1981) muß zur Charakterisierung von Sterilisationsversagern unterschieden werden zwischen:

a) extrauterinen und intrauterinen Schwangerschaften,
b) sog. Lutealphasenschwangerschaften (Konzeption vor der Sterilisation),
c) technischen Fehlern (nachweislich fehlerhaft ausgeführter Eingriff) und
d) eigentlichen Versagern der Methode (offensichtlich richtig und sorgfältig ausgeführter Eingriff).

Die Häufigkeit von Lutealphasenschwangerschaften wird mit 2,2–3 pro 1000 Sterilisationen (Hirsch 1981), einmal sogar mit 10 pro 1000 Sterilisationen angegeben.
Die Lutealphasenschwangerschaften sind von der Sterilisationsmethode unabhängig. Zu ihrer Verhütung wurde empfohlen, die Sterilisation nur in der 1. Zyklushälfte vorzunehmen oder das Cavum uteri routinemäßig bei der Sterilisation zu kürettieren. Keines dieser Verfahren ist uneingeschränkt akzeptabel oder realisierbar und kann noch nicht einmal Lutealphasenschwangerschaften verhindern.

Technische Fehler. Technische Fehler im engeren Sinne werden auch als Fehler des Operateurs bezeichnet. Dazu gehören (nach Hirsch 1981):

a) Das Nichterkennen der Tube (Mißidentifikation), wobei die Sterilisationsoperation irrtümlich an anderen Strukturen vorgenommen wird. Davon sind vor allem das Ligamentum rotundum, das Ligamentum ovarii proprium und das Ligamentum infundibulopelvicum betroffen.
b) Sterilisation nur einer Seite.

Die Gefahr des Nichterkennens der Tube besteht bei

- anatomischen Veränderungen im kleinen Becken, vor allem Verwachsungen,
- inadäquater Operations- oder Narkosetechnik (ungenügendes Pneumoperitoneum, ungenügende Elevation des Uterus, „Pressen" oder Unruhe der Patientin),
- anderen schweren Komplikationen während der Narkose (Narkosezwischenfälle, Herzstillstand, Blutungen aus großen Gefäßen), wodurch die Aufmerksamkeit des Operateurs beeinträchtigt wird,
- ungenügende Erfahrung des Operateurs in der laparoskopischen Technik und im monokularen Sehen.

Die Häufigkeit der Versager infolge technischer Fehler wird in der Literatur zwischen 0,5 und 2,4 pro 1000 Sterilisationen angegeben. Zur Vermeidung von technischen Fehlern ist es vor allem wichtig, die Tube eindeutig zu identifizieren. Das ist nur mit Sicherheit möglich, wenn das Fimbrienende zu sehen ist, was bei Verwachsungen oder bei der laparoskopischen Sterilisation im Wochenbett manchmal schwierig oder unmöglich sein kann. Das Vorgehen für diesen Fall muß präoperativ mit der Patientin abgesprochen werden (Abbruch der Operation – Laparotomie – Sterilisation so gut wie möglich).

Andere technische Fehler, die auf einer nichtsorgfältigen, fehlerhaften oder nicht indizierten Operationstechnik beruhen, sind von den unvermeidbaren, methodenimmanenten Fehlern oft nicht zu unterscheiden. Dazu gehören:

- Ungenügende Koagulation der Tube, wobei nur eine oberflächliche oder zu schmale Koagulationszone entsteht,
- unvollständige Okklusion der Tube oder die Abstoßung eines nicht optimal applizierten oder applizierbaren Clips oder Rings.

Versager der Methode. Schwangerschaften nach korrekt und sorgfältig ausgeführter Sterilisation sind als Versager der Methode zu bezeichnen. Es kommen zwischen 0,9 und 6 pro 1000 Sterilisationen vor (Hirsch 1981). Ihre Häufigkeit ist abhängig von:

a) der jeweiligen Sterilisationsmethode,
b) von technischen Details bei verschiedenen Methoden, z.B. dem Ausmaß und der Lokalisation der Koagulation, der Durchtrennung der Tube bei der Thermokoagulation,
c) von der Erfahrung des Operateurs,
d) möglicherweise vom Zeitpunkt der Sterilisation. Bei Sterilisationen im Wochenbett scheinen Schwangerschaften etwas häufiger aufzutreten als im Intervall.
e) vom Intervall zwischen Sterilisation und Berichterstattung.

Die Ursachen der Versager sind in den einzelnen Methoden verschieden. Prinzipiell kommen in Frage:

a) Unvollständige Unterbrechung der Tubenkontinuität durch defektes oder ungeeignetes Material bei der Ring- oder Clipmethode oder durch mangelhafte Technik bei chirurgischen Sterilisationen,

b) Regeneration der Tube nach nicht durch alle Schichten reichender Koagulation.

c) spontane Anastomosierung der vollständig getrennten, aber im engen Kontakt liegenden Tubensegmente,

d) Rekanalisierung im die Tubensegmente verbindenden Narbenstrang, eine Möglichkeit, die als Erklärung von Versagern wahrscheinlich überbeansprucht wird,

e) Fistelbildung am proximalen Tubenstummel. Tuboperitoneale Fisteln wurden bei intrauterinen Schwangerschaften nach Fimbriektomie eindeutig belegt.

Über die Frage, ob koagulierte Tuben zusätzlich durchtrennt werden müssen, besteht in der deutschsprachigen Literatur keine Einigkeit. In der amerikanischen Literatur wird in den letzten Jahren von zahlreichen Autoren die einhellige Meinung vertreten, die Durchtrennung bei adäquater Koagulation sei überflüssig, ja sogar mit Nachteilen verbunden. Dafür gibt es folgende Argumente:

a) Nach Durchtrennung entstehen häufiger Komplikationen durch Blutungen aus der Mesosalpinx. Dies gilt besonders, wenn die Koagulationszone auf die Tube beschränkt ist und die Mesosalpinx intakt bleibt.

b) Die bipolare Elektrokoagulation ohne Durchtrennung weist die niedrigste Versagerquote auf.

c) Nach Durchtrennung treten mehr Extrauteringraviditäten auf, was auf häufiger Fistelbildung beruht.

d) Ohne Durchtrennung bestehen bessere Chancen für eine Refertilisierungsoperation.

Nach Semm u. Philipp (1980) nimmt mit dem Umfang des zerstörten Eileiterbereichs die Wahrscheinlichkeit einer späteren Rekanalisierung und damit eines Schwangerschaftseintritts ab. Diese Art der Eileitersterilisierung ist zwar bezüglich der Sicherheit „ideal", hat jedoch häufig den Nachteil, daß nicht nur der Eileiter selbst, sondern auch nutritive Gefäße und Nerven im Rete ovarii zerstört werden. Dieses kann zu späteren ovariellen Störungen bzw. zu einer Vorverlegung der Menopause führen (Semm u. Philipp 1980; Donnez et al. 1981).

Nach Semm wurden bisher bei jeder Methode mit traumatischer Schädigung des Eileiters (chirurgische Durchtrennung oder destruktive Wärme) spätere Schwangerschaften beobachtet. Offenbar führt die traumatische oder thermische Schädigung zu einem epithelialen Wachstumsdruck, der sich elektronenmikroskopisch durch zahlreiche Mitosen nachweisen läßt. Durch den traumatischen Reiz scheint es zu einer Wiedererlangung der ursprünglichen Kanalisierungskraft der Tube zu kommen (Semm 1980). Die thermische Zerstörung eines 1–2cm langen Tubenabschnittes

190

Tabelle 96. Fehlerraten nach laparoskopischer Tubensterilisation in ausgewählten Studien 1973–1976. (Nach Populations Reports 1976)

Autor Jahr	Patien- tenzahl	Technik des Tuben- verschlusses	Sterilisations- versager		Bemerkungen
			Anzahl	%	
Edgerton 1974	2018	Koagulation, Durch- trennung und Teil- resektion	12	0,6	9 Lutealphasen- schwangerschaften, 3 operative Versager
El-Serour 1975	82 70	Koagulation und Durchtrennung Nur Koagulation	3	2,0	Operative Versager
Wheeles 1973 & 1976	1000	Nur Koagulation	11	1,1	Rekanalisierung
	1600	Koagulation, Durch- trennung und Re- koagulation der durchtrennten Enden	1	0,1	Lutealphasen- schwangerschaften
Yuzpe 1974	335	Nur Koagulation	0	0	

verhindert die Rekanalisierung nicht absolut. Die operierte Tube kann nur mit kubischem Epithel in Form einer Peritonealfalte rekanalisiert werden, was sowohl für die Aszension von Spermien als auch für die Passage des befruchteten Eis ausreicht.

Bei einer Endokoagulation werden die Eileiter mit 100 °C auf 4–8 mm verkocht, d.h. biologisch denaturiert. Hierbei ist eine Peritonealisierung der Tubenstümpfe garantiert. Die Koagulation über 140 °C führt über Exsikkation und Karbonisierung des Gewebes zur Sequestrierung (Semm 1966, 1976) mit einer möglichen Fistelbildung.

Nach Semm (1980) können Rekanalisierungen der Eileiter nur durch Anwendung thermischer Wärme (bis 100 °C) und anschließende Durchtrennung der Eileiter vermieden werden.

Einen Überblick über die Versager bei laparoskopischer Tubenverkochung gibt Tabelle 96.

Verfahren zur Kontrolle und Dokumentation der erfolgreichen Sterilisation. Als Nachweis, daß tatsächlich die Kontinuität der Tube unterbrochen wurde, kann die histologische Untersuchung eines entfernten Tubensegments dienen. Dieses Verfahren ist jedoch nur bei den chirurgischen Sterilisationsmethoden möglich und dort unbedingt zu empfehlen. Bei der Sterilisation mit Clips oder Silastikringen scheidet es ohnehin aus methodischen Gründen aus.

191

Eine histologische Identifizierung der Tube nach intensiver Koagulation ist nicht mehr möglich. Es könnte sich auch um koaguliertes Muskelgewebe anderer Herkunft handeln, z. B. das Ligamentum rotundum. Aus diesem Grunde wird die Entnahme eines Tubensegments bei der Sterilisation durch Elektrokoagulation nicht mehr empfohlen.

Mit der Hysterosalpingographie soll der Nachweis erbracht werden, daß die Tuben tatsächlich verschlossen sind. Jordan und Mitarbeiter konnten 6 Wochen nach laparoskopischer Sterilisation durch Elektrokoagulation zu 36% Austritt von Kontrastmittel in die Bauchhöhle feststellen. Nach 12 Wochen waren es nur noch 2%.

Mehrere Autoren haben sich mit dem Problem der Hysterosalpingographie zum Nachweis einer geglückten Sterilisation auseinandergesetzt und sie aus folgenden Gründen abgelehnt (Hirsch 1981):

a) Die Befunde der röntgenologischen Tubendarstellung nach Sterilisation sind schwer interpretierbar.

b) Sie lassen keine Aussage über den Sterilisationseffekt zu.

c) Die proximalen Tubenstummel können durch den Druck der Kontrastmitteleinspritzung eröffnet werden, dabei können Fisteln mit der Gefahr von nachfolgenden Tubenschwangerschaften entstehen.

Rechtliche Konsequenzen. Nach Eser u. Hirsch (1980) beträgt die Schwangerschaftsrate in großen Untersuchungsserien bei einer laparoskopischen Tubensterilisation 1–3 pro 1000 Frauen.

Die wichtigsten Ursachen für Sterilisationsversager sind:
– Patientin ist bei der Durchführung der Sterilisation bereits schwanger (sog. Lutealphasenschwangerschaft),
– Verwechslung der Tube mit dem Ligamentum rotundum oder anderen Strukturen im kleinen Becken,
– versehentliche Sterilisation nur einer Seite (z. B. beim Auftreten von Komplikationen),
– ungenügende Koagulation; es scheint, daß die Sicherheit zunimmt, je mehr Tubengewebe zerstört wird.

Nach einer Entscheidung des Bundesgerichtshofs muß der Arzt (bzw. seine Anstellungskörperschaft) bei einer mißglückten Sterilisation, sofern diese auf einem Behandlungsfehler oder einem Einwilligungsmangel beruht, für den Unterhalt des ungewollten Kindes aufkommen. Der Unterhalt ist beschränkt auf eine an den Regelunterhaltssätzen orientierte monatliche Unterhaltsleistung für ein nichteheliches Kind (BGH VI ZR 105/78 und 247/78).

Damit ein Arzt, der eine Sterilisation vornimmt, sich weder strafbar macht noch zivilrechtlich schadenersatzpflichtig ist, müssen demnach folgende Mindestvoraussetzungen erfüllt sein (Eser u. Koch 1981):

a) Es muß eine wirksame Einwilligung der Person vorliegen, die sich dem Eingriff unterzieht. Auf die Einwilligung des Ehepartners kommt es dagegen straf- sowie arzthaftungsrechtlich nicht an.

b) Wirksam einwilligen kann, wer soviel Lebenseinsicht zeigt, daß er als urteilsfähig genug angesehen werden kann, um nach entsprechender Risiko- und Folgenaufklärung – wozu auch der Hinweis auf eingriffstypische Spätkomplikationen gehört – Bedeutung und Tragweite der Sterilisation für das eigene Lebensschicksal bemessen zu können.

c) Der Eingriff muß unter Beachtung der ärztlichen Kunstregeln durchgeführt werden.

5.3.5.4 Methoden

5.3.5.4.1 Übersicht

Im Jahre 1925 stellte Naujoks in seiner Monographie *Die temporäre Sterilisierung* 24 bis dahin bekannte Operationsverfahren zur mechanischen Unterbrechung des Samen- bzw. Eiwanderwegs zusammen. Wesentlich bereichert wurden diese Techniken nur noch durch die Verkochung von Eileitergewebe mittels Hochfrequenzstrom bei Laparotomie (Werner 1934) und durch Laparoskopie (Boesch 1936).

Die heute zur Sterilisation der Frau zur Verfügung stehenden Methoden können nach folgenden Gesichtspunkten eingeteilt werden (Tabelle 97).

Übersichten von Sterilisationsmethoden finden sich bei Frangenheim (1977 a, b), Hirsch (1976, 1977 a, b), Hulka (1977), Population Reports (1976), Philipps (1978), Schreiner (1974), Shepard (1974).

Angaben über die häufig praktizierten Methoden zur weiblichen Sterilisation zeigt Tabelle 98.

Tabelle 97. Sterilisation der Frau

Zeitpunkt der Sterilisation	Methode
– Ohne Zusammenhang mit einer Schwangerschaft	– Hysterektomie
– Post partum	– Tubensterilisation
– Post abortum	Chirurgisch
– Im Intervall nach Abort oder Geburt	– Durchtrennen der Eileiter
	– Unterbinden der Eileiter
	– Teilweises oder vollständiges Entfernen der Eileiter
Zugangsweg	
– Transabdominal	Koagulation
– Transvaginal	– elektrisch
– Transuterin	unipolar
	bipolar
Operationstechnik	– thermisch
– Chirurgisch	– chemisch
– Endoskopisch	
	Mechanisch
	– Clip
	– Silastikring

Tabelle 98. Zusammenstellung von augenblicklich praktizierten Methoden zur weiblichen Sterilisation. (Aus Contraceptive Methods; Human Fertility: The Regulation of Reproduction)

Sterilisations-technik	Anwendungs-häufigkeit der Methode[a]	Tuben-destruktion [cm]	Versager-rate/1000 Frauen in 12 Monaten	Reversi-bilität des Ein-griffs
Pomeroy-Methode: Tubenligatur und Exzision eines Tubenteilstücks	5	3–4	2	Gut
Laparoskopische Elektrokoagulation und Durchtrennung der Tube	4	3–6	3	Recht gut
Eileiterring	3	3	6	Gut
Clip mit Stahlfederver-schluß	2	1	5	Sehr gut
Fimbriektomie	1–2	5	Keine Angabe	Schlecht
Irving-Mcthode	1	4	Keine Angabe	Schlecht

[a] 1 bis 5: seltene bis häufigste Methode

Vor- und Nachteile der unterschiedlichen Sterilisationsmethoden bei Mann und Frau sind in Tabelle 99 zusammengefaßt.

5.3.5.4.2 Zeitpunkt der operativen Sterilisation

Prinzipiell wird unterschieden, ob die Operation bei einer Nichtschwangeren oder im Anschluß an eine Schwangerschaft (Geburt oder Abort) durchgeführt wird.

Bei der Durchführung einer Sterilisation im Anschluß an einen Abort oder eine Geburt ist zu beachten, daß die Patientin zum Zeitpunkt des Aborts bzw. der Geburt nicht geschäftsfähig ist. Es ist notwendig, sich daher die Einwilligung zur Sterilisation bereits im Laufe der Schwangerschaft geben zu lassen. In Zweifelsfällen empfiehlt sich eine Sterilisation im Intervall von 3 Monaten.

Die Sterilisation post partum ist einfach, da die Gebärmutter 1–2 Tage nach der Geburt in Nabelhöhe steht und die Eileiter durch einen Periumbilikalschnitt leicht zu erreichen und zu durchtrennen sind.

5.3.5.4.3 Zugang

Zur Sterilisation können endoskopische Techniken sowie chirurgische Verfahren angewandt werden.

Endoskopische Techniken. Zu den endoskopischen Verfahren zählen die Sterilisation durch Laparoskopie und durch Hysteroskopie (wenig verbreitet).

Bei der laparoskopischen Tubensterilisation wird durch einen kleinen Schnitt im Nabel und Anlegen eines Pneumoperitoneums eine Glasfaseroptik eingeführt (Abb. 66). Über das Laparoskop kann mit Hilfe entsprechender Instrumente die Tube elektrisch verkocht oder mechanisch durch einen Ring oder Clip unterbunden werden. Das Verfahren ist wenig traumatisierend, der Krankenhausaufenthalt dauert durchschnittlich 3 Tage. Gleichzeitig können hierbei Informationen über innere Organe (z. B. Gallenblase, Leber, Verwachsungen, Zustand der Ovarien, z. B. Endometriose) gewonnen werden.

Nach gegenwärtiger Meinung ist die Laparoskopie ein Verfahren, das in die Hand erfahrener Operateure gehört, da nur auf diese Weise eine möglichst geringe Anzahl von Komplikationen vorkommt.

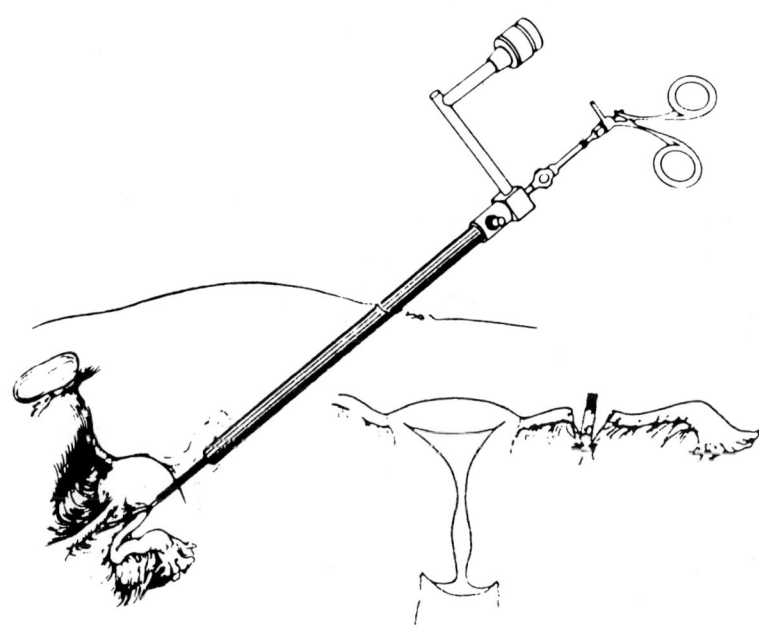

Abb. 66. Laparoskopische Tubensterilisation. Das Laparoskop (Einstichmethode) wird durch eine entsprechende Bikoagulationszange gefaßt, die durch einen speziellen Kanal in das Laparoskop eingeführt werden kann. (Aus Population Reports 1976)

Tabelle 99. Vor- und Nachteile von Sterilisierungsmethoden. (Nach Population Reports 1978)

Methode	Beim Mann	Bei der Frau			
	Vasektomie	Laparoskopie	Minilaparotomie	Kolpotomie	Kuldoskopie
Vorteile	Sicher – geringe Morbidität, fast keine Letalität; einfach – erfordert nur geringe Spezialkenntnisse des Arztes. Ist wesentlich billiger als die Sterilisation der Frau. Der Eingriff dauert nur 10–15 min	Wenig Komplikationen. Schnell und relativ sicher. Geringe Beeinträchtigung der Patientin. Kurze Erholungszeit, ertragbare Kosten. Sofortiger Schutz gegen eine Schwangerschaft. Die gleichen Geräte können zur endoskopischen Diagnostik benutzt werden. Nur kleine Narben	Kann ambulant in Lokalanästhesie ausgeführt werden. Kurze Erholungszeit. Geringe Kosten. Eingriff schnell zu erlernen. Einfaches Instrumentarium. Keine sexuelle Karenz notwendig. Gute Chancen für spätere Reanastomosierung	Unkomplizierte und schnelle Heilungsphase. Peritonealer Zugang. Keine Körpernarben. Kurze Dauer von 5–15 min. Geringe postoperative Schmerzen. Instrumente einfach, billig und vielseitig verwendbar. Geringe Krankenhausaufenthaltsdauer	Keine abdominellen Narben. Dauer nur etwa 10 min. Einfaches Instrumentarium
Nachteile	Nicht sicher, bis alle Spermien ejakuliert sind. Gelegentliche Komplikationen wie Blutung oder Infektion. Bietet nur einen indirekten Schutz vor Schwangerschaft der Frau	In der unmittelbaren postpartalen Phase nicht zu empfehlen. Schulter- und Brustschmerz durch die Anästhesie oder abdominelle Gasansammlung. Voraussetzung sind teure Gerätschaften und eine gute Ausbildung des Arztes	Größerer Einstichschmerz. Schwierig bei adipösen Frauen. Lokalanästhesie nicht bei allen Patientinnen ausreichend	Nicht zur Anwendung im frühen Wochenbett geeignet. Hohe Komplikationsrate	Nicht zur Anwendung im frühen Wochenbett geeignet. Erfordert größere chirurgische Erfahrung als die Laparotomie

Versagerquote	0,15%	0,2–2,0%	0,2–0,6%	0–0,055%	0–0,055%
Reversibilität	5–70%	Ungefähr 10–50%	Ungefähr 10–50%	Ungefähr 10–50%	Ungefähr 10–50%
Komplikationen	5%; Epididymitis, Spermiengranulome, Hämatome, Infektion	0,1–7% Sehr abhängig von den Fähigkeiten des Operateurs	0–6,5% Wundinfektionen, Hämatome, Arzneimittelreaktionen, Blasenverletzungen, Fehleingriffe	1,6–13,3% Infektionen, Hämorrhagien	1,6–13,3%
Letalität	fast 0	Niedrig	Niedrig	Niedrig	Niedrig
Anästhesie	Lokal	Allgemein, lokal oder spinal	Lokal	Allgemein, lokal oder spinal	Allgemein oder lokal
Wartung (Unterhaltung der Geräte)	Einfach	Schwierig	Mittelmäßig	Mittelmäßig	Schwierig
Erholungszeit	1–5 Tage	0–5 Tage	0–5 Tage	1–14 Tage	1–14 Tage
Durchführungsort	Praxis	Praxis oder Operationssaal	Praxis	Operationssaal oder Praxis	Operationssaal oder Praxis

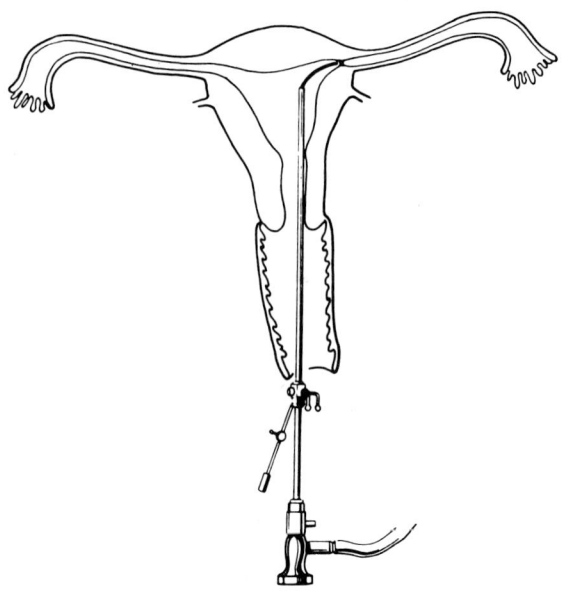

Abb. 67. Hysteroskopische Sterilisation. Ein Hysteroskop wird durch das Uteruscavum eingeführt, nachdem das Uteruscavum durch ein Gas oder eine Flüssigkeit aufgedehnt wurde. Unter direkter Sicht wird eine Elektrode durch einen Kanal des Hysteroskops eingeführt und in den uterotubaren Anteil der Tube geschoben; anschließend Elektrokoagulation. (Aus Population Reports 1976)

Die transuterine Sterilisation durch Hysteroskopie ist eine neue, nichtchirurgische Sterilisationsmethode, die im Philadelphia-Franklin-Institut entwickelt wurde. Ein Hysteroskop mit Fiberoptik und Licht wird in den Uterus eingeführt, um die Eileiterabgänge sichtbar zu machen (Abb. 67). Katalysiertes Silikon wird in den Eileiter injiziert, es nimmt innerhalb weniger Minuten eine gummiähnliche Konsistenz an und blockiert den Eileiter. Der Silikonpfropfen ist mit einem Ring versehen, an dem er mit einem Spezialinstrument wieder herausgezogen werden kann. Danach ist die Fertilität wieder hergestellt.

Bis heute befindet sich die transuterine Sterilisation noch im Versuchsstadium. Ob diese Methode in naher Zukunft eine Bedeutung für die Klinik gewinnen wird, ist noch nicht abzusehen.

Chirurgische Methoden zur Tubensterilisation. Bei den chirurgischen Methoden zur Sterilisation der Frau muß zwischen der Hysterektomie und solchen Verfahren unterschieden werden, bei denen die Tuben teilweise oder ganz entfernt oder durchtrennt werden.

Als Zugangswege kommen die Laparotomie durch Pfannenstiel-Querschnitt oder -Längsschnitt in Frage sowie nach der Geburt die Minilaparo-

Tabelle 100. Aufschlüsselung der von den Mitgliedern der American Association of Gynecologic Laparoscopists im Jahre 1975 angewandten laparoskopischen Sterilisationsmethoden. (Aus Philipps et al. 1977)

	Patientinnen (n = 77 647)	Ärzte (n = 999)
Unipolare Elektrokoagulation	75,1%	46,2%
Bipolare Elektrokoagulation	19,2%	39,9%
Silastikband	5,0%	12,9%
Spring-Clip	0,7%	0,9%

tomie periumbilikal oder suprasymphysär. Manchmal kommt auch als Zugang von der Scheide eine Kolpotomie in Betracht. Eine schematische Darstellung der suprasymphysären Minilaparotomie erfolgt in Abb. 68.

Bei der Kolpotomie wird nach der Eröffnung der Bauchhöhle im Bereich des hinteren oder (selten) des vorderen Scheidengewölbes die Tube aufgesucht und chirurgisch durchtrennt oder elektrisch verkocht. Der vaginale Zugang wird vor allem bei adipösen Frauen sowie nach mehreren Unterleibsoperationen gewählt.

5.3.5.4.4 Operationstechnik

Eine Aufschlüsselung der in Amerika angewandten laparoskopischen Methoden zur Tubensterilisation gibt Tabelle 100.

Koagulation. Die zur Koagulation der Tube in Frage kommenden Verfahren sind:

Unipolare Koagulation. Durchführung in Allgemeinanästhesie mit einer zweiten Elektrode unter der Patientin. Der Hochfrequenzstrom fließt von einer aktiven Elektrode am Operationsinstrument durch den Körper der Patientin zu einer großflächigen, am Gesäß oder am Oberschenkel angebrachten Neutralelektrode. Durch Stromverdichtung entsteht am Operationsinstrument die gewünschte Verbrennung. Ein unkontrollierter Stromfluß kann auch an anderen Stellen des Körpers bei zufälligen Stromverdichtungen zu Verbrennungen führen; hierbei können vor allem Verbrennungen am Darm und an der Haut vorkommen (Abb. 69). In britischen Studien wird das Risiko von Darmverbrennungen hervorgehoben, während nach amerikanischen Studien diese Zwischenfälle seltener auftraten. Die unipolare Koagulation ist die am wenigsten reversible Methode.

Bipolare Koagulation. Hierbei fließt der Strom zwischen den Branchen eines Operationsinstrumentes (Hirsch u. Roos 1974; Rioux u. Cloutier 1974). Die Lokalisation und die Größe des Koagulationsbezirks sind ge-

199

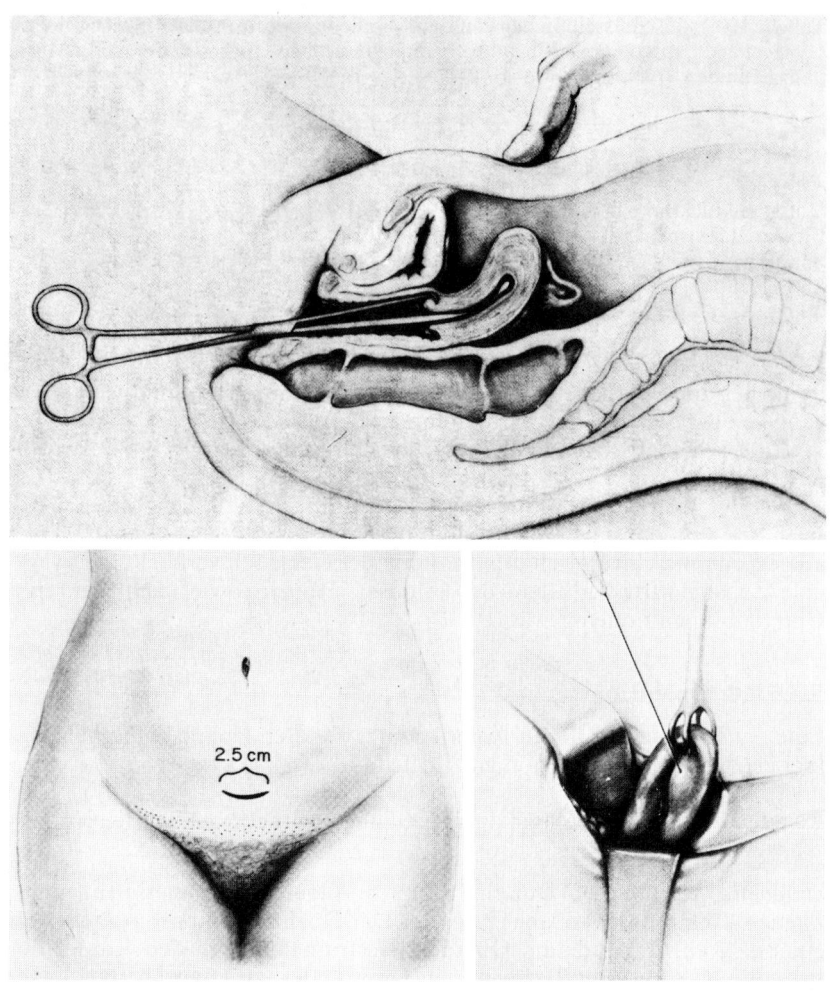

nau bestimmbar. Eine Verbrennung an anderen Organen des Körpers kann nicht entstehen, wenn man diese nicht mit den Branchen der Koagulationszange faßt oder versehentlich berührt. Bei dieser Methode sind nach den Angaben in der Literatur die Anzahl der ungewollten Schwangerschaften und Komplikationen am geringsten (Abb. 70).

Thermokoagulation. Die Branchen einer Koagulationszange werden durch Schwachstrom aufgeheizt (Semm 1974 a, b) (Abb. 71). Verbrennungen durch aberrierende Ströme sind nicht möglich, wohl aber durch eine versentliche Berührung von Darm und anderen Organen mit dem heißen Instrument.

200

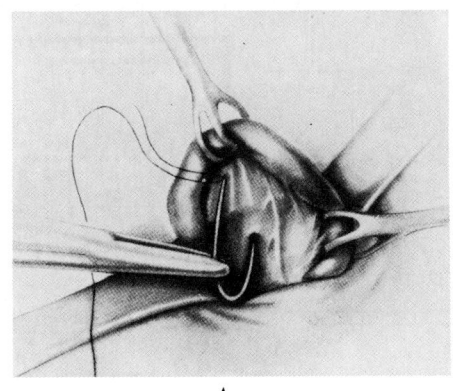
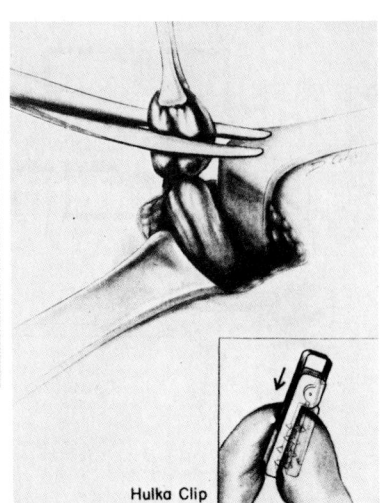

Hulka Clip

Abb. 68. Schematische Darstellung einer suprasymphysären Minilaparotomie. (Aus Penfield 1980)

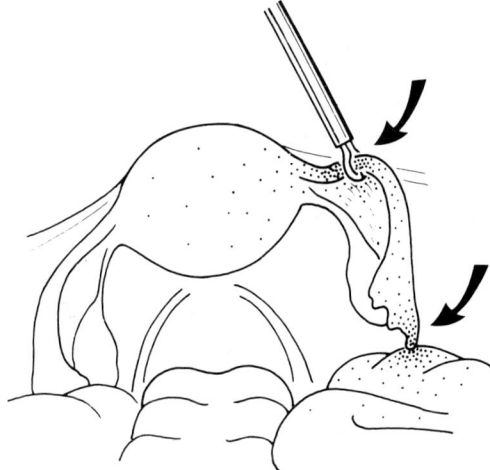

Abb. 69. Mögliche Mitbeteiligung des Nachbargewebes bei Anwendung der Hochfrequenztechnik zur Eileitersterilisation. (Aus Semm u. Dittmar 1976)

Die Koagulation mit destruktiver Wärme ist heute die optimale Methode der Tubensterilisation. Postoperative Verwachsungen im Operationsbereich sind selten. Hochfrequenzstrom sollte nur noch bei offenem Abdomen angewandt werden. Für die endoskopische Koagulation bietet sich das alte „Lötkolbenprinzip" an, d. h. im Temperaturbereich des siedenden Wassers (= Eiweißkoagulation). Diese Apparate sind elektronisch gesteuert. Als Instrumentarium stehen die Krokodilzange und der Tuben- bzw. Endokoagulator zur Verfügung (Semm u. Dittmar 1976).

201

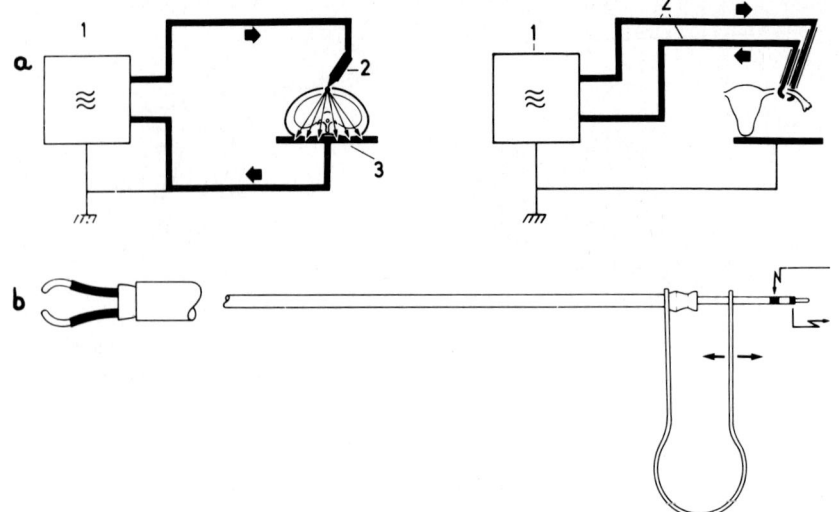

Abb. 70. a Unterschied ziwschen monopolarer Elektrode (*1* Hochfrequenzgenerator, *2* Aktivelektrode, *3* Neutralelektrode) und bipolarer Elektrode (*1* Hochfrequenzgenerator, *2* erdfreier Hochfrequenzstromkreis). **b** Bipolare Koagulationszange nach Semm. (Aus Semm 1976)

Chirurgische Methoden zur Sterilisation. Bei der chirurgischen Sterilisation werden meistens Teile der Tube unterbunden oder entfernt (Abb. 72).

Methode nach Pomeroy. Partielle Resektion der Tuben mit freistehenden Resektionsstümpfen.

Methode nach Madlener. Quetschen und Unterbinden der Tube. Versagerrate relativ hoch.

Methode nach Uchida und Labhardt. Partielle Resektion der Tube, die Tubenstümpfe werden mit Bauchfell der Mesosalpinx gedeckt; hierdurch Erhöhung der Zuverlässigkeit.

Methode nach Irving und Wood. Durchtrennung der Tuben und Decken der durchtrennten Tuben mit Bauchfell. Mittels mikrochirurgischer Operationstechnik besteht eine hohe Reversibilität.

Fimbriektomie und Salpingektomie. Entfernung der Tuben bzw. der für den Eiaufnahmemechanismus wesentlichen Teile der Tube. Diese Methoden sind irreversibel.

Ferner zählt zu den chirurgischen Methoden die Hysterektomie, die jedoch ohne weitere Indikation nicht zur reinen Sterilisation durchgeführt werden sollte, da das Komplikationsrisiko am höchsten ist.

Mechanische Methoden zur Sterilisation. Bei den mechanischen Methoden zur Sterilisation wird die Tube durch einen Clip oder durch ein Silastikband komprimiert und verschlossen. Der Vorteil dieser Methoden besteht in einer hohen Reversibilität nach Entfernung von Clip oder Silastikband, da nur ein 0,5 cm langes Tubenstück betroffen ist.

Bei der Clipmethode wird der Tubenverschluß durch Anbringen eines Plastikclips herbeigeführt. Die Rate der ungewollten Schwangerschaften ist höher als bei den chirurgischen Methoden.

Die Plastikclips von Hulka (Hulka 1976) haben in den USA und die von Bleier (Bleier 1977) in der Bundesrepublik Deutschland eine beschränkte Verbreitung gefunden (Abb. 73). In Tabelle 101 sind die Erfolgsraten von Tubensterilisationen bei der Frau mit Hilfe von Clips dargestellt.

Eine größere Verbreitung hat die Abschnürung der Tuben durch einen elastischen Ring (Yoon-Ring; s. Yoon et al. 1974; Silastikband) gefunden. Clips und Silastikband können laparoskopisch und bei chirurgischen Eingriffen transabdominal oder transvaginal appliziert werden.

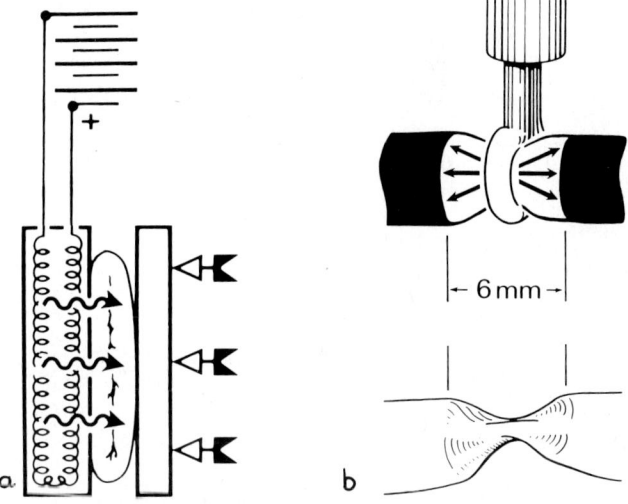

Abb. 71. a Demostration des Heiz- bzw. Koagulationsprinzips der neuen Endokoagulationstechnik. Die im Siedetemperaturbereich kontrollierte Hitze durchwandert das Körpergewebe und bewirkt dadurch dessen biochemische Abtötung inklusive Blutgerinnung. Es liegt eine passive Gewebeerwärmung, unabhängig vom Elektrolytgehalt vor. (Aus Semm u. Dittmar 1976). **b** Schwachstromkoagulationstechnik nach Semm. Geregelte Aufheizung eines Widerstandsdrahts im Bereich der Greifer (z. B. der atraumatischen Faßzange). Zur Aufheizung ist eine Gleich- oder Wechselstromspannung von max. 5–6 Volt erforderlich. Die Temperatur der Greifer wird elektronisch geregelt. Sie geben entsprechend dem Koagulationsvorhaben, d. h. der Masse des zu koagulierenden Gewebes, eine konstante Wärmemenge ab. Die Wärme breitet sich nur auf dem der Zange anliegenden Gewebe aus. (Aus Semm 1976)

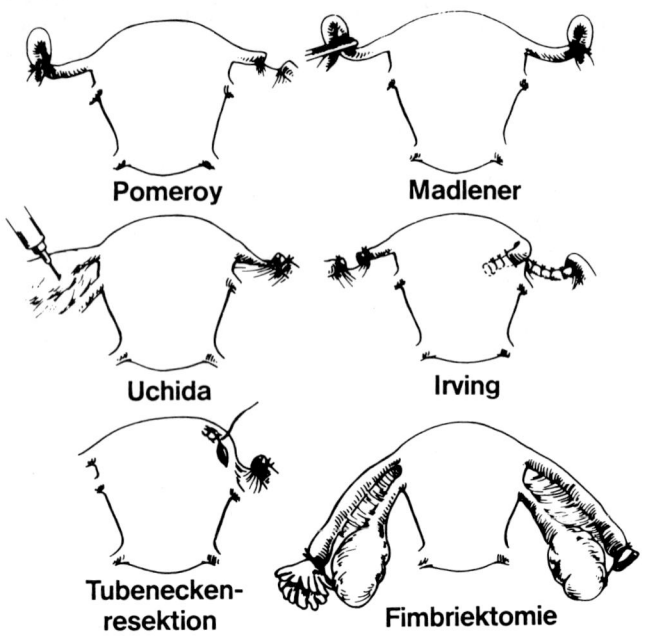

Abb. 72. Unterschiedliche Methoden zur chirurgischen Tubensterilisation. (Nach Population Reports 1976)

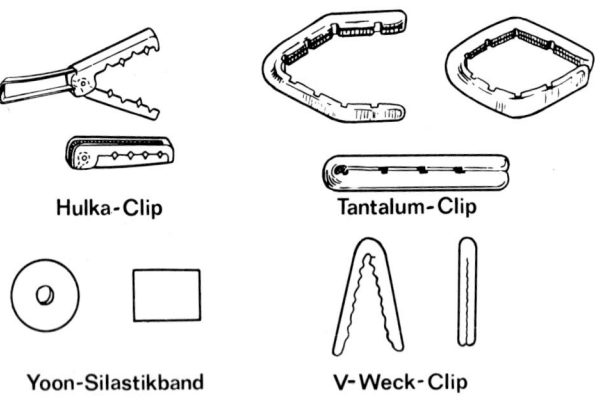

Abb. 73. Schematische Darstellung unterschiedlicher Clips für die Tubensterilisation.

Autor Jahr	Zahl der Patienten	Art des Clips	Angewandte Methode	Zahl der an jede Tube angelegten Clips	Teil der behandelten Tube	Versager[a] Zahl	%	Wirksamkeit %
Davidson 1972	9	Tantalum Hemiclip	Laparoskopie	2	?	2	22	78
Gutierrez-Najar 1971	1 112	Tantalum Hemiclip	Kuldoskopie	2	Isthmus (Durchtrennung zwischen den Clips)	9	1	99
Haskins 1972	100 (Wöchnerinnen), 250 (keine Wöchnerinnen)	Tantalum Hemiclip / Tantalum Hemiclip	Laparotomie / Kolpotomie	1 / 1	Isthmus / Isthmus	11 / 3	11 / 1	89 / 99
Huang	64	Clip mit Feder	Kuldoskopie	1	Isthmus	3	7	93
Hulka 1975	907	Clip mit Feder	Laparoskopie	1	Isthmus	24	2	98
Mroueh 1976	150	Clip mit Feder	Kuldoskopie	1	Isthmus	1 (Extrauterinschwangerschaft)	18	82
	600	Clip mit Feder	Kuldoskopie	2	Isthmus	3 (keine Extrauterinschwangerschaft)	5	95
Wheeless 1976	52	Clip mit Feder	Laparoskopie	2	1 und 2 cm von Tubenecken	14	27	73

[a] Bei den Versagern wurde nicht zwischen Tubendurchgängigkeit und Schwangerschaft unterschieden

Tabelle 102. Experimentelle Arbeiten bei denen solide Stopfen zum Verschluß der Tube verwendet werden. (Nach Population Reports, 1976)

Autor Jahr	Art des Stopfens	Stelle des Einsetzens	Zugang	Fallzahl	Versager- anzahl
Craft 1976	Porös- keramisch	Uterus- Tuben- Verbindung	Hystero- skopie	15	?
Hosseinian	Poly- äthylen	Uterus- Tuben- Verbindung	Hystero- skopie	7	1
Malinak 1976	Alo- plastisch	Tubenmitte	Laparo- tomie	4	0
Streptoe 1976	Silastisch	Ampulla via Fimbria	Laparo- skopie	40	1

Die transuterine oder transabdominelle mechanische Kontrazeption verwendet Methoden, die auf einem Tubenverschluß durch solide Stopfen beruhen (Abb. 74), welche in die Tuben eingebracht werden (Tabelle 102).

Chemische Methoden zur Sterilisation der Frau. Die chemischen Methoden zur Sterilisation der Frau sind noch im Stadium des Experiments und werden in der Klinik nur selten eingesetzt (Abb. 75).

Die hierbei verwendeten Chemikalien haben entweder eine verklebende (Methyl-2-Cyanoacryl; Silastik) oder eine sklerosierende Wirkung (Chinacrin, Paraldehyd, Silbernitrat) auf die Tuben.

5.3.5.4.5 Komplikationen

Übersicht. Keeping et al. (1979) haben in einer Übersichtsarbeit das Risiko verschiedener Sterilisationsmethoden verglichen. Hierbei wurden Todesfälle, Morbidität, Verletzungen der Bauchorgane, Unvermögen zur Durchführung der Operation sowie nachfolgende Schwangerschaft berücksichtigt (Tabelle 103).

Zu den Hauptkomplikationen zählen schwere Blutungen, die eine Bluttransfusion erforderlich machen, Wunddehiszenzen, Ileus, Thromboembolien, Sepsis und Verletzungen der Bauchorgane. Geringere Komplikationen wie Fieber, Hämatome im kleinen Becken, Wundinfektionen, Harnweginfekte und pulmonale Infektionen erfordern eine medizinische Behandlung, sie sind aber nicht lebensbedrohlich.

Nach den Befunden von Keeping et al. (1979) hat die Hysterektomie bei einem Kaiserschnitt oder postpartal das höchste Todes- sowie Komplikationsrisiko. Eine Hysterektomie im Intervall, entweder vaginal oder ab-

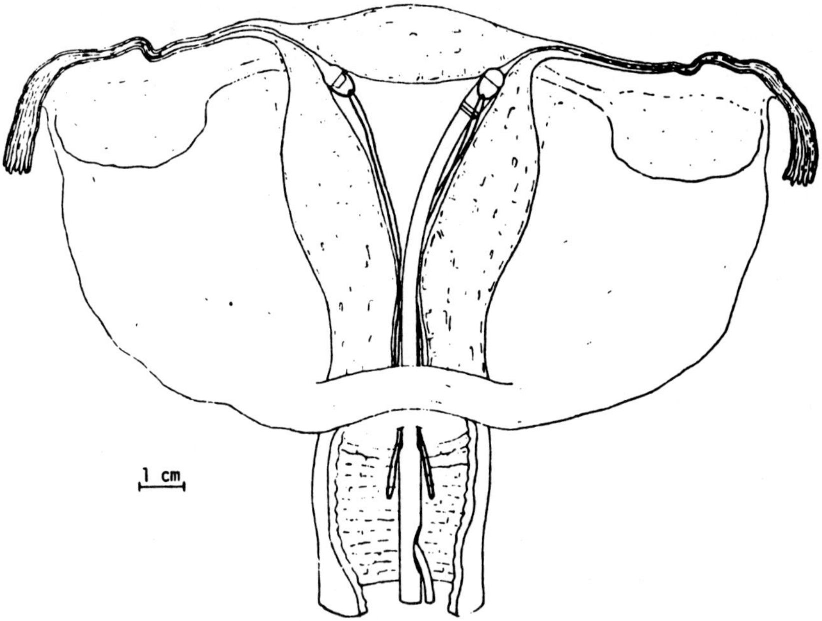

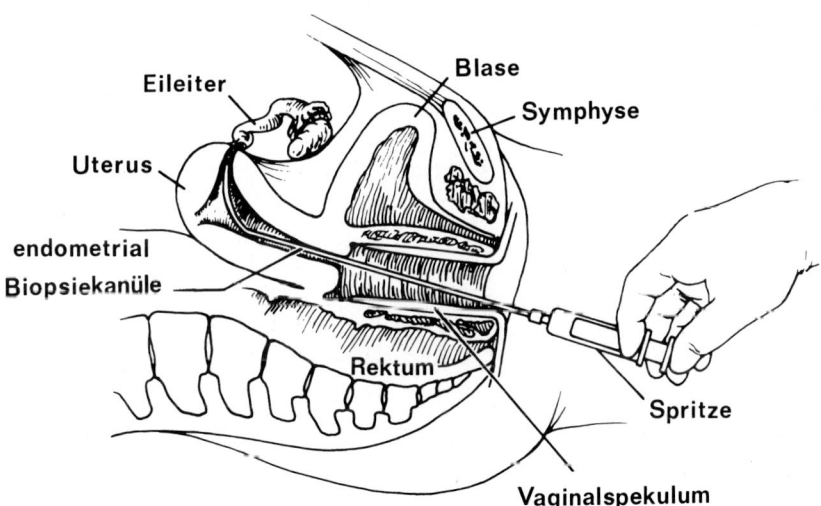

Abb. 74. Reversibler Tubenverschluß durch einen Silastikstopfen, der durch die Tubenostien eingeführt wird und sie verschließt. (Aus Erb u. Silastie 1976)

Abb. 75. Chemische Sterilisation. Quinacrin wird ohne direkte Sicht hoch in das Uteruscavum in die Nähe der Tuben durch einen Katheter oder eine hohe Nadel appliziert. (Aus Population Reports 1976)

Tabelle 103. Zusammenstellung von Komplikationen in Abhängigkeit von der zur Sterilisation angewandten Methode bezogen auf 1000 Operationen. (Nach Keeping et al. 1979)

Sterilisationsmethoden	Mortalität	Gesamtmorbidität	Morbidität		Verletzung der Bauchorgane	Nachfolgende Schwangerschaft	Keine vollständige Operation
			ernste Erkrankungen	leichte Erkrankungen			
Hysterektomie während Schwangerschaft, bei einem Kaiserschnitt oder im Wochenbett	3,71	361,33	132,77	186,77	37,74	–	–
Hysterektomie während Schwangerschaft, bei einem Kaiserschnitt oder im Wochenbett (Sterilisation, die Haupt- oder alleinige Indikation ist)	2,95	373,46	107,02	181,82	33,97	–	–
Vaginale Hysterektomie im Intervall	2,53	317,02	49,25	194,13	8,29	–	–
Abdominale Hysterektomie im Intervall	1,65	454,69	33,39	265,41	1,07	–	–
Sterilisation durch Laparotomie während eines Kaiserschnitts, nach Schwangerschaftsabbruch oder im Wochenbett	0,30	151,83	14,47	133,19	1,17	6,71	0
Sterilisation durch Laparotomie als Intervallverfahren	0,28	78,41	18,40	74,60	1,14	7,08	0
Sterilisation durch Laparoskopie im Wochenbett oder nach Schwangerschaftsabbruch	0,00	12,85	3,13	12,53	0,00	2,69	0
Sterilisation durch Laparoskopie (Intervallverfahren)	0,07	19,83	1,89	17,66	0,61	4,93	4,69
Vaginale Sterilisation	0,00	107,71	21,32	87,59	2,40	4,87	18,25

Tabelle 104. Vergleich verschiedener Verfahren der Tubensterilisationen in bezug auf ihre Zuverlässigkeit (Schwangerschaftsverhütung), Ungefährlichkeit und Reversibilität. Symbole in Klammern: noch keine ausreichende Erfahrung beim Menschen; meist Angaben aufgrund von Tierexperimenten oder theoretischen Erwägungen. (Aus Hirsch 1977)

	Zuverlässigkeit	Ungefährlichkeit	Reversibilität
Koagulation			
Elektrisch			
– unipolar	+ + +	+ +	(+)
– bipolar	+ + +	+ + +	(+ / + +)
Thermisch	(+ + +)	(+ + +)	(+ / + +)
Chirurgische Methoden			
Ligatur und Quetschung (Madlener)	+	+ +	+ +
Durchtrennung und Extraperitonealisierung (Irving, Wood)	+ + +	+ +	(+ + +)
Partielle Resektion (Pomeroy)	+ +	+ +	+ +
Partielle Resektion und Extraperitonealisierung (Uchida, Labhardt)	+ + +	+ +	+ +
Fimbriektomie (Kroener)	+ + +	+ +	–
Salpingektomie	+ + +	+ +	–
Mechanische Okklusion			
Clips (Hulka, Bleier, Göltner)	+ +	+ + +	(+ + / + + +)
Silastikband (Yoon)	+ + +	+ + +	(+ +)
Intratubarpessare (solid plugs)	?	?	(+ + +)

dominal, hat immer noch eine 3- bis 5fach höhere Morbidität und Mortalität als die Tubensterilisation. Der vaginale Zugang zur Tubensterilisation ist mit dem hohen Risiko verbunden, die Operation nicht vollständig durchführen zu können, und hat ein höheres Morbiditätsrisiko als die laparoskopische Sterilisation.

In Tabelle 104 sind die verschiedenen Methoden zur Tubensterilisation nach ihrer Zuverlässigkeit, Ungefährlichkeit und Reversibilität dargestellt.

Mortalität. Einen Überblick über die Mortalitätsrate in Abhängigkeit von der zur Sterilisation der Frau angewandten Methode gibt Tabelle 105. Wie aus dieser Tabelle hervorgeht, wird die höchste Mortalitätsrate bei einer Hysterektomie gefunden, die im Zusammenhang mit einer Schwangerschaft durchgeführt wird. Die niedrigste Mortalitätsrate besteht bei einer laparoskopischen Tubensterilisation.

Morbidität. Hirsch (1976) hat die wichtigsten Komplikationen sowie deren Häufigkeit nach verschiedenen Sterilisationsverfahren zusammengestellt

Tabelle 105. Erwartete Todeszahl pro 100 000 Frauen in Abhängigkeit von den unterschiedlichen kontrazeptiven Methoden und der Geburt. (Aus Keeping et al. 1979)

Methode	Anzahl
Sterilisation durch Laparoskopie	3
Sterilisation durch Laparotomie	28
Abdominale Hysterektomie im Intervall	165
Vaginale Hysterektomie im Intervall	253
Hysterektomie in Verbindung mit einer Schwangerschaft, wobei die Sterilisation die Haupt- oder einzige Indikation ist	295
Orale Kontrazeptiva für 1 Jahr	20
Schwangerschaft	11

Tabelle 106. Art und Häufigkeit der wichtigsten Komplikationen nach verschiedenen Sterilisationsverfahren. (Nach Hirsch 1976)

Methode	Komplikationen	[%]
Hysterektomie	Harnwegsinfekte, Hämatome, Abszesse, Fieber	20 – 40%
Hysteroskopische Sterilisation	Uterusperforation, Darmverbrennung, Pelveoperitonitis	3,5%
Laparoskopische Sterilisation (Elektrokoagulation)	Blutung aus kleineren und großen Gefäßen, Darmverbrennungen- und verletzungen, Hautverbrennungen, Herzarhytmien, Herzstillstand	1,3
Sterilisation durch Kuldotomie	Blutungen (Vaginalwand, Adnexe) Hämatome/Abszesse, Infektionen	3 – 5%
Clipmethoden	Schmerzen, Komplikationen des Zugangswegs (Laparoskopie, Kuldoskopie, Kuldotomie)	7%[a]
Silastikring	Durchschneiden der Tuben Schmerzen, Komplikationen des Zugangswegs (Laparoskopie, Kuldoskopie, Kuldotomie)	2,3 – 4%

[a] Sehr unterschiedliche Angaben; offensichtlich beträchtlicher Einfluß des Zugangsweges

(Tabelle 106): Die häufigsten Komplikationen treten im Anschluß an eine Hysterektomie auf und die geringsten bei der laparoskopischen Tubensterilisation durch Elektrokoagulation mit 1,3%.

Frangenheim (1977a, b) unterscheidet zwischen leichten und schweren Komplikationen bei der Laparoskopie (Tabelle 107). Nach seinen Ergebnissen muß durchschnittlich in 0,73% der Fälle mit einer schwerwiegenden Komplikation gerechnet werden (0,53% bei operativer Laparoskopie, z. B. Tubensterilisation und 1,1% bei diagnostischer Laparoskopie). Nach Angaben verschiedener Autoren ist in 0,025% bis 0,91% der durchgeführten Laparoskopien mit Todesfällen zu rechnen. So wird im deutschen Sprachraum innerhalb der letzten 3 Jahre eine Dunkelziffer von mindestens 100 Todesfällen bei Durchführung der Laparoskopie vermutet (Ulbrich u. Rath 1979).

Einen Überblick über die Todesfälle sowie die Komplikationsrate bei der Laparo- bzw. Pelviskopie vermittelt die Zusammenstellung von Semm (1978) (Tabelle 108).

Tabelle 107. Zusammenstellung von leichten und schweren Komplikationen bei der Laparoskopie. (Nach Frangenheim 1977)

Leichte Komplikationen	[%]	Schwere Komplikationen	[%]
Passagere Emphyseme ohne Einfluß auf das Ergebnis der Laparoskopie (z. B. präperitoneale Emphyseme, Netzemphyseme)	4	Traumatische Läsionen des Magen-Darm-Trakts	0,1 – 0,5
		Hautverbrennungen	0 – 0,7
Blutungen aus kleineren Gefäßen ohne Notwendigkeit einer operativen Versorgung	5	Blutungen	0,15 – 0,44
		Darmverbrennungen	0 – 0,5
Ausgedehnte Emphyseme mit der Folge einer möglichen Beendigung des Eingriffs	2		
Nichtvorhersehbare Organläsionen	0,1		
Blutungen aus Inzisionen der Bauchdecke, u. U. mit Hämatombildung	1		
Herz- und Kreislaufstörungen	1		
Infektionen der Bauchhöhle	0,3		
Abbruch der Laparoskopie wegen technischer Schwierigkeiten (z. B. Adhäsionen)	0,8		

Tabelle 108. Komplikationen bei der Laparo- bzw. Pelviskopie. (Aus Semm 1978)

Todesfälle	%	n
Diagnostische Laparo- bzw. Pelviskopie	0,0840	11 von 130 851
Diagnostisch-operative Laparo- bzw. Pelviskopie	0,0988	4 von 40 445
Laparo- bzw. pelviskopische Sterilisationen	0,0996	9 von 90 274
Laparo- bzw. Pelviskopien insgesamt	0,0917	24 von 261 570
Komplikationsrate bei		
261 570 Laparo- bzw. Pelviskopien	0,320	846 von 261 570
9 274 Laparo- bzw. pelviskopischen Sterilisationen	0,245	222 von 90 274

Tabelle 109. Prognose der Sterilisation bei Mann und Frau. (Nach Petersen 1981)

Günstige Bedingungen	Belanglose Bedingungen
Geklärte, eindeutige Motivation	Alter
Freie Entscheidung, ausreichend Zeit für die Entscheidung	Kinderzahl
Gegenseitige Absprache beider Partner	Religionszugehörigkeit
Harmonische Partnerschaft	Soziale Klasse
Ausgeglichene Persönlichkeit	(Erziehung, Beruf)
Unvoreingenommene Umgebung	
Objektive, individuelle, ausreichende Beratung durch einen Fachmann	

Bei den postoperativen Komplikationen nach einer durchgeführten Tubensterilisation kommt den Zyklusstörungen eine besondere Bedeutung zu. Donnez et al. (1981) untersuchten die Lutealfunktion durch Progesteronmessungen und Endometriumbiopsien 5–10 Tage vor der nächsten Periode bei Frauen, die mit einem Hulka-Clemens-Clip oder durch Tubenligatur sowie durch Elektrokoagulation sterilisiert wurden. Die Autoren fanden, daß Veränderungen der Endometriumsmorphologie häufiger bei den Frauen auftraten, bei denen eine Tubenligatur oder eine Elektrokoagulation der Tuben durchgeführt wurde als bei den Frauen, die mit Hilfe von Clips sterilisiert wurden. Entsprechend waren auch die Progesteronspiegel während der Lutealphase bei den Frauen mit Tubenligatur oder Elektrokoagulation niedriger als bei den mit Clips sterilisierten Frauen. Radwanska et al. (1979) konnten ebenfalls zeigen, daß die Progesteronspiegel in der Mitte der Gelbkörperphase bei Frauen mit Tubenligatur oder Tubenkoagulation niedriger waren als bei den Frauen eines Kontrollkollektivs. Als

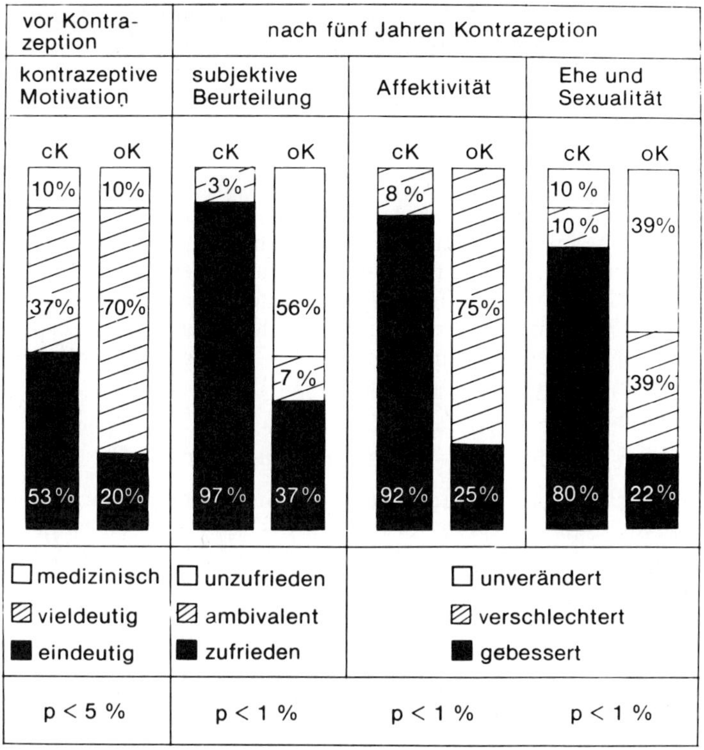

vor Kontrazeption	nach fünf Jahren Kontrazeption		
kontrazeptive Motivation	subjektive Beurteilung	Affektivität	Ehe und Sexualität

Abb. 76. Chirurgische Kontrazeption (cK) versus orale Kontrazeption (oK) einer 5-Jahres-Studie (n = 60). (Aus Petersen 1981)

Erklärung hierfür diente, daß durch die Clips die Kontinuität der uteroovariellen Gefäße nicht gestört wird. Whitelaw (1979) berichtete, daß eine Tubensterilisation in 10% aller Fälle zu Zyklusstörungen führt. Dies wird auch in einer Übersichtsarbeit von Liebermann et al. (1977) beschrieben, der bei 617 Frauen 6 Monate nach einer Sterilisation mit Hulka-Clemens-Clips einen signifikanten Anstieg von Zyklusstörungen fand.

Petersen (1978) hat eine Reihe von Faktoren untersucht, die für die Prognose bezüglich der Sterilisation beim Mann oder bei der Frau als günstig oder als belanglos zu bewerten sind (Tabelle 109).

Die Motivation zur hormonalen oder chirurgischen Kontrazeption und die hieraus resultierenden Nebenwirkungen sind in Abb. 76 zusammengestellt. Nach Petersen (1978) ist die Anzahl der unzufriedenen Klienten nach einer Sterilisation mit 5% bei den Frauen und 1% bei den Männern gering. Zu den Voraussetzungen für eine günstige Prognose zählt eine ausreichende und qualifizierte Beratung. Ein ausreichend langer Entscheidungszeitraum ist erforderlich. Weiterhin ein mit dem Partner durchdachter und von beiden Partnern getragener, freier Entschluß und eine eindeutige kontrazeptive Motivation. Auch ist eine seelische und partnerschaftliche Ausgewogenheit wichtig. Lebensalter und Kinderzahl dagegen haben keinen Einfluß auf die psychische Verarbeitung der Sterilisationsoperation. Nach einer definitiven Kontrazeption überwiegen die positiven Empfindungen bezüglich psychisch-geistiger und körperlicher Gesundheit. Nicht nur im sexuellen und partnerschaftlichen Umgang, sondern auch beruflich und zwischenmenschlich kommen neue und schöpferische Kräfte zum Zuge. Wenige Frauen durchlaufen eine „Trauerphase", die jedoch in der Regel nach einem Jahr abgeschlossen ist. Bei retrospektiven Erhebungen ist die sog. Reuequote mit 2% (Ludwig) bzw. 2,8% (Hammerstein) ermittelt worden (Schmidt-Matthiesen 1981).

5.3.5.5 Sterilisation – Vorgehen in unserer Klinik

Nichtschwangere. Die Indikation zur Sterilisation wird immer individuell gestellt. Ganz allgemein fordern wir bei einer nichtschwangeren Frau, daß sie mindestens 30 Jahre alt ist und 2 lebende Kinder hat. Sterilisationen bei jüngeren Frauen sind seltener und werden auch eher bei Frauen mit 3 lebenden Kindern durchgeführt. Unabhängig vom Alter der Patientin und von der Anzahl der Kinder erfolgt die Sterilisation aus medizinischer Indikation.

Die Sterilisation wird meistens laparoskopisch mittels Bikoagulation durchgeführt. Bei Verdacht auf Verwachsungen, Zustand nach Laparotomie und bei Frauen mit adipösen Bauchdecken wird die Patientin vorher darüber informiert, daß bei Nichtgelingen der laparoskopischen Sterilisation eine Kolpotomie oder eine suprasymphysäre Minilaparotomie zu diesem Zweck durchgeführt wird.

Schwangere. Die Indikationsstellung ist gleich wie bei Nichtschwangeren. Das Einverständnis zur Sterilisation muß bereits einige Wochen vor der Geburt schriftlich vorliegen, da die Schwangere zum Zeitpunkt der Geburt geschäftsunfähig ist. Wird der Sterilisationsentschluß unter oder kurz nach der Geburt gefaßt, so führen wir den Eingriff in einem Intervall von 3 Monaten durch.

Sterilisation post partum. Innerhalb von 24–48 h nach der Geburt wird die Tubensterilisation durch einen kleinen Periumbilikalschnitt entweder chirurgisch (nach Labhardt) oder durch Elektrokoagulation mit Durchtrennung der Tuben ausgeführt.

5.3.5.6 Refertilisierung

In den USA rechnet man damit, daß etwa 1% der Frauen innerhalb von 5 Jahren nach der Sterilisation die Wiederherstellung der Tubenfunktion wünscht. Möglichkeiten einer Wiederherstellung der Fertilität in Abhän-

Tabelle 110. Techniken zur Sterilisation der Frau und Möglichkeit zur Wiederherstellung der Tubendurchgängigkeit. (Aus Population Reports 1980)

Intrauterine Schwangerschaften (Fallzahl)

Stelle der Anastomose	Winston 1979	Rock et al. 1980	Silber & Cohen 1980	Gesamt
Intramural/ Isthums	9/13	1/1	1/1	11/15 (73%)
Intramural/ Ampulle	12/22		7/13	19/35 (54%)
Isthmus/ Isthmus	11/14	7/12		18/26 (69%)
Isthmus/ Ampulle	8/14	13/28	6/11	27/53 (51%)
Ampulle/ Ampulle	8/18	7/8		15/26 (58%)
Gesamt	48/71 (68%)	28/49 (57%)	14/25 (56%)	90/145 (62%)

gigkeit von der zur Sterilisation der Frau angewandten Methoden werden in Tabelle 110 angegeben. Die laparoskopische Elektrokoagulation zerstört einen großen Anteil der Tuben, so daß häufig eine Implantation der Ampulle in den Uterus versucht werden muß. Die Erfolgsrate beträgt entsprechend der individuellen Situation 10 bis höchstens 50 Prozent. Nach eingetretener Schwangerschaft ist zur Entbindung in vielen Fällen ein Kaiserschnitt notwendig. Bei Verwendung der Clipmethode kann nach Entfernung und operativer Behandlung in etwa 80% der Fälle mit einer freien Tubenpassage gerechnet werden (Population Reports 1980).

Weiterführende Literatur zur Mikrochirurgie nach Tubensterilisation s. Sciarra et al. (1978); Brosens u. Winston (1978), Crosignani u. Rubin (1980), Silber (1979), Phillips (1977, 1978).

5.4 Hemmung der Implantation

Nach erfolgter Verschmelzung von Ei- und Samenzelle wandert die Blastozyste innerhalb von 4–5 Tagen von der Stelle der Tube, an der die Imprägnation und Konjugation erfolgte, in das Cavum uteri. Etwa am 7. Tag nach erfolgter Imprägnation kommt es zu einer Einnistung der bereits befruchteten Eizelle in die durch Gestagene veränderte Endometriumschleimhaut der Gebärmutter (Abb. 77). Dieser Prozeß der Implantation kann durch intrauterine Einlagen gestört oder verhindert werden. Ferner kann durch die Gabe von Steroidhormonen das Endometrium so verändert werden, daß eine Implantation erschwert oder unmöglich wird. Im-

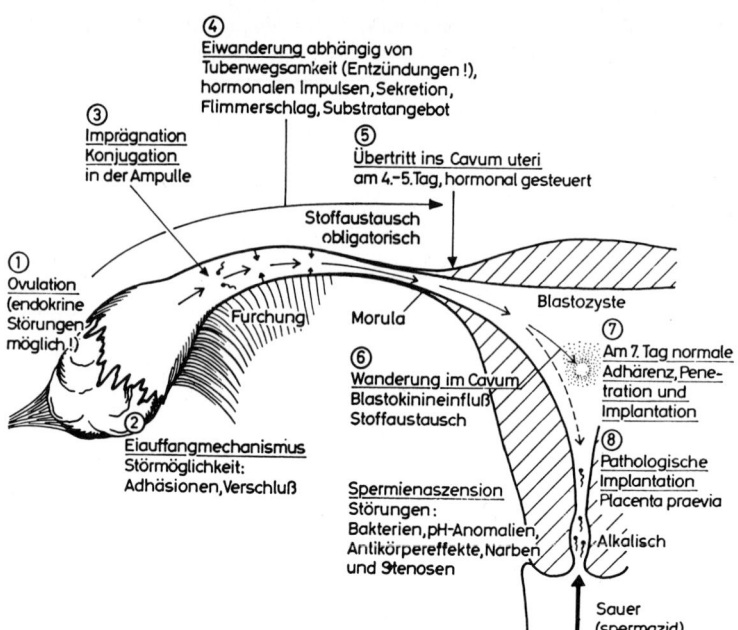

Abb. 77. Spermienwanderung, Eiwanderung und Nidation. Chronologischer Ablauf (*1–7*) unter Angabe der Begleitumstände und Störmöglichkeiten. (Aus Schmidt-Matthiesen 1976)

munologische Verfahren zur Beeinflussung der Implantation sind noch Gegenstand der Forschung und haben zur Zeit noch keine Bedeutung für die Klinik.

5.4.1 Intrauterine Einlagen – Interauterinpessare

5.4.1.1 Bedeutung der intrauterinen Kontrazeption

Die Anzahl der Frauen, die Intrauterinpessare (IUP) anwenden, nimmt weltweit ständig zu. Etwa 6% der Amerikanerinnen im reproduktionsfähigen Alter tragen ein Intrauterinpessar. Weltweit dürften etwa 50–60 Millionen Frauen das IUP zur Kontrazeption gewählt haben; hiervon entfallen etwa 40 Millionen allein auf China (Population Report 1979 a).

In der Bundesrepublik Deutschland haben sich ca. 1 Million Frauen ein Intrauterinpessar einsetzen lassen, während 4–5 Millionen Frauen die Pille einnehmen.

Das IUP dient nicht als definitive Maßnahme zur Kontrazeption, sondern in erster Linie zum „family spacing", d. h. zur Kontrazeption nach dem ersten Kind, wenn eine weitere Schwangerschaft zunächst nicht gewünscht wird. Grundsätzlich sind IUPs für alle diejenigen Frauen geeignet, die eine hormonale Kontrazeption ablehnen oder nicht anwenden dürfen.

5.4.1.2 Historische Entwicklung

Erste Informationen über die intrauterine Kontrazeption wurden aus dem 2. Jahrhundert v. Chr. im ägyptischen Papyrus Cahon überliefert. Zur Verhinderung unerwünschter Schwangerschaften legten ägyptische Kameltreiber ihren Tieren vor Karawanenritten Steine in die Gebärmutter. Ferner finden sich in den alten chinesischen, persischen, arabischen, griechischen und römischen Schriften Beschreibungen von Methoden und Mitteln gegen unerwünschte Schwangerschaften. Diese Völker wandten neben Methoden wie der sexuellen Abstinenz und dem Coitus interruptus auch das Einlegen von Fremdkörpern (z.B. mit Öl getränkte Krautblätter und kleine, mit Kräutern getränkte Tuchfetzen) oder Vaginalspülungen zur Kontrazeption an (Stambolovic 1974).

In der Humanmedizin wurden vor etwa 100 Jahren zum ersten Mal Scheiden- und Uterusstifte zur Verhütung angewandt. Erste Berichte zur intrauterinen Kontrazeption wurden in Deutschland seit 1909 von Richter bekannt. Dieser praktische Arzt aus Waldenburg bei Preßlau berichtete in der *Deutschen Medizinischen Wochenschrift* zum ersten Mal über die Konstruktion eines Naturseidenringes als Intrauterinpessar. Weitere Versuche mit Seidenfäden wurden von anderen Untersuchern wegen der hohen Morbiditäts- und Mortalitätsrate aufgegeben. Im Jahre 1926 wurde durch Ernst Gräfenberg in Berlin der intrauterine Metallring, welcher neben Bronze- und Messingbestandteilen auch Kupfer enthielt, einer breiteren ärztlichen Öffentlichkeit bekannt. Ota entwickelte in Japan 1934 einen nach ihm benannten Ring als intrauterines Kontrazeptivum. 1935 führte Gesenius, Professor für Gynäkologie und Geburtshilfe in Berlin, einen Kampf gegen den Gräfenberg-Ring, da 445 schwere Unterleibserkrankungen und 61 Todesfälle nach Einlage von meist aus Metall gefertigten Stiften aufgetreten waren. Dies führte 1936 durch einen staatlichen Erlaß zum Verbot dieser Kontrazeptionsmethode. Durch Lehfeld und Hall in New York (1962) erlebte der metallene Gräfenberg-Ring eine Renaissance. Danach setzte eine rasche Entwicklung der intrauterinen Pessare ein. Im Jahre 1959 wurde der Ota-Ring zum ersten Mal aus Plastikmaterial gefertigt und bei 20 000 Japanerinnen eingelegt. In der Folgezeit wurden zahlreiche Intrauterinspiralen entwickelt, wie die Margulis-Spirale (1962), die Schleife von Lippes (1962) und das Dalkon-Shield (Davis 1970) (sog. 2. Generation der IUPs).

Seit 1970 sind kupferhaltige Intrauterinpessare [Kupfer-T: Zipper et al. (1969), und Kupfer-7: Newton et al. (1972)] und das Multiload Cu 250, sowie das Nova-T auf dem Markt (3. Generation der IUPs).

Zur Verminderung einiger Nebenwirkungen (z.B. Hypermenorrhö, Dysmenorrhö) wurde in jüngster Zeit auf diesem Sektor die progesteronhaltige Intrauterinspirale entwickelt, die zu den sog. „medicated IUPs" zählt (Scommegma et al. 1970, 1974).

5.4.1.3 Marktübersicht

Bei den IUPs unterscheidet man inerte, nicht mit Medikamenten beladene (non-medicated) und IUPs, die mit Medikamenten beladen sind (medicated). Zu den „non-medicated" IUPs zählt das Lippes Loop und die Margulis-Spirale. Bei den „medicated" IUPs wird die Antifertilitätswirkung durch Abgabe von Kupfer (Kupfer-T, Kupfer-7, Gravigard, Multiload Cu 250, Nova T) oder von Progesteron (Progestasert) verbessert.

Zahlreiche Autoren konnten zeigen, daß die Größe und die Form des IUPs im Verhältnis zu Größe und Form der Uterushöhle die entscheidende Rolle für die meisten Nebenwirkungen, die Effektivität und die Expul-

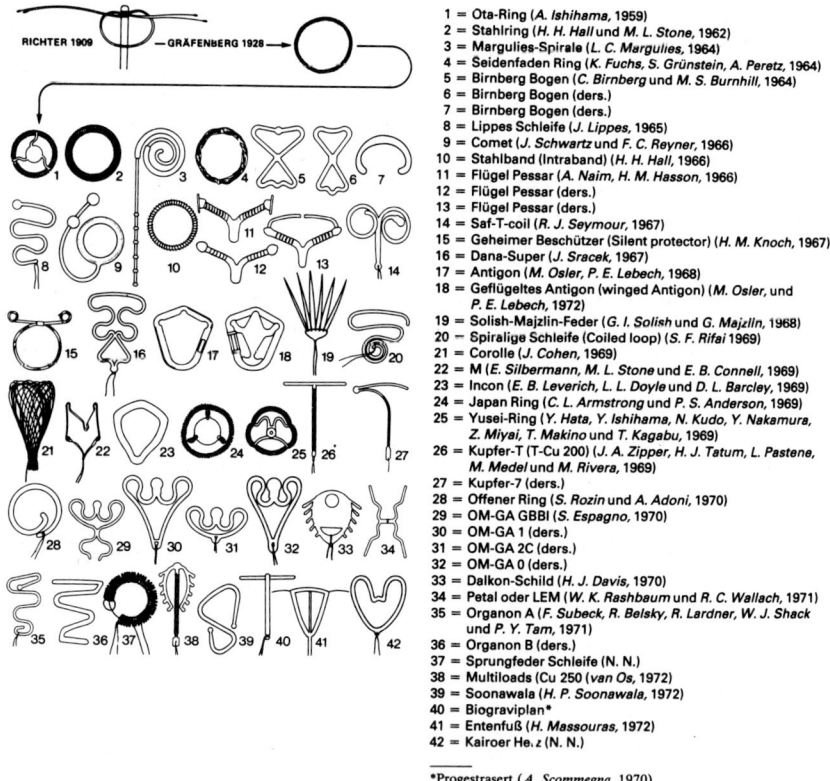

1 = Ota-Ring (A. Ishihama, 1959)
2 = Stahlring (H. H. Hall und M. L. Stone, 1962)
3 = Margulies-Spirale (L. C. Margulies, 1964)
4 = Seidenfaden Ring (K. Fuchs, S. Grünstein, A. Peretz, 1964)
5 = Birnberg Bogen (C. Birnberg und M. S. Burnhill, 1964)
6 = Birnberg Bogen (ders.)
7 = Birnberg Bogen (ders.)
8 = Lippes Schleife (J. Lippes, 1965)
9 = Comet (J. Schwartz und F. C. Reyner, 1966)
10 = Stahlband (Intraband) (H. H. Hall, 1966)
11 = Flügel Pessar (A. Naim, H. M. Hasson, 1966)
12 = Flügel Pessar (ders.)
13 = Flügel Pessar (ders.)
14 = Saf-T-coil (R. J. Seymour, 1967)
15 = Geheimer Beschützer (Silent protector) (H. M. Knoch, 1967)
16 = Dana-Super (J. Sracek, 1967)
17 = Antigon (M. Osler, P. E. Lebech, 1968)
18 = Geflügeltes Antigon (winged Antigon) (M. Osler, und P. E. Lebech, 1972)
19 = Solish-Majzlin-Feder (G. I. Solish und G. Majzlin, 1968)
20 = Spiralige Schleife (Coiled loop) (S. F. Rifai 1969)
21 = Corolle (J. Cohen, 1969)
22 = M (E. Silbermann, M. L. Stone und E. B. Connell, 1969)
23 = Incon (E. B. Leverich, L. L. Doyle und D. L. Barcley, 1969)
24 = Japan Ring (C. L. Armstrong und P. S. Anderson, 1969)
25 = Yusei-Ring (Y. Hata, Y. Ishihama, N. Kudo, Y. Nakamura, Z. Miyai, T. Makino und T. Kagabu, 1969)
26 = Kupfer-T (T-Cu 200) (J. A. Zipper, H. J. Tatum, L. Pastene, M. Medel und M. Rivera, 1969)
27 = Kupfer-7 (ders.)
28 = Offener Ring (S. Rozin und A. Adoni, 1970)
29 = OM-GA GBBI (S. Espagno, 1970)
30 = OM-GA 1 (ders.)
31 = OM-GA 2C (ders.)
32 = OM-GA 0 (ders.)
33 = Dalkon-Schild (H. J. Davis, 1970)
34 = Petal oder LEM (W. K. Rashbaum und R. C. Wallach, 1971)
35 = Organon A (F. Subeck, R. Belsky, R. Lardner, W. J. Shack und P. Y. Tam, 1971)
36 = Organon B (ders.)
37 = Sprungfeder Schleife (N. N.)
38 = Multiloads (Cu 250 (van Os, 1972)
39 = Soonawala (H. P. Soonawala, 1972)
40 = Biograviplan*
41 = Entenfuß (H. Massouras, 1972)
42 = Kairoer Herz (N. N.)

*Progestrasert (A. Scommegna, 1970)

Abb. 78. Entwicklungsgeschichte der intrauterinen Kontrazeption. (Aus Semm u. Giese 1981)

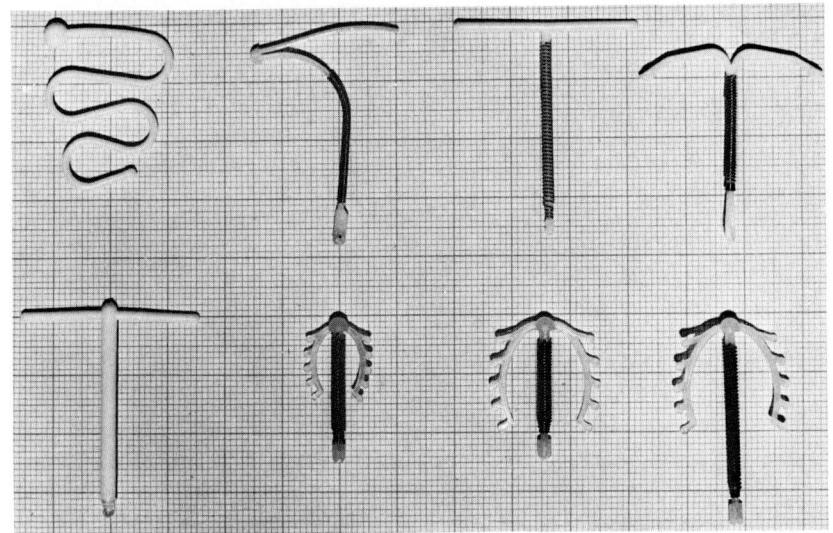

Abb. 79. In Deutschland erhältliche Intrauterinpessare: *Obere Reihe* (von links nach rechts): Lippes Loop (Cilag Chemie) (4 Größen), Gravigard Kupfer 7 (Searle GmbH), Intrauterinpessar Kupfer T (Cilag Chemie), Nova T (Schering AG), *Untere Reihe* (von links nach rechts): Progestasert (Grünenthal GmbH), Multiload Cu 250 mini, Multiload Cu 250 short, Multiload Cu 250 (Nourypharma GmbH)

sionsrate des IUPs spielen. Mit zunehmender Bedeckung der Uteruswände durch das IUP sinkt die Schwangerschaftsrate. Nach einem Vorschlag von Tatum (1977) sollte sich das IUP an die Größe und Form des Uterus anpassen und nicht umgekehrt.

Eine Zusammenstellung der bisher weltweit zur Kontrazeption eingesetzten Intrauterinpessare gibt Abb. 78. Die in Deutschland gebräuchlichen Intrauterinpessare zeigen Abb. 79 und Tabelle 111.

5.4.1.4 Wirkungsweise von Intrauterinpessaren

Der Wirkungsmechanismus der Intrauterinpessare ist in Tabelle 112 aufgezeigt sowie in Abb. 80 schematisch dargestellt.

5.4.1.4.1 Wirkungsweise der „non-medicated" IUPs

Nach Tatum (1977) besteht die Antifertilitätswirkung bei den „non-medicated" IUPs in:
– Wirkungseintritt sofort nach Einlage,
– Wirkung auf den Uterus beschränkt,

Tabelle 111. Charakteristika von Intrauterinspiralen, die auf dem deutschen Markt angeboten werden (*EUG* = Extrauteringravidität)

	Ohne Medikamentenabgabe	Mit Medikamentenabgabe	
	Mechanisches IUP	Kupferhaltiges IUP	Progesteronhaltiges IUP
Bauweise	Plastikspirale	Plastikträger mit Kupferdraht	Biologisches Abgabesystem aus Plastik, das konstant Progesteron freisetzt
Wirkung	Mechanische Irritation des Endometriums	Mechanische Irritation des Endometriums Einfluß von Kupferionen auf die Implantation	Mechanische Irritation des Endometriums Hormonelle Veränderung des Endometriums („starre Proliferation") durch kontinuierliche lokale Progesteronwirkung
Wirkungsdauer	Unbegrenzt	2–3 (5) Jahre	1–1,5 Jahre
Vorteile	Lange Liegedauer EUG-Risiko nicht erhöht		Blutungsstörungen lassen nach Dysmenorrhö läßt nach
Nachteile	Etwas geringere kontrazeptive Sicherheit als bei IUP mit Kupfer oder Progesteron. Expulsion Perforation	Expulsion Perforation Fragl. höheres EUG-Risiko	Insertion schwieriger Expulsion Perforation Höheres EUG-Risiko
Modelle	Lippes Loop (1) Größen A, B, C, D	Nova T (3) Gyne T (1) Gravigard (2) Kupfer T (3) Multiload Cu 250 (4) Multiload Cu 250 micro (4) Multiload Cu 250 mini (4)	Progestasert (5)
Hersteller	(1) Cilag Chemie	(1) Cilag Chemie (2) Searle GmbH (3) Schering AG (4) Nourypharma GmbH	(5) Grunenthal GmbH
Preis	20–30 DM pro Stück	20–50 DM pro Stück	95 DM pro Stück

– Beendigung der Antifertilitätswirkung sofort nach Entfernung,
– kein Einfluß der Menstruation auf die Antifertilitätswirkung,
– keine Beeinflussung der Östrogen-Gestagen-Balance.

Plastik-IUPs, die keine weiteren Zusätze enthalten, verhindern nach Ludwig (1976) und nach Mishell (1974), Moyer u. Shaw (1973) die Implantation der Blastozyste, indem sie das Endometrium an den Auflageflächen verändern. Histologisch sind im Bereich der Auflagefläche Felder von atrophischem Deckepithel, fokale Deckepitheldefekte sowie freigelegtes, endometriales Stroma zu erkennen. Offensichtlich stört der Kontakt mit dem Pessar die Reepithelisierung bzw. die Regeneration des Deckepithels. Die Hypothese, daß Intrauterinpessare die Tubenmotilität steigern, bleibt für die reinen Oberflächenpessare als Wirkung bei der Frau einstweilen eine Vermutung. Die pathophysiologische Wirkung von Intrauterinpessaren ist in Abb. 81 zusammengestellt.

Tabelle 112. Wirkungsweise von Intrauterinpessaren

Angriffspunkt	Wirkung
Endometrium	Anstieg der endometrialen alkalischen Phosphatase
	Anstieg der Neutrophilen und Makrophagen
	Makrophagen:
	– Phagozytose der Spermien und der Blastozyste bis zum 8-Zellstadium
	– sitzen auf Blastozyste und stellen somit ein Nidationshindernis dar
	– sitzen auf IUP und bewirken eine vermehrte Prostaglandinfreisetzung
	Anstieg der Prostaglandinproduktion
	Umverteilung von Spurenelementen im Endometrium
	Anstieg von Magnesium, Calcium und Kupfer
	Kupfer:
	– Einfluß auf die zelluläre DNA-Synthese im Endometrium
	– stört Glykogenmetabolismus
	– stört Bindungsfähigkeit von Östrogen im Endometrium
	– verdrängt Zink aus Enzymen (z. B. Carboanhydrase)
	Abfall von Zink
	Zink:
	– Aktivitätsverlust der zinkhaltigen Carboanhydrase: Nidationshemmung
Spermien	Verzögerung der Spermienaszension
Blastozyste	Veränderung des humoralen Liquors im Uterus: ein eiweißreicher und visköser Liquor führt zur Dehydration der Blastozyste
Tube	Beeinflussung der Tubenmotilität (z. B. durch Progesteron)
Varia	Anstieg der Immunglobuline IgG und IgM

221

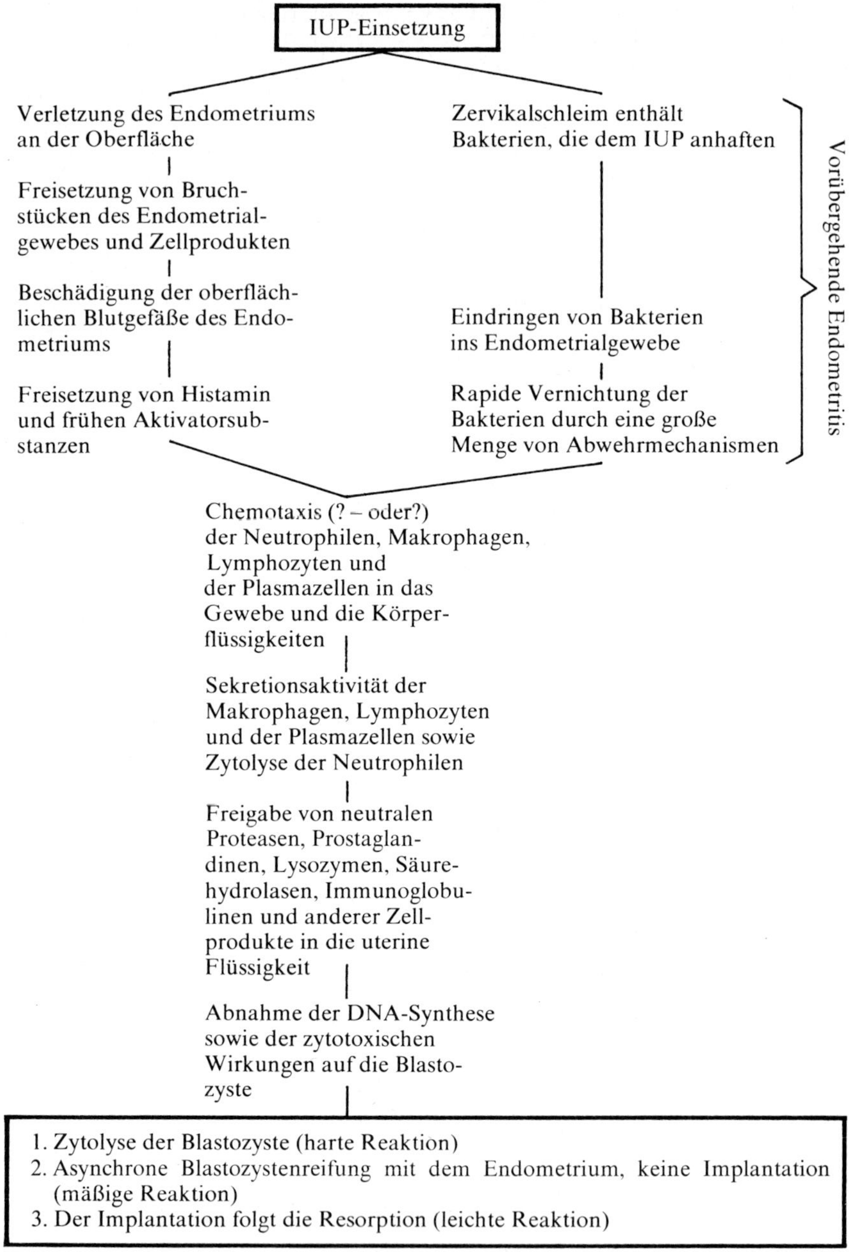

IUP-Einsetzung

Verletzung des Endometriums
an der Oberfläche

|

Freisetzung von Bruch-
stücken des Endometrial-
gewebes und Zellprodukten

|

Beschädigung der oberflächlichen Blutgefäße des Endometriums

|

Freisetzung von Histamin
und frühen Aktivatorsub-
stanzen

Zervikalschleim enthält
Bakterien, die dem IUP anhaften

|

Eindringen von Bakterien
ins Endometrialgewebe

|

Rapide Vernichtung der
Bakterien durch eine große
Menge von Abwehrmechanismen

Vorübergehende Endometritis

Chemotaxis (? – oder?)
der Neutrophilen, Makrophagen,
Lymphozyten und
der Plasmazellen in das
Gewebe und die Körper-
flüssigkeiten

|

Sekretionsaktivität der
Makrophagen, Lymphozyten
und der Plasmazellen sowie
Zytolyse der Neutrophilen

|

Freigabe von neutralen
Proteasen, Prostaglan-
dinen, Lysozymen, Säure-
hydrolasen, Immunoglobu-
linen und anderer Zell-
produkte in die uterine
Flüssigkeit

|

Abnahme der DNA-Synthese
sowie der zytotoxischen
Wirkungen auf die Blasto-
zyste

|

1. Zytolyse der Blastozyste (harte Reaktion)
2. Asynchrone Blastozystenreifung mit dem Endometrium, keine Implantation
   (mäßige Reaktion)
3. Der Implantation folgt die Resorption (leichte Reaktion)

Abb. 80. Möglicher Wirkungsmechanismus von Intrauterinpessaren. (Nach Moyer
u. Shaw 1980)

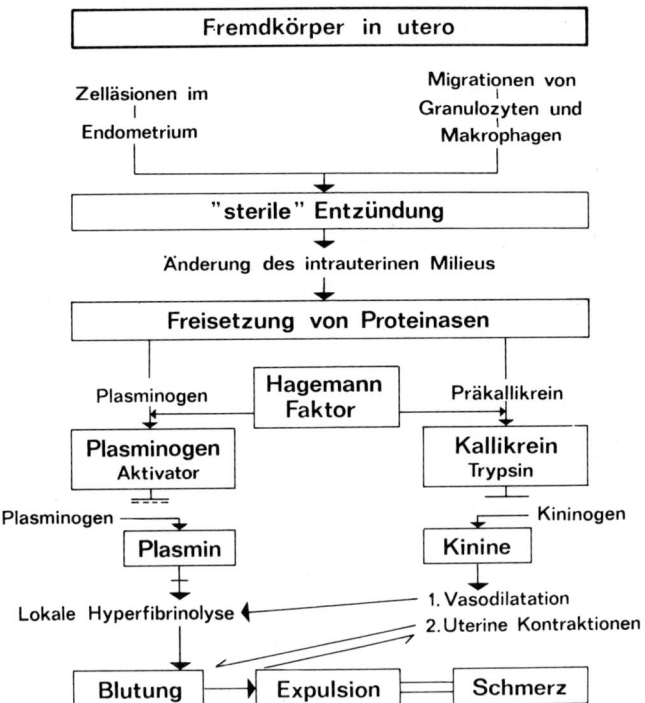

Abb. 81. Schematischer Ablauf pathophysiologischer Reaktionen im Cavum uteri bei intrauteriner Konzeption. Der hemmende Angriffspunkt synthetischer und natürlicher Proteaseninhibitoren ist durch Querstriche dargestellt. (Nach Tauber 1979)

5.4.1.4.2 Wirkungen der „medicated" IUPs

Kupfer. Kupfer wirkt zytotoxisch, wenn es in genügend hohen Konzentrationen vorkommt. Man nimmt an, daß Kupfersalz, sobald es mit Endometriumzellen in Kontakt kommt, zytolytische Enzyme freisetzt. Durch Kupfer wird die spermizide Wirkung des IUPs verstärkt. Ferner wird die Antifertilitätswirkung von metallischem Kupfer verstärkt, wenn man die Oberfläche an Kupfer vergrößert. Dieser Effekt spielt jedoch nur bis zu einer Oberfläche von 200 mm² eine wichtige Rolle. Durch eine weitere Oberflächenvergrößerung von 200 auf 300 mm² kann der kontrazeptive Effekt nicht mehr entscheidend verbessert werden (Tatum 1977) (Abb. 82).

Kupfer ist ein wesentlicher Bestandteil einiger Enzymsysteme. Der tägliche Bedarf wird auf 1,5–2 mg geschätzt.

Die durchschnittliche Kost des Erwachsenen enthält 1–5 mg Kupfer pro Tag. Der Serumkupferspiegel liegt zwischen 0,9 und 1,2 mg/l;

223

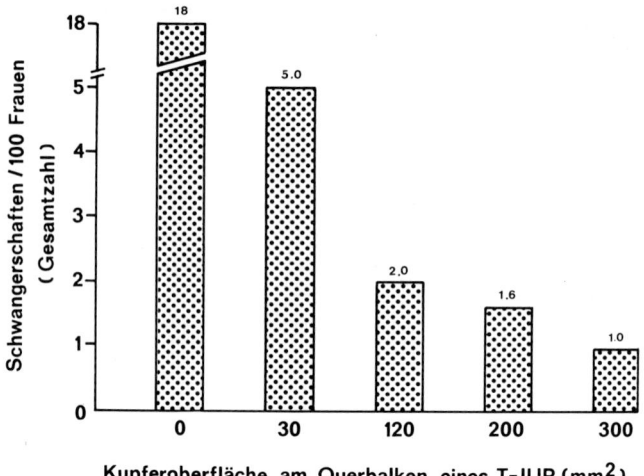

Abb. 82. Schwangerschaftsrate pro 100 Kupfcr-IUP-Trägerinnen innerhalb eines Jahres. (Aus Hafez 1980 b)

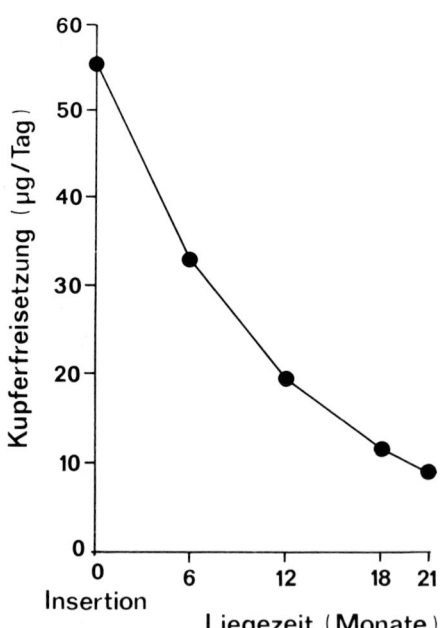

Abb. 83. Abhängigkeit der Kupferfreisetzung pro Tag von der Liegezeit des IUPs. (Nach Hafez 1980 b)

Schwankungen der Serumkonzentration von 0,3 mg/l sind möglich. Die Resorption von Kupfer aus IUPs wie dessen Einfluß auf den Stoffwechsel der Patientin sind gering (Oster u. Salgo 1975). Der Kupfergehalt im Serum von Gravigardträgerinnen ist nicht signifikant höher als bei unbehandelten Frauen. Die vom Kupferdraht des Gravigard freigesetzte Menge von 20–40 μg Kupfer pro Tag (Abb. 83) beträgt maximal 5% der mit der Nahrung zugeführten Kupfermenge (s. Produktionsinformation Gravigard).

Die Kupferkonzentration im Endometrium des mittleren Uterusanteils, in dem die Kupferspirale (Gravigard) anliegt, ist deutlich höher als beim Kontrollkollektiv. Dagegen sind die Kupferkonzentrationen im Myometrium nicht erhöht. Nach Untersuchungen von Oster u. Salgo (1975) beträgt die Kupferkonzentration im Myometrium und Cervixschleim $3 \cdot 10^{-5}$ M. Zur Hemmung der Prostaglandinsynthese sind mindestens 10^{-5} M, für eine spermizide Wirkung 10^{-3} M erforderlich.

Aufgrund von In-vitro-Untersuchungen eignen sich Kupferspiralen möglicherweise zur Gonorrhöprophylaxe. Mit der von Kupferintrauterinspiralen täglich abgegebenen Menge von ca. 10^{-6} g Kupferionen konnte in vitro eine ausreichende Hemmhofkonzentration bei Gonokokkenkulturen erzielt werden (Spence et al. 1975).

Progesteronhaltige Spiralen. Doyle u. Clewe (1968) führten die ersten Versuche mit hormonfreisetzenden Intrauterinpessaren durch. Sie verwendeten hierzu Träger aus Silikongummi, die langsam Gestagene an den Uterus von Ratten, Kaninchen und Affen abgaben. Sie fanden eine typische sekretorische Umwandlung des Endometriums bei kastrierten Affen, die zuvor mit Östrogenen behandelt wurden. Scommegna et al. (1970) fixierten erstmalig progesteronhaltige Elastomerkapseln an einer veränderten Lippes Loop und prüften deren kontrazeptive Wirkung erfolgreich an 34 freiwilligen Frauen. Im gleichen Jahr konnten Croxatto et al. (1970) zeigen, daß Megestrolacetat in einem intrauterinen Silikonelastomer die Implantation im Rattenuterus verhindert. Während die Einnistung im behandelten Horn des Rattenuterus verhindert wurde, konnte im kontralateralen Horn eine Implantation beobachtet werden. Scommegna et al. (1974) veröffentlichte eine Untersuchung über den erfolgreichen Einsatz eines T-förmigen IUPs, das zur Kontrazeption Progesteron enthielt.

Bei den hormonbeladenen Intrauterinpessaren handelt es sich um ein T-förmiges IUP mit einem Progesteronreservat von 38 mg. Aufgrund seiner Biotechnik wird täglich etwa 65 μg Progesteron an die Umgebung abgegeben. Unter dem lokalen Progesteroneinfluß kommt es im Endometrium zu einer prädezidualen Umwandlung und später häufig zu einer sog. perifokalen, starren Sekretion (Dallenbach-Hellweg u. Sievers 1975).

Die Schwangerschaftsrate pro 100 000 Frauenjahre steht in einem direkten Zusammenhang zu der pro Tag freigesetzten Progesteronmenge (Abb. 84).

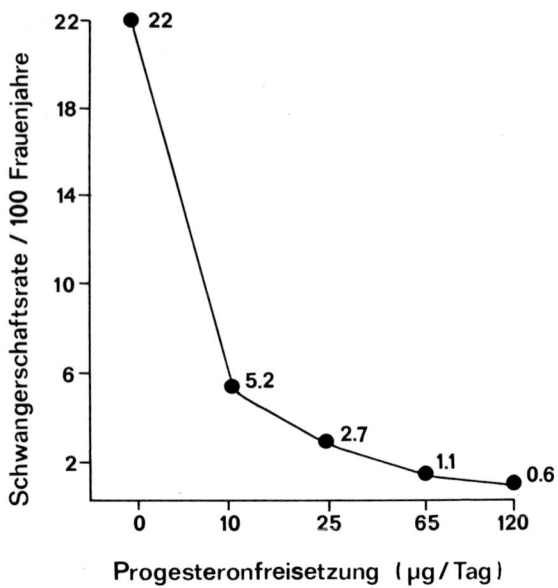

Abb. 84. Schwangerschaftsrate pro 100 000 Frauenjahre in Abhängigkeit von der Progesteronfreisetzung durch ein IUP. (Aus Hafez 1980b)

Tabelle 113. Vor- und Nachteile der Intrauterinpessare

Vorteile	Nachteile
Methode jederzeit reversibel	Häufiger Entzündungen der Ei-
Keine Störungen im endokrinen System	leiter (altersabhängig)
der Frau	Häufiger Ausfluß (Zervizitis,
Die ständige Pilleneinnahme entfällt	Endometritis)
Psychosexuell störende Faktoren vor und	Verstärkte Menstruationsblu-
während des Koitus entfallen	tungen
Methode vergleichsweise billig	Schmerzen im Unterleib
Einmaliger Eingriff alle 2 – 3 Jahre	Nicht so sicher wie die Pille
Männer an der Schwangerschaftsver-	Okkultes IUP
hütung umd Familienplanung unbeteiligt	Perforiertes IUP
Geheimhaltung gesichert	
Unabhängig von der Intelligenz der	
Frau, Patientenfehler nicht möglich	
Mortalitätsrate am geringsten	
Libido nicht gestört	

Das von der progesteronhaltigen Intrauterinspirale freigesetzte Progesteron ist im peripheren Blut mit den heutigen Methoden nicht nachweisbar und scheint die ovarielle Funktion nicht zu beeinträchtigen (Scommegna et al. 1974).

5.4.1.5 Indikationen für die Einlage von IUPs

Grundsätzlich sind IUPs für alle Frauen mit einem normalgroßen Uterus geeignet, die Ovulationshemmer nicht vertragen, ablehnen oder bei denen Ovulationshemmer kontraindiziert sind. Eine Gegenüberstellung der Vor- und Nachteile von IUPs enthält Tabelle 113. Eine Zusammenstellung der Indikationen zur Einlage von IUPs ist aus Tabelle 114 zu entnehmen.

Tabelle 114. Indikation zur Einlage von IUPs

Kontrazeption
Alternative zu anderen kontrazeptiven Methoden
  Auf Wunsch der Patientin
  Alternative zu hormonalen Präparaten
  – Unverträglichkeit der Pille
  – Kontraindikation für die Pille
  – Mögliche Interferenz von Medikamenten mit der Pille (z. B. Epilepsie)

Für Frauen, die eine zeitlich genaue Einnahme der Pille nicht durchführen können
  Berufsbedingt (z. B. Stewardeß)
  Unzuverlässigkeit
  – Gelegentlich junge Mädchen
  – Psychiatrische Patienten

Für Frauen, welche die Pille ablehnen
  Seltene Kohabitationen
  Tägliche Tabletteneinnahme aus psychischen Gründen nicht mögen
  Die Pille wird auf die Dauer für zu teuer gehalten
  Familienplan erfüllt; jahrelange Einnahme hoch wirksamer Substanzen wird abgelehnt und eine endgültige Methode nicht gewünscht

Nach Abbruch einer Schwangerschaft

Bei Jugendlichen mit unregelmäßigem Zyklus, wenn der Uterus groß genug ist für ein IUP

Unter Umständen zur postkoitalen Kontrazeption nach ungeschütztem Verkehr in Zyklusmitte

Sterilitätstherapie
Verwachsungen der Uterushöhle
  Verhinderung von Synechien nach operativer Korrektur von Mißbildungen
  Therapie des Asherman-Syndroms nach entsprechender operativer Behandlung

---

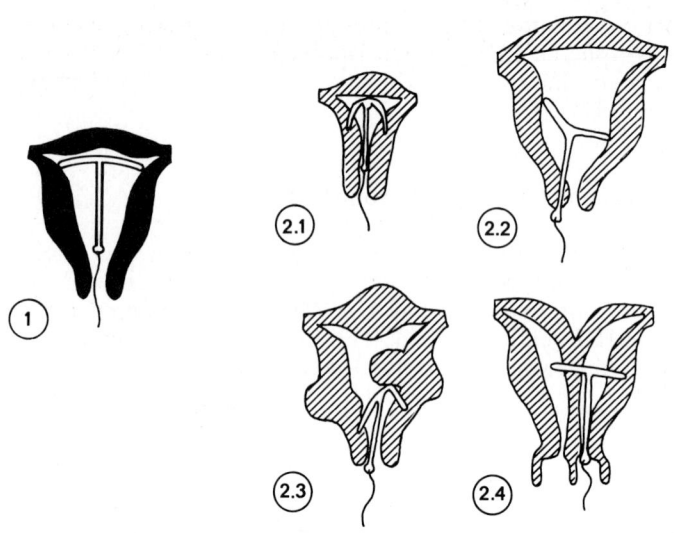

Abb. 85. Kontraindikationen für die Einlage von Intrauterinpessaren im Vergleich zur normalen Lage **1.** Hypoplastischer Uterus **2.1;** zu großes Intrauterinpessar **2.2;** Uterus myomatosus **2.3;** Uterus septus **2.4**

Tabelle 115. Komplikationen und Kontraindikationen von Intrauterinpessaren

Komplikation	Kontraindikation
Eintritt einer Gravidität	Schwangerschaft Verdacht auf Schwangerschaft
Gefahr der Perforation	Cavumanomalien – angeborene Mißbildungen – Stenosen des Zervikalkanals – erworbene Cavumdeformitäten: – Uterus myomatosus Retroflexio uteri fixata
Gefahr einer Extrauteringravidität	Zustand nach Extrauteringravidität Rezidivierende Adnexitiden
Blutungsstörungen	Nicht abgeklärte Blutungsanomalien Antikoagulanzientherapie
Gefahr einer Entzündung	Zervizitis Fieberhafter Abort Malignome des Genitales

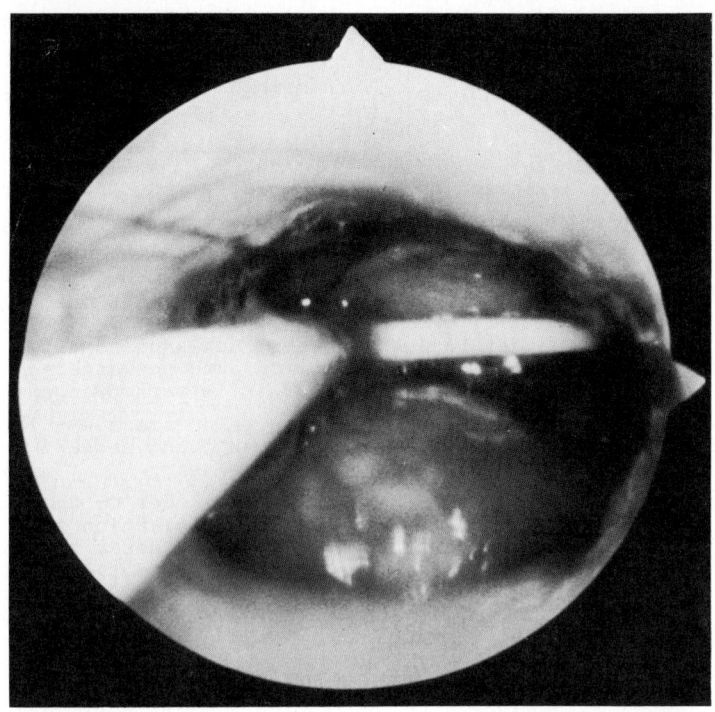

Abb. 86. Hysteroskopische Aufnahme eines liegenden IUPs bei Uterus myomatosus. Ein großes subseröses Hinterwandmyom füllt das Cavum aus. Das Progestasert liegt regelrecht. Die Querbügel stehen bei dem zu schlanken Cavum bogenförmig unter Spannung. Intermittierende Blutungen sind durch das pathologische Cavum bedingt. (Von Lindemann)

5.4.1.6 Kontraindikationen zur Insertion eines IUPs

Die Kontraindikationen für die Anwendung eines IUPs sind in Abb. 85 sowie in Tabelle 115 zusammengestellt. Den Einfluß von Uterusmyomen auf die richtige Lage eines IUPs zeigt eine hysteroskopische Aufnahme (Abb. 86). Die Ansichten über die Anwendung von Intrauterinpessaren bei Nulliparae sind nicht einheitlich. Hierbei sind die Nachteile bei Uterushypoplasie, bei Frauen mit späterem Kinderwunsch sowie bei Promiskuität (erhöhte Infektionsgefahr) sorgfältig zu bedenken.

Nach Knight u. Winters (1979) zählt eine dauernde Therapie mit Antikoagulanzien zumindest zu den relativen Kontraindikationen. Dieses läßt sich aufgrund der erhöhten Blutungsgefahr bei einer möglichen Uterusperforation während der Einlage und durch die häufig auftretende Hypermenorrhö erklären.

Einverständniserklärung zur Einlage eines Intrauterinpessars

Name: Vorname: geb. am:

Ich habe mich nach eingehender Aufklärung über die Vor- und
Nachteile selbständig für die Einlage eines Intrauterinpessars in die Gebärmutter zur Schwangerschaftsverhütung entschieden.

Mir ist bekannt, daß bei Anwendung dieser Methode

1. in 1 - 6 % der Fälle (pro Jahr) Schwangerschaften eintreten können; gelegentlich kommen auch Schwangerschaften
   außerhalb der Gebärmutter vor (Eileiterschwangerschaften);

2. die Ausstoßungsrate des Intrauterinpessars 4 - 18 %/
   Jahr beträgt; nach erfolgter Ausstoßung besteht vor
   einer Schwangerschaft kein Schutz mehr;

3. bei eingetretener Schwangerschaft in der Gebärmutter derzeit keine zwingende medizinische Indikation zum
   Schwangerschaftsabbruch besteht. Das Pessar sollte jedoch
   wegen der Gefahr einer Fehlgeburt und/oder einer Infektion entfernt werden. Die Indikation zum Schwangerschaftsabbruch wird jedoch auf Wunsch der Patientin in den meisten Kliniken gestellt;

4. durch das Pessar Entzündungen der Eileiter und der Gebärmutter verursacht oder verstärkt werden, die einer Behandlung bedürfen und gelegentlich die Entfernung des
   Pessars erforderlich machen. Dies gilt insbesondere für
   Frauen,die noch nicht geboren haben oder schon einmal -
   auch unbemerkt - solche Entzündungen hatten. In seltenen
   Fällen kann hieraus eine Unfruchtbarkeit entstehen. Früh-
   zeichen einer Entzündung im Genitalbereich sind Unterbauchschmerzen, vermehrter übelriechender Ausfluß und
   Temperaturerhöhung;

5. bei der Einlage und während des Tragens gelegentlich eine Durchbohrung der Gebärmutterwand auftreten kann,
   die eine Operation notwendig machen könnte;

6. unregelmäßige Schmierblutungen - vor allem in den ersten
   Monaten nach der Einlage - und Unterleibskrämpfe eintreten können.

7. Auf die Notwendigkeit von regelmäßigen Kontrolluntersuchungen sowie den Arztbesuch bei unklaren Unterbauchbe-
   schwerden, Fieber oder übelriechendem Ausfluß wurde ich
   hingewiesen.

....
(Name des aufklärenden Arztes)   (Name der Patientin)

Abb. 87. Text einer Einverständniserklärung zur Einlage eines Intrauterinpessars
(Universitäts-Frauenklinik Heidelberg 1981)

Die Uterusperforation ist eine der häufigsten ernsthaften Komplikationen bei der IUP-Einlage.

5.4.1.7 Einlegen der Intrauterinpessare

Vor der Einlage eines Intrauterinpessars muß die Patientin ihr Einverständnis zur IUP-Einlage geben. Am besten sollte das in der Art des im angloamerikanischen Sprachraum üblichen „informed consent" geschehen. Die Vorlage (Abb. 87) zeigt die mit der intrauterinen Kontrazeption verbundenen Probleme auf und trägt dem Informationsbedürfnis der Frau Rechnung. Die schriftliche Einverständniserklärung kann den Arzt nicht von seiner Sorgfaltspflicht bzw. Verantwortung entbinden.

Ein Intrauterinpessar kann grundsätzlich zu jeder Zeit des menstruellen Zyklus, unmittelbar nach Aborten oder nach der Geburt eingesetzt werden. Jedoch ist die Ausstoßungsrate bei Einlagen innerhalb von 6 Wochen nach der Geburt höher. Einige Vorteile sprechen für eine Einlage des IUPs während der Menstruation. Erstens kann während der Menstruation das IUP nicht versehentlich bei einer unerkannten Frühschwangerschaft eingelegt werden. Zweitens ist während der Menstruation der Zervikalkanal weiter geöffnet, so daß die Einlage leichter ist. Ferner ist bei empfindlichen Patientinnen die Blutung durch die Insertion nicht vom menstruellen Blutfluß zu unterscheiden. Möglicherweise wird die Rate der nach der Insertion auftretenden Komplikationen vermindert, wenn die Insertion während der Menstruation erfolgt. Hierüber liegen in der Literatur allerdings widersprüchliche Mitteilungen vor. Unter Umständen ist die Häufigkeit von Nebenerscheinungen auch vom Modell des IUPs abhängig. Akinla et al. (1975) berichten über den Einfluß des Insertionszeitpunktes bei 2698 Frauen mit Einlage eines Kupfer-T. Die Gesamtrate der Entfernungen innerhalb von 12 Monaten war bei den Frauen niedriger (4,8 pro 100 Frauen), bei denen das IUP innerhalb der ersten 3 Tage des menstruellen Zyklus eingelegt wurde, als bei denen, welche das IUP am 21. Zyklustag erhielten (12,9 pro 100 Frauen). Die Anzahl der Entfernungen pro Jahr – wegen Schmerzen und Blutungen – war bei Insertionen innerhalb der ersten 3 Blutungstage 2,9 und bei Insertionen am 21. Zyklustag 8,3 pro 100 Frauen. Diese Befunde stehen im Widerspruch zu einer Studie des US Center of Disease Control (White et al., unveröffentlicht, 1977). In dieser Untersuchung wurden 9094 Frauen in den ersten 2 Monaten nach der Einlage eines Kupfer-T kontrolliert. Die Ausstoßungsrate sowie die Häufigkeit von Entzündungen im kleinen Becken war um so niedriger je später im Zyklus das IUP eingesetzt wurde. Nach dieser Studie verursachten IUPs, die innerhalb der ersten 5 Tage des menstruellen Zyklus eingesetzt wurden, doppelt so häufig Entzündungen im kleinen Becken bzw. eine Ausstoßung als die, welche am 17. Tag eingelegt wurden.

Zur Einlage eines IUPs während der Menstruation empfehlen wir das in Tabelle 116 zusammengestellte Vorgehen.

Tabelle 116. Insertion eines Intrauterinpessars während der Menstruation

1. Vorbehandlung der Scheide mit einem antibakteriell-antimykotisch wirksamen Medikament, z. B. Mysteclin. Beginn der Vorbehandlung wenige Tage vor Eintritt der erwarteten Periode und Durchführung der Mysteclinbehandlung während der ersten beiden Periodentage bis zur Insertion des IUPs
2. Zur Einlage des IUPs sollte die Patientin möglichst mit einer Begleitperson einbestellt werden, um einen sicheren Heimtransport zu gewährleisten
3. Die Patientin ruft bei Beginn der Periode an und macht telefonisch einen Termin aus zur IUP-Einlage während der Tage der stärksten Blutung (individuell verschieden)
4. In der Praxis Bestimmung des BKS und Leukozytenzahl
5. Aufklärung der Patientin und Unterschrift des Aufklärungsformblatts
6. In manchen Fällen Prämedikation mit einem Spasmolytikum (Spasmo-Cibalgin compositum) und einem Beruhigungsmittel (z. B. Valium, 5 – 10 mg oral). Bei vegetativ labilen Patientinnen prophylaktisch parenterale Gabe von 0,5 mg Atropinsulfat
7. Bimanuelle Untersuchung zur Orientierung über Lage und Größe des Uterus vor der Einlage. Hierbei sollte ein Uterus myomatosus, eine Adnexitis sowie eine Retroflexio mit erhöhter Perforationsgefahr erkannt werden
8. In jedem Fall Anhaken der Gebärmutter mit einer Kugelzange. Hierdurch wird der Uterus aufgerichtet und die Perforationsgefahr vermindert
9. Steriles Vorgehen
10. Falls erforderlich, Einsprühen eines Lokalanästhetikums in den Gebärmutterhals. In seltenen Fällen Parazervikalanästhesie, bei stärkeren Schmerzen Insertion in Narkose
11. Sondierung des Uteruscavums (cave: Retroflexio) und Bestimmung der Sondenlänge. Hierbei kräftiger Zug an der Kugelzange zum Aufrichten bzw. Strekken des Uterus
12. Einlage des IUPs nach Einstellung der Einführungstiefe. Für eine effektive Kontrazeption ist wichtig, daß das IUP in den Fundusbereich eingelegt wird
13. Kürzen des Führungsfadens
14. Eventuell prophylaktisch Behandlung der Patientin mit Tetrazyklin (Vibramycin, 2 mal 1 Tablette über 5 – 7 Tage)

Über die antimykotisch-antibakterielle Vorbehandlung der Scheide bzw. über eine systemische antibakterielle Behandlung (z. B. Tetrazyklin) vor der Insertion eines IUPs werden unterschiedliche Meinungen vertreten. Bei einer von uns an über 100 Frauen durchgeführten Kombinationsbehandlung mit einer antibakteriellen Vorbehandlung der Scheide mit Mysteclin vor und während der Menstruation konnten wir – im Vergleich zu Frauen ohne Vorbehandlung – bei Insertionen von Gravigard keine wesentlichen Unterschiede in den Nebenwirkungen beobachten (Wille 1980 b).

Häufige Nebenwirkungen, die unmittelbar nach einer Insertion auftreten, sind wehenartige Schmerzen und vasovagale Reaktionen. Bei empfindlichen Patientinnen, bei denen mit solchen Reaktionen gerechnet werden muß, ist es möglich, den Eingriff in Parazervikalanästhesie durchzuführen. Weiterhin sollte Atropinsulfat (0,5 mg) jederzeit verfügbar sein, um die bei der Insertion möglicherweise auftretenden schweren vasovagalen Nebenwirkungen zu beheben. Je nach Modell des Intrauterinpessars, d. h. je nach der Einlegetechnik (Ausstoß- oder Rückzugmethode) ist das Risiko von Fundusperforationen unterschiedlich hoch. Die Häufigkeit von Uterusperforationen beträgt bei der Insertion 0,3% (Population Reports 1979 a).

5.4.1.8 Kontrolluntersuchungen

Die Kontrolle der intrauterinen Lage eines IUPs kann manchmal durch die Patientin oder sonst durch den Arzt erfolgen. Ärztliche Kontrolluntersuchungen werden 6 Wochen, 3 Monate und später in halbjährlichen Zeitabständen nach der Insertion empfohlen.

a) Kontrolle durch die Patientin:
– Nach der Monatsblutung Feststellung, ob der Faden noch zu tasten ist.
– Registrieren von Nebenwirkungen: Dysmenorrhö, Hypermenorrhö, Amenorrhö (= Ausbleiben der Blutung länger als 2 Wochen bei zuvor regelmäßigem Zyklus).
– Bis zum Termin des IUP-Wechsels Erscheinen zu den vereinbarten Nachuntersuchungen (Wechsel nach 2–3 Jahren).

b) Untersuchung durch den Arzt:
– Spiegeleinstellung: Kontrolle, ob der Faden des IUPs im Zervikalkanal zu erkennen ist. Vorgehen bei nicht sichtbarem Faden (= „okkultes IUP") s. Kap. B, 5.4.1.10.
– Bimanuelle Untersuchung: Deutlicher Druckschmerz bei der Palpation des Uterus oder der Adnexe kann Hinweis auf eine Perforation oder eine Adnexentzündung sein; in diesem Fall muß immer der Ausschluß einer wandernden Spirale oder einer bakteriellen Aszension erfolgen (s. Kap. B, 5.4.1.10).

5.4.1.9 Entfernung

Nach einer Untersuchung von Stolp et al. (1977) wurde die Hälfte aller eingelegten IUPs nach Ablauf der Liegedauer entfernt (Abb. 88). Ca. 20% aller IUPs wurden vorzeitig wegen Blutungen, 10% wegen Schmerzen und 5% wegen Schwangerschaft und Entzündungen gezogen. In 0,3% der Fälle wurde das IUP aufgrund einer erkannten Perforation entfernt.

5.4.1.10 Nebenwirkungen

5.4.1.10.1 Übersicht

Einen Überblick über die möglichen Nebenwirkungen und Komplikationen bei Intrauterinspiralen in Abhängigkeit von dem Auftreten der Beschwerden gibt Tabelle 117.

Eine Zusammenstellung über die Anzahl der Patientinnen, die nach einem Jahr noch das eingelegte Intrauterinpessar trägt, zeigt Abb. 89. Die Nebenwirkungen der IUPs resultieren aus der Fremdkörperwirkung, die auf das Cavum uteri beschränkt ist und weiterhin auf die pharmakologische Wirkung der von den IUPs abgegebenen Medikamente (Tabelle 118).

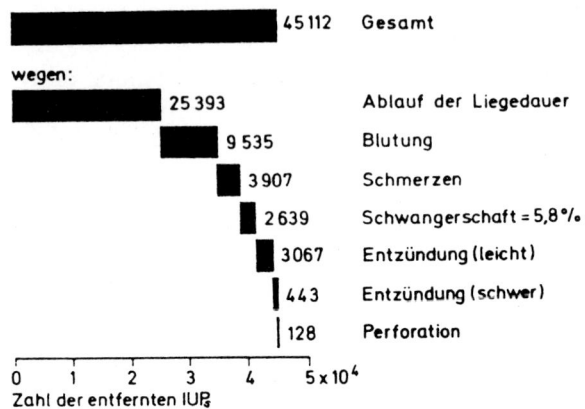

Abb. 88. Hauptgründe für die Entfernung eines IUPs (n = 1098). (Aus Stolp et al. 1977)

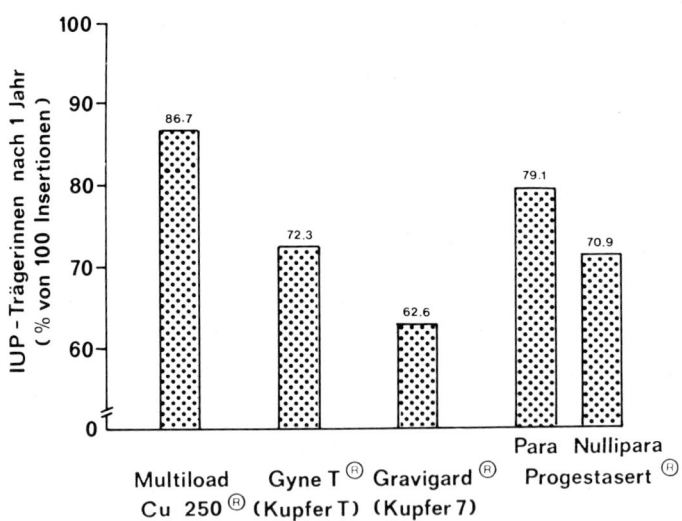

Abb. 89. Anzahl der Frauen, die nach einem Jahr noch das eingelegte IUP weiter tragen. (Nach Hafez 1980 b)

Tabelle 117. Nebenwirkungen und Komplikationen bei der intrauterinen Kontrazeption

Bei der Insertion	In situ	Nach der Entfernung
Zervixläsion		
Perforation	Perforation	
Blutung	Blutung	

Schmerzen
– Dilatation
– Insertion
– Kontraktionen
  des Uterus
– Perforation
	Schmerzen
	
	– Dislokation
	– Kontraktionen
	  des Uterus
	– Perforation	

Vasovagaler Reflex – Bradykardie – Nausea – Erbrechen – Synkope		

	Expulsion
	Schwangerschaft
	– Intrauterin
	  (Spontanabort,
	  septischer Abort)
	– Extrauterin
		Schwangerschaft
		
		– Extrauterin

	Infektionen – Endomyometritis – Adnexitis	Infektionen (chronische) – Endomyometritis – Adnexitis
		Fertilität – Eingeschränkt – Sterilität

5.4.1.10.2 Mortalität

Bei der Beurteilung der Gefährlichkeit einer kontrazeptiven Methode muß die Mortalität und Morbidität berücksichtigt werden. Nach neuesten Zahlen wird für das IUP eine methodisch bedingte Mortalität von 1–10 auf 1 Million Frauenjahre angegeben (United States Department of Health, Education and Welfare 1978).

Eine Zusammenstellung der Mortalitätsrate, der „mortality benefit ratio" der IUPs im Vergleich zu anderen kontrazeptiven Methoden gibt Tabelle 119.

235

Tabelle 118. Nebenwirkungen und deren Ursache bei liegendem Intrauterinpessar

Ursache	Nebenwirkung
Fremdkörper	
Kontraktionen	Schmerzen Dysmenorrhö
Entzündung	„acute pelvic inflammatory disease"
Lokale Nekrose des Endometriums	Blutungsstörungen
Fremdkörperreiz	Bei Schwangerschaft und liegendem IUP: – Erhöhte Spontanabortrate – Erhöhte Frühgeburtenrate – Infektionen in 2. Trimenon
Wirkung auf Uteruscavum *beschränkt*	Erhöhtes Risiko für Extra- uteringraviditäten
Medikamentenabgabe – Progesteron Perifokale Umwandlung, starre Sekretion	Blutungsstörungen Positiv: Blutverlust kleiner Dysmenorrhö weniger
Kupfer	

5.4.1.10.3 Morbidität

Einen Überblick über die Häufigkeit von Schwangerschaften, Ausstoßung sowie Entfernung der Intrauterinpessare wegen Blutungen und Schmerzen in Abhängigkeit vom Modell gibt Tabelle 120.

Nach einer Fragebogenstudie (Stolp et al. 1977) betrug der durchschnittliche Anteil von Intrauterinpessaren, die entfernt werden mußten 32,9%. Von insgesamt 45 112 IUPs wurden 25 393 wegen abgelaufener Liegedauer entfernt (56%); 9535 (21,1%) wegen Blutungsstörungen, 3907 (8,7%) wegen Schmerzen, 2639 (5,8%) wegen eingetretener Schwangerschaft, 3067 (6,8%) wegen leichter Entzündung, 434 (1,0%) wegen schwerer Entzündung und 128 (0,3%) wegen Perforation.

Für die augenblicklich in den USA angewandten IUPs (Lippes-Loop, Saf-T-Coel, Cu-7 und Progestasert) wird eine Schwangerschaftsrate von 1–6 pro 100 Anwender am Ende des ersten Jahres angegeben. Die Expulsionsrate betrug 4–18, eine Entfernung aus medizinischen Gründen erfolgte bei 12–16 von 100 Frauen am Ende des ersten Jahres (United States Department of Health, Education and Welfare 1978, Population Reports 1979 a).

Tabelle 119. Mortalität bei der Anwendung von Intrauterinpessaren im Vergleich zu anderen kontrazeptiven Methoden

Anzahl der Geburten und Todesfällen verschiedener Kontrazeptionsmethoden bei Anwendung durch 100 000 Frauen im fertilen Alter über 1 Jahr (ohne induzierte Aborte)

Methode	Schwanger-schaften	Geburten	Todesfälle		
			durch Schwangerschaft	durch die Methode	insgesamt
Keine	60 000	50 000	12	0	12
Kondom/	13 000	10 833	2,5	0	2,5
Diaphragma					
Pillen	100	83	0	3	3
IUP	2 190	1 825	0,44	0,3	0,74

Verhinderte Geburten, Todesfälle und „mortality benefit ratio" (MBR) verschiedener Kontrazeptionsmethoden

Methode	Todesfälle	verhinderte Geburten	MBR[a]
Kondom/Diaphragma	2,5	39 167	0,064
Pillen	3,0	49 917	0,060
IUP	0,74	18 175	0,015

MBR-Rate bei verschieden hohen Schwangerschaftsraten und unterschiedlichen durch das IUP bedingten Sterblichkeitsraten

Jährliche Schwangerschaftsrate pro 100 Frauen	IUP-bedingte Mortalitätsrate pro 1 Million Anwendungsjahre	
	3	12
1	0,010	0,028
2,5	0,017	0,035
5,0	0,028	0,048

[a] Todesfälle pro 1000 verhinderte Geburten

5.4.1.10.4 Spezielle Nebenwirkungen

Blutungsstörungen. Die häufigsten Nebenwirkungen von IUPs sind Blutungsstörungen verschiedener Art, die häufig von krampfartigen Unterleibschmerzen bzw. diffusen Bauch- oder Kreuzschmerzen begleitet sind, was häufig zu einer Entfernung des IUPs führt (Abb. 90). Bei etwa 5–15%

Tabelle 120. Häufigkeitsrate für Schwangerschaften, Ausstoßung sowie Entfernung der Intrauterinpessare wegen Blutungen und Schmerzen 1970 – 79. (Aus Population Reports 1979, Sivin 1979)

IUP-Model	Autor Jahr	Insertionen	Monate	Schwangerschaften	Ausstoßungen	Entfernung wegen Blutungen/ Schmerzen
Lippes Loop D	IFRP, 1979	1 417		2,7	14,0	10,0
	Snowden et al., 1977	4 067		1,2	7,4	12,3
	Tietze & Lewit, 1970	3 489	31 032	3,2	19,1	11,0
Lippes Loop D	IFRP, 1979	2 502		2,9	11,1	10,0
	Snowden et al., 1977	2 082		1,4	5,2	10,1
	Tietze & Lewit, 1970	7 553	72 046	2,7	12,7	11,7
	WHO, 1979	894	9 725	2,0	8,3	8,2
Kupfer T 200	Jain & Sivin, 1977	15 662	121 300	2,6	7,7	8,6
	Snowden et al., 1977	1 492		0,4	5,7	7,6
	Tejuja et al., 1975	4 357	37 429	0,9	7,4	10,8
	Timonen & Luukkainen, 1974	2 689	29 143	1,6	2,2	7,1
Kupfer 7	Gibor et al., 1972	8 065	83 676	1,4	5,9	8,9
	JFPE, 1979	1 439		2,0	5,1	2,7
	Jain & Sivin, 1977	1 831	12 289	2,8	15,5	10,0
	Snowden et al., 1977	8 098		2,1	11,7	9,4
	Tejuja et al., 1975	854	5 177	2,4	6,4	10,9
Multiload Cu 250	Theiry et al., 1978	2 782	29 669	0,5	2,2	3,7
Progestasert	Alza Corp., 1976	4 264 (Multipara)	35 739	1,9	3,1	9,7
		1 231 (Nullipara)	10 109	2,5	7,5	12,1

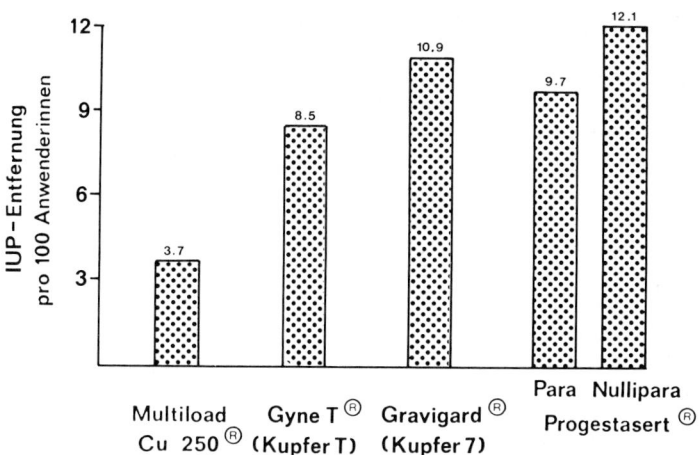

Multiload   Gyne T ®   Gravigard ®   Para Nullipara
Cu 250 ®   (Kupfer T)   (Kupfer 7)   Progestasert ®

Abb. 90. Entfernungsrate von IUPs innerhalb eines Jahres wegen Blutungen und Schmerzen (Nach Hafez 1980 b)

aller Patientinnen mit IUP führen Blutungen und Schmerzen innerhalb der ersten 12 Monate zur Entfernung der Spirale. Da in der Literatur meist Schmerzen und Blutungen zusammen als Ursache für die IUP-Entfernung angegeben werden, kann man die Entfernungsrate aufgrund von Blutungsanomalien allein nicht angeben. Ein weiterer Unsicherheitsfaktor besteht darin, daß manchmal das IUP aufgrund einer subjektiven Überbewertung der Blutungsstärke durch die Frau und/oder durch den Arzt entfernt wird.

Bei den Studien, die sich mit Blutungsstörungen unter IUPs befassen, werden 3 verschiedene Gesichtspunkte unterschieden:
a) Menge des menstruellen Blutverlusts,
b) Dauer der menstruellen Blutungen,
c) Auftreten von Zwischenblutungen.

Der normale menstruelle Blutverlust bei gesunden Frauen beträgt durchschnittlich 35 ml (Hallberg et al. 1966; Israel et al. 1974, Weström u. Bengtsson 1970).

Bei den größeren inerten Intrauterinspiralen wie Lippes Loop C oder D, Dalkon-Shield oder Safe-T-Coil ist der menstruelle Blutverlust nach unterschiedlicher Liegedauer etwa doppelt so hoch wie vor der Insertion des IUPs und schwankt zwischen 20 und 50 ml (Population Reports 1979 a).

Bei den kleineren, kupferhaltigen Intrauterinpessaren (Kupfer-T und Kupfer-7) ist die Monatsblutung zwar auch verstärkt, jedoch schwächer als bei den inerten IUPs. Nach den meisten Studien ist der Blutverlust nach Insertion dieser Spiralen um 10–30 ml höher (Population Reports 1979 a).

Die größeren, nicht mit Medikamenten beladenen IUPs zeigen einen höheren menstruellen Blutverlust als die kleineren kupferhaltigen IUPs.

Daß der geringere Blutverlust durch die kupferhaltigen IUPs kein Effekt von lokalen Einflüssen des Kupfers auf das Endometrium ist, sondern nur von der geringeren Größe abhängt, konnte durch Hefnawi et al. (1977 b) gezeigt werden. Er wies nach, daß kein signifikanter Unterschied im Blutverlust bei Frauen mit Lippes Loop D ohne und mit Kupfer bestand.

Durch multizentrische Untersuchungen ließ sich zeigen, daß durch Progesteron enthaltende IUPs der Blutverlust bei der Menstruation um 40–50% im Vergleich zum Blutverlust vor der Insertion gesenkt wird (Guillebaud 1977; Luukkainen u. Nilsson 1978; Zador et al. 1976). Der Einfluß der Zahl vorausgegangener Geburten auf den Blutverlust bei IUPs ist unsicher (Rybo u. Bergqvist 1978; Guillebaud et al. 1976). Während die IUPs die Dauer des menstruellen Zyklus nicht verlängern, wird häufig das Ausmaß des menstruellen Blutflusses verstärkt und die Blutungsdauer verlängert.

Zur Erklärung der Blutungsstörungen, die durch IUPs bedingt sind, werden mehrere Wirkmechanismen diskutiert. Verdrehungen oder Verlagerungen des IUPs sind mögliche Ursachen, die zu einer Verletzung am Endometrium führen können. Solche Distorsionen oder Verlagerungen resultieren möglicherweise aus:

– einem Mißverhältnis zwischen Größe und Form der Uterushöhle und dem IUP,
– nicht genauer Einlage des IUPs in den Fundusbereich des Uterus,
– gesteigerter Muskelkontraktionen als Reaktion auf den Fremdkörper (IUP).

Es gibt Hinweise darauf, daß der traumatische Effekt des IUPs auf das Endometrium einen verstärkten menstruellen Blutverlust über eine Beeinflussung des Gerinnungssystems verursachen kann. Rybo (1966) berichtete über eine vermehrte fibrinolytische Aktivität im Endometrium bei IUP-Trägerinnen vor und nach Beginn der Menstruation. Diese erreichte ein Maximum am ersten Tag des menstruellen Zyklus. Ferner fand er höhere Konzentrationen von endometrialem Plasminogenaktivator bei Frauen mit Hypermenorrhö. Einen Überblick über den Pathomechanismus uteriner Blutungen unter IUPs vermittelt Abb. 89 (Tauber et al. 1980).

Weitere Untersuchungen sind notwendig, um die Hypothese einer vermehrten Plasminogenaktivation als Ursache von menstruellen Blutungsstörungen bei IUPs beurteilen zu können. Aufgrund solcher Vorstellungen ließe sich auch der Nutzen von antifibrinolytischen Pharmaka, wie Tranexamsäure (AMCA), Epsilonaminocapronsäure (EACA) und Trasylol, einem natürlich vorkommenden pankreatischen Pepsinaktivator, besser verstehen. Der verstärkte menstruelle Blutverlust bei den nicht Medikamente enthaltenden IUPs und die hieraus resultierende Gefahr einer Anämie ist beim Einsatz in Entwicklungsländern von Bedeutung. Das Risiko, beim Tragen einer Kupferspirale eine behandlungsbedürftige Anämie zu entwickeln, ist allerdings gering (Malmquist et al. 1974). Obwohl Zwischenblutungen nach Einlage von progesteronhaltigen IUPs während der ersten

240

Tabelle 121. Medikamentöse Behandlung von Blutungsanomalien bei liegendem IUP

2- bis 3mal täglich 10 – 20 Tropfen Methergin

AMCA, z. B. 3mal täglich 2 – 8 Tabletten; Cyclocarbon 2 – 3 Tage
Epsilonaminocapronsäure 2 – 3 Tage, z. B. 3mal 2 Tabletten Anvitoff täglich
Gabe von Hormontabletten. In der zweiten Zyklusphase Progestagene, z. B.
10 – 20 mg vom 16. – 25. Zyklustag oder Östrogen-Gestagen-Gemische vom
16. – 25. Zyklustag für 2 – 3 Monate, z. B. Prosiston (evtl. kombiniert mit den obigen
Maßnahmen)
Bei Zervizitis Verordnung von Antibiotika und zusätzlich 1 mg Östriol täglich, z. B.
Ovestin für 30 Tage
Bei IUP-bedingten Zwischenblutungen sowie Hypermenorrhö und Dysmenorrhö
wird Partusisten (1 – 3 Tabletten a 5 mg täglich) empfohlen. Nach Abklingen der
Beschwerden soll die Therapie noch 1 – 2 Tage mit 1 Tablette fortgesetzt werden.
Beginn der oralen Tokolyse unmittelbar bei Einsetzen der Beschwerden
Bei Dysmenorrhö wird ebenfalls eine Prostaglandinhemmung versucht, z. B. Voltaren (3mal 1 Tablette) bzw. Aspirin (3mal 2 Tabletten) täglich

---

Monate häufiger auftreten, ist die Stärke der Menstruationsblutung verringert.

Bevor eine Blutungsanomalie medikamentös behandelt wird, sollte man sich vom richtigen Sitz des IUPs überzeugen.

Einen Überblick über die Behandlung von Blutungsstörungen unter IUPs vermitteln Abb. 91 und 92. Zur medikamentösen Behandlung von Blutungsstörungen kommen uteruskontrahierende Medikamente (z. B. Methergin), die Blutgerinnung fördernde Medikamente (AMCA, z. B. Anvitoff, Etamsylat, z. B. Altodor) oder die Gabe von Östrogen-Gestagen-Gemischen (z. B. Prosiston) in Frage (Tabelle 121).

Dysmenorrhö und Schmerzzustände im kleinen Becken. Nach einer Arbeit von Stolp et al. (1977) sind neben Blutungsstörungen schmerzhafte Periodenblutungen die zweite Ursache, die zur Entfernung eines IUPs führt.

Man nimmt an, daß die Dysmenorrhö beim IUP durch eine vermehrte Prostaglandinsynthese im Endometrium bedingt ist. Eine höhere Prostaglandinkonzentration erzeugt verstärkte Uteruskontraktionen und damit Schmerzen. Bei Frauen mit Dysmenorrhö (ohne IUP) sind höhere Prostaglandin-$F_{2\alpha}$-Spiegel im Menstrualblut gefunden worden (Zahradnik et al. 1978).

Zur Therapie kommen folgende Medikamente in Frage:

a) Pharmaka, welche die Uteruskontraktilität vermindern; z. B. ein Tokolytikum (Partusisten) (Dosierung: 1 – 3 Tabletten à 5 mg täglich),

b) Medikamente, welche die Prostaglandinsynthese hemmen; z. B. die Acetylsalicylsäure (Aspirin 3×2 Tabletten täglich) sowie Indomethacin (Voltaren 3×1 Tablette täglich).

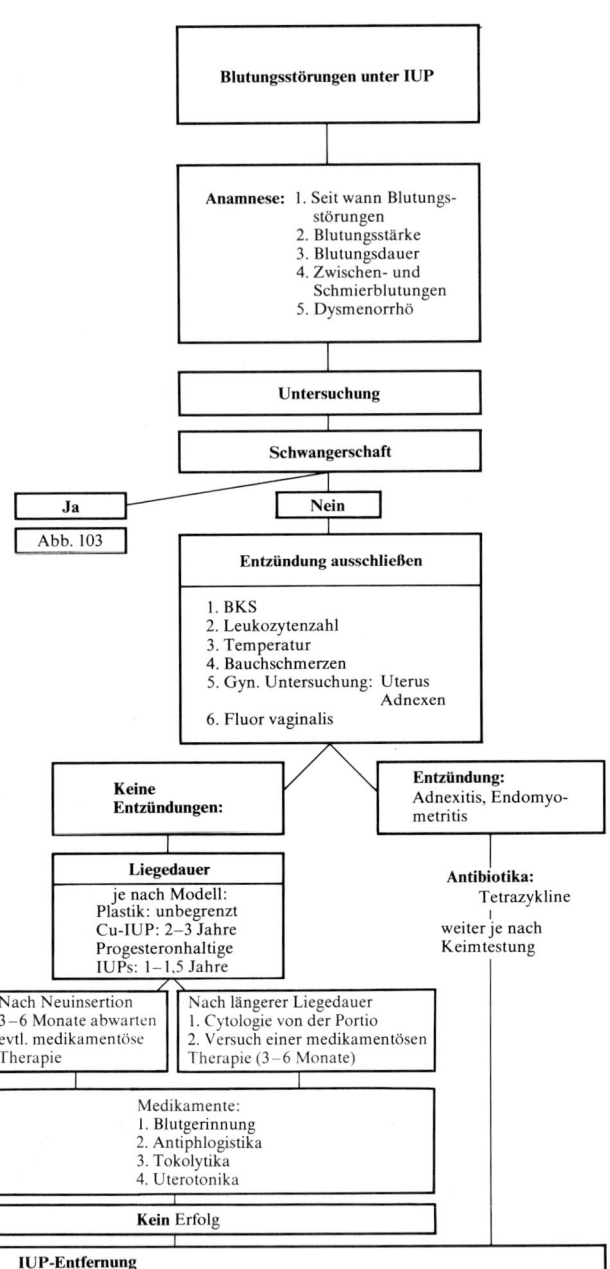

Blutungsstörungen unter IUP

Anamnese: 1. Seit wann Blutungsstörungen
 2. Blutungsstärke
 3. Blutungsdauer
 4. Zwischen- und
 Schmierblutungen
 5. Dysmenorrhö

Untersuchung

Schwangerschaft

Ja   **Nein**

Abb. 103   **Entzündung ausschließen**

1. BKS
2. Leukozytenzahl
3. Temperatur
4. Bauchschmerzen
5. Gyn. Untersuchung: Uterus
 Adnexen
6. Fluor vaginalis

**Keine
Entzündungen:**

Entzündung:
Adnexitis, Endomyo-
metritis

Liegedauer
je nach Modell:
Plastik: unbegrenzt
Cu-IUP: 2–3 Jahre
Progesteronhaltige
IUPs: 1–1,5 Jahre

Antibiotika:
Tetrazykline
weiter je nach
Keimtestung

Nach Neuinsertion
3–6 Monate abwarten
evtl. medikamentöse
Therapie

Nach längerer Liegedauer
1. Cytologie von der Portio
2. Versuch einer medikamentösen
Therapie (3–6 Monate)

Medikamente:
1. Blutgerinnung
2. Antiphlogistika
3. Tokolytika
4. Uterotonika

Kein Erfolg

IUP-Entfernung

Abb. 91. Klinisches Vorgehen bei pathologischen Blutungen unter Intrauterinpessaren

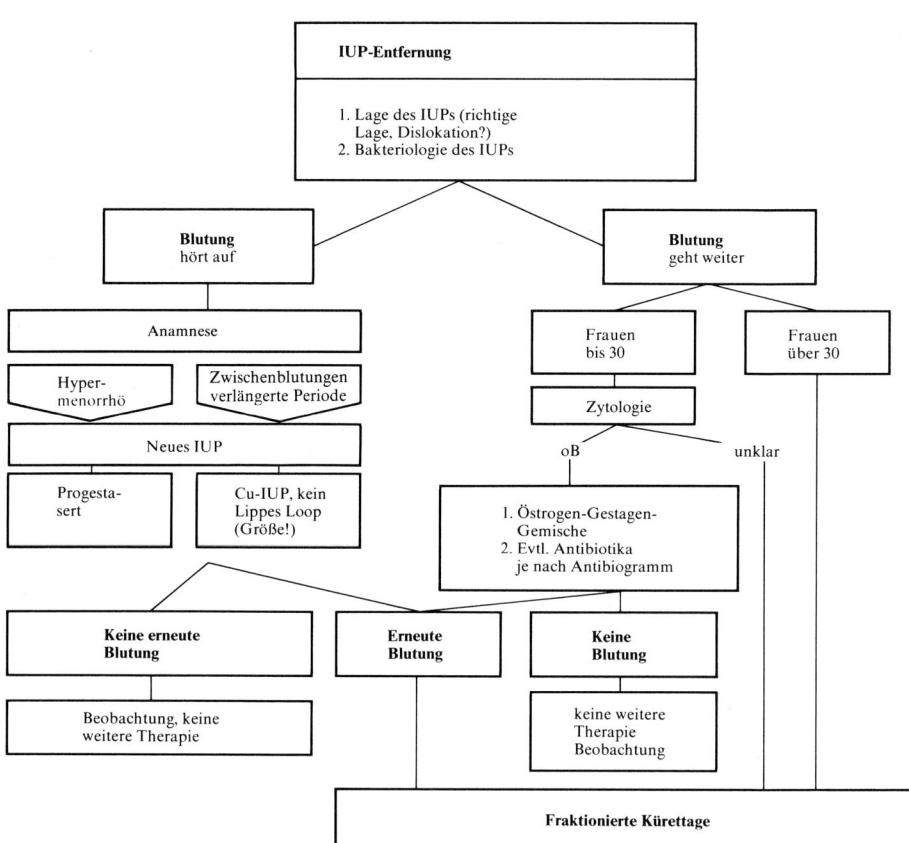

Abb. 92. Klinisches Vorgehen bei pathologischen Blutungen unter Intrauterinpessaren

Infektionen im kleinen Becken

Häufigkeit. Bei einer Befragung von 1000 Gynäkologen stellten Stolp et al. (1977) fest, daß bei 45 000 IUP-Entfernungen 3000mal eine leichte Entzündung und 440mal eine schwere Entzündung die Gründe für die Entfernung des IUPs waren. In den USA wird die Gesamtzahl aller Entzündungen im kleinen Becken pro Jahr auf 500 000 geschätzt, wobei 110 000 auf IUP-Trägerinnen entfallen. Von diesen Frauen mußten 30–40% stationär behandelt werden (Eschenbach et al. 1977).

Nach Weström et al. (1976) muß nach erstmaligem Auftreten einer Unterleibsentzündung in 13%, nach einer zweiten in 36% und nach einer dritten in 75% mit einem Tubenverschluß gerechnet werden. Diese Zahlen beziehen sich allerdings nicht auf Infektionen, die durch IUPs verursacht wurden und sind daher nicht unbedingt auf die Häufigkeit eines Tubenverschlusses nach Entzündung bei liegendem IUP übertragbar.

Nach Tyler u. Kahn (1975) beträgt die Häufigkeit einer Krankenhausaufnahme bei IUP-Trägerinnen 3,5–5 auf 1000 Frauenjahre. Als häufigste Ursachen werden Entzündungen im kleinen Becken (35%), gestörte Schwangerschaften (25%) und Perforationen (23%) angegeben.

In den Jahren 1974–1976 wurde eine Mortalitätsziffer von 0,8–1,5 pro 100 000 Frauenjahre angegeben. Danach dürfte die Mortalitätsrate durch IUPs stark abgenommen haben, da der größte Teil der Todesfälle zu Lasten septischer Aborte im 2. Trimenon bei Dalkon-Shield-Trägerinnen ging (13 von 17 Todesfällen bis 1973) (Tietze u. Lewit 1979).

Zum ersten Mal hatte Wright (1968) auf ein vermehrtes Vorkommen von Entzündungen im kleinen Becken bei IUP-Trägerinnen in einer städtischen Bevölkerung mit niedrigem sozioökonomischen Status hingewiesen (6,6% gegenüber einer Vergleichsgruppe mit 1%). Einen Zusammenhang zwischen einem IUP und dem Auftreten von Entzündungen im kleinen Becken sahen mehrere Autoren als Zufallsbefunde bei Tubensterilisationen (Pharasadi et al. 1975). Weström et al. (1976) fanden bei 515 Patientinnen mit laparoskopisch nachgewiesener Adnexitis ein signifikant häufigeres Vorkommen bei IUP-Trägerinnen. Nach Eschenbach et al. (1977) ist das Risiko, eine akute Entzündung im kleinen Becken zu bekommen, 4,4mal höher bei Frauen mit liegendem IUP als bei denen ohne (p < 0,001).

Epidemiologische Studien haben gezeigt, daß ein erhöhtes Entzündungsrisiko im kleinen Becken bei Frauen besteht, die ein IUP tragen (Tabelle 122).

Tabelle 122. Adnexitisrisiko bei Frauen mit Intrauterinpessaren

Autor	Adnexitis		Kontrollgruppe		Relatives Risiko
	Ohne IUP	Mit IUP	Ohne IUP	Mit IUP	IUP-Kontrollgruppe
Weström u. a. (Schweden) 1976	Nulliparae 59	209	17	412	6,9 ⎫
	Parae 66	181	55	257	1,7 ⎬ 3,1
Targum u. Wright (Thailand) 1976	–		5	50	
	24	50			9
			4	50	
Faulkner u. Ory (USA) 1976	– 19	50	22	200	5,1 (2,5–10,5)
Mead u. a. (USA) 1976	– 26	63	Keine	Keine	–

Die Gefahr einer Entzündung im kleinen Becken ist nicht nur unmittelbar nach der Einlage höher, sondern besteht so lange, wie das IUP im Uterus liegt. Bei den IUP-Trägerinnen haben Nulliparae ein höheres Risiko für eine Unterleibsentzündung als ältere Frauen oder Multiparae. Das Infektionsrisiko durch ein IUP ist bei einer Frau, die noch nie schwanger war, etwa 6mal höher als bei Frauen, die schon geboren haben.

Die Häufigkeit schwerer Infektionen im Genitalbereich hängt von der Körperhygiene, vom Sexualverhalten und von sozioökonomischen Bedingungen ab. Zur Infektion disponieren frühere uterine Entzündungen, Promiskuität und unsteriles Einlegen.

Targum u. Wright (1974) sind der Ansicht, daß bei Frauen mit Zwischenblutungen oder Menorrhagien die Aszension von Keimen begünstigt wird, so daß in solchen Fällen ein erhöhtes Infektionsrisiko gegeben ist.

Patientinnen mit onkologischen Erkrankungen oder unter immunsuppressiver Therapie scheinen ebenfalls gefährdeter (Burnhill 1974). Ferner soll bei IUP-Trägerinnen mit stärkerem Deszensus uteri eine erhöhte Gefahr der Keimaszension über den Faden bestehen.

Pathogenese. Der Cervixschleim übt eine antibakterielle Wirkung aus, deren Stärke zyklusabhängig ist und in Zyklusmitte ein Maximum erreicht (Zuckermann et al. 1975).

Pathogenetisch kommen folgende Mechanismen in Frage:
– Keimverschleppung bei der Insertion,
– Keimaszension (Faden, Schmierblutung, Fluor),
– andere Mechanismen, z. B. leichteres Eindringen der Keime in die verletzte Schleimhaut bei ungünstig sitzendem oder zu großem IUP.

Aufgrund bakteriologischer Studien wird eine vorübergehende bakterielle Kontamination der Uterushöhle nach der IUP-Einlage angenommen. Mishell et al. (1966) beschrieben, daß innerhalb eines 24-h-Intervalls zwischen IUP-Einlage (Lippes Loop D) und Hysterektomie alle untersuchten Homogenate vom Endometrium positive Bakterienkulturen ergaben. Mit zunehmendem zeitlichen Abstand wurde der Anteil negativer Endometriumkulturen größer. Nach dem 30. Tag konnten keine Bakterien mehr im Cavum uteri nachgewiesen werden. Mishell schloß aus diesen Befunden, daß bei der IUP-Einlage eine Keimverschleppung von der Endocervix in die Uterushöhle erfolgte. Bei der Keimaszension spielt die Art des Markierungsfadens, mögliche Schmierblutungen sowie die Qualität und Quantität des vaginalen Fluors eine Rolle. Untersuchungen über die Häufigkeit der Aszension von Bakterien über geflochtene Fäden oder monofile Fäden sind widersprüchlich. Während einige Autoren keine Keimaszension bei monofilen Fäden fanden, wurde dies von anderen Autoren berichtet. Die Bedeutung des vaginalen Fluors für die Keimaszension wird aus einer Untersuchung von Feichter (1979) deutlich, der bei 300 IUP-Trägerinnen mit Ausfluß häufiger potentiell pathogene Bakterienstämme isoliert hatte. Bei Nulliparae in dieser Gruppe waren häufiger Anaerobier zu finden. Das Risiko des Fluor vaginalis bei IUP-Trägerinnen liegt in erster

Linie darin, daß dieser als Reservat für fakultativ pathogene Keime dient. Die Fluorbildung wird nach Clocuh (1978) durch den Faden des IUPs begünstigt, der als Fremdkörper wirkt. Gewöhnliche Saprophyten wie Escherichia coli und hämolysierende Streptokokken treten bei liegendem Faden in der Vagina gehäuft auf und können pathogen werden. Weiterhin kann es zu einer Besiedlung der Vagina durch selten vorkommende Mikroorganismen wie Aktinomyzeten kommen. Eine mögliche Folge der Keimaszension bei liegendem IUP ist eine Endometritis. Histopathologische Untersuchungen zeigten häufiger eine chronische Endometritis bei Frauen, denen das IUP wegen Blutungsstörungen, Schmerzen oder Ausfluß entfernt wurde als bei denen, die bei der Entfernung des IUPs beschwerdefrei waren.

Weiterhin kann eine partielle oder vollständige IUP-Perforation zu einer bakteriellen Infektion im kleinen Becken mit Zeichen einer Peritonitis führen; es ist auch eine aseptische Entzündung möglich, die durch Kupferionen verursacht wird (Soderstrom 1968).

Klinik. Entzündungen im kleinen Becken werden durch unterschiedliche Erreger einschließlich Gonokokken hervorgerufen und können eine Vaginitis, Endometritis, Salpingitis sowie einen Tuboovarialabszeß verursachen. Es handelt sich zum Teil um Erkrankungen, die unbehandelt zu einer Sterilität führen können. In vielen Fällen sind allerdings Entzündungen im kleinen Becken asymptomatisch und heilen ohne Behandlung ab.

Zu den Symptomen einer Entzündung im kleinen Becken zählen Schmerzen im Unterleib, Ausfluß, Portioschiebeschmerz, Druckschmerzen im Adnexbereich sowie manchmal Fieber.

Meist werden 2 Verlaufsformen beschrieben:
a) Eine akute Form mit den klinischen Zeichen einer Pelveoperitonitis,
b) eine protrahierte, symptomarme Form, bei der die Entwicklung von Adnextumoren im Vordergrund steht.

Nach Taylor et al. (1975) wurden bei 40% der IUP-Trägerinnen Entzündungen im kleinen Becken teilweise mit Adnextumoren gefunden im Vergleich zu 15% bei Frauen ohne IUP.

Bei nichtschwangeren Frauen scheinen für die Entstehung einer Entzündung zwei unterschiedliche Zeitintervalle von Bedeutung zu sein. Eine Zusammenstellung der bis 1975 beschriebenen 15 septischen Todesfälle bei nichtschwangeren Frauen zeigt, daß 5 kurz nach der Insertion und weitere 9 Todesfälle nach einer Liegedauer von 2,5–3,5 Jahren auftraten. Einfluß auf die Entwicklung einer Entzündung im kleinen Becken bei IUP haben Gravidität und Liegedauer der Spirale. Das Auftreten eines septischen Aborts und ein hieraus resultierender Todesfall ist von einigen Wochen bis zu mehreren Jahren nach Insertion des IUPs möglich.

Allgemein wird angenommen, daß bei liegendem IUP das Risiko eines septischen Aborts mit tödlichem Ausgang 50fach höher ist als ein spontan auftretender septischer Abort (Cates et al. 1976).

246

Therapie. Nach den Richtlinien des American College of Obstetricans and Gynaecologists (1976) wird empfohlen, das IUP immer dann zu entfernen, wenn die antibiotische Therapie (gegen Anaerobier, Aerobier sowie Gonokokken) nicht innerhalb kürzester Zeit (24–48 h) eine Besserung des Krankheitsbildes mit Nachlassen der Schmerzen und Rückgang des Fiebers ergibt.

Prophylaxe. Im Population Report wird empfohlen, Frauen vor der Einlage eines IUPs Abstriche zum Ausschluß einer Gonorrhö abzunehmen (Ledger 1974). Junge Frauen unter 30 Jahren mit häufig wechselnden Sexualpartnern und häufigem Verkehr sollte man darauf hinweisen, daß unter solchen Umständen ein IUP das Risiko einer Entzündung im kleinen Becken deutlich erhöht (Ory 1978).

Lageveränderungen des IUPs. Zu den Lageveränderungen von IUPs zählen Verschiebungen des IUPs im Uterus, die Perforation im Zervikal- oder Fundusbereich sowie die Ausstoßung des IUPs.

Dislokationen. Durch Kontraktionen der Gebärmutter während der Menstruation kann das Pessar in Richtung Cervix verschoben werden und so

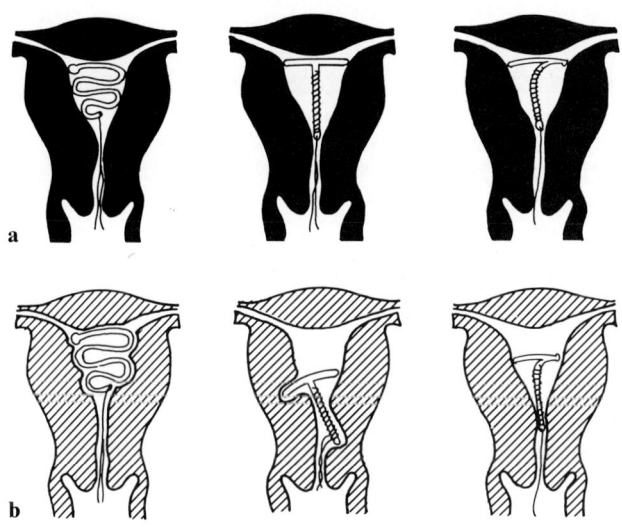

Abb. 93 a, b. Richtige Lage und Dislokation von Intrauterinpessaren. **a** Lippes Loop, Kupfer T 200 und Kupfer 7 in richtiger Lage. **b** Lippes Loop zu groß für das Uteruscavum: hierdurch Druck und Irritation des Endometriums; Kupfer T 200 mit Cervix; Kupfer 7 zu klein für das Uteruscavum, daher verrutscht durch uterine Kontraktionen. Durch die gezeigten Störungen können gehäuft Schwangerschaften, Ausstoßungen und Blutungsanomalien auftreten

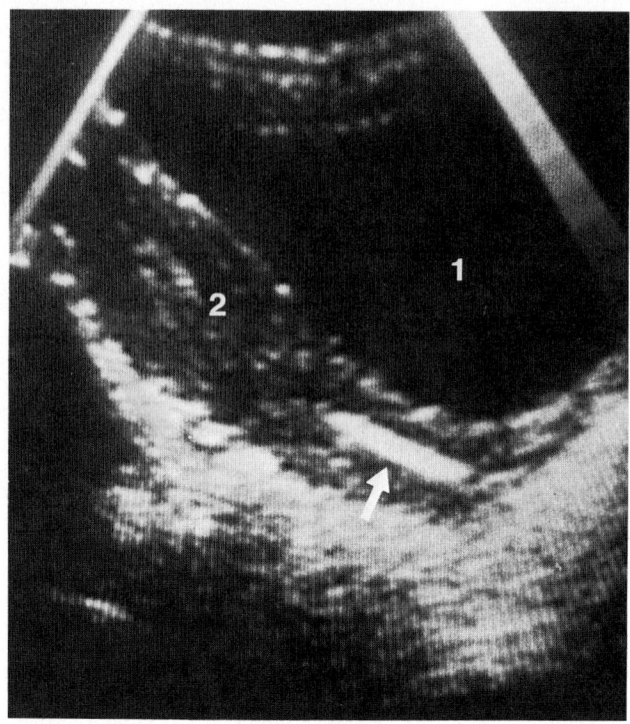

Abb. 94. Intrazervikale Lage eines IUPs (Gravigard; Kupfer 7) (*Pfeil*) bei gleichzeitig bestehender intrauteriner Schwangerschaft (*2*). Harnblase (*1*). Real-time-scan-Verfahren (Combison 100, 2,5 MHz, Fa. Kretz) (Von W. Schmidt, Universitäts-Frauenklinik Heidelberg)

teilweise intrazervikal liegen (Abb. 93). Die intrazervikale Lage des IUPs kann ultrasonographisch nachgewiesen werden (Abb. 94). Bei einer Spiegeleinstellung ist der untere Schenkel des Pessars manchmal sichtbar. In diesem Fall ist das Pessar zu entfernen.

Ausstoßung. Es kommt bei 5–20 von 100 Frauen innerhalb eines Jahres zum Ausstoßen des IUPs. Die Ausstoßungsrate wird – abgesehen von der Erfahrung des Operateurs – durch das Alter und die Geburtenzahl der Patientin, den Zyklustag zum Zeitpunkt der Insertion sowie durch Größe und Art des IUPs beeinflußt (Abb. 95).

Nulliparae mit einem kleinen Uterus vertragen große Spiralen nicht und haben höhere Expulsionsraten bei allen Intrauterinpessaren (Bernhard 1971). Wie aus Abb. 94 ersichtlich ist, sinkt sowohl die Schwangerschafts- als auch die Expulsionsrate mit dem Alter und der Geburtenzahl der Patientin. Allgemein ist die Ausstoßungsrate bei kleinen IUPs höher

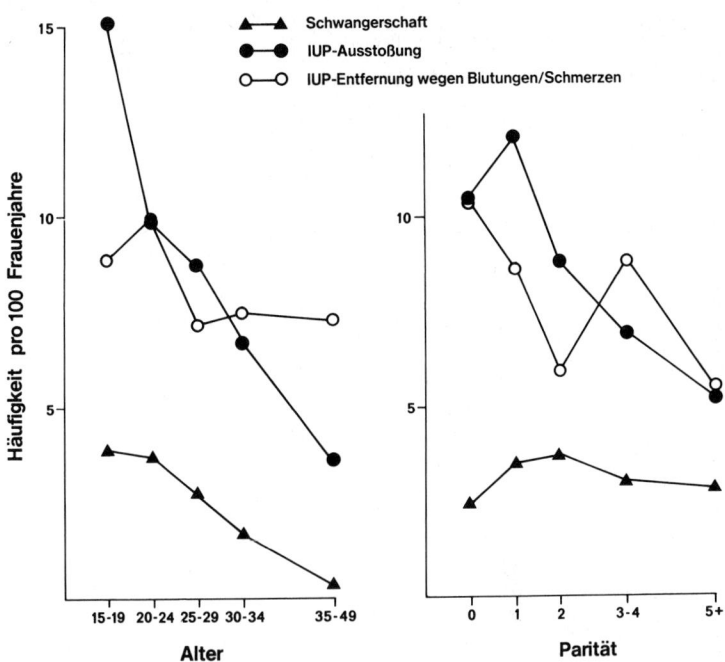

Abb. 95. Nebenwirkungen von Intrauterinpessaren. Ausstoßungs-, Entfernungs- und Schwangerschaftsrate unter IUPs, in Abhängigkeit vom Alter und der Geburtenzahl der Patientin. (Nach Population Reports 1979 a)

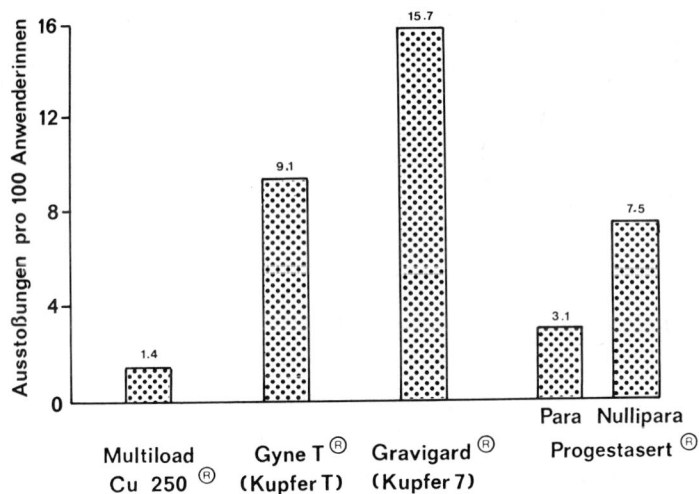

Abb. 96. Ausstoßungsrate von IUPs innerhalb des ersten Jahres nach ihrer Einlage. (Nach Hafez 1980 b)

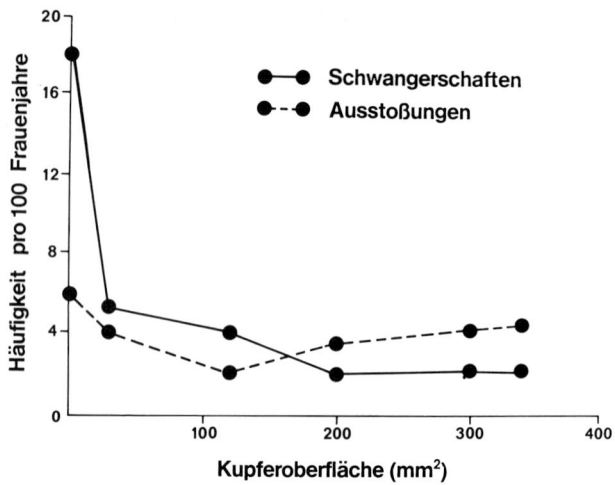

Abb. 97. Schwangerschaftsrate sowie Ausstoßungshäufigkeit in Abhängigkeit von der Kupferoberfläche von IUPs. (Nach Edelmann et al. 1979)

als bei größeren. Je nach IUP-Modell schwankt die Ausstoßungsrate pro 100 Frauen und Jahr von 1,4 bis 15,7 (Abb. 96). Etwa 20% der IUP-Ausstoßungen erfolgen unbemerkt (Tietze u. Lewit 1970), ein Drittel der Schwangerschaften tritt nach nicht bemerkter Ausstoßung ein (Mishell 1974) (Abb. 97).

Okkultes IUP. Tastet eine Frau den Kontrollfaden des Pessars nicht mehr oder findet er sich nicht bei einer gynäkologischen Untersuchung, so kommen die in Abb. 98 dargestellten Möglichkeiten als Ursache in Betracht.

Die Diagnose „unbemerkter Abgang eines IUPs" (= Ausstoßung) darf erst gestellt werden, wenn alle zur Verfügung stehenden Untersuchungsmethoden die Spirale nicht nachweisen.

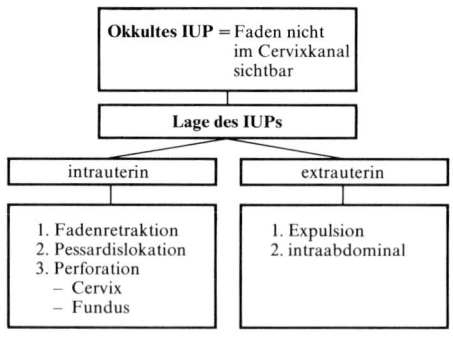

Abb. 98. Lokalisierung eines okkulten IUPs

In der Praxis empfiehlt sich nach Ausschluß einer Schwangerschaft der Versuch, das intrauterin vermutete IUP nach den in der Tabelle 123 zusammengestellten Methoden zu entfernen, falls eine Ultraschall- und/oder Röntgenuntersuchung nicht durchgeführt werden kann.

Für den apparativ entsprechend ausgerüsteten Arzt kommen die in Tabelle 124 zusammengestellten diagnostischen Verfahren zur Lokalisation eines „okkulten IUPs" in Frage.

Ultraschall. Mittels Ultraschalldiagnostik gelingt es meistens, das IUP zu lokalisieren (Quakernack u. Schmidt 1975). Zur Erkennung der Perforation ist der Abstand des IUPs zum Fundus uteri wichtig. Schwierigkeiten bei der Ultraschalldarstellung des IUPs ergeben sich bei Adipositas, ungenügender Füllung der Harnblase, bei bestehender Schwangerschaft, Re-

Tabelle 123. Nachweis der intrauterinen Lage eines IUPs in der Praxis

1. Wiedereinbestellung der Patientin nach der Menstruation, da zu kurz abgeschnittene Fäden häufig nach der Periode sichtbar werden
2. Fadensuche mit dem Kolposkop bei Einstellung des Gebärmutterhalses mit einem Gravesspiegel
3. Suche des IUPs in utero mit einer Péan-Klemme ohne Dilatation (JONATHA, 1978).
4. Anstelle der Péan-Klemme kann auch eine Arterienklemme zum Fassen des Pessars genommen werden
5. Vakuumaspiration des Fadens mit einer 4 mm starken Vakuumaspirationskürette. Falls kein Gerät zur Aspiration vorhanden ist, läßt sich auch eine 50-ml-Spritze verwenden, die an eine Saugkürette angeschlossen ist

Tabelle 124. Diagnostisches Vorgehen bei okkultem IUP bei der nicht schwangeren Patientin

1. Versuch das IUP aus dem Uterus zu entfernen (s. Tabelle 125)
2. Nachweis der Lokalisation
   Bimanuelle Untersuchung
   – Druckschmerzhafter Uterus als Hinweis für Perforation
   Ultraschall
   – Bewegung des Uterus
   – Einlage einer Sonde
   Röntgen (in 2 Ebenen)
   – Einlegen einer Sonde
   – Röntgenkontrastmittel
   Hysteroskopie
   Laparoskopie
   Laparotomie

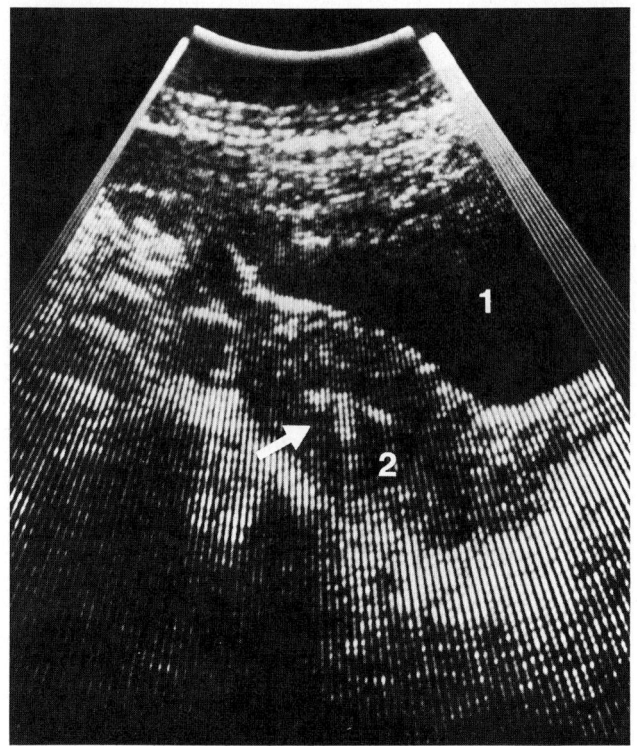

Abb. 99. Intrauterin liegendes IUP (Kupfer-T) (*Pfeil*) im Sagitalschnitt. Harnblase (*1*), Uterus (*2*). Real-time-scan-Verfahren (Combison 100, 2,5 MHz, Fa. Kretz) (Von W. Schmidt, Universitäts-Frauenklinik Heidelberg)

troflexio uteri sowie durch ungünstige Form und Biegung des IUPs. Während der Ultraschalluntersuchung empfiehlt sich die Einlage einer Sonde ins Cavum uteri sowie die Bewegung des Uterus von der Scheide. Auf Abb. 99 ist die typische intrauterine Lage einer Kupfer-T im nichtschwangeren Uterus zu erkennen.

Röntgenologische Untersuchung. Bei der Übersichtsaufnahme des kleinen Beckens läßt sich erkennen, ob das IUP ausgestoßen ist oder sich noch im Uterus bzw. in der Bauchhöhle befindet (Abb. 100). Ferner kann die Lage des IUPs zur Uterusachse beurteilt werden. Eine sichere Aussage, ob sich das IUP intrauterin befindet, ist jedoch durch die Röntgenübersicht nicht möglich. Hierzu wird entweder die Einlage einer Sonde in die Uterushöhle oder die Darstellung des Uteruscavums mit wasserlöslichem Röntgenkontrastmittel empfohlen (Heep 1977).

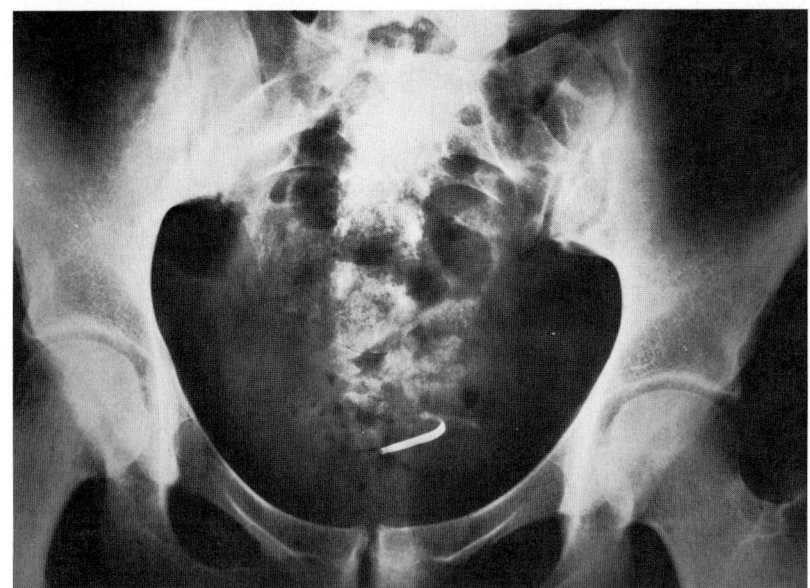

Abb. 100. Röntgenologischer Nachweis eines Kupfer-7-IUPs (*vgl. Abb. 101*)

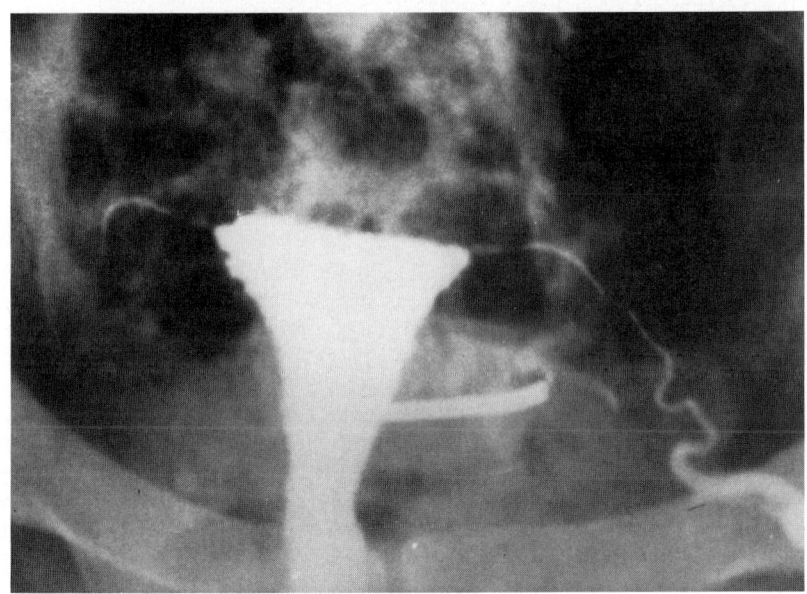

Abb. 101. Hysterographie zum Nachweis der extrauterinen Lage eines Kupfer-7-IUPs, das in die freie Bauchhöhle perforiert war (*vgl. Abb. 100*)

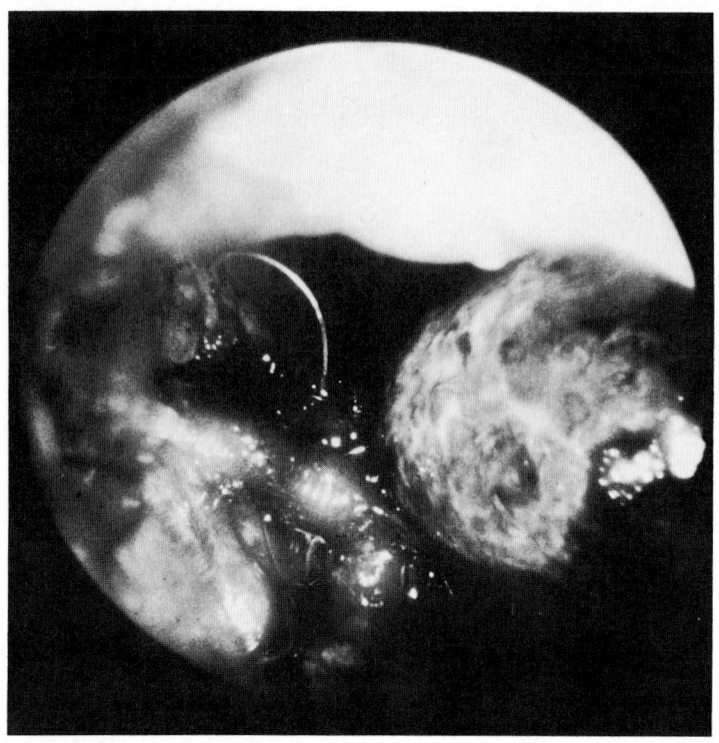

Abb. 102. Schwangerschaft bei liegendem IUP. *Links* im Bild eine überwiegend vom Endometrium überwachsene Spirale mit retrahiertem Faden. *Rechts* der Fruchtsack einer ungestörten, 8 Wochen alten Schwangerschaft. (Lindemann, Elisabeth-Krankenhaus Hamburg)

Auf einem Hysterogramm ist die extrauterine Lage eines IUPs zu erkennen (Abb. 101). Den hysteroskopischen Nachweis eines richtig im Uteruscavum liegenden IUPs bei gleichzeitig eingetretener Schwangerschaft zeigt die Abb. 102.

Laparoskopie. Eine Bauchspiegelung kann zur Erkennung einer Uterusperforation sowie zur Lokalisation und möglicherweise zur Entfernung eines intraabdominal liegenden IUPs beitragen. Die laparoskopische Entfernung eines in der freien Bauchhöhle liegenden IUPs erfolgt durch Anhaken des IUPs mit der Faßzange und gleichzeitige Extraktion von Faßzange und Führungshülse des Trokars durch die Bauchdecke.

Laparotomie. Die Laparotomie zur Entfernung eines intraabdominal liegenden IUPs wird als letzte therapeutische Möglichkeit angesehen. Nach

254

der Empfehlung von Lippes (1962, 1978) können nicht mit Medikamenten beladene IUPs liegen bleiben, solange sie keine Beschwerden verursachen. Das Risiko einer Laparotomie ist höher zu bewerten als die intraabdominelle Lage des IUPs. Die Gefahr eines mit Medikamenten beladenen IUPs in der freien Bauchhöhle besteht in einer Peritonitis mit möglicher Abszeßbildung.

Fertilität. Die Konzeptionsrate bei Frauen, bei denen wegen Kinderwunsch das Intrauterinpessar entfernt wurde, hängt weder von der Dauer der IUP-Einlage noch vom Typ des IUPs ab (Edelman et al. 1979). Die kumulative Konzeptionsrate von 554 Frauen, bei denen wegen Kinderwunsch ein Kupfer-T entfernt wurde, ist unabhängig davon, ob die Patientin es für weniger oder für mehr als ein Jahr zur Kontrazeption verwendete (Population Council 1975). Die kumulative Konzeptionsrate nach IUP-Entfernung (Life-table-Analyse) betrug 77 pro 100 Frauen nach 6 Monaten und 92 pro 100 Frauen nach 12 Monaten. Bei 154 Frauen, bei denen ein Progestasert wegen Kinderwunsch entfernt wurde, betrug die kumulative Konzeptionsrate (Life-table) nach 12 Monaten 76 pro 100 Frauen (Alza-Cooperation 1977). Tietze (1968) untersuchte 611 Frauen, bei denen das IUP (Lippes-Loop, Margulis-Spirale, Birnberg-Bow, Steel-Ring, Saf-T-Coil) wegen Kinderwunsch entfernt wurde und fand, daß 77% innerhalb von 6 Monaten und 88,3% innerhalb von 12 Monaten nach IUP-Entfernung schwanger wurden.

Die Hauptursache für eine unfreiwillige Sterilität bei Frauen nach Entfernung des Intrauterinpessars sind entzündliche Erkrankungen der Tuben während der IUP-Liegezeit (S. 243 ff.).

Schwangerschaft. Die Schwangerschaftsrate bei liegendem Intrauterinpessar wird von den amerikanischen Gesundheitsbehörden mit 1–6 pro 100 IUP-Trägerinnen pro Jahr angegeben (USFDA 1978).

Nach Ansicht von Kamal et al. (1973) sind Anomalien der Uterushöhle und eine Diskrepanz zwischen der Größe des Intrauterinpessars und dem Cavum uteri dafür verantwortlich, daß sich das IUP verschiebt oder ausgestoßen wird und so eine Gravidität eintreten kann. Weiterhin ist die Schwangerschaftsrate vom Typ des angewandten IUPs abhängig (Abb. 89). Bei kupferhaltigen Intrauterinpessaren nimmt die Schwangerschaftsrate in Abhängigkeit von der Kupferoberfläche ab (Abb. 81).

Zur rechtzeitigen Diagnostik einer Schwangerschaft bei liegendem IUP sollte sich die Patientin 2 Wochen nach Ausbleiben der Menstruation bei ihrem Arzt vorstellen. Zu diesem Zeitpunkt ist die Schwangerschaft meistens nur mit Hilfe einer radioimmunologischen β-HCG-Bestimmung im Serum sicher auszuschließen. Ein negativer immunologischer Schwangerschaftstest im Harn schließt das Vorliegen einer Frühschwangerschaft nicht aus. Mit einer Ultraschalluntersuchung kann zu diesem Zeitpunkt nur die Lage des IUPs, nicht aber eine mögliche Frühschwangerschaft, bestimmt werden.

Im Falle einer Schwangerschaft ist zunächst zu entscheiden, ob es sich um eine Intra- oder eine Extrauterinschwangerschaft handelt. Diese Differentialdiagnose kann in Abhängigkeit vom Gestationsalter (ab der 7. Schwangerschaftswoche) mit Hilfe entsprechender hochauflösender Ultraschallgeräte gestellt werden.

Intrauterine Schwangerschaften bei liegendem IUP. Die Komplikationsrate intrauteriner Schwangerschaften bei liegendem IUP ist hoch und wird mit

Tabelle 125. Risiken und Gefahren für die Patientin bei liegendem IUP und gleichzeitig bestehender Schwangerschaft

---

Erhöhte Abortrate
– Bei intrauteriner Lage des IUPs treten etwa 50% Spontanaborte auf
– Bei frühzeitiger Entfernung des IUPs beträgt die Abortrate 20 – 30%
Die Häufigkeit von Frühgeburten ist 4mal höher, wenn das IUP nicht entfernt wird, als bei Patientinnen nach Entfernung der Spirale
Im zweiten Trimester der Schwangerschaft sind septische Erkrankungen möglich
Das Risiko kindlicher Mißbildungen ist noch nicht endgültig zu beurteilen; bisher gibt es keine Hinweise dafür

---

Tabelle 126. Ausgang der Schwangerschaften bei IUP in situ. (Nach Edelman et al. 1979)

IUP	IUP in utero		
	Anzahl der Schwanger- schaften	Lebend- geburten [%]	Tot- geburten [%]	Aborte [%]
Lippes Loop	120	51,7	0,0	48,3
Lippes Loop	16	25,0	0,0	75,0
Kupfer T	157	44,0	1,9	54,1
Gesamt	293	46,1	1,0	52,9

IUP	IUP entfernt oder ausgestoßen nach erfolgter Konzeption		
	Anzahl der Schwanger- schaften	Lebend- geburten [%]	Tot- geburten [%]	Aborte [%]
Lippes Loop	81	69,2	1,2	29,6
Lippes Loop	5	100,0	0,0	0,0
Kupfer T	118	78,8	0,9	20,3
Gesamt	204	75,5	1,0	23,5

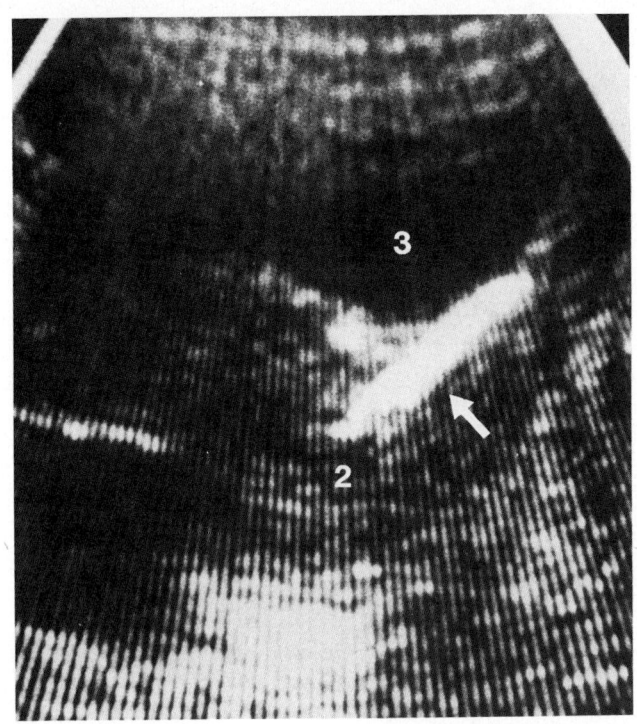

Abb. 103. Intrauterine Lage eines IUPs (Kupfer T) (*Pfeil*) bei gleichzeitiger intrauteriner Schwangerschaft. (Fruchtblase (*3*), Uterus (*2*)). Aufnahme im Real-time-scan Verfahren (Combison 100, 2,5 MHz, Fa. Kretz) (Von W. Schmidt, Universitäts-Frauenklinik Heidelberg)

Tabelle 127. Ausgang von Schwangerschaften bei mehrgebärenden Frauen in Abhängigkeit von der kontrazeptiven Methode. (Nach Vessey et al. 1976)

Schwangerschaften	Art der Kontrazeption			
	IUP N = 115	Pille N = 22	Dia- phragma N = 166	Andere/ Keine N = 122
Lebendgeburt [%]	33,9	86,4	80,1	80,4
Totgeburt [%]	1,7	0,0	1,8	1,6
Spontanabort [%]	55,7	13,6	18,1	16,4
Extrauteringravidität [%]	8,7	0,0	0,0	1,6

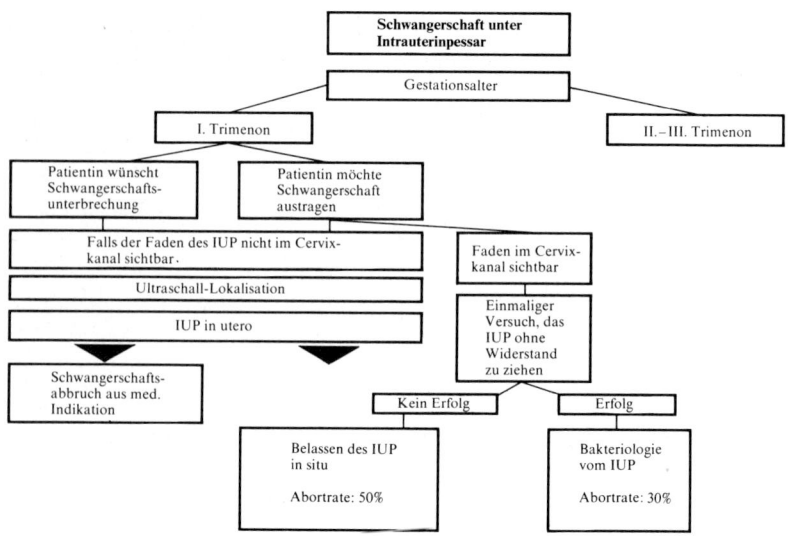

Abb. 104. Klinisches Vorgehen im Falle einer Schwangerschaft bei liegendem IUP (in situ) oder okkultem IUP

14–56% angegeben (Zielske et al. 1978). Daher ist die frühzeitige Erkennung einer intrauterinen Schwangerschaft nach Ausschluß einer Extrauteringravidität (Tastbefund, Ultraschall) und eine umfassende Aufklärung der Patientin über diagnostische Maßnahmen und therapeutische Aussichten notwendig. Die Patientin muß über die möglichen Risiken und Gefahren einer solchen Schwangerschaft informiert werden (Tabelle 125). Bei der Beratung ist zu berücksichtigen, welche Bedeutung die Schwangerschaft für die Frau oder die Partnerschaft hat.

Die Lage des IUPs zum Zeitpunkt der Implantation ist für den Verlauf der Schwangerschaft bedeutend. Ist das IUP in den Zervikalkanal verlagert, dann hat das IUP bei der Entfernung für den Ausgang der Schwangerschaft eine wesentlich geringere Bedeutung, als wenn es im Fundus der Uterushöhle liegt (Tabelle 126). Einen Überblick über den Ausgang von Schwangerschaften in Abhängigkeit der zuvor angewandten kontrazeptiven Methode gibt Tabelle 127.

Nach sicherem Ausschluß einer Extrauteringravidität, z. B. durch ultrasonographischen Nachweis einer intrauerinen Schwangerschaft (Abb. 103) richtet sich das weitere Vorgehen nach dem Gestationsalter und nach der Entscheidung der Patientin, ob sie die Schwangerschaft austragen möchte oder nicht (Abb. 104). Diese Entscheidung ist nur von Bedeutung, wenn sich die Patientin im 1. Trimenon befindet. Daher sollte jede Patientin mit einem IUP und einem regelmäßigen Zyklus spätestens dann einen Schwangerschaftstest durchführen lassen, wenn die Menstruation länger als 2 Monate ausgeblieben ist. Auf Empfehlung der Deutschen Arzneimittelkommission sollte bei gesicherter intrauteriner Schwangerschaft das IUP sofort entfernt werden. Die Patientin ist darauf hinzuweisen, daß es hierbei häufig zur Fehlgeburt kommt (Tabelle 128). Kann das IUP wegen eines nicht sichtbaren Markierungsfadens nicht gezogen werden, ist aufgrund der Gefahr einer vom Uterus ausgehenden Infektion mit möglichem septischem Verlauf ein Schwangerschaftsabbruch in Erwägung zu ziehen (Tabelle 129). Das IUP sollte jedoch zuvor durch Ultraschall nachgewiesen werden.

Tabelle 128. Anzahl und Häufigkeit von Spontangeburten bei liegendem IUP in Abhängigkeit vom Pessartyp; unterschiedliche Angaben in verschiedenen Studien (Nach Edelmann et al. 1979)

IUP	Häufigkeit [%]	Anzahl Spontanaborte
Lippes Loop (alle Größen)	43,4	23
	40,8	82
	39,7	23
Saf-T-Coil	14,7	5
Dalkon Shield	77,1	27
	58,1	18
	61	100
Kupfer T	40,2	113
	25,0	1
Kupfer 7	31,7	53
	41,5	27
Progestasert	48,3	14

Tabelle 129. Septische Aborte bezogen auf die Zahl von Spontanaborten bei unterschiedlichen Modellen von IUPs (Nach Edelman et al. 1979)

IUP	Spontanaborte (Anzahl)	Septische Aborte Anzahl	Häufigkeit [%]
Lippes Loop	23	4	17,4
Kupfer 7	53	0	0,0
Kupfer T	113	2	1,8
Dalkon Shield	100	2	2,0
	18	1	5,6
	4	0	0,0
Lippes Loop, Saf-T-Coil, Andere	54	4	7,4

Entscheidet sich die Patientin für das Austragen der Schwangerschaft, so kann im 1. Trimenon versucht werden, das IUP zu entfernen. Hierdurch sinkt die Rate der Spontanaborte von 50 auf 30% (Tatum 1977). Nach einer Empfehlung von Alivor (1973) sollte das IUP nur dann entfernt werden, wenn der untere Balken im Zervikalkanal sichtbar ist und die Schwangerschaft sich noch im 1. Trimenon befindet.

Bei Fortsetzung der Schwangerschaft ist wegen der erhöhten Frühgeburten- und Totgeburtenrate eine sorgfältige Überwachung notwendig. Während des 2. Trimenons ist insbesondere auf Zeichen einer intrauterinen Infektion (erhöhte Temperatur, unklare Unterbauchschmerzen, Blutungen) zu achten. Abweichend vom üblichen Verlauf eines septischen Aborts treten die Infektionssymptome gewöhnlich vor Beginn des Abortgeschehens auf. Bei Anzeichen einer Sepsis ist sofort eine Antibiotikatherapie einzuleiten und der Uterus zu entleeren. Eine intensive klinische Überwachung der Patientin ist angezeigt.

Extrauterine Schwangerschaft. Seit der Zeit Gräfenbergs ist bekannt, daß bei IUP-Trägerinnen Extrauterinschwangerschaften vermehrt auftreten.

In der Literatur schwanken die Angaben über das Auftreten von Extrauterinschwangerschaften bei Frauen ohne intrauterine Kontrazeption bezogen auf alle Schwangerschaften von 1:35 bis 1:330 (Edelman et al. 1979). Bei einer Literaturdurchsicht von 7 Arbeiten über „medicated" sowie „non-medicated" IUPs fand Tatum (1977) 97 Extrauterinschwangerschaften bei 2591 nicht geplanten Schwangerschaften. Hiernach war die Häufigkeit von Extrauterinschwangerschaften 3,8% bzw. 1 ektopische Gravidität auf 26 Kontrazeptionsversager. Die Häufigkeit von ektopischen Graviditäten schwankte von 2,9–9%.

Die Häufigkeit von Extrauteringraviditäten scheint von der Bauart des IUPs abzuhängen. Nach Snowden (1977b) ist das Risiko einer Extrauteringravidität bei liegendem Progestasert um 6- bis 7mal höher als bei kupferhaltigen oder nicht medikamentösen IUPs. Möglicherweise spielt bei den progesteronhaltigen Spiralen neben der Progesteronabgabe auch die Form und Größe des Medikamententrägers eine Rolle für das erhöhte Risiko. Die zur Klärung dieser Frage notwendigen Doppelblinduntersuchungen mit einem Progestasert gegen ein Progestasertplacebo sind noch nicht abgeschlossen (Pharriss u. Mitchell 1979).

Die Häufigkeit von Extrauteringraviditäten ist weiterhin von verschiedenen Faktoren abhängig wie Alter, Anzahl der ausgetragenen Schwangerschaften, Anzahl der Aborte und dem sozioökonomischen Status sowie der Rasse. Ferner sehen Tatum u. Schmidt (1977) einen Zusammenhang zwischen der IUP-Anwendung und dem Auftreten von Extrauteringraviditäten.

Die Ursache der erhöhten Rate von Extrauterinschwangerschaften läßt sich dadurch erklären, daß die Wirkung der Intrauterinpessare auf das Uteruscavum begrenzt ist und somit die Einnistung einer ektopischen Gravidität nicht verhindert. Weiterhin kann eine Entzündung oder Infektion der Tuben durch das IUP die Beweglichkeit des fertilisierten Eis stören und somit eine ektopische Gravidität ermöglichen. Nach Lehfeldt et al. (1970) beträgt der Schutz vor einer intrauterinen Gravidität bei liegendem IUP etwa 99,5%, der Schutz vor einer extrauterinen tubaren Implantation nur 95%.

Nach der Ansicht von Donovan (1956) und aufgrund neuerer Arbeiten von Schoen u. Novak (1975) gibt es Hinweise, daß ein häufigeres Auftreten von Eileiterschwangerschaften die Folge einer großzügigen Anwendung von Antibiotika bei der Behandlung von Genitalinfektionen ist. Infolge der Antibiotikabehandlung scheinen die entzündeten Tuben seltener vollständig zu verkleben.

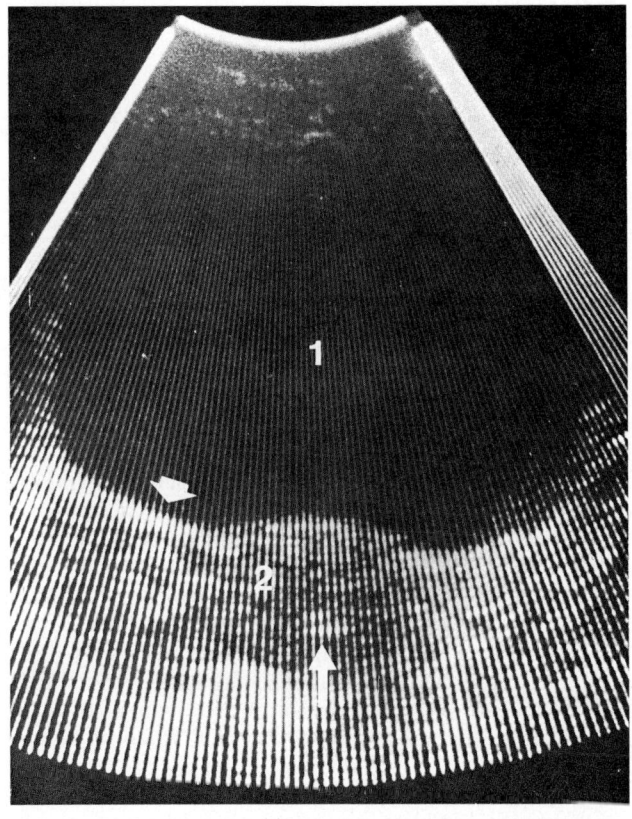

Abb. 105. Transversalschnitt durch das kleine Becken mit einem intrauterin liegenden IUP (*langer Pfeile*) sowie einer Tubargravidität rechts (*kurzer Pfeil*) in der SSW 7+2. Harnblase (*1*), Uterus (*2*). Real-time-Sector-scan-Verfahren (Combison 100, 2,5 MHz, Fa. Kretz) (Von W. Schmidt, Universitäts-Frauenklinik Heidelberg)

261

Tabelle 130. Mißbildungen bei Kindern aus Schwangerschaften mit einem Intrauterinpessar in situ. (Nach Zielske et al. 1978)

Pessar	Mißbildung	Autor
Mit Bezugszahlen		
Lippes Loop	Doppelmißbildung	Baker 1969
Kupfer 7	Kahler Fleck (am Kopf)	Guillebaud 1976
	Doppelseitige Augenlidptose	
	Lipom am Rücken	
	Hüftgelenkluxation (Beckenendlage)	
	Lumbosakrale Meningomyelozele mit	
	beiderseitigen Klumpfüßen	
Kupfer T	Stimmbandfibrom	Tatum 1976
Ohne Bezugszahlen (Kasuistiken)		
Gräfenberg-Ring	Reduktionsdefekt beider Arme und Beine	Barrie 1976
Kupfer 7	Reduktionsdefekte, linker Arm und beide Beine	Leighton 1976
Dalkon-Shield[a]	Reduktionsdefekte, rechte Hand und rechtes Bein	

[a] Wahrscheinlich zu Beginn einer Schwangerschaft nicht mehr in situ

Die rechtzeitige Erkennung einer Extrauterinschwangerschaft ist für die Gesundheit der Mutter außerordentlich wichtig; in 10% der mütterlichen Todesfälle (n = 39) lag im Jahr 1976 in den Vereinigten Staaten eine Extrauterinschwangerschaft zugrunde. Hinweise auf eine Extrauteringravidität sind eine kurzfristige Amenorrhö, Schmierblutungen und Schmerzen im Unterleib. Allerdings sind diese Zeichen nicht spezifisch für diese Erkrankung. Bei Frauen mit verspätet einsetzenden Blutungen, verdicktem schmerzhaftem Adnex, zervikalem Schiebeschmerz und wiederkehrenden Schmerzen im Unterleib, manchmal mit Abwehrspannung sollte eine Extrauterinschwangerschaft ausgeschlossen werden.

Die meisten Extrauteringraviditäten (94–96%) sind im Eileiter lokalisiert. Eine entscheidende Hilfe für die Diagnostik sind Ultraschalluntersuchungen (Abb. 105) und Bestimmungen von β-HCG im Serum. In unklaren Fällen sollte eine diagnostische Laparoskopie durchgeführt werden.

Teratogenität. Nach Tatum (1977) ist die Häufigkeit von Mißbildungen bei Kindern von Müttern, die während der Schwangerschaft ein IUP liegen hatten, nicht höher als beim Vergleichkollektiv. So wurden nach Guillebaud (1977) 714 Schwangerschaften bei liegendem Kupfer-T näher untersucht. Die Inzidenz von kongenitalen Anomalien betrug 8 auf 167 (4,8%);

diese Häufigkeit liegt innerhalb der zu erwartenden Mißbildungsrate. Einen Überblick über in der Literatur beschriebene Mißbildungen bei liegendem IUP gibt Tabelle 130.

5.4.2 Steroidhormone – Pille danach

Von postkoitaler Kontrazeption spricht man, wenn durch die kontrazeptive Methode nach bereits eingetretener Fertilisierung die Implantation der Schwangerschaft verhindert werden soll.
Die postkoitale Kontrazeption ist als Notfallmaßnahme anzusehen. Sie kommt hauptsächlich bei Vergewaltigungen, Kontrazeptionsfehlern (z. B. Platzen oder Verlust eines Kondoms) oder bei ungeschütztem Verkehr in Zyklusmitte in Betracht.
Die Implantation der Schwangerschaft kann verhindert werden durch eine Beeinflussung der Tubenfunktion (z. B. Motilität, Sekretion) und/ oder durch eine Störung der Differenzierung und Proliferation des Endometriums. Einen Überblick über anatomische, physiologische und pharmakologische Mechanismen, die den Eitransport beeinflussen, erfolgt in Abb. 106. Hieraus ist ersichtlich, daß die Tubenfunktion wie die Tubensekretion durch unterschiedliche Hormone (Östrogene, Gestagene und Prostaglandine) teilweise auch antagonistisch beeinflußt wird.

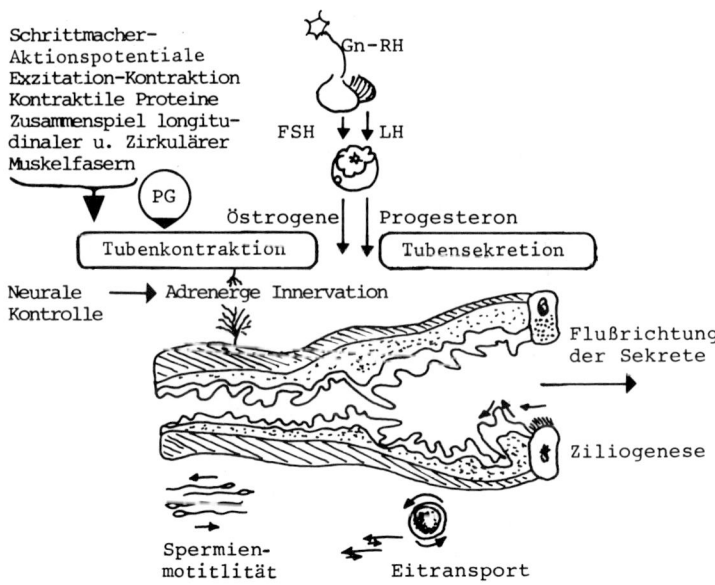

Abb. 106. Anatomische, physiologische und pharmakologische Mechanismen, die den Eitransport beeinflussen. (Nach Hafez 1976)

263

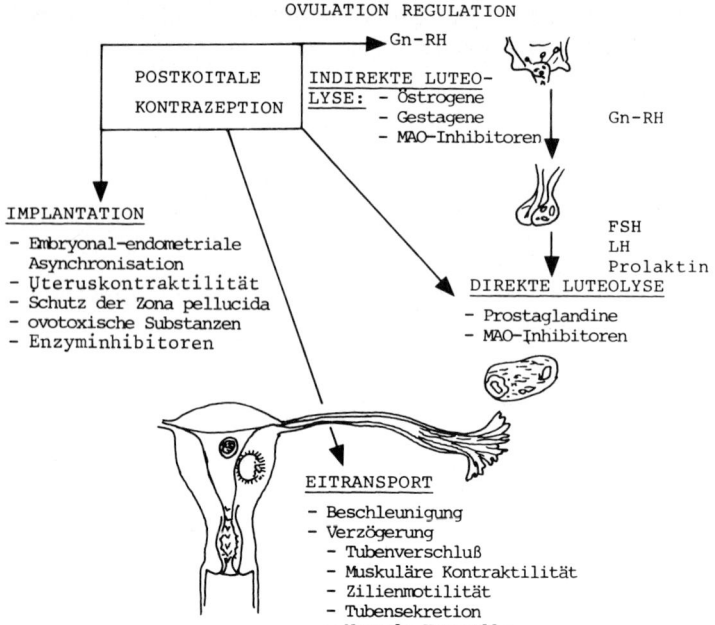

OVULATION REGULATION

POSTKOITALE KONTRAZEPTION

INDIREKTE LUTEO-
LYSE: - Östrogene
       - Gestagene
       - MAO-Inhibitoren

Gn-RH

Gn-RH

IMPLANTATION
- Embryonal-endometriale
  Asynchronisation
- Uteruskontraktilität
- Schutz der Zona pellucida
- ovotoxische Substanzen
- Enzyminhibitoren

FSH
LH
Prolaktin
DIREKTE LUTEOLYSE
- Prostaglandine
- MAO-Inhibitoren

EITRANSPORT
- Beschleunigung
- Verzögerung
- Tubenverschluß
- Muskuläre Kontraktilität
- Zilienmotilität
- Tubensekretion
- Neurale Kontrolle

Abb. 107. Angriffspunkte der postkoitalen Kontrazeption

Die unterschiedlichen Angriffspunkte von Pharmaka, die zur postkoitalen Kontrazeption eingesetzt werden können, sind in Abb. 107 dargestellt. Die kontrazeptive Sicherheit verschiedener Progestagene, die zur postkoitalen Kontrazeption eingesetzt werden können, ist in Tabelle 131 angegeben. Wie aus Tabelle 132 ersichtlich ist, ist die kontrazeptive Wirkung der Progestagene dosisabhängig (s. Kap. 5.4.3). Die Klinik der postkoitalen Kontrazeption wird in Kap. D, 3.2.4 besprochen.

5.4.3 Zukunftsaspekte: Implantationshemmung und Frühabort

Die Implantation kann auf verschiedene Weise gestört oder verhindert werden.

5.4.3.1 Intrauterine Kontrazeption

Nach Mitteilungen in den Population Reports (1979 a) konzentriert sich die Forschung auf dem Gebiet der intrauterinen Kontrazeption im wesentlichen auf 4 Bereiche:
a) Langzeituntersuchungen bezüglich Nebenwirkungen handelsüblicher IUPs unter spezieller Berücksichtigung von selten auftretenden Komplikationen wie ektopische Schwangerschaft und schwerer Infektionen;

264

Tabelle 131. Postkoitale Kontrazeption mit Gestagenen. (Aus Eser u. Hirsch 1980)

Autor Jahr	Art und Dosis des Gestagens	Zahl der Frauen	Zahl der Monate M oder Zyklen Z	Dosen pro Monat/ bzw. Zyklus	Pearl-Index generelle Versager- quote	Pearl-Index Metho- den fehler
	Levonorgestrel					
Kesserü u. Mitarb. 1973	0,3 mg inner- halb 3 h nach jedem Koitus	544	4 085 M	8,02	6,7	3,8
	0,35 mg inner- halb 3 h nach jedem Koitus	559	3 158 M	8,02	4,9	3,0
	0,4 mg inner- halb 3 h nach jedem Koitus	2 801	25 558 M	8,02	3,5	1,7
Moggia u. Mitarb. 1974	0,35 mg inner- halb 1 h nach jedem Koitus	314	4 282 Z	8,0	2,2	0,8
Larranaga u. Mitarb. 1975	1,0 mg sofort nach jedem Koitus	298	2 578 Z	7,0	6,5	2,8
	Quingestanolacetat					
Rubio u. Mitarb. 1970	0,5 mg inner- halb 24 h nach jedem Koitus	221	927 Z	10,6	6,5	–
	0,8 mg inner- halb 3 h nach jedem Koitus	200	1 004 Z	10,6	0	–
Moggia u. Mitarb. 1974	1,5 mg inner- halb 1 h nach jedem Koitus	585	4 732 Z	8,0	2,8	1,8
Mischler u. Mitarb. 1974	0,75 mg inner- halb 24 h nach jedem Koitus	447	2 388 Z	8,1	23,1	–

b) weitere klinische Untersuchungen mit IUPs, die Metallsalze, Steroidhormone und antifibrinolytische Substanzen enthalten, unter Berücksichtigung der optimalen Menge des aktiven Agens sowie der Wirkung des IUPs;

c) Verbesserung der Einlagetechnik und Entwicklung von Hilfsmitteln zur genaueren Ausmessung der Uterushöhle sowie von Einlegeapparaten,

Tabelle 132. Dosisabhängigkeit der Effektivität postkoital eingesetzter Gestagene. (Aus Eser und Hirsch 1980)

Autor Jahr	Art des Gestagens	Dosis des Gestagens [mg]	Zahl der Zyklen	Pearl-Index
Rubio u. Mitarb. 1970	Quingestanolacetat	0,20	50	168,0
		0,30	100	36,0
		0,40	72	16,6
		0,50	927	6,5
		0,75	28	0
		0,80	1 004	0
Mischler u. Mitarb. 1974	Quingestanolacetat	0,50	518	36,0
		0,60	410	38,0
		0,75	2 288	23,1
		0,80	6 525	0,6
		1,50	3 355	5,4
		2,00	861	1,2
Kesserü u. Mitarb. 1974	Levonorgestrel	0,15	239	45,2
		0,25	8 762	6.2
		0,30	4 085	6,8
		0,35	3 158	4,9
		0,40	25 558	3,5

die ein präzises Plazieren des IUPs im Uterus bei möglichst geringem Perforationsrisiko ermöglichen;

d) Entwicklung von IUPs mit biologisch abbaubaren Komponenten, die eine Ausstoßung post partum und post abortum verhindern.

5.4.3.2 Immunisierung gegen plazentare Antigene

5.4.3.2.1 Plazentare Proteinantigene

Aus Tierversuchen liegen bereits Erfahrungen über den Einsatz von Antikörpern gegen plazentare Proteine vor. Diese Antikörper führen zu einer Unterbrechung der Schwangerschaft ohne Kreuzreaktionen mit Antigenen von Organen einzugehen, die nicht im Zusammenhang mit der Fortpflanzung stehen. Immunisiert man Tiere mit Homogenaten oder Rohextrakten aus Plazenten, so wird deren Fertilität erheblich herabgesetzt. Es ist jedoch nicht gesichert, ob die eingeschränkte Fertilität durch die Antikörper gegen diese plazentaren Proteine oder unspezifisch ausgelöst wird. Eine Fertilitätskontrolle beim Menschen durch Immunisierung mit plazentaren Proteinen ist denkbar. Eines der bekanntesten plazentaspezifischen Proteine ist das SP_1, das während der Gravidität in großen Mengen vorkommt und aus der Trophoblastmembran isoliert werden kann. Im Tierversuch zeigte eine Immunisierung mit dieser Substanz eine abortive Wirkung und ebenfalls einen hemmenden Einfluß auf die Fertilität. Versuche bei weiblichen Affen mit reinem oder chemisch modifiziertem SP_1 führten entweder zur Sterilität oder zum Abort in der Frühschwangerschaft. Anti-SP_1-Serum von Kaninchen löste nach intravenöser Injektion bei 8 von 10 trächtigen Affen einen Abort aus.

5.4.3.2.2 Hormonale Trophoblastantigene

Der bisherige Einsatz menschlicher Chorionhormone als Antigene weist auf die mögliche Entwicklung einer immunologischen Kontrazeption hin. Es konnten 3 Proteohormone aus der Plazenta isoliert werden: Chorionthyreoprotein (HCT), Choriongonadotropin (HCG) und Chorionsomatomammotropin (HCS). Hiervon erwies sich das HCG als potentielles Antigen für eine Fertilitätsvakzine. Das HCG-Molekül besteht wie das LH, FSH und TSH aus 2 Untereinheiten. Die α-Untereinheit ist nahezu identisch mit der des LH, FSH und TSH. Die kleinere hormonspezifische β-Untereinheit besitzt 30 Aminosäuren, die in der β-Untereinheit des LH nicht vorkommen. Immunisiert man gegen diese 30 Aminosäuren der β-Untereinheit, so erhält man Antikörper, die keine nennenswerte Kreuzreaktion mit dem körpereigenen LH zeigen. Auf die fertilitätsreduzierende Wirkung von Antikörpern, die gegen biologisch aktive Proteine der Plazenta entstehen, hatte bereits Stevens (1975) hingewiesen. Bei den ersten Versuchen wurden Frauen mit chemisch modifiziertem HCG immunisiert. Die erzeugten HCG-Antikörper zeigten jedoch eine Kreuzreaktion mit körpereigenem LH und führten zu Zyklusstörungen.

Die Immunisierung gegen die β-HCG-Untereinheit erwies sich als schwierig, da es sich um einen kleinen Molekülbezirk handelt. Es wurde daher nach einer Trägersubstanz gesucht, welche die Antigenität erhöht, ohne die kontrazeptive Sicherheit zu beeinträchtigen. Zur Vermeidung aufwendiger toxikologischer Untersuchungen kuppelten Talwar et al. in Neu-Dehli (1976) die β-HCG-Untereinheit als Hapten (Antigen) an das Tetanustoxoid. Durch eine Doppelimmunisierung gegenüber dem Tetanustoxoid und dem β-HCG konnten brauchbare Antikörperspiegel gegen Tetanus und β-HCG erzielt werden. Die Anwendung beim Menschen wurde jedoch nach jüngsten Berichten unterbrochen, als von 38 Frauen 6 schwanger wurden. Außerdem konnte nicht ausgeschlossen werden, daß solche Vakzine kanzerogen wirken.

Außer den Immunisierungsversuchen gegen HCG wird mit Unterstützung der WHO die Antifertilitätswirkung von HPL-Antiseren geprüft. Gudson (1974) konnte nach Behandlung von schwangeren Ratten mit Kaninchen-Anti-HPL-Serum eine intrauterine Abstoßungsreaktion mit Absterben der Feten beobachten.

267

5.4.3.3 Luteolyse

Die Implantation der menschlichen Blastozyste kann durch drei Hauptangriffsrichtungen gestört werden (Aitken u. Harper 1977).

5.4.3.3.1 Hemmung der frühen luteotrophen Aktivität der Blastozyste

Eine der frühesten Funktionen des Schwangerschaftsprodukts bei Säugetieren besteht darin, die Rückbildung des Gelbkörpers am Ende des Östrus- und menstruellen Zyklus zu verhindern. Bei manchen Tieren, die ein uterines Luteolysin freisetzen, wie das Meerschweinchen, der Hamster, das Schwein, das Kaninchen, die Ratte oder das Schaf, hat die Blastozyste eine antiluteolytische Wirkung (Anderson 1972; Short 1969). Welche Rolle dieser antiluteolytische Stimulus spielt, ist bisher nicht bekannt. Möglicherweise ist das Antiluteolysin mit einem schwangerschaftsspezifischen Antigen identisch, das man im Plasma, Myometrium, Corpus luteum und Embryo des Schafs bereits ab dem 8. Schwangerschaftstag nachweisen konnte (Cerini et al. 1976). Bei Frauen und Affen übt das frühe Schwangerschaftsprodukt einen direkten luteotrophen Effekt auf den Gelbkörper aus und hat möglicherweise einen antiluteolytischen Einfluß (Knobil 1973). Der luteotrophe Faktor dürfte das HCG sein, das bei schwangeren Frauen etwa einen Tag nach der Implantation im Blut ansteigt (Jaffe et al. 1969; Saxena et al. 1974). Unter dem Einfluß vom HCG kommt es zu einem raschen Anstieg des Plasmaprogesteronspiegels (Hanson et al. 1971; Niswender et al. 1972). Auch beim Rhesusaffen kommt es während der Frühschwangerschaft in Verbindung mit der Implantation (Reinius et al. 1973) und dem Auftreten von Choriongonadotropin im peripheren Blut (Meyer 1972) zu einem Anstieg von Progesteron im Plasma (Neill et al. 1969). Für andere Spezies, wie das Kaninchen (Fuchs u. Beling 1974; Haour u. Saxena 1974), die Ratte (Haour 1976) und die Maus (Beyer u. Zeilmaker 1974), gibt es ebenfalls Hinweise, daß die fetoplazentare Einheit gonadotrope Hormone produziert.

Grundsätzlich ist jede Substanz, die von der Blastozyste produziert wird und eine vitale Funktion bei der Implantation und Aufrechterhaltung der Lutealfunktion ausübt, ein Angriffspunkt für kontrazeptive Stoffe. Wenn man die Wirkung solcher Faktoren blockiert, läßt sich eine Schwangerschaft zum Zeitpunkt der Implantation unterbrechen, ohne den Ablauf des menstruellen Zyklus zu beeinflussen. Hierzu zählt der Einsatz von β-HCG-Antikörpern, auf die bereits in Kap. B, 5.4.3.2.2 eingegangen wurde.

Ein anderer Angriffspunkt zur Regulierung der Fertilität ist die Entwicklung von Antihormonen, die mit HCG um die Rezeptorstellen am Corpus luteum konkurrieren. Solche Präparate wären dann einzunehmen, wenn die Menstruation ausbleibt oder unter Umständen einmal im Zyklus zum Zeitpunkt der erwarteten Menstruation, um die Rückbildung des Corpus luteum zu garantieren. Yang et al. (1976 a, b) haben die Existenz eines LH-Rezeptor-bindenden Inhibitors (LHRBI) in wäßrigen Extrakten von luteinisierten Rattenovarien gefunden. Ein ähnlicher „LH/HCG-receptor-binding inhibitor" konnte in Corpus-luteum-Extrakten von Schweinen identifiziert werden (Sakai et al. 1977).

Schließlich wurde versucht, vom HCG enzymatisch bestimmte Kohlenhydratreste abzuspalten und einen kompetitiven Hemmstoff zu erzeugen, dem die luteotrophen Aktivitäten des nativen Moleküls fehlen (Bahl 1969; Bahl et al. 1974; Bahl u. Marz 1974; Moyle et al. 1975). Es konnte gezeigt werden, daß die Entfernung von Zuckern und Sialinsäure (Galaktose, N-Acetyl, Glucosamin und Mannose) die Rezeptorbindungsaktivität von HCG in vitro nicht beeinflußt; es geht aber dessen Fähigkeit verloren, die cAMP-Anhäufung, z.B. in Schweinegranulosazellen, zu induzieren (Channing et al. 1976). Die Aktivität von solchen Derivaten als Antigonadotropine wird dadurch nachgewiesen, daß die HCG-induzierte Progesteronsekretion von Schweine- und Affengranulosazellen in vitro gehemmt wird (Channing et al. 1977; Channing et al. 1978). Weitere Fragen zur Immunogenität von solchen Molekülen sowie zur biologischen Halbwertszeit sind noch Gegenstand der Forschung.

5.4.3.3.2 Interferenz mit dem Progesteronrezeptor im Endometrium

Die Veränderungen der Steroidrezeptoren im Endometrium und Myometrium bieten gute Ansatzpunkte zur Entwicklung von neuen Kontrazeptiva. Es werden augenblicklich Antiprogestagene gesucht, die die Fähigkeit haben, das endogene Progesteron von den uterinen Bindungsstellen zu verdrängen, aber selbst keine Progestagenaktivität besitzen. Eine solche Verbindung ist das 16α-Bromo-Acetoxy-Progesteron, eine alkylierende Substanz, die den Nachteil besitzt, daß sie ein mögliches Karzinogen ist. Jüngste Studien mit anderen Verbindungen beispielsweise R 2323 (13- ethyl-17-hydroxy-18, 19-dinor-17α-4,9,11-pregnantrien-20-yn-3-one; Roussel-Uclaf) konnten jedoch zeigen, daß die Entwicklung von nichttoxischen Antigestagenen möglich ist (Raynaud et al. 1975). Diese Substanzen könnten einmal im Zyklus gegeben werden, dadurch würde die Zahl der freien Rezeptorstellen im Endometrium während der späten Proliferationsphase besetzt und eine sekretorische Umwandlung des Endometriums verhindert. Alternativ könnten auch nach der Menstruation Antiöstrogene eingesetzt werden, um die östrogeninduzierte Synthese der Progesteronrezeptoren zu hemmen. Der Vorteil dieses Ansatzes besteht darin, daß bereits einige möglicherweise in diese Richtung wirksame Antiöstrogene verfügbar sind. Zu diesen Antiöstrogenen zählt das RU 16117 (11α-methoxy-19-nor-17α-1, 3,5(10)-pregnatrien-20-yne-3, 17-diol; Roussel-Uclaf) (Raynaud et al. 1975).

5.4.3.3 Luteodepression und/oder Luteolyse durch Prostaglandine, Steroide und andere Verbindungen

Prostaglandine. Bei manchen Haus- und Laboratoriumstieren verlängert die Entfernung des Uterus die Lebenszeit des Corpus luteum (Kuh, Meerschweinchen, Hamster, Schwein, Kaninchen, Ratte, Schaf) (Anderson 1972). Dieser Effekt einer Hysterektomie wird auf die Entfernung eines uterinen luteolytischen Faktors zurückgeführt, der am Ende der Lutealphase freigesetzt wird und eine Rückbildung des Gelbkörpers verursacht. Es gibt heute gute Hinweise dafür, daß der uterine Luteolysefaktor das Prostaglandin $PGF_{2\alpha}$ ist (Behrmann et al. 1974). Diese Substanz ruft bei den oben genannten Spezies eine Luteolyse hervor (Anderson 1972; Behrmann et al. 1974a, b). Im Gegensatz hierzu scheint ein uterines Luteolysin keine wesentliche Rolle bei der Regulation der menschlichen Lutealfunktion zu spielen. Dafür spricht, daß weder eine Hysterektomie (Beling et al. 1970) noch eine systemische Gabe von $PGF_{2\alpha}$ (Le Maire u. Shapiro 1973) die Funktion des Corpus luteum bei Frauen beeinflußt. Luteolyseeffekte wurden jedoch beobachtet, wenn man $PGF_{2\alpha}$ intraovariell injizierte (Korda et al. 1975) oder luteinisierten menschlichen Granulosazellen aussetzte (MacNatty et al. 1975). Da menschliches Ovargewebe fähig ist, $PGF_{2\alpha}$ zu synthetisieren (Challis et al. 1976), ist es möglich, daß an der lutealen Rückbildung Prostaglandine beteiligt sind.

Durch eine Kombination eines Steroidogeneseblockers, der die Progesteronsynthese des Corpus luteum aufhebt, eines Antigestagens, das Gestagenwirkung am Endometrium sowie am Uterus blockiert, und eines Prostaglandins, das ebenfalls luteolytisch wirkt, ließe sich entweder in der Frühschwangerschaft die Funktion des Corpus luteum ausschalten oder nach der 8.–9. Schwangerschaftswoche möglicherweise über die Blockierung der plazentaren Steroidogenese ein Abort induzieren.

Östradiol-17β. Östrogene können dosisabhängig sowohl bei Labortieren (Meerschweinchen, Hamster, Kaninchen, Ratte) als auch bei manchen Haustieren (Kuh, Schaf, Schwein) zu einer Luteolyse führen (Anderson 1972; Oriol-Bosch u. Cortes 1975). Es hat sich gezeigt, daß hohe Dosen von Östrogenen eine starke Antifertilitätswirkung bei Frauen haben. Werden Östrogene postkoital in Zyklusmitte gegeben, bestehen auch Hinweise für einen luteolytischen Wirkungsmechanismus (Gore et al. 1973; Kuchera 1971; Haspels u. Andriesse 1973). Östrogengaben während der Lutealphase führen dosisabhängig zu einem Abfall der Plasmaprogesteronkonzentration und zu einer Verkürzung des Zyklus (Gore et al. 1973; Johannson u. Gemzell 1971). Ebenfalls bewirken Östrogenkristalle, die in das Corpus luteum implantiert werden, eine Luteodepression (Hoffmann 1960). Oriol-Bosch u. Cortes (1975) und Board et al. (1973) konnten keine Zeichen einer Luteodepression nach Gabe von Östradiolbenzoat und Diethylstilbestrol zeigen. Allerdings waren die Dosis und/oder die Potenz der Östrogene, die bei diesen Experimenten verwendet wurden, niedriger als in jenen

Versuchen, bei denen ein sog. luteolytischer oder kontrazeptiver Effekt beobachtet wurde.

Die Entwicklung von sog. luteolytischen Wirkstoffen zur Auslösung der Menstruation ist ein interessanter Ansatzpunkt zur Fertilitätsregulation. Aus diesem Grunde besteht auch ein großes Interesse an der Erforschung des Regelmechanismus für die normale Regression des Gelbkörpers beim Menschen. Es ist möglich, daß einige Prostaglandinanaloga und einige neue Östrogenverbindungen Ansatzpunkte zur Induktion einer Luteolyse bei der Frau bieten.

6 Schwangerschaftsunterbrechung

6.1 Häufigkeit

Jedes Jahr werden weltweit zwischen 30 und 55 Millionen Schwangerschaftsabbrüche durchgeführt (Tietze u. Lewit 1979). Dies unterstreicht die Bedeutung des geplanten, legalen Schwangerschaftsabbruchs für die freiwillige Beschränkung der Geburtenzahl. Da die Frauen, bei denen ein Schwangerschaftsabbruch gemacht wird, häufig noch relativ jung sind und am Anfang ihrer Familienplanung stehen, ist es besonders wichtig, daß

Tabelle 133. Legaler Schwangerschaftsabbruch in Ländern mit nicht oder mäßig restriktiven Abortgesetzen. (Nach Tietze 1975)

Land	Jahr	Legaler Schwanger-schafts-bruch	auf 1 000 Frauen im Alter von 15–44 Jahre	auf 1 000 Lebend-geburten
Schottland	1972	7 600	7,1	100
Kanada	1973	43 200	8,8	130
Niederlande	1972	26 000	9,3	130
England und Wales	1973	110 600	11,7	170
Dänemark	1973	16 500	16,3	230
Schweden	1973	26 000	16,3	240
Norwegen	1972	12 300	16,4	190
USA	1973	745 400	16,5	240
Finnland	1972	22 200	20,4	380
Tschechoslowakei	1912	91 300	29,2	350
BRD	1972	113 500	33,0	600
Jugoslawien	1968	245 800	51,8	640
Kuba	1972	100 000	55,7	400
Bulgarien	1972	133 600	71,0	1000
Ungarn	1973	169 600	73,5	1000
Japan	1965	3 100 000	120	2000
UDSSR	1965	11 000 000	200	2500
Italien	1965	1 115 000	250	4000

durch den Schwangerschaftsabbruch ihre Gesundheit und spätere Fertilität nicht beeinträchtigt wird.

Die Häufigkeit des legalen Schwangerschaftsabbruchs hängt direkt von der jeweiligen Gesetzgebung in den entsprechenden Ländern ab; je liberaler die Gesetze in bezug auf den Schwangerschaftsabbruch sind, desto häufiger wird dieser durchgeführt (Tabelle 133). Die meisten Schwangerschaftsabbrüche pro 1000 Lebendgeburten werden in den Ostblockländern (Bulgarien, Ungarn, UdSSR) sowie in Japan und Italien durchgeführt. In Italien dürfte die hohe Schwangerschaftsabbruchrate mit der von der katholischen Kirche erlassenen Enzyklika „Humanae Vitae" in Zusammenhang stehen, die eine hormonale Kontrazeption untersagt.

Nach Angabe des statistischen Bundesamts wurden im Jahre 1980 in der Bundesrepublik 87 700 Schwangerschaftsabbrüche durchgeführt. 44 700 (51%) aller erfolgten Schwangerschaftsabbrüche entfielen auf 18- bis unter 30jährige Frauen. Etwa 29 000 Schwangerschaftsabbrüche wurden bei 30- bis unter 40jährigen Frauen durchgeführt. Die übrigen 14 000 Abbrüche erfolgten bei jungen Mädchen unter 18 Jahren und Frauen über 40 Jahren.

6.2 Rechtliche Voraussetzungen zum Schwangerschaftsabbruch

6.2.1 Gesetzgebung

Seit Änderung des Strafrechts zählt die Bundesrepublik Deutschland zu den Ländern mit einer liberalisierten Gesetzgebung in bezug auf die Durchführung von Schwangerschaftsabbrüchen. Einen Überblick über die gesetzlich festgelegten Schutzphasen einer Schwangerschaft gibt Abb. 108. Stoll (1976 a, b) hat sich systematisch mit dem Beginn des menschlichen Lebens und den hieraus resultierenden rechtlichen und ethischen Ansprüchen auseinandergesetzt (Abb. 109). Hiernach beginnt der erbrechtliche Schutz des Neugeborenen bereits mit dessen Zeugung. Verschiedene Phasen der Schwangerschaft werden durch entsprechende strafrechtliche Bestimmungen geschützt. Mit der Geburt tritt für das Neugeborene das Zivilrecht in Kraft. In Abhängigkeit vom Lebensalter treten die entsprechenden Gesetze des Grundrechts (z. B. Recht auf Bildung, passives und aktives Wahlrecht u.a.) in Kraft.

Die zur Zeit gültigen Rechtsnormen zum Schutz der Schwangerschaft beruhen auf der 15. Strafrechtsänderung vom 18.05.1976, die im Bundesgesetzblatt veröffentlicht wurde (Nr. 56 vom 21.05.1976) (Abb. 110). Aufgrund der neuen Gesetzgebung gelten folgende Richtlinien zur Durchführung eines Schwangerschaftsabbruchs:

a) Im Falle des Schwangerschaftsabbruchs werden nach § 200 f RVO von den Trägern der gesetzlichen Krankenversicherung folgende Leistungen gewährt:

– Ärztliche Beratung über die Erhaltung und den Abbruch der Schwangerschaft.

272

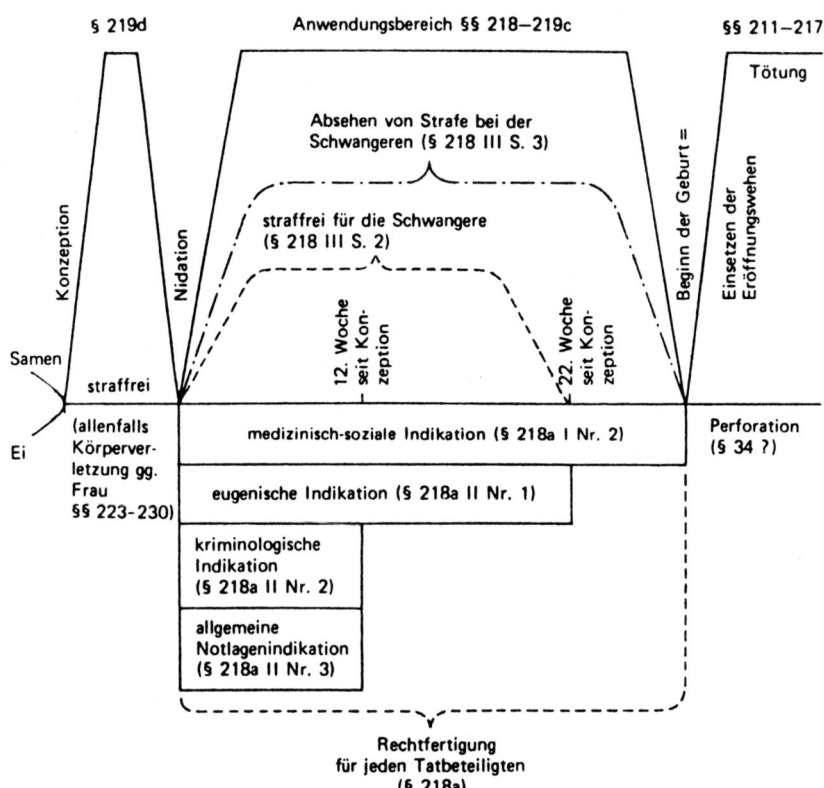

Abb. 108. Schutzphasen der Schwangerschaft. (Aus Eser u. Hirsch 1980)

– Ärztliche Untersuchung und Begutachtung der Voraussetzungen für einen nicht rechtswidrigen Schwangerschaftsabbruch.

– Ärztliche Behandlung.

– Versorgung mit Arznei, Verband- und Heilmitteln sowie Krankenhauspflege.

b) Die Leistungen werden nur gewährt, wenn der Schwangerschaftsabbruch „nicht rechtswidrig" ist. Da diese Frage auch den Inhalt der Leistungen bestimmt, ist es zunächst notwendig, auf die entsprechende Rechtslage hinzuweisen.

– Maßnahmen, deren Wirkung vor Abschluß der Einnistung des befruchteten Eis in die Gebärmutter durchgeführt werden, gelten nicht als Schwangerschaftsabbruch (§ 219 StGB). Aufgrund dieser Bestimmung ist die postkoitale Kontrazeption („Pille danach") sowie die intrauterine Kontrazeption, die eine Implantation verhindert, straffrei.

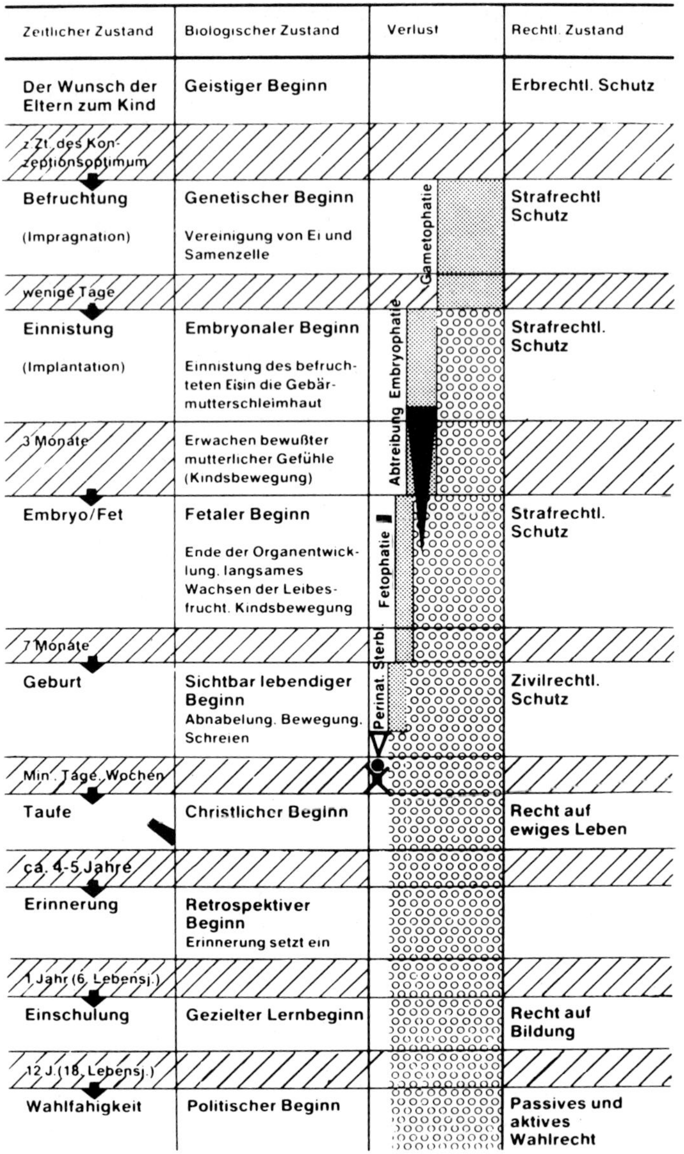

Zeitlicher Zustand	Biologischer Zustand	Verlust	Rechtl. Zustand
Der Wunsch der Eltern zum Kind	Geistiger Beginn		Erbrechtl. Schutz
z.Zt. des Konzeptionsoptimum			
Befruchtung (Impragnation)	Genetischer Beginn — Vereinigung von Ei und Samenzelle	Gametophatie	Strafrechtl Schutz
wenige Tage			
Einnistung (Implantation)	Embryonaler Beginn — Einnistung des befruchteten Eisin die Gebärmutterschleimhaut	Abtreibung Embryophatie	Strafrechtl. Schutz
3 Monate	Erwachen bewußter mutterlicher Gefühle (Kindsbewegung)		
Embryo/Fet	Fetaler Beginn — Ende der Organentwicklung. langsames Wachsen der Leibesfrucht. Kindsbewegung	Fetophatie	Strafrechtl. Schutz
7 Monate		Perinat. Sterb.	
Geburt	Sichtbar lebendiger Beginn — Abnabelung. Bewegung. Schreien		Zivilrechtl. Schutz
Min. Tage. Wochen			
Taufe	Christlicher Beginn		Recht auf ewiges Leben
ca. 4-5 Jahre			
Erinnerung	Retrospektiver Beginn — Erinnerung setzt ein		
1 Jahr (6. Lebensj.)			
Einschulung	Gezielter Lernbeginn		Recht auf Bildung
12 J. (18. Lebensj.)			
Wahlfahigkeit	Politischer Beginn		Passives und aktives Wahlrecht

Abb. 109. Beginn des menschlichen Lebens. (Aus Stoll 1980 b)

Abb. 110. Nach der neuen Strafrechtsreform geltende Gesetze für die Durchführung des legalen Schwangerschaftsabbruchs

274

15. Strafrechtsänderung vom 18. 5. 1976
Bundesgesetzblatt Nr. 56 vom 21. 5. 1976

§ 218

Abbruch der Schwangerschaft

1) Wer eine Schwangerschaft abbricht, wird mit Freiheitsstrafe bis zu drei Jahren oder mit Geldstrafe bestraft.

2) In besonders schweren Fällen ist die Strafe Freiheitsstrafe von sechs Monaten bis zu fünf Jahren. Ein besonders schwerer Fall liegt in der Regel vor, wenn der Täter

1. gegen den Willen der Schwangeren handelt oder

2. leichtfertig die Gefahr des Todes oder einer schweren Gesundheitsschädigung der Schwangeren verursacht. Das Gericht kann Führungsaufsicht anordnen (§ 68 Abs. 1 Nr. 2).

3) Begeht die Schwangere die Tat, so ist die Strafe Freiheitsstrafe bis zu einem Jahr oder Geldstrafe. Die Schwangere ist nicht nach Satz 1 strafbar, wenn der Schwangerschaftsabbruch nach Beratung (§ 218b Abs. 1 Nr. 1, 2) von einem Arzt vorgenommen worden ist und seit der Empfängnis nicht mehr als zweiundzwanzig Wochen verstrichen sind. Das Gericht kann von einer Bestrafung der Schwangeren nach Satz 1 absehen, wenn sie sich zur Zeit des Eingriffs in besonderer Bedrängnis befunden hat.

4) Der Versuch ist strafbar. Die Frau wird nicht wegen Versuchs bestraft.

§ 218a

Indikation zum Schwangerschaftsabbruch

1) Der Abbruch der Schwangerschaft durch einen Arzt ist nicht nach § 218 strafbar, wenn

1. die Schwangere einwilligt und

2. der Abbruch der Schwangerschaft unter Berücksichtigung der gegenwärtigen und zukünftigen Lebensverhältnisse der Schwangeren nach ärztlicher Erkenntnis angezeigt ist, um eine Gefahr für das Leben oder die Gefahr einer schwerwiegenden Beeinträchtigung des körperlichen oder seelischen Gesundheitszustandes der Schwangeren abzuwenden, und die Gefahr nicht auf eine andere für sie zumutbare Weise abgewendet werden kann.

2) Die Voraussetzungen des Absatzes 1 Nr. 2 gelten auch als erfüllt, wenn nach ärztlicher Erkenntnis

1. dringende Gründe für die Annahme sprechen, daß das Kind infolge einer Erbanlage oder schädlicher Einflüsse vor der Geburt an einer nicht behebbaren Schädigung seines Gesundheitszustandes leiden würde, die so schwer wiegt, daß von der Schwangeren die Fortsetzung der Schwangerschaft nicht verlangt werden kann, oder

2. an der Schwangeren eine rechtswidrige Tat nach den §§ 176 bis 179 begangen worden ist und dringende Gründe für die Annahme sprechen, daß die Schwangerschaft auf der Tat beruht, oder

3. der Abbruch der Schwangerschaft sonst angezeigt ist, um von der Schwangeren die Gefahr einer Notlage abzuwenden, die

a) so schwer wiegt, daß von der Schwangeren die Fortsetzung der Schwangerschaft nicht verlangt werden kann, und

Fünftes Gesetz zur Reform des Strafrechts

Artikel 2: Weigerung

1) Niemand ist verpflichtet, an einem Schwangerschaftsabbruch mitzuwirken.

2) Absatz 1 gilt nicht, wenn die Mitwirkung notwendig ist, um von der Frau eine andere nicht abwendbare Gefahr des Todes oder einer schweren Gesundheitsschädigung abzuwenden.

b) nicht auf eine andere für die Schwangere zumutbare Weise abgewendet werden kann.

3) In den Fällen des Absatzes 2 Nr. 1 dürfen seit der Empfängnis nicht mehr als zweiundzwanzig Wochen, in den Fällen des Absatzes 2 Nr. 2 und 3 nicht mehr als zwölf Wochen verstrichen sein.

§ 218b

Abbruch der Schwangerschaft ohne Beratung der Schwangeren

1) Wer eine Schwangerschaft abbricht, ohne daß die Schwangere

1. sich mindestens drei Tage vor dem Eingriff wegen der Frage des Abbruchs ihrer Schwangerschaft an einen Berater (Absatz 2) gewandt hat und dort die zur Verfügung stehenden öffentlichen und privaten Hilfen für Schwangere, Mütter und Kinder beraten worden ist, insbesondere über solche Hilfen, die die Fortsetzung der Schwangerschaft und die Lage von Mutter und Kind erleichtern, und

2. von einem Arzt über die ärztlich bedeutsamen Gesichtspunkte beraten worden ist, wird mit Freiheitsstrafe bis zu einem Jahr oder mit Geldstrafe bestraft, wenn die Tat nicht in § 218 mit Strafe bedroht ist. Die Schwangere ist nicht nach Satz 1 strafbar.

2) Berater im Sinne des Absatzes 1 Nr. 1 ist

1. eine von einer Behörde oder Körperschaft, Anstalt oder Stiftung des öffentlichen Rechts anerkannte Beratungsstelle oder

2. ein Arzt, der nicht selbst den Schwangerschaftsabbruch vornimmt und

a) als Mitglied einer anerkannten Beratungsstelle (Nummer 1) mit der Beratung im Sinne des Absatzes Nr. 1 betraut ist,

b) von einer Behörde oder Körperschaft, Anstalt oder Stiftung des öffentlichen Rechts als Berater anerkannt ist oder

c) sich durch Beratung mit einem Mitglied einer anerkannten Beratungsstelle (Nummer 1), das mit der Beratung im Sinne des Absatzes Nr. 1 betraut ist, oder mit einer Sozialbehörde oder auf andere geeignete Weise über die im Einzelfall zur Verfügung stehenden Hilfen unterrichtet hat.

§ 219

Abbruch der Schwangerschaft ohne ärztliche Feststellung

1) Wer eine Schwangerschaft abbricht, ohne daß ihm die schriftliche Feststellung eines Arztes, der den Schwangerschaftsabbruch nicht vornimmt, darüber vorgelegen hat, ob die Voraussetzungen des § 218a Nr. 1 Nr. 2, Abs. 2 und 3 gegeben sind, wird mit Freiheitsstrafe bis zu einem Jahr oder mit Geldstrafe bestraft, wenn die Tat nicht in § 218 mit Strafe bedroht ist. Die Schwangere ist nicht nach Satz 1 strafbar.

Artikel 3: Schwangerschaftsabbruch außerhalb einer geeigneten Einrichtung

1) Der Schwangerschaftsabbruch darf nur in einem Krankenhaus oder in einer hierfür zugelassenen Einrichtung vorgenommen werden.

– Hinsichtlich der Zulässigkeit des Schwangerschaftsabbruchs geht die grundlegende Vorschrift (§ 218 a StGB) von einer „umfassenden medizinisch-sozialen Indikation" als Rechtfertigungsgrund aus. Diesen Rechtfertigungsgrund sieht das Gesetz nicht nur in den Fällen einer strengen medizinischen Indikation (Gefahr für Leib und Leben), sondern auch der Kindesfruchtschädigung, der aufgezwungenen Schwangerschaft und der schweren Notlage der Schwangeren als gegeben an.

Der Abbruch einer Schwangerschaft durch einen Arzt ist nicht nach § 218 StGB strafbar, wenn

1. die Schwangere einwilligt und
2. der Schwangerschaftsabbruch unter Berücksichtigung der gegenwärtigen und zukünftigen Lebensverhältnisse der Schwangeren nach ärztlicher Erkenntnis angezeigt ist, um eine Gefahr für das Leben oder die Gefahr einer schwerwiegenden Beeinträchtigung des körperlichen oder seelischen Gesundheitszustandes der Schwangeren abzuwenden, und die Gefahr nicht auf eine andere für sie zumutbare Weise abgewendet werden kann.

Diese Voraussetzungen gelten auch als erfüllt, wenn nach ärztlicher Erkenntnis eine zu erwartende schwere nicht behebbare gesundheitliche Schädigung des Kindes, eine durch rechtswidrige Tat nach §§ 176 und 179 StGB aufgezwungene Schwangerschaft (Vergewaltigung) sowie eine schwerwiegende, nicht auf andere zumutbare Weise abwendbare Notlage der Schwangeren vorliegen; in diesen Fällen ist der Eingriff jedoch nur innerhalb bestimmter Fristen zulässig.

Die Rechtmäßigkeit des Schwangerschaftsabbruchs bedarf einer gültigen Einwilligung der Schwangeren. Als strafrechtlicher Rechtsbegriff wird die natürliche Fähigkeit zur Einwilligung vorausgesetzt; hierdurch besteht ein Unterschied zur zivilrechtlichen Geschäftsfähigkeit.

Eine weitere Voraussetzung für die Nichtrechtswidrigkeit des Schwangerschaftsabbruchs ist eine mindestens 3 Tage vor dem Abbruch vorgenommene Beratung der Schwangeren, die auf den Schutz des ungeborenen Lebens ausgerichtet ist. Im einzelnen ist es notwendig, daß die Schwangere

– sich mindestens 3 Tage vor dem Eingriff wegen der Frage des Abbruchs ihrer Schwangerschaft an einen Berater gewandt hat und dort über die zur Verfügung stehenden öffentlichen (z. B. Sozialhilfe abhängig von den Einkünften der Schwangeren) und privaten (z. B. Caritas, nach Überprüfung der sozialen Familienlage) Hilfen für Schwangere, Mütter und Kinder beraten worden ist. Diese Beratung sollte sich insbesondere auf solche Hilfen beziehen, welche die Fortsetzung der Schwangerschaft und die Lage von Mutter und Kind erleichtern;

– von einem Arzt über die ärztlich bedeutsamen Gesichtspunkte in bezug auf die Indikationsstellung beraten worden ist.

Nach dem Gesetz kann ein Berater im Sinne der erstgenannten Beratungsform nur sein:

– eine von einer Behörde oder Körperschaft, Anstalt oder Stiftung des öffentlichen Rechts anerkannte Beratungsstelle oder

– ein Arzt, der nicht selbst den Schwangerschaftsabbruch vornimmt und als Mitglied einer anerkannten Beratungsstelle mit der Beratung betraut ist, von einer Behörde oder Körperschaft, Anstalt oder Stiftung des öffentlichen Rechts als Berater anerkannt ist oder sich durch Beratung mit einem Mitglied einer anerkannten Beratungsstelle oder mit einer Sozialbehörde oder auf andere geeignete Weise über die im Einzelfall zur Verfügung stehenden Hilfen unterrichtet hat.

Eine solche Beratung darf entfallen, wenn der Schwangerschaftsabbruch medizinisch angezeigt ist, um von der Schwangeren eine durch körperliche Krankheit oder Körperschaden begründete Gefahr für ihr Leben oder ihre Gesundheit abzuwenden.

Ferner ist für die Nichtrechtswidrigkeit erforderlich, daß dem Arzt, der den Eingriff vornimmt, die schriftliche Feststellung eines anderen Arztes über die Voraussetzungen der entsprechenden Indikation vorliegt.

Für einen Schwangerschaftsabbruch, der ohne entsprechende Beratung oder ohne ärztliche Feststellung der jeweiligen Indikation vorgenommen wird, ist Strafe angedroht, jedoch nicht für die Schwangere selbst.

6.2.2 Indikationen zum legalen Schwangerschaftsabbruch

Nach der Strafrechtsreform des § 218 ist der Schwangerschaftsabbruch straffrei bei medizinischer Indikation (jederzeit), eugenischer Indikation (bis 22. Schwangerschaftswoche), ethischer Indikation (bis 12. Schwangerschaftswoche) sowie Notlagenindikation („soziale Indikation"; bis 12. Schwangerschaftswoche). Zu den relativen Abruptio-Indikationen zählt beispielsweise die Anwendung von Medikamenten, bei denen die teratogene Wirkung unsicher ist oder keine ernsthaften Schäden zu erwarten sind. (Tabelle 134, s. a. ausführliche Stellungnahmen von Lau 1982). Falls die Indikation zur Schwangerschaftsunterbrechung gestellt wird, so sollten das Alter der Frau, die Anzahl der Kinder und die Intensität des Kinderwunsches mit in die Entscheidung eingehen.

6.2.2.1 Medizinische Indikation

Eine medizinische Indikation liegt vor, wenn
   a) dringende Gründe für die Annahme sprechen, daß das Kind infolge einer Erbanlage oder schädigende Einflüsse vor der Geburt an einer nicht behebbaren Schädigung seines Gesundheitszustandes leiden würde, die so schwer wiegt, daß von der Schwangeren die Fortsetzung der Schwangerschaft nicht verlangt werden kann;
   b) der Abbruch der Schwangerschaft unter Berücksichtigung der gegenwärtigen und zukünftigen Lebensverhältnisse der Schwangeren nach ärztlicher Erkenntnis angezeigt ist, um eine Gefahr für das Leben oder die Gefahr einer schwerwiegenden Beeinträchtigung des körperlichen oder seelischen Gesundheitszustandes der Schwangeren abzuwenden, und die

Tabelle 134. Zusammenstellung von relativen Abruptio-Indikationen nach Einnahme bestimmter Medikamente in der Frühschwangerschaft (Nach Hüter 1976)

Substanzen	Nebenwirkungen	Entscheidungs-Kriterien
Antibiotika	Gelbe Zähne	Erst ab 16. Woche
– Tetrazykline	Wachstumsretardierung	–
– (Dihydrostreptomycin)	Innenohrschäden	
Hormone		
– Stilbene	Transplazentare	
	Karzinogenese:	Nur bei Mädchen
	Adenocarcinom vaginae	(mit 16 – 18 Jahren)
– Progestagene mit		
Androgenwirkung	Virilisierung	
– Androgene	Vorzeitige Skelettreifung	Nur bei Mädchen
– Anabolika	Gewichtsverminderung	
Jodpräparate		
– Radio Jod	Struma	–
– Kontrastmittel	Kretinismus	
Orale Antidiabetika		
– Carbutamid	Aborte, Mißbildungen	–
– Tolbutamid		
Antikoagulanzien		
– Cumarinderivate	Blutungen in Embryo,	–
	Fet, Plazenta	
Vitamine		
– Vitamin A	Mißbildungen, ZNS, Auge,	Starke
– Vitamin D	Gaumen, Supravalvuläre	Überdosierung
	Aortenstenose	
Antiparasitika		
– Chinin	Thrombopenie	–
– Chloroquin	Mißbildungen	
(Resochin)		
– Metronidazol		

Gefahr nicht auf eine andere für sie zumutbare Weise abgewandt werden kann.

Zu den Gefahren, denen die Schwangere direkt durch eine ungewollte Schwangerschaft ausgesetzt ist, zählen mögliche Komplikationen, denen die Schwangere z.B. aufgrund von Herz- und Lungenerkrankungen während der Schwangerschaft ausgesetzt ist.

6.2.2.2 Eugenische Indikation

Ein Schwangerschaftsabbruch aus eugenischer Indikation ist bis zur 22. Woche der Schwangerschaft straffrei möglich. Falls erforderlich kann der

Hausarzt ein entsprechendes Gutachten veranlassen und die Indikation zum Schwangerschaftsabbruch stellen. Die entsprechenden Stellungnahmen sind schriftlich abzugeben:
   a) Bei Erbleiden: Stellungnahme eines humangenetischen Instituts.
   b) Bei irrtümlicher Medikamenteneinnahme: Stellungnahme eines Pharmakologen über mögliche schädigende Wirkungen des Präparats. Entsprechende Auskünfte erteilen der Hersteller sowie eine Beratungsstelle: Universitäts-Frauenklinik Ulm, Prittwitzer Str. 43, Tel.: 07 31/ 1 79 41 40 (Pforte) oder 1 79 41 41 (Ambulanz)
   c) Bei fraglicher Strahlenschädigung: Stellungnahme des Röntgenfacharztes mit genauer Angabe der vorgenommenen Röntgendiagnostik (Anwendungsbereich) einschließlich der Dosis.
   d) Bei Virusinfektionen: Risikoabwägung anhand der serologischen Untersuchungen. Beratungsstellen sind die entsprechenden Landesimpfanstalten.

6.2.2.3 Ethische Indikation

Aus ethischer Indikation (Vergewaltigung = Stuprum) kann ein Schwangerschaftsabbruch bis zur 12. Schwangerschaftswoche straffrei erfolgen. Im Falle einer Vergewaltigung veranlaßt der Hausarzt die Patientin, Unterlagen über die erfolgte polizeiliche Anzeige sowie Befunde über eine ärztliche Untersuchung zu beschaffen.

6.2.2.4 Notlagenindikation (soziale Indikation)

Soziale Gründe können bis zur 12. Schwangerschaftswoche eine Indikation zum Schwangerschaftsabbruch darstellen. Bei der Annahme einer Notlagenindikation muß der Arzt berücksichtigen, daß nach dem Gesetz eine solche nur dann vorliegt, wenn „die Gefahr einer Notlage abgewendet wird, die so schwer wiegt, daß von der Schwangeren die Fortsetzung der Schwangerschaft nicht verlangt werden kann oder nicht auf andere, für die Schwangere zumutbare Weise abgewendet werden kann". Im allgemeinen wird die Beratung durch eine Sozialstelle nötig sein.

6.2.2.5 Richtlinien zur Indikationsstellung für einen Schwangerschaftsabbruch

Zur Indikationsstellung für einen Schwangerschaftsabbruch können folgende Richtlinien für den Arzt eine Hilfe sein:
   – In jedem Fall muß überprüft werden, ob die Schwangere nicht gegen ihren Willen (z. B. Ehemann, Familie, Umwelt) zu einem Eingriff überredet oder gezwungen wird.
   – Man muß sich im klaren sein, daß ein geplanter Schwangerschaftsabbruch die meisten Frauen seelisch erheblich belastet.

Tabelle 135. Verfahrensweg beim legalen Schwangerschaftsabbruch

1. Feststellung der Schwangerschaft in einer Apotheke oder beim Arzt
2. Medizinische Beratung bei einem dafür anerkannten Arzt (ärztliche Praxis oder an einer Beratungsstelle)
3. Soziale Beratung an einer öffentlichen oder staatlich anerkannten freien Beratungsstelle (selten durch einen Arzt)
4. Indikationsstellung durch einen Arzt (in der ärztlichen Praxis oder an einer Beratungsstelle)
5. Ärztliche Einweisung in ein Krankenhaus, das solche Eingriffe durchführt
6. Anmeldung im Krankenhaus mit Voruntersuchung
7. Eingriff im Krankenhaus

– Der beratende Arzt sollte für Schwangerschaftskonflikte Verständnis zeigen und zu einem klärenden Gespräch bereit sein.

– Bei der Beratung sollte der Arzt bemüht sein, das Verantwortungsbewußtsein für das heranwachsende Kind zu wecken.

– Ein Schwangerschaftsabbruch sollte abgelehnt werden, wenn bei angeblicher oder sogar vorgetäuschter Notlage ein Eingriff nicht zu verantworten ist.

– Für jeden Arzt muß ein geplanter Schwangerschaftsabbruch den Charakter einer aus ärztlicher Sicht unbedingt notwendigen Operation haben.

– Ein Arzt darf sich nicht aus wissenschaftlichem Interesse zu Schwangerschaftsabbrüchen ausnutzen lassen.

6.2.3 Verfahrensweg beim legalen Schwangerschaftsabbruch

Nach dem Gesetzestext muß die schwangere Frau je nach Indikation folgende Nachweise vorlegen, wenn sie einen legalen Schwangerschaftsabbruch haben will: Sozialberatung, medizinische Beratung und Indikationsstellung. In der Praxis sind in kurzer Zeit eine Reihe von Schritten zu erledigen (Tabelle 135).

Die Bescheinigungen, welche die Patientin je nach Indikation für einen Schwangerschaftsabbruch benötigt, sind in Tabelle 136 zusammengestellt. In Abb. 111 ist der Weg durch die Institutionen aufgezeigt, der vor der Durchführung eines Schwangerschaftsabbruchs zu gehen ist.

6.3 Methoden zum Schwangerschaftsabbruch

6.3.1 Historische Entwicklung

Einen Überblick über erste Beschreibungen von Methoden zur Schwangerschaftsbeendigung durch intrauterine Instillation verschiedener Lösungen gibt Tabelle 137.

Tabelle 136. Bescheinigungen, die die Patientin je nach Indikation zum Schwangerschaftsabbruch vorlegen muß (*SSW* = Schwangerschaftswoche)

	Medizinische Indikation	Eugenische Indikation	Ethische Indikation	Notlagenindikation
Gestationsalter	Jederzeit	Bis 22. SSW	Bis 12. SSW	Bis 12. SSW
Schriftliche Feststellung zum Alter der Schwangerschaft und über das Vorliegen einer Indikation	+	+	+	+
Stellungnahme des Facharztes des medizinischen Teilgebiets, aus dem die Indikation gestellt wird	+			
Stellungnahme der speziell betroffenen Disziplin (Pharmakologe, Humangenetisches Institut, Serologe)		+	+	
Nachweis über ergangene Strafanzeige			+	
Stellungnahme zur besonderen, unabwendbaren Notlage durch den Hausarzt und/oder die Sozialstelle; in Einzelfällen Hinzuziehung eines Psychiaters hinsichtlich der Beurteilung der durch die Notlage ausgelösten Depression				+
Bestätigung der Patientin über den letzten Menstruationstermin	+	+	+	+
Einwilligung der Patientin zum Schwangerschaftsabbruch	+	+	+	+
Bescheinigung darüber, daß eine Information über bei ihr zu treffende Maßnahmen einschließlich der möglichen Komplikationen erfolgt ist	+	+	+	+
Bescheinigung über eine Sozialberatung gemäß § 218 B Absatz (1)	+	+	+	+

6.3.2 Übersicht und Häufigkeit

Die zum Schwangerschaftsabbruch in der Klinik angewandten Methoden lassen sich einteilen in:
- Kürettagetechniken,
- intrauterine Instillation abortauslösender Medikamente,

- intrauterine Einlage von mechanischen Hilfen,
- extrauterine Anwendung von abortauslösenden Pharmaka,
- Hysterotomie und Hysterektomie.

Einige Methoden, die zur Durchführung eines legalen Schwanger-schaftsabbruchs angewandt werden, sind in Abhängigkeit vom Gestationsalter in Tabelle 138 zusammengestellt.
In der Bundesrepublik Deutschland werden zur Abruptio am häufigsten die Kürettage und die Vakuumaspiration eingesetzt (Wagner 1979). Andere Methoden spielen zahlenmäßig keine große Rolle (Tabelle 139).

Tabelle 137. Erstbeschreibung von Methoden der Schwangerschaftsbeendigung durch intrauterine Infusion verschiedener Lösungen. (Nach Eser u. Hirsch 1980)

Jahr	Autor	Lösung	Menge	Applika-tionsart
1846	Cohen	Teerwasser	750 ml	Extraamnial
1856	Crede	Lauwarmes Wasser	300 ml	Extraamnial
1883	Breisky	Thymol- oder Kalium-permanganatlösung (0,1%)	200 ml	Extraamnial
1892	Pelzer	Glyzerin	50 – 100 ml	Extraamnial
1899	Studer	Borsäurelösung (1 – 3%)	200 – 500 ml	Extraamnial
1900	Oehlschläger	Jodtinktur	2 – 5 ml	Extraamnial
1931	Sachs	Interruptinseifenpaste	40 ml	Extraamnial
1932	Seibil	Kochsalz- (5%) und Cal-ciumchloridlösung (0,6%)	600 – 1000 ml	Extraamnial
1935	Boero	Formalinlösung (40%)	2 – 5 ml	Intraamnial
1939	Abural	Kochsalzlösung (35,6%)	40 – 80 ml	Intraamnial
1949	Watanabe et al.	Glukoselösung (20 – 40%)	80 – 120 ml	Intraamnial
1949	Sawasaki	Magnesiumsulfatlösung (25 – 45%)	100 ml	Intraamnial
1949	Kashiwara et al.	Rivanollösung (0,1%)	30 ml	Extraamnial
1951	Yamada et al.	Chininsulfatlösung (4%)	50 – 90 ml	Intraamnial
1953	Ishii	Natriumfluoridlösung (0,1 – 0,2%)	30 – 50 ml	Extraamnial
1966	Koren et al.	Pargylinelösung (Monaminooxidase-hemmer)	20 ml (50 – 100 mg)	Intraamnial
1970	Wiqvist et al.	Prostaglandinlösung F_{2a} 950 – 5400 µg	keine Angabe	Extraamnial
1971	Greenhalf et al.	Harnstofflösung (ca. 40%)	210 ml	Intraamnial
1971	Karim et al.	Prostaglandinlösung E_2 2,5 – 5 mg oder F_{2a} 25 mg	0,1 – 0,5 ml	Intraamnial
1973	Gomel et al.	Äthylalkohol (47,5%)	100 – 170 ml	Intraamnial

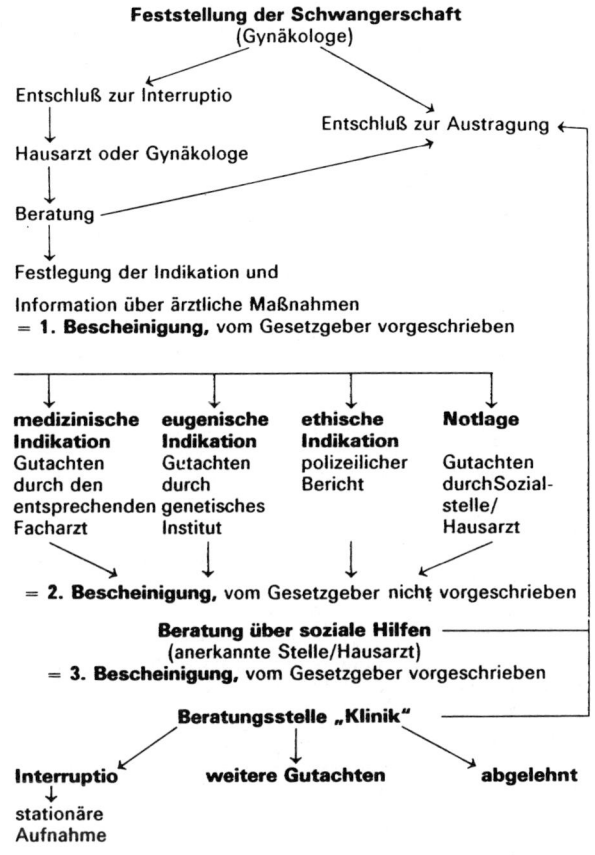

Versuch „Mannheim"
Beratungsstelle der Univ.-Frauenklinik Mannheim

Feststellung der Schwangerschaft
(Gynäkologe)

Entschluß zur Interruptio

Hausarzt oder Gynäkologe

Entschluß zur Austragung ←

Beratung

Festlegung der Indikation und
Information über ärztliche Maßnahmen
= **1. Bescheinigung,** vom Gesetzgeber vorgeschrieben

medizinische Indikation	**eugenische Indikation**	**ethische Indikation**	**Notlage**
Gutachten durch den entsprechenden Facharzt	Gutachten durch genetisches Institut	polizeilicher Bericht	Gutachten durch Sozialstelle/ Hausarzt

= **2. Bescheinigung,** vom Gesetzgeber nicht vorgeschrieben

Beratung über soziale Hilfen
(anerkannte Stelle/Hausarzt)
= **3. Bescheinigung,** vom Gesetzgeber vorgeschrieben

Beratungsstelle „Klinik"

Interruptio   **weitere Gutachten**   **abgelehnt**

stationäre
Aufnahme

= **4. Bescheinigung** der Patientin über letzte Periode,
Einwilligung zur Unterbrechung,
Aufklärung über ärztliche Maßnahmen einschließlich möglicher
Komplikationen

Abb. 111. Verfahrensweg von der Feststellung einer Schwangerschaft bis zur Durchführung eines Schwangerschaftsabbruchs im Klinikum Mannheim. (Nach Sievers u. Höhn 1976)

283

Tabelle 138. Methoden eines legalen Schwangerschaftsabbruchs in Abhängigkeit vom Gestationsalter.

Gestationsalter [a]	Methode des Schwangerschaftsabbruchs
Bis einschließlich 6. Schwangerschaftswoche	Menstruationsregulierung (Karman-Methode)
7. – 12. Schwangerschaftswoche	Saugkürettage Chirurgische (konventionelle Kürette) Kürettage
13. – 24. Schwangerschaftswoche	Injektion oder Instillation von Prostaglandinen Instillation von Kochsalz, Rivanol oder anderen chemischen Substanzen Dilatation und Evakuation

[a] Schwangerschaftsalter nach medizinischer Berechnung, d. h. seit der letzten Regelblutung

Tabelle 139. Methoden des Schwangerschaftsabbruchs in der Bundesrepublik Deutschland 1977. (Nach Wagner 1979)

Art des Eingriffs	Anzahl	
	[n]	[%]
Kürettage	23 502	43,3
Vakuumaspiration	26 112	48,1
Vaginale Hysterotomie	417	0,8
Abdominale Hysterotomie	545	1,0
Hysterektomie	793	1,5
Medikament, Abbruch	2 108	3,9
Unbekannt	832	1,5
Insgesamt	54 309	100,0

6.3.3 Chirurgische Methoden zum Schwangerschaftsabbruch

Zu den chirurgischen Methoden der Schwangerschaftsunterbrechung zählt die Kürettage und die Vakuumaspiration des Uterusinhalts. Diese Methoden können bis zur 12. Schwangerschaftswoche ohne größere Komplikationsrate durchgeführt werden. Die früher praktizierte Schwangerschaftsunterbrechung durch Hysterotomie (Sectio parva) oder die Hysterektomie wird heute kaum noch angewandt.

Zur Dilatation der Cervix können Hegar-Stifte, der Metreurynter oder ein Vibrodilatator verwendet werden. Laminarstifte werden in den meisten Kliniken nicht mehr verwendet.

6.3.3.1 Chirurgische Kürettage

Nach Dilatation des Gebärmutterhalses auf 6–8 cm wird die Gebärmutter mit einer stumpfen Kürette ausgeschabt. Zur Entfernung größerer Gewebeteile kann eine Abortfaßzange eingesetzt werden.

6.3.3.2 Saugkürettage

Die Saugkürettage wurde erstmals 1953 in der Volksrepublik China eingesetzt. Nach Dilatation des Muttermundes wird die Gebärmutterhöhle mit einer Aspirationskanüle aus Metall oder Plastik abgesaugt. Für die Saugkürettage gibt es Aspirationsrohre mit runder, ovaler oder U-förmiger Öffnung. Es wird ein Unterdruck von 0,4–0,8 kg/cm² angewendet. Bei der klassischen Abrasio wird der Uterusinhalt durch Hin- und Herbewegen der Aspirationskanüle entleert. Die einläufigen Aspirationsrohre müssen mit ihrer Öffnung mehrfach vor den äußeren Muttermund gebracht werden, da erst durch den atmosphärischen Druck die festen Teile im Saugrohr in das Auffanggefäß befördert werden. Bei der Verwendung der

Tabelle 140. Schädeldurchmesser des Feten als (relativer) Parameter der notwendigen Cervixweite beim Abort. (Nach Schmidt-Matthiesen 1979)

Volle Woche post menstruationem	Volle Woche post conceptionem	Durchmesser [cm]
12	10	1,2 – 1,5
13	11	1,6 – 2,0
14	12	2,1 – 2,5
15	13	2,6 – 2,9
16	14	3,0 – 3,3
Durchmesser des Gebärmutterkanals ohne „priming"		0,6 – 0,7

doppelläufigen Saugkürette aus Metall nach Semm strömt durch einen parallel zum Saugrohr verlaufenden Luftkanal Luft in das Uteruscavum und wird zusammen mit dem Uterusinhalt durch die Öffnung des Saugrohrs in das Auffanggefäß abgesaugt.

Der Absaugkatheter sollte so groß sein, daß der kindliche Schädel abgesaugt werden kann, ansonsten muß dieser mit einer Abortfaßzange extrahiert werden. Einen Zusammenhang zwischen kindlichem Schädeldurchmesser und dem Gestationsalter zeigt Tabelle 140. Gelingt es nicht, den Muttermund so weit aufzudehnen, daß der kindliche Schädel in toto extrahiert werden kann, so ist mit Hilfe einer Abortfaßzange der Schädel zu perforieren und zu entfernen. Es empfiehlt sich, nach der Absaugung

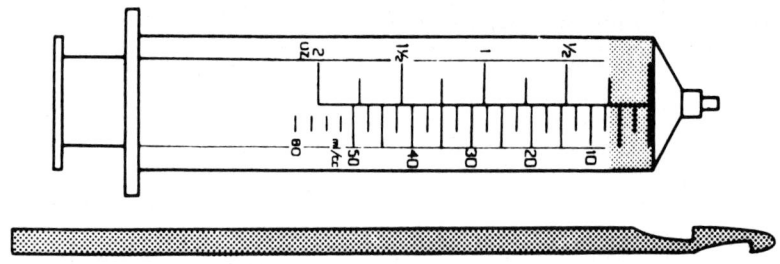

Abb. 112. Karman-Sauggerät und Aspirationsspritze als Einmalset. (Aus Eser u. Hirsch 1980)

mit einer chirurgischen Kürette (z. B. stumpfe Kürette oder Novak-Kürette) zu überprüfen, ob die Gebärmutter vollständig entleert ist. Im Vergleich zur chirurgischen Kürettage hat die Saugkürettage weniger Komplikationen, da sie schonender und zeitlich kürzer ist. Entsprechend ist der Blutverlust geringer, Infektionen (ca. 1%) und unvollständige Ausräumung (0,5–2%) sind seltener.

6.3.3.3 Sogenannte Menstruationsregulierung (Karman-Methode)

Bis zur 6. Schwangerschaftswoche kann der Abbruch durch die sog. Menstruationsregulierung (Karman-Methode) durchgeführt werden (Abb. 112). Hierbei wird eine flexible Plastikkanüle mit einem Durchmesser von 4–6 mm in den Gebärmutterhals eingeführt. Die Plastikkanüle besitzt hinter einer abgerundeten Spitze zwei seitliche Öffnungen. Der Unterdruck zum Absaugen des Cavuminhalts wird über eine 50-ml-Spritze oder über eine elektrische Pumpe erzeugt. Dieses Verfahren erfordert keine Narkose und kann auch ambulant durchgeführt werden. Die Häufigkeit von Komplikationen beträgt bei Schwangeren sowie bei Nichtschwangeren 3–4% (Fortney et al. 1977). Komplikationen bestehen vor allem in Blutungen und Infektionen. Weiterhin sind Krämpfe, Ohnmachten und sogar Verletzungen des Gebärmutterhalses und Uterusperforationen möglich. Zu späteren Komplikationen zählen Blutungen, Infektionen, unvollständige Ausräumung oder Fortbestehen der Schwangerschaft. Die Komplikationsrate bei der Karman-Methode steigt mit der Dauer der Schwangerschaft an. Die Methode hat bisher nur vereinzelt in den USA Verbreitung gefunden, in Europa wird sie bisher noch nicht eingesetzt.

6.3.4 Medikamentöse Methoden zum Schwangerschaftsabbruch

Medikamentöse Methoden werden bei Schwangerschaftsabbrüchen auf zweierlei Art eingesetzt:
a) Zur Vorbereitung und Erleichterung instrumenteller Schwangerschaftsabbrüche im 1. Trimenon, als „softening" oder „priming";

b) als selbständige Methoden zur Induzierung eines Aborts im 2. Trimenon, wenn die übliche operative Ausräumung nicht mehr ohne weiteres durchführbar ist.

6.3.4.1 Applikationsmethoden

Einen Überblick über die Applikationswege von Wirkstofflösungen beim medikamentösen Schwangerschaftsabbruch gibt Abb. 113. Hierbei wird zwischen vaginaler, zervikaler (Injektion und Instillation), extraamnialer, intraamnialer, parenteraler sowie intramuskulärer Applikation unterschieden. Die intraamniale Zufuhr von Medikamenten durch eine transabdominale Punktion der Fruchthöhle ist ab der 15.–16. Schwangerschaftswoche durchführbar. Die Gefahren dieser Methode bestehen in den Komplikationen, die sich bei der Punktion der Amnionhöhle ergeben können, z. B. bei Vorderwandplazenta. Da bei der intraamnialen Zufuhr von Medikamenten das Medikament im Fruchtwasser verdünnt wird, muß eine höhere Gesamtdosis appliziert werden. Durch die höhere Gesamtdosis steigt auch die Gefahr, daß im Falle eines versehentlichen Eindringens der Substanz in den Kreislauf (z. B. Plazentapunktion) schwere Nebenwirkungen auftreten können. Es wird daher empfohlen, die Punktion nur unter Ultraschallkontrolle durchzuführen, die richtige Lage der Kanüle durch Aspira-

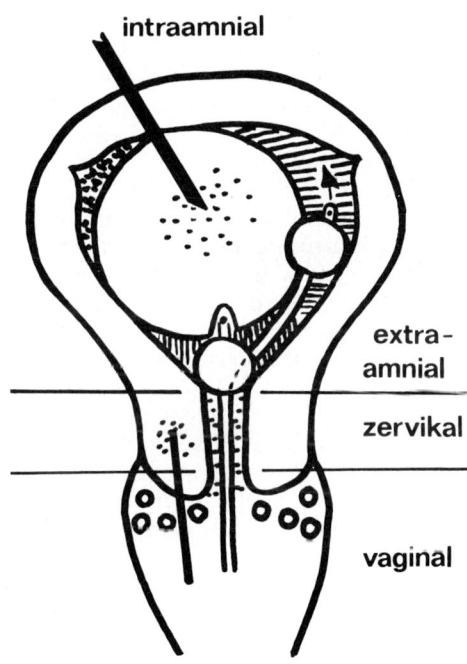

Abb. 113. Applikationswege von Prostaglandin: *intraamnial, extraamnial, zervikal, vaginal* und *parenteral.* (Nach Schmidt-Matthiesen 1980)

tion von Fruchtwasser zu prüfen und möglichst einen dünnen Katheter durch die Punktionsnadel in die Fruchthöhle einzubringen. Durch einen Katheter sind Mehrfachinstillationen möglich. Diese Methode bietet die Möglichkeit, eine exakt definierte Medikamentenmenge zuverlässig an den Wirkungsort zu bringen. Nach intraamnialer Prostaglandingabe beginnt Kepp (1976) bereits 2 h nach der Instillation mit einer Syntozinondauerinfusion (30 VE Syntozinon in 400 ml 5%iger Glukoselösung; 20–30 Tropfen/min). Wehentätigkeit beginnt gewöhnlich 10 min bis 1 h nach der Prostaglandingabe. Die Ausstoßung der Frucht erfolgt meistens nach etwa 15 h. Bei der extra- bzw. retroamnialen Applikation wird ein Ballonkatheter transzervikal in den retroamnialen Raum hochgeschoben, entweder bis hinter den inneren Muttermund oder auch weiter in Richtung Fundus. Die Wirksubstanz wird je nach Effekt in Intervallen oder kontinuierlich über den Katheter appliziert und verteilt sich diffus. Diese Methode ist mit einer erhöhten Infektionsgefahr belastet, so daß bei längerer Anwendung Antibiotika gegeben werden; weitere Nachteile bestehen in der Immobilisierung der Patientin sowie in der personalaufwendigen Dauerbetreuung wegen der Nachinjektionen des Wirkstoffs. Vorteilhaft bei dieser Methode ist die niedrigere Dosis, so daß substanzbedingte Nebenwirkungen bei dieser Methode am geringsten sind.

Die intrazervikale Instillation von wirkstoffhaltigem Gel ist ebenso wie die Applikation mittels Vaginalsuppositorium hinsichtlich der Resorption wenig zuverlässig und verlangt im Hinblick auf den gewünschten Schwangerschaftsabbruch auch eine relativ hohe Dosierung. Ein Vorteil besteht darin, daß die Applikation selbst unproblematisch ist.

Die parenterale oder intramuskuläre Applikation ist nur bei wenigen Wirkstoffen erprobt und teils mit erheblichen Nebenwirkungen verknüpft.

6.3.4.2 Medikamente

Von den zum Schwangerschaftsabbruch eingesetzten Medikamenten: Natriumchlorid (intraamniale Instillation von 20%iger NaCl-Lösung) (Futoran et al. 1969; Kerenyi 1978), Harnstoff (Burkmann 1978), Rivanol (Butler 1978, 1975; Barthel et al. 1978a), Alkohol (King 1978) und Prostaglandine (Haller u. Kubli 1978; Kepp 1976; Tietze 1975; Population Reports 1976), hat sich bis heute nur die Prostaglandinmethode durchsetzen können.

Über die Möglichkeiten eines differenzierten Einsatzes der verschiedenen Prostaglandine in Geburtshilfe und Gynäkologie informiert Tabelle 141. Die wichtigsten zur Abortinduktion eingesetzten Prostaglandine sind das $PGF_{2\alpha}$, das PGE_2, sowie das 16-Phenoxy-PGE_2 (Abb. 114). Weitere klinisch wichtige Prostaglandine sind das 15-Methyl-$PGF_{2\alpha}$, und das 15-Methyl-PGE_2.

Neben der kontraktionsauslösenden Wirkung am Uterus zeigen die Prostaglandine in Abhängigkeit von ihrer Struktur zahlreiche Nebenwirkungen. Neben den uterinen Kontraktionsschmerzen treten als Reaktio-

Tabelle 141. Einsatz von Prostaglandinen in Geburtshilfe und Gynäkologie. *EA* extraamnial, *IA* intraamnial, *S* Vaginalzäpfchen, *D* Vaginalring, *OT* Tablette (oral), *VT* Tablette (vaginal), *VL* Vaginalflüssigkeit, *IC* intrazervikal, *EG* endozervikales Gel. (Nach Population Reports 1980)

Prostaglandintyp	Relative Stärke bezogen auf PGF$_2$ (=1)	Abruptio im 1. Trimenon	Abruptio im 2. Trimenon	Intrauteriner Fruchttod und Blasenmole	Behandlung einer atonischen Nachblutung	Priming der Cervix vor Abruptio im 1. Trimenon	Priming der Cervix vor Wehenauslösung bei der Geburt	Wehenauslösung bei der Geburt
PGF$_{2a}$	1		IA, i. v., EA					i. v.
15-Methyl-PGF$_{2a}$ (Trommethansalz)	10	IA, i. m., VL	IA, i. m., VL	IM	IM			
15-Methyl-PGF$_{2a}$-Methylester	100	S, D	S, D			S		
PGF$_{2a}$	10		S	S			EA, OT, VT, EG	OT, VT
16, 16-Dimethyl PGF$_2$	100	S				S		
16-Phenoxy-ω-Tetra-PGF$_2$-Methyl-sulfonamid (Sulproston)	100	i. v., i. m., EA	i. v., i. m., EA			i. m., IC		
16, 16-Dimethyl-trans-Δ-PGF$_1$-Me-thylester (ONO-802)	100	S, EA	S, EA					
9-Deoxo-16,16-Di-methyl-9-Me-thylen PGF$_2$	15		S					

nen von seiten des Magen-Darm-Trakts Schmerzen, Diarrhö, Übelkeit und Erbrechen auf. Weiterhin können Fieber und Kopfschmerzen eintreten. Ernste und lebensbedrohliche Komplikationen bei der Prostaglandininduktion von Aborten sind in 2% der Fälle zu erwarten (Schmidt-Matthiesen 1979). Zu den speziellen Nebenwirkungen des PGE_2 zählt der Blutdruckabfall, eine Verbesserung der koronaren und peripheren Durchblutung sowie eine Bronchodilatation. Unter $PGF_{2\alpha}$ kann es zu einer Gefäßkonstriktion kommen, die sich auch zerebral in Form von Krampfanfällen äußern kann. Weiterhin ist ein Druck- und Widerstandsanstieg im Lungenkreislauf möglich, der bei bestehender Vorschädigung des Herzens

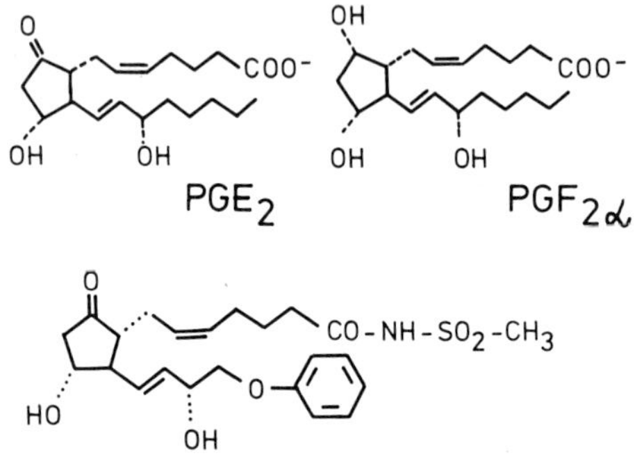

PGE$_2$

PGF$_{2\alpha}$

16-Phenoxy-Prostaglandin E$_2$

Abb. 114. Gebräuchliche Prostaglandine zum Schwangerschaftsabbruch in der Klinik

zu einer kardialen Überlastung führen kann. Eine Bronchokonstriktion mit evtl. schwerer Beklemmung und Atemnot tritt in 4% der Fälle, ein Flush in 8% der Fälle auf. Unter der Gabe von 15-Methyl-$PGF_{2\alpha}$ kann der Druckanstieg im Lungenkreislauf noch höher als bei PGE_2 und $PGF_{2\alpha}$ sein (Schmidt-Matthiesen 1979). Eine Differenzierung der Nebenwirkungen unter Prostaglandingabe nach Organsystemen und eine Zusammenstellung der hieraus resultierenden Kontraindikationen zeigt Tabelle 142.

Die zur Schwangerschaftsunterbrechung notwendigen Prostaglandindosen sind in Tabelle 143 aufgeschlüsselt. Eine Zusammenstellung von Methoden und Ergebnissen bei intra-/extraamnialer sowie intramuskulärer Prostaglandinapplikation zur Abortinduktion zeigt Tabelle 144. Der Einsatz der Prostaglandine zum Schwangerschaftsabbruch in unserer Klinik wird in Kap. B, 6.5 dargestellt.

6.4 Komplikationen

Zu den Nebenwirkungen eines legalen Schwangerschaftsabbruchs zählen Todesfälle (Letalität) sowie gesundheitliche Schäden (Morbidität).

Tabelle 142. Nebenwirkungen von Prostaglandinen bei der Aborteinleitung. (Aus Medical Tribune Editorial 1978)

Prostaglandine: Kontraindikationen	Beziehungen zur Überstimulierung glattmuskelwandiger Hohlorgansysteme		Prostaglandine: Nebenwirkungen u. Komplikationen
Glaukom	PGE$_2$: Spastische Engstellung bzw. Verschluß des Schlemm-Kanals	Unphysiolog. Überstimulierung longitudinaler und zirkulärer Darm-, Magen-, Gallenblasenmuskulatur durch PGE$_2$ und PGF$_{2\alpha}$	Übelkeit, Erbrechen, Durchfall
Epilepsie und Gehirnoperationen	Engstellung der Gehirngefäße, Krampfauslösung durch Reduzierung der Oxygenation (PGF$_{2\alpha}$)	Spastische Engstellung zerebraler Gefäße durch PGF$_{2\alpha}$ Extreme Weitstellung der Gefäße durch PGE$_2$	Schwerste Kopfschmerzen
Spastische Bronchitis, Asthma	(PGE$_2$) und PGF$_{2\alpha}$: Dyspnoe und Asthmaanfall	Bisher okkulte Disposition und PGF$_{2\alpha}$-Sensibilität	Schock, Asthmaanfall
Hypertonus	PGF$_{2\alpha}$ bewirkt RR-Erhöhung durch Steigerung des Gefäßtonus und Gefäßwiderstandes	Auf der Basis von zerebralen Gefäßverengungen oder auf der Basis einer Hochdruckkrise durch PGF$_{2\alpha}$	Generalisierter Krampf
Herzfehler, Durchblutungsstörungen	Direkte Wirkung auf Koronarien von PGE$_2$ und PGF$_{2\alpha}$: Pektanginöser Anfall	Starke Anteflexio bzw. Retroflexio sowie Dauerkontraktion unter PGE$_2$ und PGF$_{2\alpha}$	Zervixriß und Zervixabriß
Operationen am Uterus, EPH-Gestose, Präeklampsie (relative Kontraindikation)	PGE$_2$- und PGF$_{2\alpha}$-typische Kontraktionsabläufe begünstigen Uterusruptur. Spastische Engstellung bei bereits vorliegendem syst./diast. Hochdruck: Erhöhung der Krampfbereitschaft	PGF$_{2\alpha}$ fördert Entzündung, kann Allergien auslösen	Stürmische, allergische Phänomene

Tabelle 143. Indikationen, Art des Prostaglandins sowie Dosis bei bestimmten Eingriffen in Gynäkologie und Geburtshilfe

Indikation	Applikationsart und Dosis		
Interruptio über 12. SSW Intrauteriner Fruchttod 2. und 3. Trimester	PGF_{2a}:	Intrazervikal/retroamnial	
		initial:	250 µg
		weiter:	500 – 1000 µg
			alle 3 h
	PGE_2-Gel:	intrazervikal/retroamnial	
		initial:	0,5 mg
		weiter:	0,5 mg alle 3 h
	$PGF_{2\alpha}$:	intraamnial: 50 mg nach Testdosis von 5 mg	
Missed abortion über 12. – 16. SSW	Prostaglandinpriming der Portio:		
Interruptio unter 12. SSW	$PGF_{2\alpha}$-Gel	– intrazervikal oder – Tupfer vor Portio	
Blasemole	PGE_2-Gel:	– intrazervikal oder – Tupfer vor Portio	

6.4.1 Häufigkeit

Die Ergebnisse einer statistischen Erhebung über die Komplikationen nach Schwangerschaftsabbrüchen in der Bundesrepublik Deutschland, die von Bräutigam u. Koller (1979) durchgeführt und auf dem Deutschen Gynäkologen-Kongreß 1978 vorgetragen wurden, sind nicht in die Öffentlichkeit gedrungen. Immerhin wurden auf 54 000 Schwangerschaftsabbrüche 6733 Komplikationen festgestellt, was eine Komplikationshäufigkeit von 12,4% entspricht.

Die Häufigkeit von Komplikationen beim Schwangerschaftsabbruch hängt im wesentlichen von der Dauer der Schwangerschaft, der Methode des Schwangerschaftsabbruchs sowie von der Erfahrung des Operateurs ab. Bei den Komplikationen muß zwischen Operations-, postoperativen – sowie Spätkomplikationen unterschieden werden.

6.4.2 Komplikationsarten

Operationskomplikationen. Probleme, die während des Eingriffs oder innerhalb der ersten 3 h danach auftreten, kommen selten vor. Zu diesen Komplikationen zählen nach Eser u. Hirsch (1980):
– Stärkere Blutungen aus der Gebärmutter,
– Perforation der Gebärmutter, evtl. mit Verletzungen anderer Unterleibsorgane,

292

Tabelle 144.: Extra-, intraamniale sowie intramuskuläre Prostaglandinapplikation zum Schwangerschaftsabbruch, Methoden und Ergebnisse. (Nach Schmidt-Matthiesen 1979)

Extraamnial

Substanz	Initial [mg]	später	Effektiv 36 h [%]	Mittlere Abortzeit [h]
$PGF_{2\alpha}$	0,25	0,75 mg 2stündlich	80 – 90	16 – 21 – 21
PGE_2	0,1	0,2 mg 2stündlich	93 – 97	(8) – 11 – 19
16-Phenoxy-PGE_2	0,05 – 0,25		80	12 – 13
$PGF_{2\alpha}$-Gel	5	2- bis 4stündlich	96	10 – 13 ± 7
PGE_2-Gel	0,5	2- bis 4stündlich	95 – 100	10 – 11 – 15
15-Methyl-$PGF_{2\alpha}$	1mal 0,92 oder 1mal 0,5 – 0,8		80 73	14,1 13,6

Zervixrisse: (0 – 8%)

Intraamnial

Substanz	Dosis [mg]	Effektivität 36 h [%]	Mittlere Abortzeit [h]
$PGF_{2\alpha}$	1mal 40 1mal 50	72 81	15 – 19 – 24
15-Methyl-$PGF_{2\alpha}$	1mal 2,5	90 (95/48 h)	18 – 20
PGE_2	1mal 10 (5 – 11,2)	94 – 100	12 – 17

Zervixrisse: 2,9% (0,3 – 8%)

Intramuskulär

Präparat	Initial	später	Effektiv 24 h [%]	Mittlere Abortzeit [h]
15-M-$PGF_{2\alpha}$	0,2 mg	0,3 mg/3 h	80	14,7
15-M-PGE_2	25 µg 10 µg	25 µg/8 h 10 µg/2 h	95	9,1

Zervixrisse: 0,6%

Fieber	23 – 100%
Übelkeit, Erbrechen	40 – 80%
Diarrhö	20 – 85%

- Risse des Gebärmutterhalses bei der Aufdehnung des Zervikalkanals,
- Blutgerinnungsstörung (vor allem nach Kochsalzinstillation),
- Kochsalzintoxikationen (Hypernatriämie) nach Instillation von Kochsalz im 2. Schwangerschaftsdrittel,
- Wasserintoxikation durch große Dosen von Oxytocin,
- Narkosezwischenfälle,
- venöse Thrombosen, Luft- oder Fruchtwasserembolien,
- Lungenembolien (sehr selten),
- zurückbleibende intakte Schwangerschaft, insbesondere in den ersten 2 Wochen nach Ausbleiben der Menstruation.

Von dem Versagen der Methode mit Prostaglandin wird nach Definition der WHO gesprochen, wenn die Ausstoßung der Frucht nicht innerhalb von 36 h nach Beginn der Applikation erfolgt; nach klinischen Maßstäben wäre es wohl zweckmäßiger, diese Zeit auf 24 h zu begrenzen (Kepp 1976).

Postoperative Komplikationen. In den ersten 4–6 Wochen nach Schwangerschaftsabbruch können folgende Komplikationen auftreten:
- Blutungen oder Infektionen infolge zurückgebliebener Abortreste,
- Infektionen (Endometritis, Adnexitis, selten Peritonitis),
- psychische Komplikationen (Depressionen und Schuldgefühle).

Spätkomplikationen. Die Angaben über Spätkomplikationen sind weniger zuverlässig. Zu den gesicherten Spätkomplikationen gehören:
- Rhesussensibilisierung bei Rh-negativer Mutter und Rh-positivem Kind,
- Endometriose im Narbengewebe der Bauchdecke nach Hysterotomie (Sectio parva); selten, heute ohne praktische Bedeutung.

Zu anderen Spätkomplikationen gibt es hinsichtlich der Art und Häufigkeit widersprüchliche Angaben:
- Sterilität infolge von Verwachsungen in der Gebärmutterhöhle (Synechien) und vor allem Eileiterverschlüsse durch Infektionen,
- vermehrt ektopische Schwangerschaften (Eileiter-, Bauchhöhlen-, Cervixschwangerschaften) als Folge infektiöser Begleitvorgänge,
- häufiger Spätaborte durch Cervixinsuffizienz,
- häufiger Frühgeburten und damit eine erhöhte perinatale Mortalität bei nachfolgenden Schwangerschaften,
- Kinder mit niedrigem Geburtsgewicht (Mangelgeburten) durch Plazentainsuffizienz.

6.4.3 Letalität

Über die Letalität bezogen auf 100 000 legale Schwangerschaftsabbrüche in verschiedenen Ländern informiert Tabelle 145. Die auf legale Schwangerschaftsabbrüche zurückgeführte Letalität hat in Amerika von 1970 bis 1973 erheblich abgenommen (Tabelle 146). Wie Tabelle 147 zeigt, ist die

Tabelle 145. Letalitätsrate bei Schwangerschaftsabbrüchen

Jahr	Land	Schwangerschaftsabbrüche	
		Gesamt	Todesfälle pro 100 000
1970	USA	193 500	19
1971	USA	485 800	11
1972 – 1976	USA	4 543 500	3
1970 – 1976	Kanada	276 200	2,5
1968 – 1973	Großbritannien	650 600	13
1967 – 1972	Tschechoslowakei	587 500	1,9
1977	Bundesrepublik Deutschland	54 309	8
1978	Bundesrepublik Deutschland	73 548	1
1979	Bundesrepublik Deutschland	82 788	0

Letalität stark abhängig vom Gestationsalter bei den Schwangerschaftsabbrüchen. Mit zunehmendem Gestationsalter steigt die Mortalitätsrate auch bei legal durchgeführten Schwangerschaftsabbrüchen sprunghaft an; während in der 8. Schwangerschaftswoche nur 0,7 Todesfälle auf 100 000 Abbrüche beobachtet werden, waren dies ab der 20. Schwangerschaftswoche bereits 22,9. Ferner ist die Letalität abhängig von der Methode, die zum Schwangerschaftsabbruch angewandt wird, wie aus Tabelle 148 zu ersehen ist.

6.4.4 Morbidität

Die Morbiditätsrate nach legalem Schwangerschaftsabbruch steht in engem Zusammenhang mit der benutzten Methode (Tabelle 149). Die Höhe

Tabelle 146: Auf die Abruptio zurückzuführende Todesfälle, USA, 1958 – 1973. (Modifiziert nach Tietze 1975)

Jahr	Anzahl der Todesfälle	Art der Abruptio	
		Legal	Illegal
1958 - 62	292	5	287
1963 – 67	222	4	218
1968	133	2	131
1969	132	1	131
1970	128	10	118
1971	99	15	84
1972	70	10	60
1973	36	8	28

Tabelle 147. Letalität bei Schwangerschaftsabbrüchen in Abhängigkeit vom Gestationsalter

Schwanger-schaftswoche (seit der letzten Periode)	Fälle insgesamt	Todes-fälle	Todesfälle auf 100 000 Aborte	Relatives Risiko (bezogen auf einen Index 0,7 bei weniger als 8 SSW)
8 oder weniger	1 128 855	8	0,7	0,7
9 – 10	823 427	16	1,9	2,7
11 – 12	458 198	19	4,1	5,9
13 – 15	172 296	13	7,5	10,7
16 – 20	198 901	39	19,6	28,0
21 oder mehr	39 223	9	22,9	32,7
Insgesamt	2 820 920	104	3,7	

Tabelle 148: Letalität in Abhängigkeit von den Methoden bei Schwangerschaftsabbrüchen in den USA von 1972 – 1975. (Nach Tietze u. Lewit 1979)

Methode	Todesfälle auf 100 000 Schwanger-schaftsabbrüche
Saug- und chirurgische Kürettage	1,4
Dilatation und Evakuation	6,6
Kochsalzinstillation	14
Hysterotomie	42

Tabelle: 149. Morbiditätsrate nach legalem Schwangerschaftsabbruch in Abhängigkeit von der benutzten Methode, USA 1970/71. (Nach Tietze und Lewit 1979)

Methode	Komplikations-rate [%]
Aspiration	4,2
Kürettage	6,0
Intraamniale Salzinjektion	23,4
Hysterotomie	33,4

Tabelle 150. Komplikationen nach Vakuumaspiration im ersten Trimester. (Nach Hodgson u. Portmann 1974)

Komplikationen (n = 99 = 0,9%)	Patientinnen (n = 10 453)
Uterusperforation	10
Plazentareste	44
Pelveoperitonitis	25
Laparotomie	4
Weiterbestehen der Schwangerschaft	5
Suizidversuch	2
Hydatidiforme Mole	3
Schwangerschaft im 2. Trimester	1
Extrauteringravidität	2
Allergie	2
Verdacht auf Lungenembolie	1

des Komplikationsrisikos in Abhängigkeit vom Gestationsalter und der zum Schwangerschaftsabbruch eingesetzten Methode ist aus Abb. 115 zu entnehmen. Art und Häufigkeit von Komplikationen bei Frauen nach Vakuumaspiration im 1. Trimester der Gravidität sind in Tabelle 150 zusammengestellt. Zu den Hauptkomplikationen zählen Uterusperforationen, zurückgebliebene Plazentareste und die Pelviperitonitis. Vergleicht man die Komplikationsrate bei instrumenteller Ausschabung und Saugkürettage, so fällt auf, daß bei der Saugkürettage deutlich weniger Nebenerscheinungen auftreten (Tabelle 151).

Tabelle 151. Schwangerschaftsabbruch. Komplikationsrate bei konventioneller, instrumenteller vaginaler Interruptio und bei Anwendung der Saugkürettage bei insgesamt 60 000 Fällen. (Pro Familia-Information)

Komplikation	Saugkürettage [%]	Instrumentelle Kürettage [%]
Cervixriß	0,4	1,1
Perforation	0,01 – 0,1	0,2
Blutung 500 ml	0,06	0,2 – 1
Retention	0,5 – 0,7	0,7 – 3,2
Entzündung	0,8 – 3	3,9
Totale Komplikationsrate	2,2 – (4)	4,8

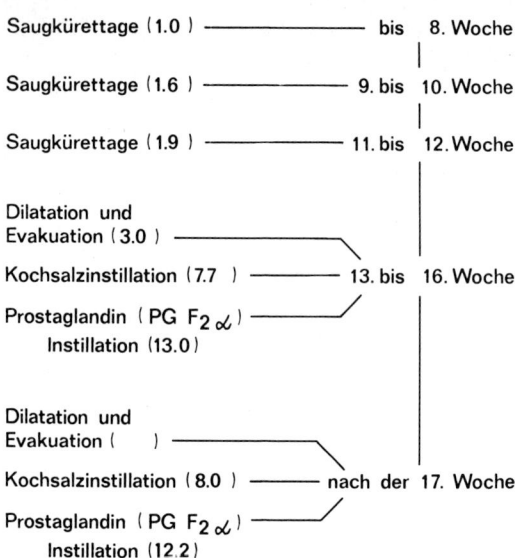

Saugkürettage (1.0) ——————— bis   8. Woche

Saugkürettage (1.6) ——————— 9. bis 10. Woche

Saugkürettage (1.9) ——————— 11. bis 12. Woche

Dilatation und
Evakuation (3.0) ———————
Kochsalzinstillation (7.7) ——————— 13. bis 16. Woche
Prostaglandin (PG F$_{2\alpha}$)
Instillation (13.0)

Dilatation und
Evakuation (   ) ———————
Kochsalzinstillation (8.0) ——————— nach der 17. Woche
Prostaglandin (PG F$_{2\alpha}$)
Instillation (12.2)

Abb. 115. Einfluß von Gestationsalter und Methode des Schwangerschaftsabbruchs auf die Häufigkeit der Komplikationen. Die Risikofaktoren in Klammern beziehen sich auf das Indexrisiko einer Saugkürettage vor der 8. SSW. (Nach Cates et al. 1977a, b)

6.5 Unser Vorgehen

An unserer Klinik richtet sich das Vorgehen zur Durchführung eines Schwangerschaftsabbruchs nach dem Gestationsalter.

Bis zur 12. Schwangerschaftswoche. Bei Nulliparae bzw. Multiparae mit noch deutlich formierter Portio wird am Vorabend vor dem geplanten Eingriff ein „priming" der Cervix mit Prostaglandingel (5 mg PGF$_{2\alpha}$ oder 0,5 mg PGE$_2$; auf einem Tupfer vor der Portio oder intracervical) durchgeführt. Am nächsten Tag wird der Uterusinhalt durch Saugkürettage ausgeräumt. Es empfiehlt sich, bereits während der Dilatation des Zervikalkanals mit einer Syntocinoninfusion zu beginnen. Nach erfolgter Dilatation und Absaugung wird eine Ampulle Methergin i. v. gegeben. Eine vorsichtige Nachtastung erfolgt mit einer stumpfen bzw. einer Nowak-Kürette.

Nach der 12. Schwangerschaftswoche. Einleitung der Wehen mit Prostaglandinen. Nach Desinfektion von Vagina und Portio wird das Prostaglandin je nach Art und Zubereitung entweder intrazervikal oder retroamnial gegeben. Nach initialer Gabe von 250, später 500 µg PGF$_{2\alpha}$ kann bei guter Wehentätigkeit ein retroamnialer Katheter gelegt werden, der mit einer

298

Naht an der Portio fixiert wird; die Dosierung richtet sich nach Regelmäßigkeit und Stärke der Wehentätigkeit. Die $PGF_{2\alpha}$-Gaben erfolgen gewöhnlich im Abstand von 2 h. Auch PGE_2 (0,5 mg) kann – ebenfalls intrazervikal – im Abstand von 2–3 h gegeben werden. Wenn die Cervix fingerdurchgängig ist, kann ein Ballonkatheter (Füllvolumen 100 ml) eingelegt und mit 50–100 ml physiologischer Kochsalzlösung gefüllt werden. Der retroamniale Katheter wurde zuvor mit der Prostaglandinlösung gefüllt; hierbei ist zu beachten, daß sich keine Luftblasen im Innern des Katheters befinden. An den Ballonkatheter bzw. ans Ende des abgeklemmten Gummischlauchs wird ein Gewicht (ca. 100–250 g) gehängt. Weitere Prostaglandingaben sind jetzt über den Schlauch möglich. Sobald die Cervix so weit offen ist, daß der Ballonkatheter herausfällt, kann man entweder eine Spontanausstoßung abwarten oder versuchen, einen Teil des Feten anzuschlingen oder am Schädel eine Faßzange zu befestigen. Dann erfolgt ein Extraktionsversuch durch Zug mit Hilfe eines angehängten Gewichts. Nach Entfernung des Feten und der Plazenta werden Uterotonika gegeben; anschließend erfolgt eine instrumentelle Nachtastung bei allen PG-Aborten bis zur 28. Schwangerschaftswoche. Gute Erfahrungen über den Einsatz von intramuskulär applizierbaren Prostaglandinen (Sulproston) (alle 4–6 h 1 Amp. i.m.) liegen in unserer Klinik ebenfalls vor; hierbei überzeugt vor allem die einfache Anwendungsweise und die geringere Gefahr einer iatrogenen intrauterinen Infektion, die bei häufigen intracervicalen oder retroaminalen Prostaglandingaben eher auftreten kann.

Eine gleichzeitige Anwendung von Prostaglandinen und Uterotonika (z. B. Syntocinontropf) sollte wegen der Gefahr einer möglichen Potenzierung der Wirkungen (z. B. Dauerkontraktur, Gefahr der Uterusruptur) nicht durchgeführt werden; nach Prostaglandingabe sollte eine Oxytocininfusion erst nach einem Sicherheitsintervall von 12 Stunden gegeben werden.

Nach Ausstoßung von Föt und Plazenta sowie erfolgter instrumenteller Nachtastung erhalten die Patientinnen 7–14 Tage Methergin Tropfen (3 × 20/die). Weiterhin ab der 16 Schwangerschaftswoche Pravidel 2 × 1 zur Verhinderung einer Milchbildung und Prophylaxe von Mastitiden. Rhesus-negative Frauen bekommen prophylaktisch eine Ampulle Rhesogam. Vor Entlassung der Patientinnen aus dem Krankenhaus werden diese über die zur Verfügung stehenden und für sie in Frage kommenden kontrazeptiven Methoden aufgeklärt.

C. Kontrazeption beim Mann

1 Allgemeine Aspekte

Im Gegensatz zur Frau sind die für den Mann zur Verfügung stehenden Möglichkeiten zur Kontrazeption beschränkt. Dies könnte darauf zurückzuführen sein, daß sich hauptsächlich Männer mit der Kontrazeptionsforschung beschäftigen. Beim Mann haben sich als kontrazeptive Maßnahmen fast ausschließlich die Anwendung des Kondoms und die Sterilisation (Vasektomie) durchgesetzt. Beide Verfahren haben in den letzten Jahren erheblich an Verbreitung zugenommen.

Ein wesentlicher Nachteil aller Verhütungsmethoden, welche in die hormonale Regulation beim Mann eingreifen und die Spermiogenese unterdrücken, besteht in einer negativen Beeinflussung der Libido. Geeignete Tiermodelle zur systematischen Untersuchung der männlichen Fertilitätskontrolle stehen nicht zur Verfügung. Der Mann ist der einzige Vertreter der Säugetierspezies, der für sexuelle Kontakte nicht an Brunftzeiten gebunden ist.

2 Physiologie der männlichen Reproduktion

Die männliche Zeugungsfähigkeit ist an eine normale Funktion von Hoden und Nebenhoden gebunden (Abb. 116). Feingeweblich besteht im Hoden eine enge Nachbarschaft zwischen den Keimzellen und den im Ho-

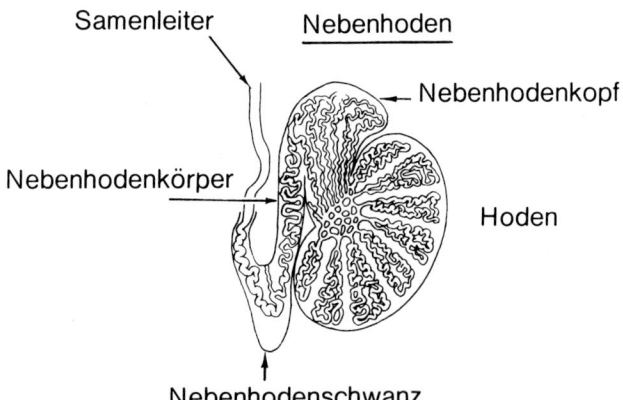

Abb. 116. Morphologie des Hodens und Nebenhodens. (Nach Hannsson 1976)

300

denzwischengewebe lokalisierten Leydig-Zwischenzellen, die für die Testosteronbildung verantwortlich sind (Abb. 117). Bei der Bildung der männlichen Samenzellen wird zwischen der Spermatogenese, welche die gesamte morphologische Differenzierung der Spermatozoen aus den Spermatogonien beschreibt, und der Spermiogenese, der Umwandlung der Spermatiden in Spermatozoen unterschieden (Abb. 118). Die Spermiogenesezeit beträgt 74 Tage (Heller u. Clermont 1973). Die noch nicht befruchtungsfähigen Spermatozoen reifen während der etwa 12 Tage dauernden Neben-

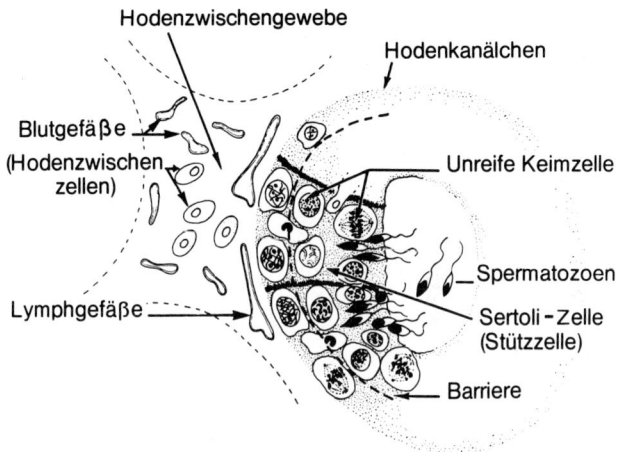

Abb. 117. Morphologie des Hodens. (Nach Hannsson 1976)

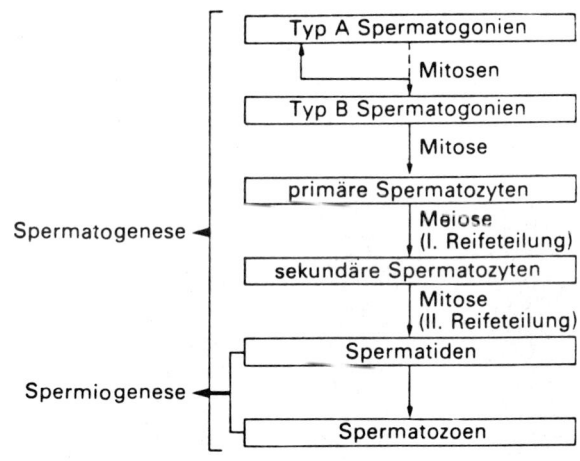

Abb. 118. Spermatogenese und Spermiogenese. (Nach Neumann u. Schenck 1979)

301

hodenpassage aus. Die Gesamtdauer der Spermatogenese ist mit etwa 90 Tagen anzusetzen (Bustos-Obregon et al. 1975).

Bei der Ejakulation werden die Samenzellen vom Nebenhoden an den Ductus deferens abgegeben; sie vermischen sich hierbei mit den Sekreten der akzessorischen Geschlechtsdrüsen (Prostata, Samenbläschen). Nach Verflüssigung des zunächst koagulierten Ejakulats können die Spermien in den Schleim der Cervix uteri eindringen. Voraussetzung hierfür ist die periovulatorische Auflockerung der physiologischen Cervixbarriere. Zur Erlangung der Befruchtungsfähigkeit durchlaufen die Spermien im Genitaltrakt einen Prozeß der Kapazitation (Abb. 119). Spermienkapazitation bedeutet, daß die Penetrationsenzyme von den sie biochemisch inaktivierenden Substanzen befreit werden. Die 3 wichtigen Penetrationsenzyme sind in der Akrosomenkappe des Spermiums enthalten. Sie sind erforderlich für die Durchdringung der verschiedenen Eihüllen beim Befruchtungsvorgang (Abb. 120). Nach Freilegung der Corona radiata durch Hyaluronidase wird diese mittels des Coronapenetrationsenzyms durchdrungen. Die Zona pellucida wird mit Hilfe des trypsinähnlichen Enzyms Akrosin durchbohrt, welches von Schill als Schlüsselenzym bezeichnet wurde.

Zur Aufrechterhaltung der männlichen Fertilität ist ein komplexes System von Hormonen und Regulationsmechanismen notwendig (Abb. 121). Unter dem Einfluß der vom Hypothalamus gebildeten Releasinghormone sezerniert der Hypophysenvorderlappen LH und FSH. Durch LH werden die Leydig-Zwischenzellen zur Testosteronproduktion stimuliert. FSH wirkt an den Sertoli-Zellen der Tubuli seminiferi und aktiviert das Transportsystem für aktive Androgene vom interstitiellen Gewebe in die Tubuli seminiferi durch die Blut-Hoden-Schranke. Testosteron und aktive Metaboliten des Testosterons sind der wichtigste Stimulus für die Bildung von Spermatozoen im Hoden. Wandern die Spermatozoen in den Nebenhoden, so unterliegen sie dort 3 Prozessen, die androgenabhängig ablaufen.

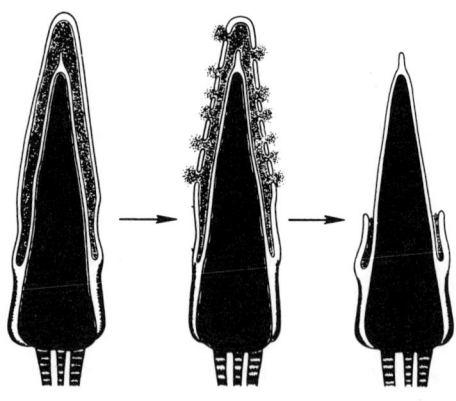

Abb. 119. Schematische Darstellung der Akrosomenreaktion. (Aus Schill 1978 a)

302

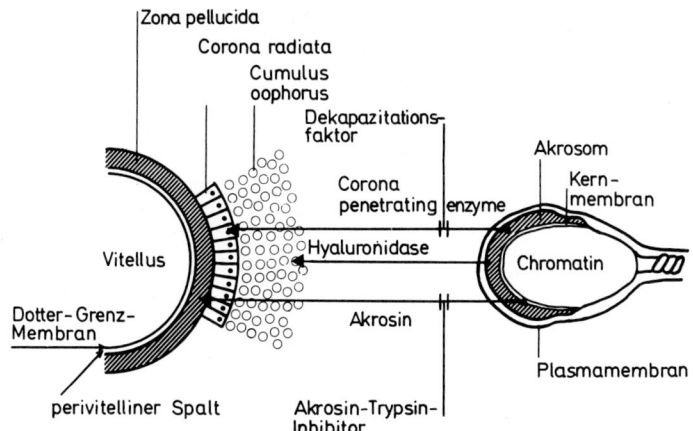

Abb. 120. Schematische Darstellung von Eizelle und Spermatozoen mit den akrosomalen Penetrationsenzymen und deren biologischen Substraten sowie den entsprechenden Seminalplasmainhibitoren. (Aus Schill 1978 b)

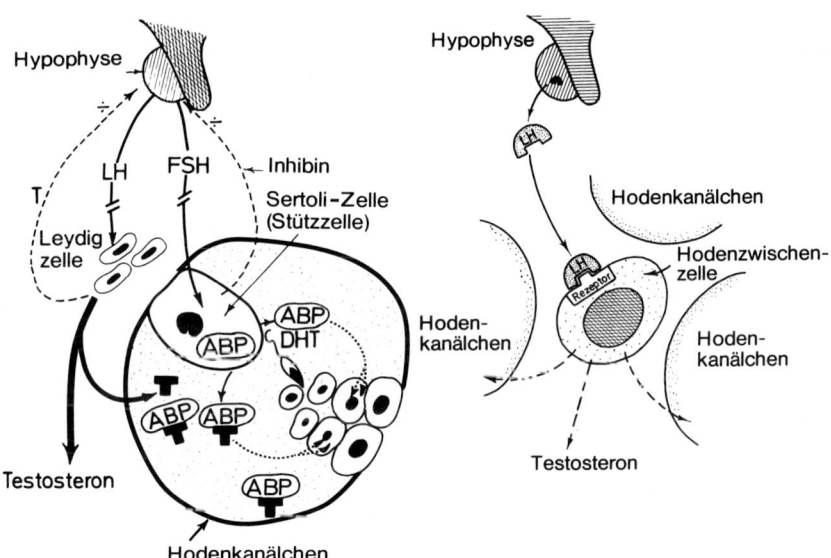

Abb. 121. Zentrale und intracelluläre Steuerung der Hodenfunktion. *LH*, Lutteinisierungshormon; *FSH*, Follikelstimulierendes Hormon; *T*, Testosteron; *DHT*, 5α-Dihydrotestosteron; *ABP*, androgenbindendes Protein. (Nach Hannsson 1976)

Unter dem Einfluß von FSH bildet die Sertoli-Zelle ein spezifisches Protein (ABP = androgen binding protein). Dieses Protein bindet aktiv Androgene und wird in die Flüssigkeit der Tubuli seminiferi sezerniert. Es wird vermutet, daß die Funktion des „androgen binding protein" der Transport aktiver Androgene durch die Blut-Hoden-Schranke ist. Eine große Bedeutung bei der Regulation der Spermatogenese hat das Polypeptidhormon Inhibin, das in den Sertoli-Zellen gebildet wird. In vitro unterdrückt Inhibin selektiv die hypophysäre Freisetzung von FSH, ohne den LH-Spiegel zu beeinflussen. Mit Inhibin könnte somit die Spermatogenese gehemmt werden, ohne Beeinträchtigung der Testosteronsekretion und der Libido. Dies bleibt jedoch vorerst eine Spekulation, da das Inhibin nicht wie die Releasinghormonanaloga durch die Nasenschleimhaut aufgenommen werden kann und somit parenteral zugeführt werden müßte. Hierbei wäre über ein biologisches Freisetzungssystem eine kontinuierliche Abgabe von Inhibin zu gewährleisten. Da es sich beim Inhibin um ein Fremdprotein handelt, sind Antikörperbildungen wahrscheinlich.

3 Methoden

3.1 Häufigkeit

Einen Überblick über die unterschiedlichen Methoden, die zur Kontrazeption beim Mann angewandt werden können, gibt Tabelle 152. Eine der am häufigsten praktizierten Methoden zur Kontrazeption ist der Coitus inter-

Tabelle 152. Überblick über die zur Kontrazeption beim Mann in Frage kommenden Methoden

1. Unterdrückung der Spermiogenese
   Beeinflussung der Spermatogenese
   – Hormone
   – Nichthormonelle antispermatogene Substanzen

2. Verhinderung der Fertilisierung
   Inaktivierung der Spermatozoen
   – Medikamente
   – Immunisierung (Spermaantikörper)
   – Antienzymatische Kontrazeption

   Verhaltensmethoden
   – sexuelle Enthaltsamkeit
   – Zeitwahl nach Knaus-Ogino
   – Coitus interruptus
   – Coitus condomatus

   Unterbrechung der Samenleiter
   – Vasektomie
   – Clips
   – Ventil

Tabelle 153. Kontrazeption beim Mann. Methoden, Angriffspunkte, Mechanismus und Wirkungsprinzip. (Nach Hafez 1980a)

Zielorgan	Kontrazeptive Methode	Wirkungsmechanismus	Erforderliche Untersuchungen beim Menschen und Primaten
Endokrine Steuerung des Hodens über Hypothalamus/Hypophyse	1. Androgene 2. Antigonadotropine 3. Antireleasinghormone	Hemmung der Produktion von – Releasinghormonen – Gonadotropinen – Testosteron Beeinflussung der Rückkopplungsmechanismen (positiv od. negativ)	1. Endokrine Steuerung der Testisfunktion 2. Neurale Steuerung des Sexualverhaltens
Testis und Epididymis	1. Androgene 2. Steroidale und nicht steroidale Pharmaka 3. Immunologische Wirkstoffe	1. Veränderung der Spermatogenese: verzögerte Reifung im Nebenhoden 2. Immobilisierung der Spermatozoen 3. Zytotoxizität gegenüber Spermatozoen	1. Morphologische und biochemische Untersuchungen des Hodens nach akuter oder chronischer Androgengabe 2. Transport und Reifung von Spermatozoen im Nebenhoden
Akzessorische Organe	1. Pharmaka 2. Bestrahlung	1. Veränderte biochemische Zusammensetzung des Seminalplasmas: verminderte Spermienüberlebenszeit im weiblichen Genitaltrakt 2. Immobilisierung oder Zytotoxizität von Spermien	1. Zusammensetzung des Seminalplasmas und Bedeutung seiner Bestandteile für die Fertilisierung der Spermatozoen 2. Einfluß von exogen zugeführten Androgenen auf die Funktion der akzessorischen Organe
Ejakulationstrakt (Ductus deferens)	1. Definitiver Verschluß: Vasektomie 2. Reversibler Verschluß: Stopfen Ventil Faden vulkanisierende Flüssigkeiten	Verhinderung der Freisetzung von Spermatozoen: mechanisch hormonal immunologisch	1. Methoden zur Rekanalisierung nach Vasektomie 2. Methoden zum passageren Verschluß des Ductus deferens

ruptus. Allerdings hat die Anwendung von „natürlichen", lokalen Verhütungsmitteln stark zugenommen. In der Bundesrepublik Deutschland verkauft die Gummiwarenindustrie etwa 200 Millionen Kondome pro Jahr. Ferner ist die Anzahl der freiwilligen Sterilisationen beim Mann in den letzten Jahren erheblich angestiegen. Ansatzpunkte für die Entwicklung neuer Kontrazeptiva beim Mann werden in Tabelle 153 dargestellt. Insgesamt gesehen sind die Möglichkeiten dafür noch sehr beschränkt. Neue therapeutische Ansätze sind schon vorhanden, ihre Bedeutung für die Klinik ist jedoch noch ungewiß.

3.2 Unterdrückung der Spermiogenese

In den letzten Jahren wurde von verschiedenen Autoren über Untersuchungen berichtet, in denen man durch orale oder parenterale Gabe von Medikamenten versuchte, eine Sterilität des Mannes hervorzurufen. Durch Zufuhr von hohen Dosen männlicher Geschlechtshormone (wöchentlich 250 mg Testosteronönanthat i. m.) kann man innerhalb von 70 Tagen das Verschwinden von Spermien im Ejakulat erzielen (MacLeod u. Heller 1959). Im Laufe von 50–100 Tagen nach der letzten Injektion erholt sich die Spermiogenese meist wieder völlig. Als Nebenwirkung einer länger dauernden hoch dosierten Androgenbehandlung wurde jedoch eine Wachstumsförderung kleiner Prostatakarzinome befürchtet.

Bereits 1959 wurde nach täglicher Verabfolgung von 30 mg Ethinylnortestosteron, einem synthetischen Gestagen, das völlige Erlöschen der Spermiogenese gefunden (MacLeod u. Heller 1959). Gleichzeitig kam es

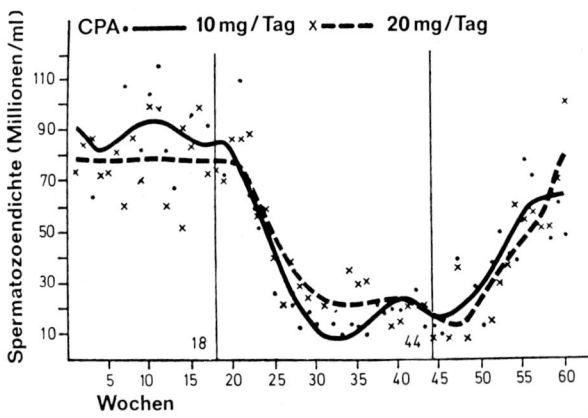

Abb. 122. Einfluß einer niedrig dosierten Cyproteronacetat-Therapie (10 mg/Tag, 20 mg/Tag; Behandlungsdauer 26 Wochen) auf die Spermatozoendichte bei 15 gesunden männlichen Probanden. (Nach Schill 1978 b)

306

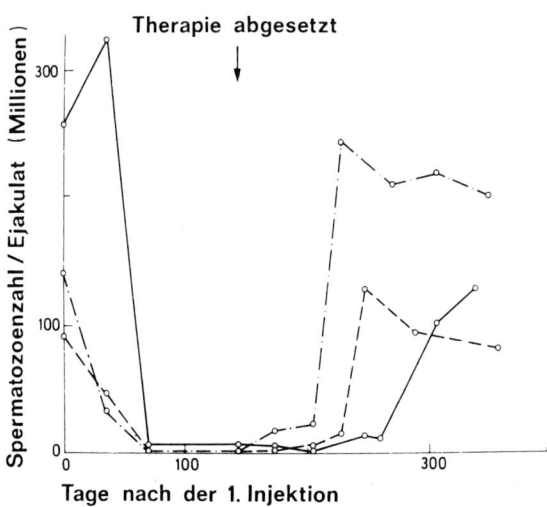

Abb. 123. Hemmung der Spermatogenese durch hochdosierte Androgentherapie (250 mg Testosteronönanthat/Woche i.m.) am Beispiel von 3 Patienten. Nach Absetzen der Androgenzufuhr kommt es mit entsprechender Verzögerung zum Wiederauftreten von Spermatozoen im Ejakulat. (Nach Schill 1976 b)

zu einer Abnahme von Libido und Potenz. Eine ähnliche Wirkung zeigte auch Enovid, ein Ovulationshemmer vom Typ des Anovlar. Geringere Nebenwirkungen auf Libido und Potenz sind bei Anwendung von Androgen-Gestagen-Kombinationen zu erwarten.

Eine Spermiogenesehemmung ist auch mit dem Antiandrogen Cyproteronacetat zu erreichen (Abb. 122). Bereits mit einer täglichen Dosis von 10–20 mg per os läßt sich die Konzentration und Motilität der Spermien signifikant herabsetzen (Koch et al. 1976). Bei dieser Dosierung wurde keine Störung des Sexualverhaltens beobachtet. Nach Hammerstein (1976) führt das Cyproteronacetat in niedrigen Dosen (10–20 mg/Tag per os) zu einer Hemmung der Spermatogenese und damit zu einer Sterilität, ohne Libido und andere androgenabhängige Organsysteme zu beeinflussen.

In einer Studie von Barfield (1979) wurde insgesamt 100 Männern monatlich Medroxyprogesteronacetat i. m., ein subkutanes testosteronpropionathaltiges Implantat oder monatlich Testosteronönanthat i.m. verabreicht (Abb. 123). In 9 Fällen traten bei den Partnerinnen Schwangerschaften auf, obwohl bei diesen Männern Spermienkonzentrationen unter 10 Millionen/ml gemessen wurden. Sechs dieser Schwangerschaften wurden ausgetragen, die Kinder zeigten keine genetischen Anomalien. Diese Ergebnisse lassen darauf schließen, daß als Voraussetzung für ein wirksames Kontrazeptivum für den Mann eine dauernde Azoospermie anzustreben ist.

Tabelle 154. Wirkung von unterschiedlichen Steroiden oder Steroidkombinationen auf die Hemmung der Spermatogenese beim Mann. (Nach Neumann u. Schenck 1980)

Steroide	Dosis	Wirksamkeit	Nebenwirkung	Autor	Jahr
1. *Östrogene:*					
Mestranol	450 µg/Tag p. o.	+ +	+ +	Heller et al.	1959
2. *Progestagene:*					
Medroxyprogesteronacetat	125, 250 oder 1 000 mg i. m.	+	+	McLeod	1965
Chlormadinonacetat	200 – 500 mg i. m.	(+)	–	Jarpa und Donoso	1969
Norethisteronenantat	200 mg/3 Wochen i. m.	+	+	Petry et al.	1970
Norethandrolon	30 mg/Tag p. o.	+ +	+ +	Heller et al.	1959
Norethisteron	30 mg/Tag p. o.	+	+ +	Heller et al.	1959
Norethynodrel	30 mg/Tag p. o.	+ +	+ +	Heller et al.	1959
Progesteron	50 mg/Tag p. o.	+ +	+ +	Heller et al.	1959
3. *Androgene:*					
Testosteronpropionat	25 oder 50 mg/Tag i. m.	+ +	–	Heller et al.	1950
Testosteronenantat	200 oder 250 mg/Woche i. m.	+ +	–	McLeod	1965
	200 mg in verschiedenen Intervallen	+ +	–	Mauss et al.	1974
				Steinberger et al.	1975

4. Kombinationen:

Danazol + Testosteronenantat	600 mg/Tag p. o. 200 mg/Monat i. m.	+	–	Skoglund und Paulsen	1973
Danazol + Testosteronpropionat	600 mg/Tag p. o. 10 mg 3mal wöchentl. i. m.	+	–	Skoglund und Paulsen	1973
Norethisteron + Testosteron	25 mg/Tag p. o. Silastikimplantate	+	(+)	Johansson und Nygren	1973
Megestrolacetat + Testosteron	30 mg/Tag p. o. Silastikimplantate	+ +	(+)	Frick	1973
Norethisteron + Testosteron	100 mg/Woche p. o. Silastikimplantate	(+)	(+)	Coutinho und Melo	1973
Megestrolacetat + } Testosteron	Silastikimplantate	(+)	(+)	Frick	1973
Norethisteron + } Testosteron	Silastikimplantate	+	(+)	Frick	1973

Die Wirkung unterschiedlicher Steroide oder Steroidkombinationen auf die Hemmung der Spermatogenese beim Mann ist in Tabelle 154 zusammengestellt. Von den Stoffen ohne Hormonwirkung haben MacLeod u. Heller Dichloracetyldiaminderivate untersucht. Eine als „Win 18 446" bezeichnete Verbindung bewirkte nach oraler Verabfolgung von 2mal täglich 0,6 g am 80. Behandlungstag ein Erlöschen der Spermatogenese. Nach dem Absetzen der Behandlung hielt die Aspermie etwa 25 Tage an. Wegen starker Nebenwirkungen bei gleichzeitigem Alkoholgenuß (starke Übelkeit, Tachykardie, Hypotonie) scheidet dieses Medikament zur breiten Anwendung als Kontrazeptivum aus.

Die medikamentöse Unterdrückung der männlichen Fertilität befindet sich also noch im Stadium des Experiments.

3.3 Verhinderung der Fertilisierung

3.3.1 Inaktivierung der Spermatozoen

Die unterschiedlichen Angriffspunkte von Enzyminhibitoren auf menschliche Spermien im Verlauf des Befruchtungsvorgangs zeigt Abb. 124. Die meisten der angegebenen Enzyminhibitoren werden augenblicklich noch am Tiermodell geprüft und haben für die klinische Anwendung vorerst keine Bedeutung.

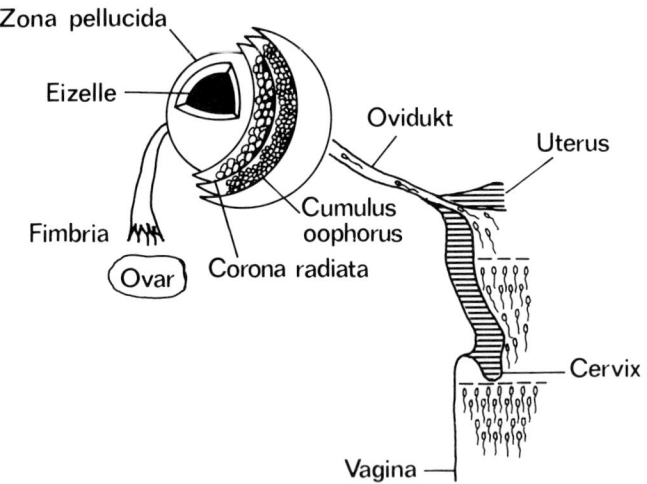

Abb. 124. Kontrazeptive Wirkung von Enzyminhibitoren, die das menschliche Sperma schädigen. (Nach Zaneveld 1976)

3.3.2 Verhaltensmethoden

Zu den Verhaltensmethoden zählt der Coitus interruptus, der bereits in Kap. B, 5.3.1.2 zusammen mit anderen Verhaltensmethoden bei der Kontrazeption durch die Frau besprochen wurde. Der Coitus interruptus als äußerst unsichere Methode gehört immerhin noch zu den mit am häufigsten praktizierten Verhaltensmethoden. Weltweit gesehen verlassen sich annähernd genauso viele Menschen auf diese Methode wie auf die hormonale Kontrazeption. Inwieweit die Spermiogenese durch eine Hyperthermie zu beeinflussen ist, kann nicht definitiv gesagt werden. Immerhin wurde von Djerassi (1980) auf diese Möglichkeit hingewiesen. Der Autor beschreibt eine kontrazeptive Methode, die von der Schweizer Ärztin Dr. M. Voegli, die lange in Indien gearbeitet hat, mitgeteilt wurde: Der Mann muß hiernach 3 Wochen lang täglich 45 min bei einer Temperatur von 45 °C (!) baden. Danach soll eine Sterilität für 6 Monate bestehen.

3.3.3 Mechanische Methoden

Die einzige mechanische, nichtchirurgische Methode, die zur Kontrazeption beim Mann zur Verfügung steht, ist das Kondom (Gummischutz).

Prinzip. Durch einen über das männliche Glied gezogenen Gummischutz werden die bei der Ejakulation freigesetzten Spermien zurückgehalten und der Kontakt mit der weiblichen Scheide verhindert (Abb. 125).

Pearl-Index. 3,3–28.

Marktübersicht. (Hersteller) Mapa GmbH, Industriestr. 19, 2148 Leven. Rimbacher Gummiwaren-Fabrik GmbH, Bergstraße, 6149 Rimbach über Heppenheim. Rubion GmbH KG, Dachstein-Weg 2, 3203 Sarstedt.

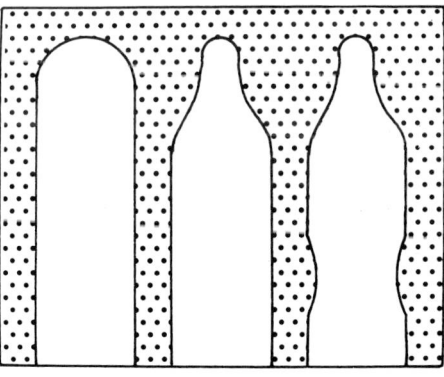

Abb. 125. Unterschiedliche Formen von Kondomen. Das linke Kondom besitzt kein Reservoir für den Samenerguß, während dies beim mittleren und rechten Modell der Fall ist

Anwendemodus
- Nur Markenkondome verwenden (Gütesiegel), Haltbarkeit auf 5 Jahre begrenzt,
- Kondom kann selbst oder vom Partner im Verlauf des Verkehrs übergestreift werden,
- Kondom (ohne Reservoir) sollte am Ende ca. 1 cm überstehen,
- Sicherheit kann durch gleichzeitige Anwendung von Spermiziden oder bei Verwendung von Kondomen mit spermizider Gleitbeschichtung erhöht werden,
- eine Lubrikation des Kondoms erhöht die Sensitivität und vermindert eine Reizung oder Verletzung,
- sofortige Entfernung des Kondoms bei Nachlassen der Erektion, wobei das Kondom an der Basis beim Zurückziehen des Penis festgehalten oder mit dem Finger angehakt wird.

Indikationen
- Als Kontrazeptivum besonders geeignet bei geringer Koitusfrequenz oder beim ersten Koitus,
- in Kombination mit Spermiziden ähnlich hohe Sicherheit wie bei der Pille,
- bei häufigem Partnerwechsel gewisser Schutz vor genitalen Infektionen (Geschlechtskrankheiten, Trichomonaden, Pilze),
- bei Frauen, die keine Pille einnehmen wollen oder dürfen und das IUP nicht vertragen.

Kontraindikationen
- Keine Kontraindikationen,
- bei häufigem Verkehr weniger geeignet,

Vorteile
- Schutz vor Geschlechtskrankheiten,
- keine systemische Kontrazeption erforderlich,
- Kontrazeption durch den Mann.

Nachteile
- Mäßige kontrazeptive Sicherheit,
- Störungen des psychosexuellen Ablaufs beim Verkehr.
- In seltenen Fällen Kontaktdermatitiden (Scheide, Penis) als Reaktion auf Kondom oder Lubrikationsmittel.

Nebenwirkungen. In seltenen Fällen Kontaktdermatitiden.

Versagerursachen
- Kondomverlust beim Zurückziehen des erschlafften männlichen Glieds nach dem Orgasmus (Auslaufen des Spermas),
- Platzen eines Kondoms (bei Markenartikel selten), Prophylaxe: Kondom vorne überstehen lassen oder Reservoir für Spermien,
- mehrfaches Verwenden von Kondomen.

Versagerprophylaxe. Partner, die Kondome zur Kontrazeption anwenden, sollten für den Fall eines Kondomversagers eine Schachtel Minipillen bei sich haben. Bei einem Zwischenfall nimmt die Frau innerhalb der ersten 3 h nach dem Verkehr 20 Minipillen (z. B. Microlut: 600 µg Levonorgestrel) ein (s. auch Kap. D, 3.2.4).

3.3.4 Sterilisation

Zur Zeit werden in der Bundesrepublik Deutschland wesentlich mehr chirurgische Eingriffe zur Sterilisation beim Mann als bei der Frau vorgenommen. Weltweit wurden mittlerweile ca. 10 Millionen Männer sterilisiert (Vogt 1980). Zur Sterilisation des Mannes kommen chirurgische und mechanische Verfahren in Betracht.

3.3.4.1 Vasektomie

Die Durchführung der Vasektomie wird in einer Bildfolge in Abb. 126 dargestellt.

Prinzip. Unterbrechung des Samenleiters durch Teilresektion oder Ligatur.

Pearl-Index. Bis ca. 6% Versager (Leader et al. 1974). Nach einer Vasektomie tritt eine Azoospermie erst nach ca. 20 Ejakulationen ein (Marshall u. Lyon 1972).

Indikation. Abgeschlossene Familienplanung mit definitivem Sterilisationswunsch.

Kontraindikation. Junge Männer, bei denen eine Veränderung der Familiensituation (z. B. Scheidung) nicht ausgeschlossen ist, lokale Entzündungen, systemische Bluterkrankungen.

Vorteile
– Keine systemischen Nebenwirkungen,
– leichte Zugänglichkeit des Samenleiters und somit keine große Operation.

Nachteile
– Irreversibler Eingriff; spätere Reanastomosierung nicht immer möglich; mit Hilfe der Mikrochirurgie durch Vasovasostomie in etwa 30% Schwangerschaften.
– gelegentlich Auftreten von Immunantikörpern gegen Spermatozoen.

Nebenwirkungen
– Psychische Probleme,
– fragliche Nebenwirkungen durch Autoimmunantikörper.

Komplikationen. Zu den häufigsten Komplikationen nach einer Vasektomie zählen Hämatome (Abb. 127). An zweiter Stelle folgen Infektionen sowie eine Epididymitis.

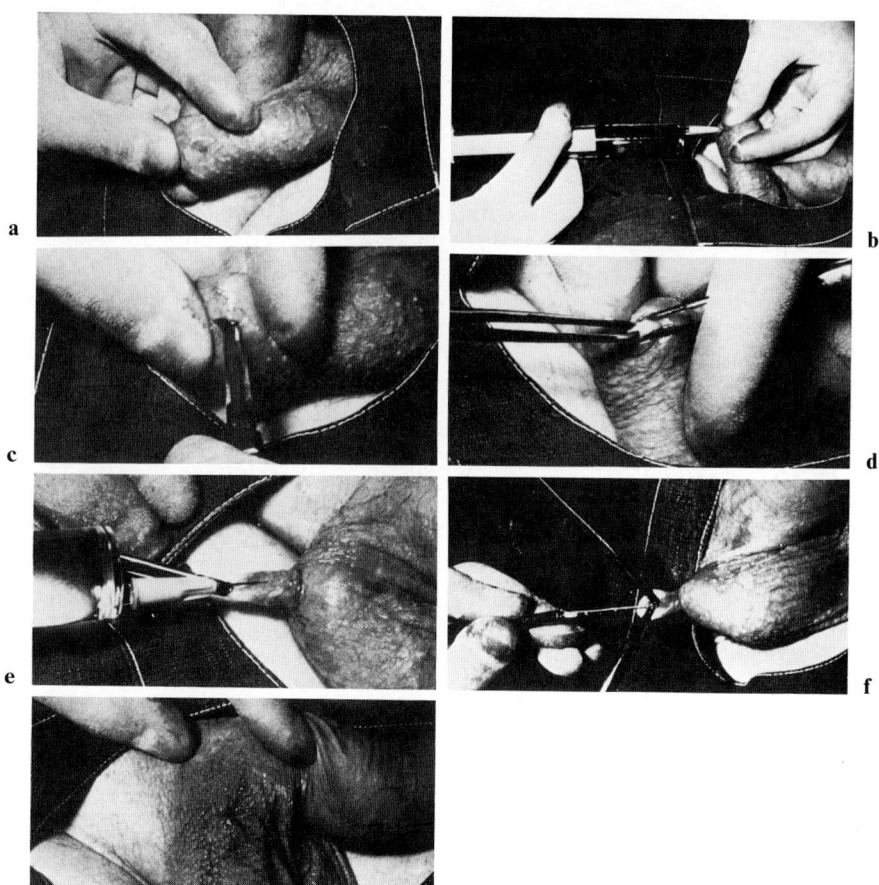

Abb. 126 a–g. Darstellung einer Vasektomie. **a** Aufsuchen des Ductus deferens unter der Haut des Skrotums. **b** Einspritzen des Lokalanästhetikums. **c** Hautschnitt. **d** Fassen des Ductus nach Inzision der darüberliegenden Scheide. **e** Injektion von Lokalanästhetikum in die emporgezogene Schlinge des Ductus deferens. **f** Durchtrennung des Ductus nach Ligatur. **g** Hautnaht

Die Bedeutung der Autoimmunantikörper gegen Spermatozoen wurde in der letzten Zeit häufiger diskutiert. Phadke u. Padukone (1964) berichteten erstmals über das Auftreten von agglutinierenden Autoantikörpern gegen Spermatozoen im Serum von Männern, die sich einer Vasektomie unterzogen hatten. Später konnten durch andere Untersucher zirkulierende Spermatozoenantikörper nach Vasektomie im Spermaagglutinationstest, im Immobilisationstest, Zytotoxizitätstest und durch indirekte Im-

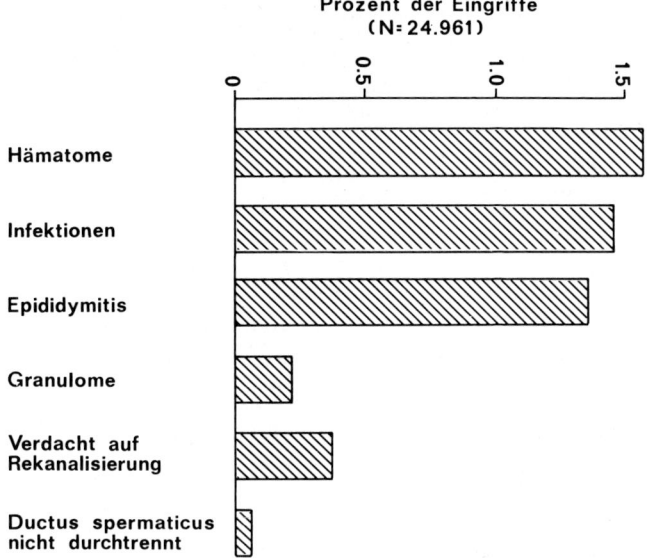

0   0.5   1.0   1.5

Hämatome

Infektionen

Epididymitis

Granulome

Verdacht auf
Rekanalisierung

Ductus spermaticus
nicht durchtrennt

Abb. 127. Komplikationen nach einer Vasektomie. Ausgewählte Studien 1969–1974. (Aus Population Reports 1975)

munfluoreszenz nachgewiesen werden (Ansbacher 1971; Howard u. James 1973; Schill et al. 1975; Shulman et al. 1972; Tung 1975). Bei ca. 50% der vasektomierten Männer lassen sich Spermaagglutinine mit unterschiedlich hohem Titer im Serum feststellen. Bei etwa 25% dieser Männer sind komplementabhängige Spermaimmobilisine, bei 2% Spermatotoxine und bei 25 bzw. 55% der Fälle in Abhängigkeit von der Dauer seit der Operation Spermatozoenantikörper durch indirekte Immunfluoreszenz nachweisbar (Ansbacher 1971; Howard u. James 1973; Schill 1977; Schill et al. 1975; Shulman et al. 1972; Tung 1975).

Es gibt bisher beim Menschen keine Hinweise auf immunologische Kreuzreaktionen mit anderen körpereigenen Proteinen. Demnach gibt es keine Anhaltspunkte für mögliche systemische Effekte bei der Vasektomie beim Menschen. Allerdings läßt sich eine Mitteilung von Roberts in diese Richtung interpretieren (Roberts 1968). Er beobachtete bei 6 Patienten das Auftreten von systemischen Erkrankungen wie Polyskleradenitis, rezidivierende Thrombophlebitiden, Arthritis, Hyperinsulinismus und multiple Sklerose innerhalb von einigen Monaten bis zu Jahren nach der Vasektomie.

Nach den heutigen Kenntnissen ist man der Ansicht, daß die Wahrscheinlichkeit des Auftretens einer Autoimmunerkrankung nach der Vasektomie nicht höher einzuschätzen ist als bei einem vergleichbaren Alterskollektiv ohne Vasektomie (Schill 1978).

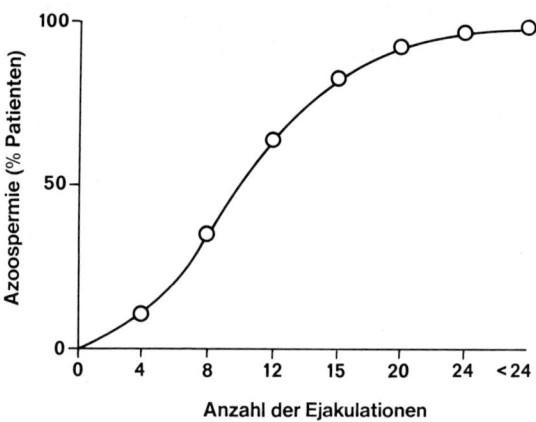

Abb. 128. Anzahl der Orgasmen nach Vasektomie bis zum Nachweis einer Azoospermie. (Nach Marshall u. Lyon 1972)

Versagerursachen
– Verkehr vor Nachweis einer Azoospermie; hierzu sind andrologische Kontrolluntersuchungen nach 20 Orgasmen erforderlich (Abb. 128). Bei Spermiennachweis erneute Kontrolle nach weiteren 10 Orgasmen. Statistisch ist davon auszugehen, daß eine Azoospermie erst nach 2–3 Monaten eintritt. Voraussetzung für diese Untersuchung ist eine 3- bis 5tätige sexuelle Karenz, um nicht eine Azoospermie mit einer Erschöpfungsazoospermie zu verwechseln.
– Rekanalisationen durch operationstechnische Fehler, doppelte Anlage eines oder beider Samenleiter sowie durch eine spontane Rekanalisierung.

3.3.4.2 Weitere Sterilisationsverfahren

Vereecken (1976) beschreibt eine Ringsterilisation beim Mann. Bei dieser Operationsmethode wird ein Silikonring über eine kleine Schleife des Vas deferens gestreift. Der Eingriff ist schneller durchzuführen und schmerzloser als die konservative Vasektomie. Postoperative Spermienkontrollen bestätigen eine mit der Vasektomie vergleichbare Sicherheit.

316

D. Auswahl der geeigneten kontrazeptiven Methode

1 Allgemeines

Bei der Auswahl der geeigneten kontrazeptiven Methode geht es darum, individuell unter Berücksichtigung der kontrazeptiven Bedürfnisse, der Risikofaktoren und der körperlichen Untersuchungsbefunde ein geeignetes Kontrazeptivum zu finden. Die erste Entscheidung besteht darin, ob die Kontrazeption von der Frau, vom Mann oder durch beide Partner gemeinsam übernommen wird. Nach vorliegenden Zahlen nimmt der Mann nur in geringem Umfang an der Kontrazeption teil. Dies liegt vor allem daran, daß für den Mann weniger geeignete kontrazeptive Methoden zur Verfügung stehen. Es kommen eigentlich nur Verhaltensweisen, welche die Disziplin beider Ehepartner erfordern, das Kondom und die Sterilisierung durch Vasektomie in Frage. Allerdings hat die Anzahl der Kondomanwender wie auch die Anzahl der freiwilligen Sterilisationen bei Männern in den letzten Jahren stark zugenommen. Wahrscheinlich übernehmen die Frauen auch deshalb eher die Durchführung kontrazeptiver Maßnahmen, weil in erster Linie sie die Folgen einer unerwünschten Schwangerschaft zu tragen hätten. Insofern wird die Entscheidung, für die Kontrazeption verantwortlich zu sein, gewöhnlich von der Frau leicht akzeptiert.

2 Kontrazeption beim Mann

Beim Mann kommt der Einsatz von Kondomen dann in Betracht, wenn der Verkehr sporadisch stattfindet (z. B. bestimmte Berufsgruppen, Seeleute, Fernfahrer, Piloten) oder aufgrund der sozialen Situation die Möglichkeit zu sexuellen Kontakten seltener gegeben ist (Jugendliche). In diesen Fällen wird eine Kombination von Kondomen mit Spermiziden empfohlen, wodurch die kontrazeptive Sicherheit nahezu ebenso hoch ist wie unter Einnahme von Ovulationshemmern. Weiterhin erscheint die Verwendung von Kondomen in der Prämenopause bis zum endgültigen Ausbleiben der Periode sinnvoll, da bei der eingeschränkten Fertilität in diesem Alter die Möglichkeit für eine ungewollte Schwangerschaft gering ist. Kondome sollten ebenfalls bei Verkehr mit wechselnden Partnern verwendet werden, da hierdurch ein gewisser Schutz vor Geschlechtskrankheiten besteht.

Eine definitive Sterilisation des Mannes kommt nur in Frage, wenn nach abgeschlossener Familienplanung dieser Entschluß von beiden getragen wird. Es ist hierbei zu berücksichtigen, daß die fertile Periode des Mannes bis ins hohe Alter geht, während die fertile Lebensphase der Frau durch die Menopause (ca. das 50. Lebensjahr) begrenzt ist. Durch eine Sterilisation verliert eine Frau etwa 10–15 Jahre ihrer reproduktiven Periode, während es sich beim Mann unter Umständen um 30 Jahre handeln kann. Unter diesem Aspekt sind bei Sterilisierungsmaßnahmen die Stabilität der Ehe, Verlust der Ehefrau und der Kinder durch tragischen Unfall oder Krankheit zu berücksichtigen. Die Sterilisation des Mannes ist einfacher und unkomplizierter als bei der Frau und kann in örtlicher Betäubung ambulant durchgeführt werden.

3 Kontrazeption bei der Frau

3.1 Auswahlkriterien

3.1.1 Allgemeines

Auf die Auswahl der richtigen, kontrazeptiven Methode bei der Frau wurde zu Beginn der verschiedenen Kapitel bereits hingewiesen. Zur Kontrazeption stehen Ovulationshemmer, Maßnahmen zur Verhinderung der Fertilisierung sowie die Möglichkeit der Implantationshemmung zur Verfügung.

Ausgangspunkt für eine kontrazeptive Beratung und Auswahl des geeigneten Kontrazeptivums bei der Frau ist deren Einstellung zu den unterschiedlichen Verfahren. Die meisten Frauen suchen einen Arzt bereits mit einer festen Vorstellung über eine kontrazeptive Methode auf. Diese Vorstellung wird durch Presseinformation, Fernsehen, Werbung sowie Informationen und Erfahrungen von Freundinnen geprägt. Der Sinn der kontrazeptiven Beratung besteht darin, Patientinnen entsprechend ihren Wunschvorstellungen im Hinblick auf die Methode, Familiengröße und kontrazeptive Sicherheit zu beraten.

Entscheidend für die Beratung ist es festzustellen, ob die Patientin aufgrund ihrer körperlichen Untersuchungsbefunde und individuellen Risikofaktoren die in Frage kommende kontrazeptive Methode überhaupt anwenden darf.

3.1.2 Anamnese

Die Familienanamnese hat nur für die Verordnung hormonaler Kontrazeptiva eine Bedeutung. Hierbei soll auf vererbliche Risikofaktoren wie Diabetes mellitus, Neigung zu kardiovaskulären Erkrankungen, Leberadenome (selten!) sowie auf familiär auftretende Mißbildungen geachtet werden. Beim gehäuften Auftreten von Mißbildungen ist eine genetische Beratung der Patientin zu empfehlen.

Bei der Erhebung der Eigenanamnese muß auf Erkrankungen geachtet werden, die als mögliche Kontraindikationen für die unterschiedlichen kontrazeptiven Verfahren in Betracht kommen. Die absoluten und relativen Kontraindikationen für eine hormonale Kontrazeption sowie für die Gabe von reinen gestagenhaltigen Kontrazeptiva (Minipille, Dreimonatsspritze) sind in Tabelle 163 zusammengestellt. Im Hinblick auf die Einlage von Intrauterinpessaren ist es wichtig, die Häufigkeit von Entzündungen im kleinen Becken, bakterielle sowie Pilzinfektionen der Scheide, Geschlechtskrankheiten, einen bereits diagnostizierten Uterus myomatosus sowie bekannte Genitalanomalien zu kennen. Wird von der Patientin eine natürliche Kontrazeption im Sinne von Verhaltensmethoden gewünscht, ist auf die Zyklusstabilität zu achten.

Bei der Aufnahme der Anamnese werden ebenfalls Fragen der Familienplanung, die Grundmotivation zur Kontrazeption, die Partnerschaft, die sexuellen Gewohnheiten und die sozioökonomischen Gegebenheiten sowie die Größe der Familie näher besprochen.

Bei der Erhebung der Zyklusanamnese ist von Bedeutung, ob die Patientin die Periode regelmäßig, zu häufig (Polymenorrhö) oder zu selten bekommt (Oligomenorrhö). Weiterhin soll nach prä-, postmenstruellen sowie Zwischenblutungen gefragt werden. Das Auftreten von Schmerzen vor und während der Menstruation ist möglicherweise das Symptom einer bestehenden Endometriose und ist entsprechend zu beachten.

Die Behandlung von Zyklusstörungen gehört mit zu einem Indikationsbereich der hormonalen Kontrazeption; in solchen Fällen bieten sich Kombinations- oder Sequentialpräparate an. Die reine Gestagenbehandlung (Minipille, Dreimonatsspritze) ist hier nicht angezeigt. Bei entsprechender klinischer Symptomatik (Dysmenorrhö) kann auch die Einlage eines progesteronabgebenden Intrauterinpessars (Progestasert) erwogen werden.

3.1.3 Klinische Untersuchungen

Im Rahmen einer klinischen Untersuchung geht es darum, Erkrankungen zu erkennen, bei denen eine Schwangerschaft eine Gefährdung für die Mutter darstellt. Ferner sind Erkrankungen festzustellen, bei denen hormonale Kontrazeptiva oder reine Gestagenpräparate kontraindiziert sind. Hinsichtlich der hormonalen Kontrazeption ist besonders auf Herzfehler, Herzrhythmusstörungen, Lebervergrößerung und Bluthochdruck zu achten.

Gynäkologische Befunde: Im Bereich der Vulva und Vagina ist auf Entzündungen sowie ein verstärkter Ausfluß zu achten. In solchen Fällen ist eine Behandlung des Infekts erforderlich, da sonst eine Reihe von kontrazeptiven Maßnahmen nicht in Frage kommen oder die Beschwerden noch verstärken, wie die Anwendung von Spermiziden, Kondomen, die Einlage eines Scheidendiaphragmas oder eines IUPs. Bei rezidivierenden Entzündungen im äußeren Genitalbereich muß ein Diabetes mellitus ausgeschlossen werden. Ferner können die Methoden, die auf der vaginalen Sekretion wie Spinnbarkeit und Beschaffenheit des Schleims beruhen, bei häufig auftretenden Entzündungen der Scheide nicht angewandt werden. Anatomische Besonderheiten wie enge Vagina, Stenosen oder Strikturen schließen den Einsatz von Scheidendiaphragmas aus.

Bei starker Ektopiebildung an der Portio uteri besteht die Möglichkeit, daß sich diese durch eine hormonale Kontrazeption noch verstärkt. Eine ausgeprägte Ektopie mit starker zervikaler Sekretion verbietet ebenfalls die Anwendung von Portiokappen. In solchen Fällen ist der Einsatz von IUPs zu erwägen. Bei zytologisch suspekten Befunden der Cervix besteht bis zur endgültigen Klärung eine Kontraindikation gegen die Pille. Die Größe (Myom) und Lage der Gebärmutter sind wichtig im Hinblick auf die Einlage von IUPs. Bei Uterusanomalien und Uterus myomatosus können keine IUPs eingelegt werden. Je nach Sondenlänge des Uterus können unterschiedliche IUPs ausgewählt werden. Unverdächtige Ovarialcysten können sich unter der Gabe von hormonalen Kontrazeptiva zurückbilden.

Eine ausgeprägte Adipositas ist außer bei der Verordnung von hormonalen Kontrazeptiva mit ihrem Risiko einer weiteren Gewichtszunahme auch im Hinblick auf eine laparoskopische Tubensterilisation zu beachten.

Bei der Untersuchung der Mammae ist auf Hauteinziehungen, Knoten, axilläre und superklavikuläre Lymphknoten zu achten und bei Verdacht ein Karzinom auszuschließen. Es ist bekannt, daß gutartige Brusttumoren unter der Pille seltener auftreten. Eine bestehende Galaktorrhö sollte im Hinblick auf eine hyperprolaktinämische Zyklusstörung durch die Bestimmung von Prolaktin im Serum und evtl. durch eine Tomographie der Sella turcica abgeklärt werden. Das Erkennen von hyperprolaktinämischen Zyklusstörungen mit Ausschluß eines Prolaktinoms vor Verordnung der Pille ist hinsichtlich einer später auftretenden sog. Post-pill-Amenorrhö wichtig.

3.1.4 Labordiagnostik

Eine Basislabordiagnostik erscheint sinnvoll, bevor ein entsprechendes Kontrazeptivum ausgewählt wird.

Bei länger bestehender Amenorrhö empfiehlt sich zumindest ein immunologischer Schwangerschaftstest. Unter Umständen ist auch eine Bestimmung von Prolaktin und FSH zum Ausschluß von bestimmten Zyklusstörungen (s. Kap. B, 5.2.7.2.4) durchzuführen.

Vor der Verordnung hormonaler Kontrazeptiva sollte der Urin auf Glukose und Eiweiß untersucht werden. Beim Nachweis von Glukose im Urin sollte erneut nach dem Vorkommen von Diabetes mellitus in der Familie gefragt werden und ein Nüchternblutzucker- und ein Glukosebelastungstest durchgeführt werden. Als Screening bietet sich ebenfalls die Bestimmung des Hb-A$_1$ im Blut an.

Bei Verdacht auf eine Leberfunktionsstörung (z. B. Pruritus, Schwangerschaftsikterus, Speiseintoleranz) sollten die Leberenzyme bestimmt werden.

Vor der Einlage eines IUPs sollte in Zweifelsfällen anhand einer Blutsenkung sowie einer Leukozytenbestimmung eine mögliche Entzündung im kleinen Becken ausgeschlossen werden. Weiterhin sollte durch eine Vitalzytologie des Scheidensekrets durch Phasenkontrastmikroskopie ausgeschlossen werden, daß eine Besiedlung der Scheide mit pathogenen Bakterien (Mischflora, zahlreiche Leukozyten sichtbar) oder Pilzen vorliegt.

3.1.5 Kontrazeptive Beratung und Auswahl der geeigneten kontrazeptiven Methode

Nach Kenntnis der Anamnese, der klinischen und möglicherweise laborchemischen Befunde kann eine umfassende kontrazeptive Beratung erfol-

Tabelle 155. Kontrazeptive Beratung

1. Vorstellung geeigneter Methoden zur Kontrazeption unter Berücksichtigung von
   speziellen Wünschen der Patientin
   persönlicher Situation
   klinischen Untersuchungsbefunden
   – absolute Kontraindikationen
   – relative Kontraindikationen
   – Vor- und Nachteilen der in Frage kommenden kontrazeptiven Methode
   – Sicherheit
   – Handhabung
   – Nebenwirkung
   – Kosten
   – Reversibilität
2. Patientin soll selbst die Methode auswählen
   Merke: Akzeptanz und Nebenwirkungen hängen maßgeblich vom Arzt-Patienten-Verhältnis ab

Tabelle 156. Einteilung der Frauen nach Lebensalter sowie familiärer persönlicher Situation in Gruppen

Altersgruppe	Situation
Junge Mädchen (14–18 Jahre)	(Pubertäre) Entwicklung Berufliche Ausbildung Bindung an das Elternhaus Erste partnerschaftliche Beziehungen Neugierde
Junge Frauen (19–35 Jahre)	Familienplanung Berufsausbildung Unabhängigkeit
Reifere Frauen (ab 35 Jahre)	Familienplanung meist abgeschlossen Identitätsfindung

Tabelle 157. Für die Kontrazeption wichtige Gesichtspunkte, bezogen auf den Familienstatus der Patientinnen. (Aus Wilson 1975)

	Ohne Kinder	Unvollständige Familie	Vollständige Familie
Zuverlässigkeit	+ + +	+ +	+ + +
Sicherheit	+ + +	+ + +	+ + +
Nebenwirkung	+ +	+ + +	+ + +
Kosten	+	+ +	+ + +
Erreichbarkeit	+	+ + +	+ + +
Annehmbarkeit	+ +	+ + +	+ + +
Reversibilität	+ + +	+ + +	0

gen (Tabelle 155). Im Mittelpunkt einer solchen Beratung stehen die persönlichen Bedürfnisse der Frau. Hierbei spielen späterer Kinderwunsch, Familiengröße, Alter sowie die Stabilität der Partnerschaft eine wichtige Rolle (Tabelle 156 und 157).

Die zur Verfügung stehenden kontrazeptiven Möglichkeiten beim Mann und bei der Frau sind in Tabelle 158 zusammengestellt.

Eine Empfehlung kontrazeptiver Maßnahmen in Abhängigkeit vom Alter der Patientin erfolgt in Tabelle 159. Eine weitere Differenzierung

Tabelle 158. Zusammenstellung der verschiedenen Möglichkeiten für eine Kontrazeption bei Frau und Mann

Kontrazeption bei der Frau

1. Ovulationshemmer
   oral
   – Kombinationspräparate
   – Sequentialpräparate
   reine
   Zweiphasenpille
   Dreiphasenpille
   Parenteral
   – Dreimonatsspritze

2. Verhinderung der Fertilisierung

   Verhaltensmethoden
   – Periodische Enthaltsamkeit
   Lokal angewandte Methoden
   – Mechanische
   Kondom
   Scheidendiaphragma
   Portiokappe
   – Chemische
   Spermatizide

Hormonelle Methoden
– Minipille
Sterilisation

3. Verhinderung der Implantation
   Intrauterine Pessare
   – Inerte-IUP's
   – Kupfer-IUP
   – Progesteron-IUP
   Steroidhormone
   – Pille danach

Kontrazeption beim Mann

1. Spermiogenesehemmung (noch nicht klinikreif)
2. Verhinderung der Fertilisierung
   Verhaltensmethoden
   – Koitus interruptus
   Mechanische Methoden
   – Kondom
   Sterilisierung
   – Vasektomie

Tabelle 159. Empfehlung kontrazeptiver Maßnahmen in Abhängigkeit vom Lebensalter. (Aus Runnebaum u. Rabe 1982)

	Junge Mädchen 14–18 Jahre	Junge Frauen 19–35 Jahre	Reifere Frau[a] ab 35 Jahre
Kombinationspille: 50 µg EE	••	••	○
Kombinationspille: 30–37 µg EE	•• – •ͦ•[b]	•ͦ•	••
Sequentialpille „rein"	•ͦ•	••	•
Sequentialpille 2-Phasen	•ͦ•	••	○
Sequentialpille 3-Phasen	•• – •ͦ•[b]	•ͦ•	••
Minipille	•	•	••
Dreimonatsspritze	○	•	••
Intrauterinpessar	•	••	•ͦ•
Mechanische Kontrazeption	•	••	••
Sterilisation	○	○	••

[a] Ab dem 40. Lebensjahr sollte die Pille nicht mehr zur Kontrazeption, sondern nur noch bei anderen Indikationen (z. B. Blutungsstörungen) verschrieben werden:
[b] Umsetzen auf niedrig dosierte Präparate möglich wenn höher dosierte reine Sequentialpille oder Sequentialpille 2-Phasen gut vertragen wurde;

•ͦ•, zu empfehlende kontrazeptive Methode; • •, als Alternative geeignet; •, als Alternative geeignet, wenn andere Methoden abgelehnt werden; ○, nicht geeignet

nach Alter, Familiengröße und Zyklusstabilität sowie Häufigkeit des sexuellen Verkehrs beinhalten die Tabellen 160 und 161.

Um für die jeweilige Patientin ein geeignetes Kontrazeptivum zu finden, müssen die unterschiedlichen kontrazeptiven Methoden unter Berücksichtigung der kontrazeptiven Bedürfnisse der Patientin, der klinischen Untersuchungsbefunde sowie der Risikofaktoren gegeneinander abgewogen werden. Einen Vergleich von Indikationen, Kontraindikationen, Vor- und Nachteilen von Ovulationshemmern, Minipille, Dreimonatsspritze und Intrauterinpessar zeigen die Tabellen 162, 163 und 164.

Außer der kontrazeptiven Sicherheit, müssen eventuelle gesundheitliche Nebenwirkungen, die Handhabung, die Kosten und die Reversibilität der Methode berücksichtigt werden. Hierbei ist gewöhnlich eine Abwägung von Vor- und Nachteilen der einzelnen Methoden mit der Patientin vorzunehmen.

Tabelle 160. Auswahl einer geeigneten Kontrazeptionsmethode in der Altersgruppe von 18 bis 35 Jahren

Kinder Zahl	Keine Kinder, zur Zeit kein Kinderwunsch				Kinder, Familienplanung noch nicht abgeschlossen				Kinder, Familienplanung abgeschlossen			
Zyklus	Regelmäßig		Unregelmäßig		Regelmäßig		Unregelmäßig		Regelmäßig		Unregelmäßig	
Häufigkeit des Verkehrs	Häufig	Selten	Häufig	Selten	Häufig	Selten	Häufig	Selten	Häufig	Selten	Häufig	Selten
Aufwachtemperaturmessung	○	●	○	○	○	●	○	○	○	●	○	○
Kondom und Schaumovula	○	●	○	●●	○	●	●	●●	○	●	●	●●
Niedrig dosierte Kombinationspille (EE 30–37 µg)	●●	●	●●	●	●●	●	●●	●	●●	●	●●	●
Kombinationspille (EE 50 µg)	●●	○	●●	○	●●	○	●	○	●●	●	●●	●
Sequentialpille 2-Phasen	●●	●	●●	●	●●	●	●	●	●●	●	●●	●
Sequentialpille 3-Phasen	●●	●	●●	●	●●	●	●	●	●●	●	●●	●
Minipille	●●	●	○	○	●	●	○	○	●	○	○	○
Dreimonatsspritze	○	○	○	○	○	●	○	○	●	●	●	○
IUP	●●	●	●●	●	●●	●	●●	●	●●	●	●●	●
Tubensterilisation	○	○	○	○	○	○	○	○	evtl. ab 30. Lebensjahr			
Hysterektomie	○	○	○	○	○	○	○	○	Nur bei Indikation			

●●, zu empfehlende kontrazeptive Methode; ●●, als Alternative geeignet; ●, Als Alternative geeignet, wenn andere Methoden abgelehnt werden; ○, nicht geeignet

Tabelle 161: Auswahl einer geeigneten Kontrazeptionsmethode in der Altersgruppe von 36 bis 50 Jahren.

Kinder Zahl	Familienplanung noch nicht abgeschlossen				Familienplanung abgeschlossen			
Zyklus	Regelmäßig		Unregelmäßig		Regelmäßig		Unregelmäßig	
Häufigkeit des Verkehrs	Häufig	Selten	Häufig	Selten	Häufig	Selten	Häufig	Selten
Aufwachtemperaturmessung	○	○	○	○	○	○	○	○
Kondom und Schaumovula	●	●●	●	●●	●	●●	●●	●●
Niedrig dosierte Kombinationspille (EE 30–37µg)	●●	●	●●	●	●●	●●	●●	●
Kombinationspille (EE 50 µg)	○	○	●	●	●●	●●	●●	●
Sequentialpille 2-Phasen	● ●	●	● ●	● ●	● ●	● ●	● ●	●
Sequentialpille 3-Phasen	●●	●●	●●	●	●●	●●	●●	●●
Minipille	○	○	○	●	●	●	○	○
Dreimonatsspritze	○	○	○	○	●	●	○	○
IUP	●●	●●	●●	●	●	●●	●●	●●
Tubensterilisation	○	○	○	○	Nur bei Indikation			
Hysterektomie	○	○	○	○	Nur bei Indikation			

●, Als Alternative geeignet, wenn andere Methoden abgelehnt werden; ○, nicht geeignet

●●, zu empfehlende kontrazeptive Methode; ● ●, als Alternative geeignet; ○, nicht geeignet

Tabelle 162. Vor- und Nachteile verschiedener Kontrazeptiva

Orale hormonale Kontrazeptiva: Pille	Minipille	Dreimonatsspritze	Intrauterinpessar
Vorteile	*Vorteile*	*Vorteile*	*Vorteile*
1. Positive Nebenwirkungen – Zyklusnormalisierung – Häufig Rückbildung von Ovarialzysten – Allgemeiner Rückgang von Androgenisierungserscheinungen (z. B. Akne, Hirsutismus) – Manchmal Besserung des Fluor vaginalis – Gutartige Brusttumoren werden seltener – Myome werden seltener – Rückgang der rheumatoiden Arthritis 2. Kontrazeptive Sicherheit 3. Reversibilität 4. Keine Störung der Intimsphäre und des Koitus 5. Relativ niedrige Kosten 6. Fraglicher Schutz vor neoplastischen Erkrankungen (Endometriumkarzinom, Mammatumoren)	1. Keine Östrogennebenwirkungen 2. Nur niedrig dosierter Gestagenanteil 3. Nur geringe zentrale Suppression	1. Tägliche Pilleneinnahme nicht erforderlich 2. Ehemann hat keinen Einfluß auf die Anwendung 3. Gynäkologische Untersuchung des kleinen Beckens nicht unbedingt erforderlich (z. B. Entwicklungsländer) 4. Gute Geheimhaltung 5. Postpartal: evtl. positiver Einfluß auf die Milchproduktion (?)	1. Methode ist jederzeit reversibel 2. Keine Störung des Endokrinums der Frau 3. Wegfall des täglichen Pillenschluckens 4. Psychosexuelles Geschehen ist ungestört 5. Methode vergleichsweise billig 6. Einmaliger Eingriff alle 2–3 Jahre 7. Männer an der Schwangerschaftsverhütung und Familienplanung unbeteiligt 8. Geheimhaltung gesichert 9. Unabhängig von der Intelligenz der Frau; keine Einnahmedisziplin 10. Mortalitätsrate am geringsten 11. Libido nicht gestört 12. Laktation nicht beeinflußt

Nachteile
1. Negative Nebenwirkungen
Seltene, aber altersabhängige
gesundheitliche Schäden
– Kardiovaskuläres System
  – Herzinfarkte
  – Thromboembolien
  – Hypertonien
  – Blutgerinnung
  – Gut-/bösartige Lebertumore
2. Tägliche Pilleneinnahme
3. Schlechte Geheimhaltung
4. Postpartal: Beeinflussung der
Milchproduktion

Nachteile
1. Keine hohe kontrazeptive
 Sicherheit
2. Häufige Durchbruchblu-
tungen, schlechte Zyklus-
kontrolle
3. Amenorrhöen
4. Erhöhte Rate von Extrauteringraviditäten
5. Regelmäßige Einnahme erforderlich; zeitliche Abweichung pro Tag von höch-
stens 3 h

Nachteile
1. Wirkungsdauer kann we-
sentlich länger als 3 Monate
gehen
2. Schlechte Kontrolle der
Zyklusfunktion; im ersten
Jahr häufig Durchbruch-
blutung, dann zunehmende
Amenorrhö (je nach Anwen-
dungsdauer in 30–50%
der Fälle)

Nachteile
1. Häufiger Entzündungen der
Eileiter
2. Häufiger Ausfluß
3. Verstärkte Menstruations-
blutungen
4. Schmerzen im Unterleib,
auch Dysmenorrhö
5. Nicht so sicher wie die Pille
6. Unbemerkte Expulsion
möglich
7. Perforation im Uterus und
in die freie Bauchhöhle
möglich
8. Unsicherheit bei Ausbleiben der Periode
9. Notwendigkeit regelmäßiger ärztlicher Kontrollen

Tabelle 163. Indikationen verschiedener Kontrazeptiva

Orale hormonale Kontrazeptiva: Pille	Minipille	Dreimonatsspritze	Intrauterinpessar
1. *Kontrazeption* 2. *Gynäkologische Indikationen* Manche Zyklusstörungen: Hypermenorrhö, Menorrhagie und Polymenorrhö Dysmenorrhö Endometriose Myome, besonders mit Zyklusstörungen Nur bedingt bei Uterus- und Mammahypoplasie Prämenstruelles Spannungssyndrom Mastopathia chronica cystica fibrosa Ovarialzysten Akne, Seborrhö, androgenetischer Haarausfall und Hirsutismus Menstruationsverschiebung 3. *Spezielle Indikationen* Kombinationspräparate: – Hypermenorrhö – Menstruationsverschiebung – Endometriose – Funktionelle Dysmenorrhö – Mittelschmerz	1. Anamnese: Oberflächliche Thrombophlebitis 2. Einnahme während der Stillperiode 3. Patientinnen mit Östrogenintoleranz 4. (Bei Frauen über 35 Jahren)	1. Frauen mit abgeschlossener Familienplanung 2. Östrogenintoleranz oder Angst vor dem Risiko langdauernder Östrogengaben, d. h. ab dem 30. Lebensjahr 3. Tägliche Pilleneinnahme nicht erwünscht: Befreiung von der Angst, die Pille zu vergessen 4. Unzuverlässige Patientinnen, Geisteskranke, Patientinnen im Schichtdienst (Stewardessen, Krankenschwestern usw.) 5. Postpartal: Verlängerung der Laktationsdauer und häufig Zunahme des Milchvolumens 6. Wenn gynäkologische Untersuchungen des kleinen Beckens nicht möglich oder nicht erwünscht sind (z. B. Entwicklungsländer)	1. *Kontrazeption* Bei Frauen, die eine zeitlich korrekte Einnahme der Pille nicht durchführen können Bei Frauen, die die Pille nicht nehmen wollen Eventuell bei Jugendlichen mit stabilem Zyklus, wenn der Uterus groß genug ist Zur postkoitalen Kontrazeption nach ungeschütztem Verkehr in Zyklusmitte (Notmaßnahme) 2. *Sterilitätstherapie* Intrauterine Uterusverwachsungen – Verhinderung von Synechien nach Straßmannscher Operation – Therapieversuch des Asherman-Syndroms

328

Sequentialpräparate:
– Zyklusstörungen: schwache oder ausbleibende Entzugsblutung bei 1), Vorblutung, Mittelblutung
– Hypoplastisches Genitale (?)
– Trockene Scheide
– Rezidivierende Vaginalmykosen
– Libidostörungen
– Müdigkeit

Tabelle 164. Kontraindikationen verschiedener Kontrazeptiva

Orale hormonale Kontrazeptiva: Pille	Minipille	Dreimonatsspritze	Intrauterinpessar
1. *Absolute Kontraindikation* Kardiovaskuläres Risiko – Vorausgegangene Thrombo-embolie – Frau über 35 Jahre, – Raucherin (mehr als 20 Zigaretten pro Tag) – Hypertonie – Herzerkrankung – Hypercholesterinämie – Starke Varikosis – Thrombophlebitis – Sichelzellanämie Gefahr einer Hepatose – Akute Lebererkrankung und Leberschäden – Enzymopathien der Leber (Dubin-Johnson- und Rotor-Syndrom) – Akute Gallenblasen- u. Pankreaserkrankung Krebswachstum – Östrogenabhängige Tumoren – Mammakarzinom – Endometriumkarzinom – Hypophysentumoren Teratogenitätsrisiko (fraglich) – Frühgravidität	1. Schwere Leberfunktionsstörungen – Dubin-Johnson-Syndrom – Rotor-Syndrom 2. Idiopathischer Schwangerschaftsikterus 3. Schwerer Schwangerschaftspuritus 4. Gravidität 5. Herpes gestationis in der Anamnese	1. Anamnestisch: Thrombophlebitis oder Lungenembolie 2. Funktionsstörungen der Leber 3. Junge Frauen, die noch nicht geboren haben	1. Schwangerschaft, auch Verdacht 2. Cavumanomalien 3. Zustand nach EUG 4. Rezidivierenden Adnexitiden 5. Nicht abgeklärte Blutungsanomalien 6. Antikoagulationstherapie 7. Zervizitis 8. Septischer Abort 9. Malignome des Genitale

(altersabhängig)

Erkrankungen, deren Verlauf während der Einnahme von oralen hormonalen Kontrazeptiva häufiger kontrolliert werden müssen

Kardiovaskuläre Erkrankungen
– Frauen unter 35 Jahre
  – Hypertonie
  – Herzerkrankung
  – Hypercholesterinämie
  – Starke Varikosis
  – Thrombophlebitis
  – Otosklerose
– Frauen über 40 Jahre

Beeinflussung des Leberstoffwechsels
– Schwerer Diabetes mellitus
– Prophyriesyndrom
Störung der Zyklusregulation
– Oligomenorrhö oder Amenorrhö bei jungen Mädchen (14–18 Jahre)

Wachstumsstimulierung von gutartigen Tumoren
– Myome
– Endometriose
– Hypophysentumoren

Varia
– Epileptische Anfälle
– Tetanie
– Wechselwirkung mit einigen Medikamenten

331

Bei der hormonalen Kontrazeption treten angenehme, unangenehme und ernsthafte Begleiterscheinungen auf. Wegen der hohen Sicherheit, der guten Reversibilität und der relativ guten Verträglichkeit bleibt die Pille eine ideale Methode für junge Mädchen (mit häufigem Koitus) und eine durchaus akzeptable Methode für Frauen bis zum 30. Lebensjahr. Ab dem 30. Lebensjahr sind mögliche Risikofaktoren sorgfältig auszuschließen und bereits andere Methoden der Verhütung zu erwägen. Ab dem 40. Lebensjahr sollte die Pille als kontrazeptive Methode nur bei zusätzlicher Indikation angewandt werden. Bei dieser kurzen generellen Wertung der hormonalen Kontrazeption ist zu bedenken, daß die Einnahme der Pille nicht selten einen hohen therapeutischen Nutzen bringt.

Die Auswahl der geeigneten Pille, sowie die entsprechenden Kontrolluntersuchungen und die Probleme bei der Wieder- bzw. Neuverordnung eines anderen Präparates wurden in Kap. B, 5.2.6.2 und 5.2.6.3 besprochen.

Die Einlage von Intrauterinpessaren kommt vor allem für die Patientinnen in Frage, bei denen hormonale Kontrazeptiva kontraindiziert sind, oder die die tägliche Einnahme der Pille ablehnen und nicht zu der Gruppe gehören, bei denen die Einlage eines IUPs kontraindiziert ist (s. Tabelle 163). Das IUP kommt bei jungen Mädchen nur in zweiter Linie in Frage, da die Zahl unerwünschter Graviditäten mit 1–3 pro 100 Frauen im Jahr zu hoch ist und somit die kontrazeptive Sicherheit während einer Phase körperlicher und beruflicher Entwicklung nicht sichergestellt ist. Weiterhin ist das Risiko von entzündlichen Adnexerkrankungen im Hinblick auf die spätere Fertilität nicht zu unterschätzen. Das IUP ist eine geeignete Methode für Frauen zwischen 19 und 35 Jahren, die bereits ein oder zwei Kinder geboren haben und die zum „family spacing" bis zum nächsten Kind eine risikoarme Möglichkeit der Kontrazeption suchen. Auch in der Prämenopause bietet die Intrauterinspirale – wenn eine definitive Kontrazeption durch Sterilisation nicht erwünscht ist – einen ausreichend sicheren Schutz vor ungewünschten Schwangerschaften, zumal in dieser Lebensphase die Fertilität durch Störungen von Eireifung und Corpus-luteum-Funktion von selbst nachläßt. Deshalb sollten hormonale Kontrazeptiva ohne weitere Indikation (Zyklusstörungen, Ausfallserscheinungen des Ovars) im Hinblick auf mögliche kardiovaskuläre Komplikationen nicht gegeben werden. In dieser Lebensphase sind kupferhaltige Spiralen mit einer Liegezeit bis zu 5 Jahren oder Plastikspiralen mit unbegrenzter Liegezeit zu empfehlen. Auf die Indikationsstellung sowie die Auswahl und Insertion von IUPs wurde in Kap. B, 5.4.1 eingegangen.

Verhaltensmethoden kommen nur dann in Betracht, wenn die Patientin nur selten Verkehr hat, wenn keine 100%ige Kontrazeption nötig ist, d.h. die kontrazeptive Maßnahme nur als „family spacing" angewandt wird, d.h. die Patientin wünscht augenblicklich kein Kind, ein weiteres Kind ist zum späteren Zeitpunkt aber eingeplant. Bei abgeschlossener Familienplanung sind diese Methoden zu unsicher. Die Anwendung der entsprechenden Verfahren erfordert eine gewisse intellektuelle Bildung der

Patientin, da sie die Aufwachtemperatur und Schleimsekretion täglich beachten und die entsprechenden Meßparameter dokumentieren muß. Weiterhin wird vom Ehepaar eine gewisse Selbstdisziplin verlangt, da der Koitus nur zu bestimmten sicheren Phasen im Zyklus möglich ist.

Eine definitive Sterilisation der Frau kommt nur dann in Betracht, wenn nach reiflich durchdachtem Entschluß, bei abgeschlossener Familienplanung sowie entsprechendem Alter der Patientin (ab 30. Lebensjahr) der Wunsch nach einer dauerhaften Kontrazeption besteht. Weiterhin kommen definitive Kontrazeptionsmethoden dann in Frage, wenn aufgrund von allgemeinen schweren Erkrankungen eine weitere Schwangerschaft für die Frau ein erhöhtes Risiko darstellt.

3.2 Kontrazeption bei gesunden Frauen in unterschiedlichen Lebensphasen

3.2.1 Kontrazeption bei jungen Mädchen und jüngeren Frauen

Enge partnerschaftliche Beziehungen ergeben sich heute in einem viel jüngeren Alter als früher und die überwiegende Zahl der Jugendlichen macht bis zum Alter von 18 Jahren die ersten sexuellen Erfahrungen (Abb. 129).

Die höchste Geburtenzahl von jungen Müttern zwischen 15 und 19 Jahren wurde aus der DDR und Bulgarien gemeldet. In diesen Ländern beträgt der Anteil jugendlicher Mütter 72 auf 1000 Geburten. Vergleichsweise liegt die Bundesrepublik Deutschland mit 31 pro 1000 Geburten deutlich niedriger als diese Länder und auch als die USA mit 58 auf 1000 Geburten. In den USA werden pro Jahr 780 000 unverheiratete Jugendliche schwanger, während es in der Bundesrepublik zu etwa 15 000 unerwünschten Schwangerschaften bei jungen Mädchen bis zu 20 Jahren kommt. Im Jahre 1977 gab es in der Bundesrepublik z. B. 10 Schwangerschaften bei Mädchen unter 13 Jahren, 62 mit 14 Jahren, 375 mit 15 Jahren und etwa 2000 mit 16 Jahren.

Viele dieser Jungen und Mädchen schlafen miteinander, ohne an die möglichen Folgen zu denken, d. h. sie wissen über ihren Körper und über

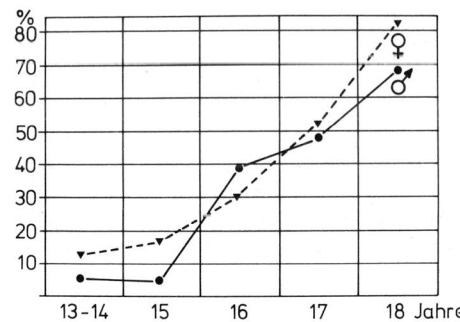

Abb. 129. Kohabitationshäufigkeit in Abhängigkeit vom Alter Jugendlicher. n = 375 (Aus Husslein 1978)

Tabelle 165. Kontrazeptionsmethoden (in %) beim ersten Koitus und während der letzten 12 Monate vor der Untersuchung (Nach Sigusch 1974)

	Erster Koitus		Koitus in den letzten 12 Monaten	
	♂	♀	♂	♀
Keine Kontrazeption	31	26	10	12
Orale Ovulationshemmer	25	16	50	37
Präservativ	28	23	27	23
Coitus interruptus	7	27	7	16
Rhythmusmethode	5	<	3	8
Chemische oder mechanische Mittel bei der Frau	2	1	<	3
Weiß nicht	5	3	0	0
	N = 110	N = 93	N = 104	N = 86

geeignete Verhütungsmethoden nicht Bescheid. Dies macht eine Untersuchung von Sigusch (1974) deutlich, der die hohe Schwangerschaftsrate Jugendlicher dadurch erklärt, daß ⅓ aller Jugendlichen beim ersten Verkehr keine Kontrazeption betreibt, während ¼ die Pille nimmt oder ein Präservativ verwendet (Tabelle 165). Die hohe Schwangerschaftsrate Jugendlicher zeigt, daß moralische Belehrungen nichts helfen. Junge „Mußehen" sind selten von Bestand und erwünschte Kinder haben gewöhnlich bessere Chancen für eine gesunde geistige und seelische Entwicklung. Die Tatsache, daß sexuelle Kontakte bei Jugendlichen heute früher stattfinden als zur Zeit ihrer Großeltern, beruht hauptsächlich auf einer Liberalisicrung der Sexualität, einer Dezentralisierung des Elternhauses, das nicht mehr

Tabelle 166. Vorbedingungen für eine Kontrazeption bei Jugendlichen

– Sichere Methode, da eine Schwangerschaft die gesamte persönliche Entwicklung stören kann
– Methode muß den anatomischen Verhältnissen angepaßt sein.
 IUP nicht bei hypoplastischem Uterus bzw. enger Cervix,
 Diaphragma nicht bei enger Scheide
– Methode darf körperliche Entwicklung nicht beeinflußen
– Methode sollte leicht anwendbar und leicht geheimhaltbar sein
– Methode darf auch Ablauf des sexuellen Verkehrs nicht stören und dadurch über Anorgasmie psychosomatische Störungen hervorrufen
– Methode darf die Fertilität nach Absetzen nicht beeinflußen
 Angeblich für Pille keine Fertilitätseinschränkung
 Für Kupfer Spiralen 4- bis 5fach höheres Infektionsrisiko

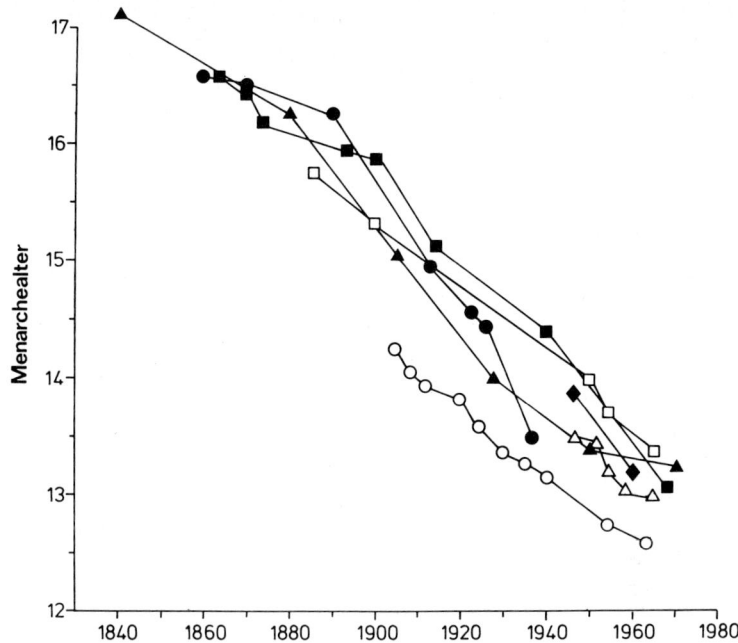

Abb. 130. Menarchealter in verschiedenen Ländern. (Nach Loch 1976). ■, Deutschland; □, Holland; △, Dänemark; ▲, Norwegen; ○, USA; ◆, Finnland; ●, Schweden

die Schutzfunktion bieten kann wie noch vor 50 Jahren. Eine Skizzierung der sexuellen Situation von Jugendlichen erfolgt in Tabelle 167.

Die Vorverlegung sexueller Beziehungen in den letzten Jahrzehnten läßt sich auch durch eine frühere körperliche Entwicklung der jungen Mädchen erklären. Wie aus Abb. 130 ersichtlich, hat das Menarchealter in den letzten Jahrzehnten weltweit ständig abgenommen. Während es 1860 in Deutschland noch 16,5 Jahre betrug, tritt heute die Menarche durchschnittlich mit 11,6 Jahren ein. Das Auftreten der Menarche ist nur ein Symptom für die Reifungs- und Differenzierungsvorgänge der zentralen Regulationsorgane und der Ovarien, die vor und während der Pubertät ablaufen. Deren ungestörte Ausbildung ist für die spätere Fruchtbarkeit von entscheidender Bedeutung (Abb. 131 und 132).

Der mit der kontrazeptiven Beratung junger Mädchen befaßte Arzt hat oft eine große Verantwortung zu tragen. Auf der einen Seite soll durch die kontrazeptive Methode nicht zu früh in die natürliche Entwicklung des Körpers eingegriffen werden, auf der anderen Seite muß gerade in diesem Alter eine Schwangerschaft sicher verhütet werden. Eine Zusammenstellung von Kriterien, die kontrazeptive Maßnahmen bei Jugendlichen erfüllen müssen, wird in Tabelle 166 gegeben. Der psychosoziale Hintergrund

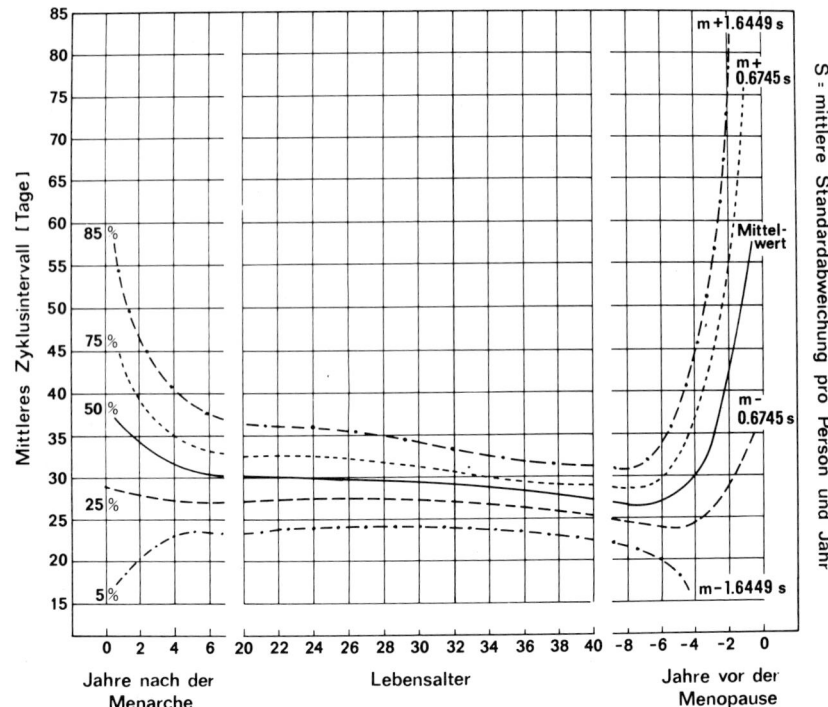

Abb. 131. Zusammenhang zwischen der wahrscheinlichen Dauer des menstruellen Zyklus bei 2700 Frauen und ihrem Alter von der Menarche bis zur Prämenopause. Die *mittlere Linie* gibt die mittlere Zykluslänge an. Der zentrale 50%-Bereich ist ein Mehrfaches der durchschnittlichen Standardabweichung. Die *äußersten oberen* und *unteren Linien* geben die stärksten Schwankungen der Zykluslänge zum jeweiligen Alter der Patientin während der reproduktiven Phase einer durchschnittlichen Frau an. Die größten Zyklusschwankungen treten in der Regel unmittelbar nach der Menarche und vor Eintritt der Menopause ein. Die Zyklen der 20- bis 30jährigen Frau sind meistens regelmäßig, können sich aber zwischen den einzelnen Frauen erheblich unterscheiden. (Nach Population Reports 1974)

für eine Kontrazeption bei Jugendlichen ist in Tabelle 167 dargestellt. Die Anwendbarkeit der verschiedenen kontrazeptiven Methoden bei Jugendlichen wird in Tabelle 168 bewertet.

Eine genaue Anamnese und Erhebung bestimmter Befunde ist bei jungen Mädchen notwendig, welche die Pille einnehmen wollen. Neben der Information über den menstruellen Zyklus spielt die psychosexuelle Reife und das Körpergewicht eine Rolle. Bei der klinischen Untersuchung sind die Reifezeichen entsprechend zu bewerten (Tabelle 169 und 170). Auf eine möglicherweise vorliegende Anorexia nervosa ist zu achten. Weiterhin

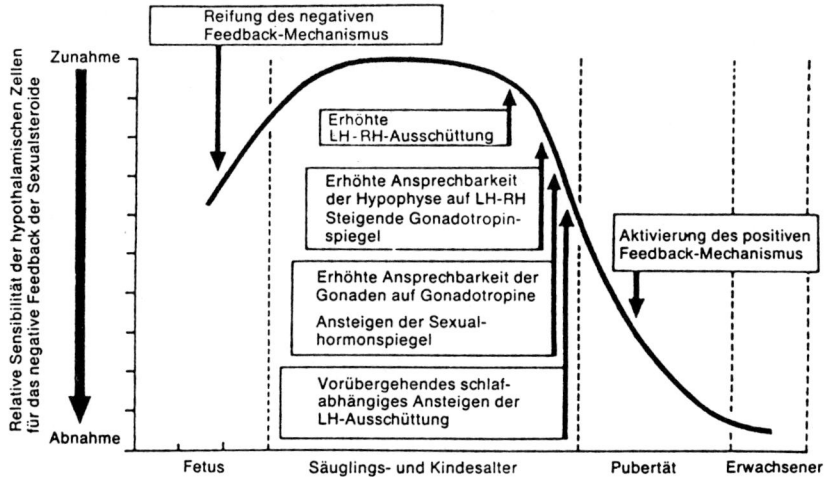

Abb. 132. Änderung des zentralen Regulationsmechanismus während der menschlichen Entwicklung. (Aus Nevinny-Stickel 1977)

ist für die kontrazeptive Beratung die Häufigkeit und Art (z. B. Petting) sexueller Kontakte von Bedeutung.

Ein sicherer kontrazeptiver Schutz ist für Jugendliche außerordentlich wichtig. In erster Linie bieten sich wegen der hohen Sicherheit hormonale Kontrazeptiva an. Diese können bei Beachtung der Reifezeichen großzügig eingesetzt werden, da wir heute wissen, daß auch bei hohen Östrogen-Gestagen-Dosen, wie sie z. B. bei jungen Mädchen im Alter von 10–13 Jahren zur Bremsung des Wachstums gegeben werden, später nicht mit dem Auftreten von bleibenden Zyklusstörungen zu rechnen ist (Lauritzen 1975, 1979). Es gibt bis heute keine Hinweise dafür, daß eine langjährige Ovulationshemmung im jugendlichen Alter bleibende Störungen im Hypothalamus-Hypophysen-System verursacht. Allerdings gibt es auch keine Anhaltspunkte dafür, daß sich ein instabiler Zyklus, der bereits vor der Pilleneinnahme bestanden hat, nach Absetzen der Pille normalisieren wird.

Wenn die in Tabelle 169 zusammengestellten Reifezeichen vorhanden sind, ist das Längenwachstum durch die hormonale Kontrazeption nicht mehr beeinflußbar. Ist aufgrund dieser Befunde der Reifestatus nicht eindeutig zu beurteilen, kann in Ausnahmefällen das Knochenalter röntgenologisch bestimmt werden. Liegt dieses über 14 Jahre, so ist das Wachstum in 97% der Fälle beendet. Die Pille sollte jungen Mädchen nicht verordnet werden bei fehlenden Reifezeichen, Spätmenarche mit Oligomenorrhö, starkem Unter- bzw. Übergewicht, schweren Stoffwechselerkrankungen und nur bedingt bei Epilepsie.

Die Verschreibung der Pille für Mädchen unter 16 Jahren ist besonders verantwortungsvoll. Aus juristischen Gründen sollte die Indikation, die

Tabelle 167. Psychosoziale Probleme, die bei der kontrazeptiven Beratung Jugendlicher zu berücksichtigen sind

Junge Mädchen	Junge Männer

1. Für beide Teile ist eine Heirat häufig ausgeschlossen:
   - Abhängigkeit vom Elternhaus durch
   - langdauernde Berufsausbildung

2. Sexuelle Liberalisierung mit mehr Kontaktmöglichkeiten:
   - Gruppe
   - Kino
   - Auto
   - Partys, Disco

3. Beide Teile verfügen noch über keine ausreichende Information über die Genitalorgane, Kontrazeption und Geschlechtskrankheiten und deren Verhütung

4. Vorbilder in Presse, Fernsehen und Kino reizen die Jugendlichen zur Nachahmung:
   - Beweis des „Erwachsenseins"
   - Druck der Gruppe: Erfahrung zu besitzen,
                         nicht verklemmt zu sein,
                         Imponiergehabe

5. Oppostion gegen das Elternhaus, das im Mädchen nicht die „junge Dame" sondern noch das Kind sieht; ebenso bei den Jungen.

6. Durch Auftreten und Make-up Vorspiegelung eines höheren Alters	Täuschung über Alter
7. Erste Liebe	Erste Liebe

8. Imponiergehabe auf beiden Seiten: man möchte keine Schwächen eingestehen und will sich jeder Situation gewachsen zeigen

---

zur Verschreibung der Pille geführt hat, genau in der Kartei dokumentiert werden. Da die Patientin noch nicht geschäftsfähig ist, muß in diesem Zusammenhang die Wahrung eines höheren Rechtsguts, nämlich die Gesundheit der Patientin, in Betracht gezogen werden. Bei entsprechender Begründung sind juristische Probleme nicht zu erwarten. Es ist jedoch ratsam, daß die junge Patientin wenigstens einen Elternteil informiert.

Falls bei den jungen Mädchen die körperliche Reife abgeschlossen ist und eine sichere Kontrazeption notwendig wird, so ist in diesem Alter wegen des geringen Risikos und wegen der häufig hohen Gefährdung durch eine ungewollte Schwangerschaft bevorzugt die Pille einzusetzen. Es haben sich die sogenannten Sequenz- und Stufenpräparate bewährt, da sie günstige Wirkungen auf Uterus und Mammae haben, weniger affektive Nebenwirkungen zeigen und seltener eine Post-pill-Amenorrhö auslösen. Die niedrig dosierte Kombinationspille kommt in diesem Alter weniger als

Tabelle 168. Probleme der Antikonzeption bei jungen Mädchen. (Modell nach Lauritzen 1980)

Problem	Besser geeignet	Weniger geeignet
Regelmäßiger Verkehr	Sequenzpille evt. umsetzen auf niedrig dosierte Pillen (Mikropille, Dreiphasenpille)	IUP
Seltener Verkehr	Kondom (Diaphragma + Spermizid) IUP, (Pille danach)	Pille (Dreimonatsspritze)
Gleichgültigkeit	IUP	Pille, insbes. Minipille Diaphragma und Spermizide
Vergeßlichkeit	IUP, (Dreimonatsspritze)	Pille, insbes. Minipille
Kompliziertheit der Methode	Pille IUP	Diaphragma Spermizid
Furcht vor Entdeckung durch Eltern	IUP Kondom (Partner)	Pille Diaphragma, Spermizide
Enge Scheide; Uterushypoplasie Dysmenorrhö	Sequenzpille Mikropille	Diaphragma Kombinierte Pille Minipille (Dreimonatsspritze) IUP
Unregelmäßige Blutungen	Sequenzpille	Mikropille, Minipille (Dreimonatsspritze), IUP

Tabelle 169. Kriterien der Reife bei jungen Mädchen. (Nach Lauritzen 1978)

Kriterium	Reifezeichen	Bemerkungen
Gynäkologisches Alter (Jahre nach Menarche)	3 (bis 5) Jahre	Keine Episoden von Oligo-Amenorrhö
Zykluslänge	28±4	80% der Zyklen
Basaltemperatur	Ansticg	12–14 Tage hoch 80% der Zyklen
Tanner-Stadien	P 4, B 4–5,	Achselbehaarung vorhanden
Knochenalter	> 14 Jahre	97% des Wachstums vollendet

Tabelle 170. Tanner-Stadien. Nachweis der Reife eines Kindes während der Pubertät oder auch in der Adoleszenz mit sehr einfachen Methoden. Sie haben eine sehr gute Korrelation zum Knochenalter und zu den Hormonwerten. Bei den Stadien P 3 und B 3 tritt i. allg. die Menstruation ein

---

Stadien der Brustentwicklung

B 1: Keine palpable Drüse

B 2: Brustknospe, Warzenhof ist vergrößert, Drüse vorgewölbt im Bereich des Warzenhofs

B 3: Drüse größer als Warzenhof

B 4: Knospenbrust, Drüse im Warzenhofbereich hebt sich gesondert von der übrigen Drüse ab

B 5: Reife Brust, Zurückweichen der Warzenhofvorwölbung in die allgemeine Brustkontur

Stadien der Pubesbehaarung

P 1: Keine Behaarung

P 2: Wenige Schamhaare um Labia majora

P 3: Kräftige Behaarung von umschriebener Ausdehnung

P 4: Kräftige Behaarung wie beim Erwachsenen, aber geringere Ausdehnung

P 5: Ausgedehntere kräftige Behaarung nach oben horizontal begrenzt, seitlich auf die Oberschenkel übergreifend

P 6: Dreieckige, mehr virile Ausweitung gegen den Nabel

---

erste Pille in Frage, da sie anfangs zu etwa 15–30% Durchbruchblutungen hervorruft. Sie ist allerdings besser verträglich als Präparate, die 50 µg EE enthalten. Später lohnt sich der Versuch einer Umstellung auf eine niedrig dosierte Kombinationspille mit einem ebenfalls niedrigen Gestagenanteil, da bei Langzeitanwendung die Belastung des Stoffwechsels eindeutig niedriger ist. Als Alternative kommt bei jungen Mädchen nur selten eine Intrauterinspirale in Frage, da sie mit einem 4- bis 5fach höheren Adnexitisrisiko (besonders bei häufig wechselnden Sexualpartnern) und einer für dieses Alter verhältnismäßig hohen Versagerquote belastet ist.

Die Pillenpause wird auch bei den jungen Mädchen nicht für notwendig erachtet, da selbst durch eine Langzeiteinnahme der Pille die Fertilität nicht negativ beeinflußt wird. In der Pillenpause besteht ein erhöhtes Risiko für ungewollte Schwangerschaften und nach der Pillenpause treten bei erneuter Einnahme wieder Nebenerscheinungen durch die Stoffwechselumstellung auf. Eine Entscheidungshilfe bei der differenzierten kontrazeptiven Beratung junger Mädchen gibt Abb. 133.

3.2.2 Kontrazeption bei reiferen Frauen (ab 30 Jahre) und in der Perimenopause

Die Schwangerschaftsfrequenz wird zwar mit zunehmendem Alter der Frau immer geringer, aber wegen der höheren Komplikationsrate für Mut-

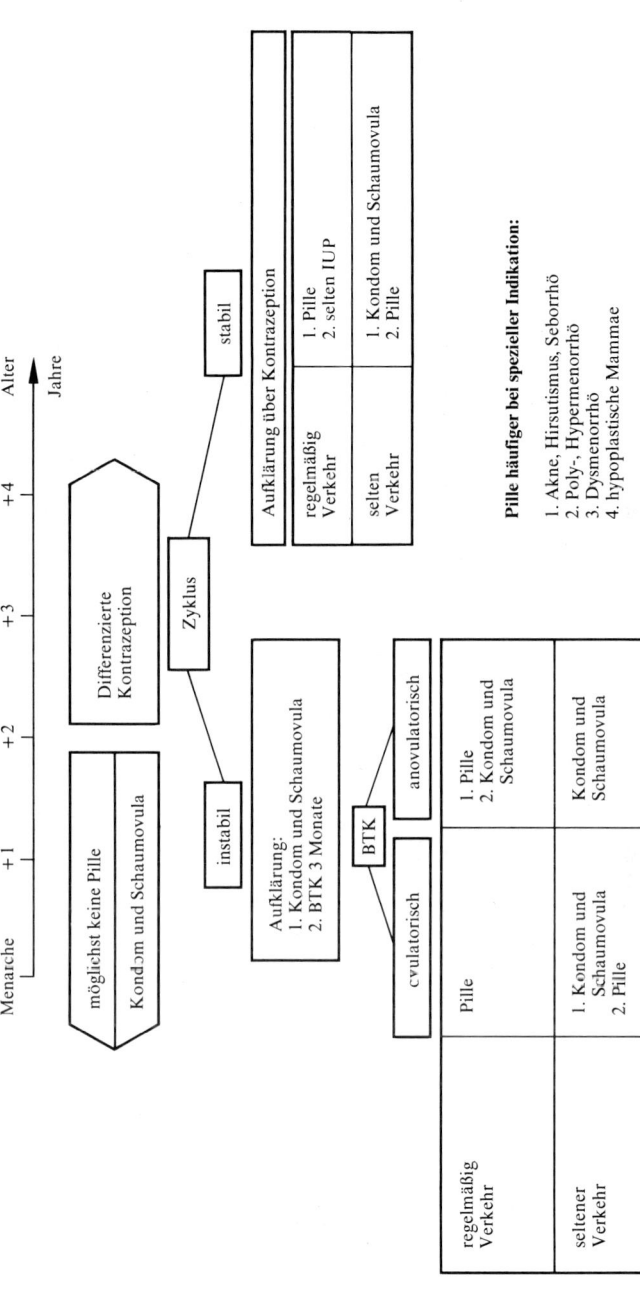

Abb 133. Differenzierte Kontrazeption bei jungen Mädchen. *BTK* = Basaltemperaturkurve; *Pille* = Zuerst Sequentialpräparate (50 μg EE), später umsetzen auf Mikropille (30–37 μg EE) oder Dreiphasenpille (vgl. auch Tabelle 159). (Anmerkung: Statt Kondom und Schaumovulum können u. a. auch Kondome mit spermizider Gleitbeschichtung verwendet werden)

341

ter und Kind sollte die Kontrazeption auch in dieser Lebensphase nicht vernachlässigt werden.

Die Umstellung der endokrinen Funktionen mit Erschöpfung der Ovarialfunktion tritt nicht bei der Menopause abrupt ein, sondern allmählich innerhalb von 1–2 Jahren vor und nach der Menopause. Schwangerschaften bei Frauen im Alter von 50 Jahren sind selten (Stanton 1956; Wharton 1964). Anhand von multiplen Endometriumbiopsien konnte gezeigt werden, daß ab einem Lebensalter von 52 Jahren keine Ovulationen mehr auftreten (Sharman 1962). Bis auf seltene Ausnahmen sind ab dem Alter von 52 Jahren keine Schwangerschaften mehr zu erwarten.

Bei der Beratung von Frauen in der Perimenopause empfiehlt es sich, sie darüber aufzuklären, daß eine Empfängnis nach dem 50. Lebensjahr außerordentlich selten ist, es aber ratsam ist, mit der Kontrazeption erst dann aufzuhören, wenn die Blutungen ein Jahr lang nicht mehr aufgetreten sind.

Der Eintritt des Klimakteriums ist unter oraler hormonaler Kontrazeption nicht feststellbar. Bei einem Ausbleiben der Entzugsblutung in der Prä- oder Perimenopause kann durch Beurteilung von Hormonentzugserscheinungen (Hitzewallungen, Schwitzen etc.) oder durch eine Bestimmung von FSH und Östradiol im Serum leicht entschieden werden, ob die Ovarialfunktion noch intakt oder bereits erloschen ist.

Falls eine Frau nicht raucht und außerdem keine anderen Risikofaktoren (z. B. Thromboembolien, starke Varikose, Diabetes mellitus, Hypertonie, Adipositas, Hyperlipidämie, Gefäßleiden, Leber- und Pankreaserkrankungen) vorliegen, bleibt auch zwischen 30 und 40 Jahren die niedrig dosierte Kombinationspille (= Mikropille) (Östrogenanteil 30–37 µg EE in Kombination mit einer niedrigen bis mittleren Gestagendosis) eine akzeptable Form der Kontrazeption.

Ab dem 40. Lebensjahr sollten die Frauen nur noch bei spezieller Indikation (z. B. Zyklusstörungen) die Pille nehmen, d. h. grundsätzlich ist von der Pille wegen der erhöhten Gefahr ernsthafter Komplikationen abzuraten. Nur wenn keine Risikofaktoren bestehen und die Vorteile für die Patientin eindeutig überwiegen, ist das Risiko einer niedrig dosierten Pille vertretbar.

Als Alternative zur Pille bietet sich ab dem 30. bis 35. Lebensjahr, wo häufig die Familienplanung schon mehr oder weniger abgeschlossen ist, in erster Linie die Einlage einer Intrauterinspirale an. Hierbei kann überlegt werden, ob man der Patientin eine kupferhaltige Spirale einlegt, die spätestens nach 3 Jahren gewechselt werden sollte, oder eine inerte Spirale (z. B. Lippes-Loop), die bei guter Verträglichkeit bis zur Menopause in utero belassen werden kann. Bei Frauen, die mehrere Kinder geboren haben sowie bei denen mit Dysmenorrhö kann auch das progesteronhaltige Progestasert eingesetzt werden; diese Spirale ist allerdings nach einem Jahr zu wechseln.

Als weitere Alternative kommt ab dem 35. Lebensjahr die Sterilisation in Frage, die in der letzten Zeit bei der Frau an Häufigkeit zugenommen hat. Manchmal wird diese Methode, die zwar der Patientin die höchste kontrazeptive Sicherheit bietet, voreilig und ohne Risikoabwägung indiziert oder von der Patientin verlangt, obwohl diese Methode auch ein gewisses Operationsrisiko einschließt. Weiterhin muß betont werden, daß es sich hierbei gewöhnlich um eine irreversible Methode handelt, deren Anwendung unter Berücksichtigung von Kinderzahl, Alter und Integrität der Ehe zu bedenken ist. Bei der laparoskopischen Tubensterilisation sind 0,25–1 Todesfälle auf 10 000 Frauen mitgeteilt worden (Eser u. Hirsch 1980). Die Versagerrate bei der elektrischen Koagulation und Durchtrennung der Tuben beträgt 0,4%, bei der Clipmethode 1,5%. Die operative Komplikationsrate (z. B. Narkosezwischenfälle, Verletzung von großen Gefäßen oder des Darms) liegt bei 1%, die postoperativen Komplikationen bei etwa 2% (Hirsch 1976).

3.2.3 Kontrazeption post partum und post abortum

Etwa 90% der Frauen wünschen nach der Geburt eine Kontrazeption. Zum Einsatz kontrazeptiver Methoden post partum sind einige Kenntnisse notwendig über die Häufigkeit von Ovulationen in der Stillperiode, mögliche Schädlichkeit eines Kontrazeptivums für das Kind und schließlich die Handhabung und Verträglichkeit für die Mutter.

Nach Tietze (1965) sind die beiden ersten Zyklen, die einer Schwangerschaft folgen meistens anovulatorisch, unabhängig davon, ob die Patientin stillt oder nicht. Die niedrige Konzeptionsrate post partum mag auf die geringe Häufigkeit des Geschlechtsverkehrs in der Stillperiode, auf die Ovulationshemmung oder auch auf andere Faktoren zurückzuführen sein, die durch das Stillen beeinflußt werden.

Bei Wöchnerinnen dauert es durchschnittlich 3–6 Monate, bis die Fertilität wiederkehrt; sowohl die Menstruation als auch die Ovulation treten bei stillenden Frauen später auf als bei nicht stillenden Wöchnerinnen (Abb. 134 und Tabelle 171). Die ersten Monatsblutungen sind gewöhnlich anovulatorisch, wie man anhand von Aufwachtemperatur, Vaginalsmear, Zervikalmucus, Endometriumbiopsie, Östrogenen und Pregnandiol im Harn zeigen konnte. Liegt die Geburt längere Zeit zurück, so treten Monatsblutungen häufiger nach vorhergehender Ovulation auf. Bei nicht stillenden Frauen stellt sich die Menstruation gewöhnlich 8 Wochen nach der Geburt wieder ein. Etwa 40% der stillenden Frauen menstruieren während der ersten 2–3 Monate post partum und 70 bis 80% innerhalb der ersten 4–6 Monate nach der Geburt. Grundsätzlich kann etwa die Hälfte der stillenden Frauen während der Stillphase schwanger werden.

In diesem Zusammenhang sollen Untersuchungen von Hefnawi et al. (1977a) bei 148 stillenden Müttern genannt werden. Sie fanden, daß am Ende der 6. Woche post partum nur 1,3% dieser Frauen ihre erste Menstruation hatten. Innerhalb des ersten Jahres stieg der Anteil der Mütter

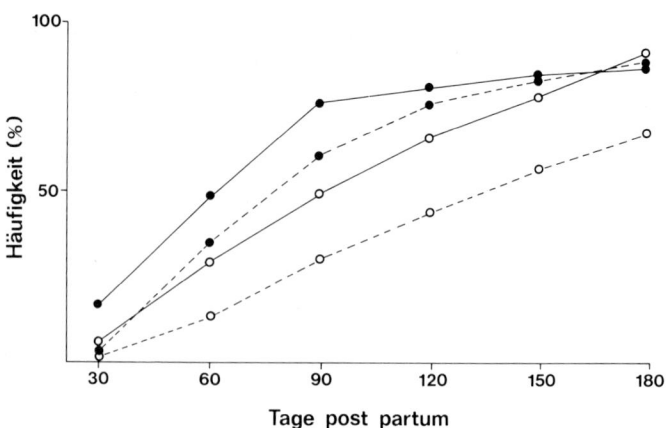

Abb. 134. Wiederkehr der Menstruation und Ovulation *post partum.* Während der ersten 30 Tage nach der Geburt sind die Wöchnerinnen infertil. Die Wiederkehr der Monatsblutungen (● – ● nicht stillende Frauen, ● – – ● stillende Frauen) geht dem Beginn der Ovulationen (○ – ○ nicht stillende Frauen, ○ – – – ○ stillende Frauen) voraus, so daß die ersten menstruellen Blutungen gewöhnlich anovulatorisch sind. Nach 6 Wochen post partum sind etwa 5% der stillenden Mütter und 15% der nicht stillenden Mütter bereits wieder fertil. (Nach Vorherr 1973)

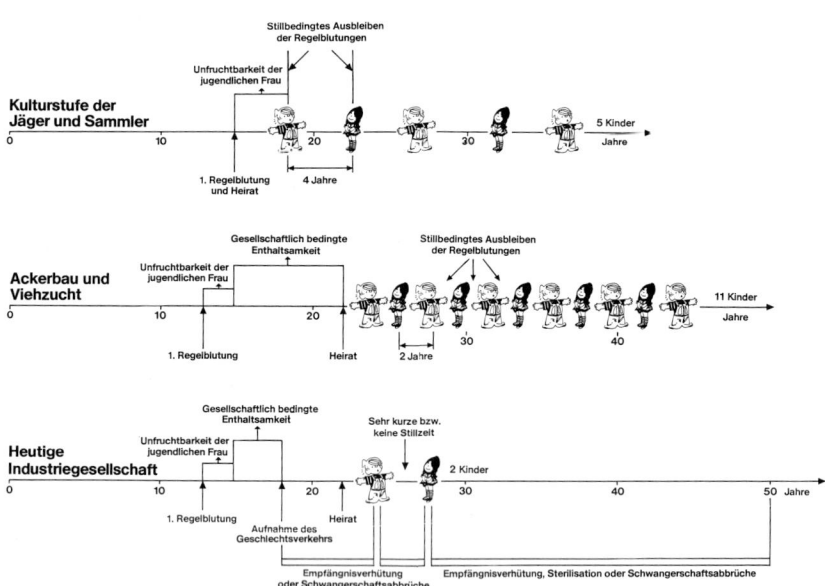

Abb. 135. Geburtenrate in Abhängigkeit der Stilldauer zu den unterschiedlichen Entwicklungsphasen des Menschen (Nach Gyne, Editorial 1981)

344

Tabelle 171. Beziehung zwischen der Laktationsdauer und dem Wiederauftreten von menstruellen Blutung nach der Geburt in ausgewählten Studien. (Nach Badraoui u. Hefnawi 1979)

Autor	Jahr	Durchschnittliche Dauer der Laktation (Monate)	Durchschnittliche Dauer der Amenorrhö (Monate)	
			Patientinnen, die stillen	Patientinnen, die nicht stillen
Afrika				
Bonte & Ballen	1959	18	12	4
Centrelle & Leridon	1971	24	11	–
Kamel et al.	1969	15,1	6	–
Martin et al.	1964	23	26,5	8
Asien				
Baxi	1957	16,5	11,9	–
Chen et al.	1974	24	18,9	2
Jain et al.	1970	14	9,7	3,5
Kang et al.	1973	27,7	11,4	–
Osteria	1973	12,3	9,8	1,9
Peters et al.	1958	21	10,8	–
Rao	1970	28	18	–
Rosa	1975	–	3,7	3,8
Amerika				
Berman et al.	1972	7	10	3,2
Perez et al.	1971	3,7	3,8	1,6

mit Menstruationen auf 60,2% an. Ein Eisprung trat in 58,1% und eine Schwangerschaft in 26,1% der Fälle bis zum Ende des ersten Jahres nach der Geburt auf. Bei den stillenden Müttern mit regelmäßigem Zyklus traten Ovulationen in 86,5% und Schwangerschaften in 32,6% der Fälle ein. Von den stillenden Müttern mit Amenorrhö wurden nur 6,1% innerhalb des ersten Jahres schwanger. Den Einfluß des Stillens auf die Wiederkehr des menstruellen Zyklus zeigt eine Literaturzusammenstellung von Badraoui u. Hefnawi (1979).

Langes Stillen gilt als natürliche Methode der Geburtenkontrolle (Abb. 135). Man nimmt an, daß bei langen Stillperioden (in manchen Ländern über Jahre) häufig eine anovulatorische, wahrscheinlich hyperprolaktinämische Amenorrhö besteht. Schätzungsweise werden 50–100 Millionen Frauen auf der Erde durch intensives Stillen vor Schwangerschaften geschützt. Dieses entspricht der Anzahl der Frauen, die insgesamt die Pille nehmen (50–80 Millionen). Wie effektiv diese Methode sein kann, wurde von Djerassi (1980) errechnet. Er bezieht sich hierbei auf Frauen in manchen Ländern Afrikas, bei denen in 15 Jahren durch Laktationsamenorrhöen nur 4 Schwangerschaften auftraten. Durch die Verlängerung der Laktationsphase wird die rasche Folge von Schwangerschaften gebremst und somit ein positiver Beitrag zur Familienplanung und Bevölkerungsentwicklung geleistet.

Wie anfangs erwähnt, sind einige Forderungen an ein Kontrazeptivum zu stellen, das postpartal eingesetzt werden soll. Es darf die Gesundheit der Mutter und über die Muttermilch die des Kindes nicht beeinträchtigen. Aus der Sicht der Mutter soll das Kontrazeptivum die Rückbildungsvorgänge im Wochenbett nicht stören. Ferner darf durch die Art der Kontrazeption das bereits um 5- bis 6fach erhöhte Thromboembolierisiko im Wochenbett nicht noch zunehmen. Auch sollte dadurch die Infektionsrate (z. B. Mastitis, Endomyometritis) nicht erhöht werden. Im Hinblick auf das Kind darf das Kontrazeptivum die qualitative Bildung der Muttermilch nicht beeinflussen. Im Hinblick auf die Qualität spielt das Verhältnis von Milchfetten und Mineralien eine wesentliche Rolle. Weiterhin dürfen bei hormonaler Kontrazeption keine nennenswerten Steroidmengen in die Muttermilch übergehen.

Aufgrund des postpartal erhöhten Embolierisikos sollten während des Wochenbetts (3 Monate) keine östrogenhaltigen Kontrazeptiva eingesetzt werden. Lungenembolien sind im Wochenbett 3- bis 5mal häufiger als bei der nichtschwangeren Frau. Ferner tritt eine Lungenembolie 3- bis 5mal häufiger bei Patientinnen auf, die im Wochenbett eine tiefe Beinvenenthrombose haben als bei denen mit oberflächlicher Beinvenenthrombose. Deshalb empfiehlt sich nach der Geburt die Gabe von reinen Gestagenpräparaten (Minipille, Dreimonatsspritze).

Eine erhöhte Inzidenz der puerperalen Mastitis wurde bei keinem hormonalen Kontrazeptivum gefunden. Durch Beeinflussungen des Scheidenmilieus sind allerdings je nach Art des hormonalen Kontrazeptivums vermehrt bakterielle und mykotische Infektionen möglich.

Nilsson et al. (1977) untersuchten den Übertritt von Levonorgestrel in die Muttermilch. Nach täglicher Gabe von 30 µg Levonorgestrel konnte das Steroid nicht in der Muttermilch nachgewiesen werden. Bei höheren Levonorgestrel-Gaben (150 und 250 µg pro Tag) fanden sich bei 3 gestillten Kindern Levonorgestrel-Spiegel im Plasma, die im gleichen Konzentrationsbereich lagen, wie bei den Müttern oder bei Erwachsenen nach gleicher oraler Levonorgestrel-Medikation. Hieraus kann geschlossen werden, daß Levonorgestrel im kindlichen Körper nicht kumuliert und somit metabolisiert oder ausgeschieden wird. Nach Gabe von 5 mg Lynestrenol, eine 10fach höhere Dosis als die, welche in der Minipille vorkommt, fanden Mettler et al (1977), daß 0,02–0,09% des radioaktiv markierten Steroids in der Muttermilch nachweisbar war. Dies bedeutet, daß nach Zufuhr von 5 mg Lynestrenol tgl. ca. 1 µg der zugeführten Dosis von Lynestrenol bzw. seiner Metaboliten in 100 ml Milch enthalten sind. Auch nach intramuskulärer Gabe von Medroxyprogesteronacetat (150 mg) (Dreimonatsspritze) kommt es zu einem Übertritt des Steroids in die Muttermilch. Es wurden jedoch keine nachteiligen Nebenwirkungen auf das Kind festgestellt.

Von den in Frage kommenden hormonalen kontrazeptiven Methoden bieten sich die rein gestagenhaltigen Kontrazeptiva wie die Minipille und die Dreimonatsspritze an. Von der Dreimonatsspritze ist bekannt, daß sie die Stillperiode verlängern (Gomez-Rogers et al. 1967; Guiloff et al. 1974) und die Milchmenge sogar ansteigen lassen kann (Hefnawi et al. 1970; Karim et al. 1971; Koetsawang et al. 1972 a, b). Der Einfluß der Dreimonatsspritze auf die Zusammensetzung der Milch ist umstritten, nachdem eine Gruppe (Koetsawang et al. 1972 a, b) keine Veränderungen fand, wohingegen zwei andere Gruppen zeigen konnten, daß die Milch einen höheren Proteingehalt sowie einige Veränderungen in der Lipid- und Laktosezusammensetzung zeigte (Abdel-Kader et al. 1976; El-Mahgoub et al. 1972 a, b, c). Auch bei den niedrig dosierten Kombinationspillen ändert sich die Zusammensetzung der Milch nicht wesentlich (Salomon 1977; Toddy-Walla et al. 1977).

Nur wenige Studien befassen sich mit dem Transport von zur Kontrazeption eingesetzten Steroiden und deren Metaboliten über die Muttermilch zum Kind. Die Depotpräparate ergeben hohe initiale Blutspiegel des Steroids während der ersten Wochen nach der Injektion. Dieses beinhaltet, daß auch die Transferase in der Muttermilch erhöht ist. Falls dies richtig sein sollte, dann kann die Gabe von Hormonspritzen in der frühen postpartalen Periode beträchtliche Risiken für das Kind haben, da die Leber des Kindes noch keine ausreichend hohe Aktivität der Glucuronyltransferase besitzt und die Bildung von Glucuroniden innerhalb der ersten 40 Tage limitiert ist. Weiterhin unterscheidet sich der Metabolismus von natürlichen Steroiden bei Kindern signifikant von dem bei Erwachsenen, und dies ist ebenfalls bei synthetischen Steroiden der Fall.

Die einzigen Studien, die bisher mit Medroxyprogesteronacetat durchgeführt worden sind und bei denen mit Radioimmunoassay oder Bioassay die Konzentrationen des Medikaments und seiner Metaboliten in der Brustmilch gemessen wurden, zeigten, daß 7 Tage nach Gabe der Spritze nur sehr niedrige Spiegel und innerhalb von 4 Wochen keine Steroide mehr nachweisbar waren (Duncyn et al. 1967; Koetsawang 1978). Inwieweit eine längere Exposition des Kindes in seiner frühen Lebensphase bezüglich dieser Steroidhormone Konsequenzen für die spätere Gesundheit hat, ist noch nicht bekannt.

Bei Patientinnen post partum sollten in den ersten 3 Wochen keine Kohabitationen stattfinden, da es aufgrund des Wochenflusses zu einer aufsteigenden Infektion kommen kann. Danach sind Kohabitationen unter Verwendung eines Gummischutzes möglich. Im Anschluß an die Geburt ist in manchen Fällen eine Kontrazeption durch Gabe der Minipille sinnvoll. Auch der Einsatz der Dreimonatsspritze sowie von niedrig dosierten Kombinationspräparaten ist vertretbar. Der Einsatz von Intrauterinspiralen direkt nach der Geburt wird nicht empfohlen.

Bei entsprechendem Wunsch der Patientin, der bereits während der Schwangerschaft schriftlich geäußert sein muß, kann am Tag nach der Ge-

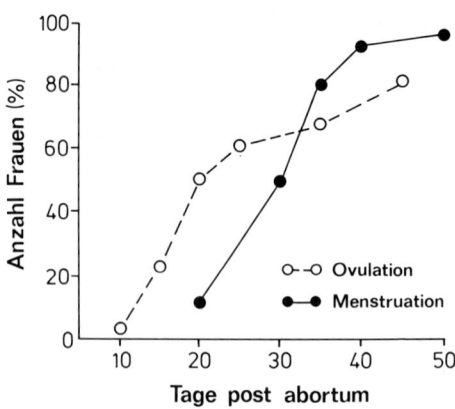

Abb. 136. Wiederbeginn von Ovulationen und Monatsblutungen nach einem Abort. Im Gegensatz zur postpartalen Periode tritt nach einem Abort die Ovulation vor einer Menstruation auf. Ovulationen treten bei mehr als der Hälfte der Patientinnen innerhalb der ersten 3 Wochen nach einem Abort auf; die reproduktiven Funktionen sind bei den meisten Patientinnen innerhalb von 4–6 Wochen nach dem Abort wiederhergestellt. (Nach Vorherr 1973)

burt eine chirurgische Sterilisation der Tuben über einen kleinen Periumbilicalschnitt erfolgen.

2–3 Wochen nach einem Abort ist die Zyklusfunktion bereits wieder vorhanden; daher ist eine Kontrazeption sofort nach dem Abort erforderlich (Abb. 136). Sofort im Anschluß an einen Abort empfehlen wir Patientinnen, die unter Einnahme der Pille schwanger wurden, die Einlage eines Intrautcrinpessars. Diese kann direkt im Anschluß an die instrumentelle Entleerung der Gebärmutter oder auch nach einem Schwangerschaftsabbruch erfolgen. In solchen Situationen empfiehlt sich die Einlage eines Multiloads Cu 250, da diese Spirale aufgrund ihrer Form seltener ausgestoßen wird als Spiralen anderer Modelle.

3.2.4 Postkoitale Kontrazeption

Die Auswahl der geeigneten Methode zur postkoitalen Kontrazeption hängt vom Zeitpunkt im Zyklus, dem Zeitraum zwischen Koitus und Arztbesuch sowie davon ab, ob bei der Patientin ein erhöhtes Risiko bei der Gabe von hohen Dosen von Östrogenen bzw. Gestagenen besteht.

Die Wahrscheinlichkeit, daß es nach einem ungeschützten Verkehr zu einer Konzeption kommen kann, hängt vom Zeitpunkt im Zyklus und dem zu erwartenden Eisprung ab. Bei unregelmäßigem Zyklus ist der Zeitpunkt des möglichen Eisprungs 14 Tage vor Einsetzen der Monatsblutung anzunehmen. Bei Frauen mit Messung der Aufwachtemperaturen läßt sich der Ovulationstermin leichter ermitteln. Weiterhin können eine Beurtei-

lung des Cervixfaktors (Weite des Muttermunds, Spinnbarkeit des Cervixschleims, Farnkrautphänomen) sowie die Suche nach mobilen Spermien
im Cervikalsekret zur Klärung beitragen. Bei klarem Cervikalschleim und
Nachweis von Spermien ist, wenn keine Schwangerschaft gewünscht wird,
unverzüglich eine postkoitale Kontrazeption einzuleiten. Lassen sich keine
Spermien im Zervikalschleim nachweisen, so sollte bei Frauen, die keine
Risikofaktoren für eine hormonale Kontrazeption bieten, die Indikation
für diese Form der Kontrazeption großzügig gestellt werden. Dies trifft
auch zu bei Frauen mit unsicherem Ovulationstermin.
Je nach Zeitintervall zwischen Koitus und Arztbesuch kann eine der in
Abb. 137 angegebenen Methoden zur postkoitalen Kontrazeption angewandt werden.
Am besten werden rein gestagenhaltige Pillen zur postkoitalen Kontrazeption vertragen. Als Gestagenpille kommt eine Gabe von 400–600 µg
Levonorgestrel in Betracht. Da eine entsprechende Pille nicht im Handel
ist, können 20 Minipillen (Microlut oder Micro-30 Wyeth) eingenommen
werden. Diese Methode ist nur wirksam, wenn sie innerhalb von 3 h nach
ungeschütztem Verkehr angewandt wird; der Pearl-Index beträgt ca. 0,5.
Sie empfiehlt sich bei Kondomverlust ohne gleichzeitige Anwendung von
Spermiziden. Bei schweren Leberfunktionsstörungen sollte das Risiko der
gestagenhaltigen Postkoitalpille gegen das Schwangerschaftsrisiko abgewogen und an die Einlage eines IUPs gedacht werden.
Wenn mehr als 3 h nach dem ungeschützten Verkehr vergangen sind,
ist eine genaue Abwägung von Vor- und Nachteilen der entsprechenden

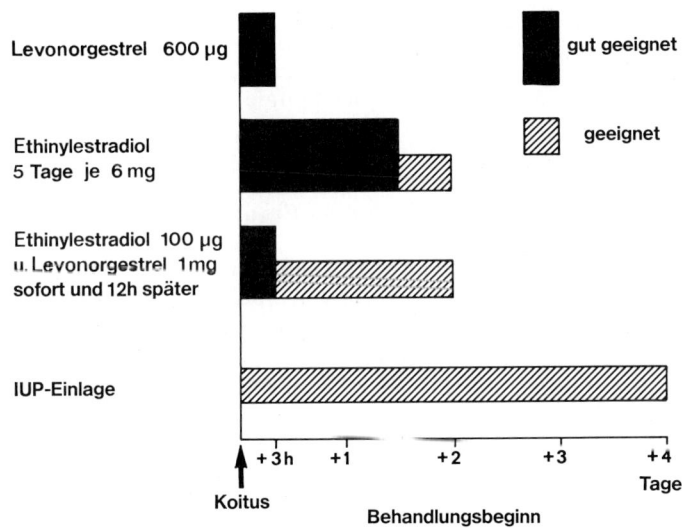

Abb. 137. Postkoitale Kontrazeption (Aus Runnebaum u. Rabe 1979)

postkoitalen kontrazeptiven Methode erforderlich, da z. B. die Einnahme von hochdosierten Östrogenpräparaten ein gewisses Risiko für die Patientin bedeuten kann. Sind bereits 3–48 h nach dem Geschlechtsverkehr vergangen, so müssen täglich 5–6 mg Ethinylestradiol z. B. 2mal 1 Progynon M 3 mg pro Tag über 5 Tage oder täglich 5 Tabletten Lynoral über 5 Tage eingenommen werden. Die Sicherheit von hohen Östrogendosen zur postkoitalen Kontrazeption ist sehr hoch. Der Pearl-Index dieser Methode beträgt ca. 0,5. Wegen häufig auftretender Übelkeit (50%) und Erbrechen (25%) sind diese Tabletten mit möglichst viel Flüssigkeit (z. B. Milch) nach dem Essen einzunehmen. Zugleich können prophylaktisch Antiemetika gegeben werden. Bei oraler Unverträglichkeit ist die entsprechende Östrogendosis (5 Tage tgl. 5 mg Estradiolbenzoat = Progynon B oleosum) intramuskulär zu verabreichen. Nach Lauritzen (pers. Information 1981) kann bei gastrischer Östrogenunverträglichkeit die tägliche Östrogengabe auch vaginal appliziert werden; auf Grund der guten Resorption soll diese Methode genauso sicher sein. Da es nach solchen Östrogendosen häufig zu Blutungsanomalien kommt, empfiehlt es sich, im Anschluß an die Östrogengaben für eine Woche eine Östrogen-Gestagen-Kombination zu geben. Bei der hochdosierten Östrogentherapie ist auf Kontraindikationen zu achten (z. B. Thromboembolien, Leberschäden).

Als Alternative zur Gabe von hochdosierten reinen Östrogenen bietet sich auch die Gabe von Östrogen-Gestagen-Kombinationen an. Es werden möglichst sofort nach der Kohabitation und 12 h später nochmals je 100 µg Ethinylestradiol (5 Tabletten Progynon C) und 1 mg Levonorgestrel (= 35 Tabletten Microlut oder Micro-30 Wyeth, als Alternative je 4 Tabletten Neogynon oder Stediril-d im Abstand von 12 h) gegeben. Diese Methode kann bis zu 2 Tagen postkoital angewandt werden. Hinsichtlich der Sicherheit ist die Methode weniger untersucht.

Als weitere Möglichkeit kann postkoital innerhalb der ersten 6 Tage eine Intrauterinspirale (Kupfer-Spirale) eingesetzt werden. Die Insertion eines Kupfer-T 24–48 h nach dem Koitus ließ bei 62 Frauen ohne weitere Kontrazeption keine Schwangerschaft eintreten (Lippes 1973).

3.3 Kontrazeption bei kranken Frauen

Bei der kontrazeptiven Beratung kranker Frauen (z. B. Adipositas (per)magna, Hypertonie, thromboembolische Erkrankungen in der Anamnese, Erkrankungen der Leber, insulinpflichtiger Diabetes mellitus) ist zu klären, ob die Erkrankung der Patientin nicht eine absolute oder relative Kontraindikation für die Verordnung der Pille darstellt. In solchen Fällen sollten andere kontrazeptive Methoden (z. B. IUPs oder mechanische bzw. chemische Kontrazeption) vorgeschlagen werden.

Bei Patientinnen mit Hypertonie, latentem Diabetes mellitus, Leberfunktionsstörung (z. B. Schwangerschaftsikterus, Rotor-Syndrom) kann die Pille nicht verordnet werden. In solchen Fällen empfiehlt sich die Einlage von IUPs.

Bei den Frauen, die aufgrund eines internistischen Risikos (Herzfehler, Lungenerkrankung, Tbc, Systemerkrankung) oder wegen eines hormonabhängigen Malignoms (z. B. Zustand nach Mammakarzinom) keine weitere Schwangerschaft haben sollten, ist entweder ein IUP oder eine Tubensterilisation in Erwägung zu ziehen.

3.3.1 Diabetes mellitus

Aufgrund der Erfahrungen von Stephan u. Peville (1977) lassen sich folgende Hinweise für die Praxis geben:

a) Die Glukosetoleranz einer gesunden Frau wird durch die Pille nicht nennenswert beeinflußt. Unter einer Glukosebelastung kann es zu einem geringen Hyperinsulinismus kommen.

b) Bei Frauen mit familiärer diabetischer Belastung oder einer diabetischen Stoffwechsellage während der Schwangerschaft (latenter Diabetes) ist mit der Manifestation des Diabetes unter Ovulationshemmern zu rechnen. In diesen Fällen sollten hormonale Kontrazeptiva nur eingesetzt werden, wenn alternative kontrazeptive Verfahren für die Patientin nicht in Frage kommen. Beim Einsatz hormonaler Kontrazeptiva sollten die niedrig dosierten Dreiphasenpräparate bzw. die Minipille anderen Präparaten vorgezogen werden. Zur rechtzeitigen Erkennung der Diabetesmanifestation sollten zweimal jährlich Glukosebelastungstests durchgeführt werden. Weiterhin sollte der Lipidspiegel im Serum geprüft und auf Gefäßkomplikationen geachtet werden. Bei einer beginnenden diabetischen Stoffwechselstörung ist die Pille abzusetzen.

c) Eine Verschlechterung des manifesten insulinabhängigen Diabetes unter Pilleneinnahme wurde nicht beobachtet. Bei manifestem Diabetes kann die Pille gegeben werden, jedoch unter sorgfältiger Überwachung der Blutzuckerwerte, der Lipidwerte und des Gefäßstatus. Es ist jedoch zu überlegen, ob zur Kontrazeption keine Alternativen (z. B. IUP, Minipille) angewandt werden können.

d) Der Diabetikerin sollte empfohlen werden, ihre Kinder so früh wie möglich zu bekommen. Nach Abschluß der Familienplanung (z. B. 2 lebende Kinder) ist eine operative Sterilisation zu erwägen oder eine andere Form der Kontrazeption (z. B. IUP) zu wählen.

3.3.2 Kardiovaskuläre Erkrankungen

Patientinnen mit kardiovaskulären Erkrankungen, bei denen ein erhöhtes Thromboembolierisiko besteht, sollten keine hormonalen Kontrazeptiva einnehmen. Bei ihnen empfiehlt sich eine intrauterine Kontrazeption bzw. die Anwendung von Kondomen und Spermiziden. In Abhängigkeit vom Alter der Patientin sowie der Größe der Familie ist eine frühzeitige Sterilisation empfehlenswert, zumal wenn eine erneute Schwangerschaft die Gesundheit der Patientin in erheblichem Umfang gefährden würde. In dieser Hinsicht ist auch die Sterilisation des Ehemanns durch Vasektomie in Betracht zu ziehen.

4 Überwachung der Anwendung kontrazeptiver Methoden

Bei der Überwachung sollte darauf geachtet werden, daß die jeweilige Methode entsprechend den ärztlichen Anweisungen durchgeführt wird. Bei Routineuntersuchungen sollte geklärt werden, welche Probleme der Umgang mit der jeweiligen kontrazeptiven Methode mit sich bringen kann. Hierbei sind insbesondere die Praktikabilität, die persönliche Einstellung sowie die des Partners zu dem jeweiligen Verfahren, die Kosten und die bei der Anwendung aufgetretenen Nebenwirkungen zu besprechen.

Ehepaare, die sich auf mechanische Kontrazeptiva (Kondome, Scheidendiaphragma) verlassen, sind auf die Möglichkeit eines Kontrazeptionsversagers durch Verlust eines Kondoms oder Anwendungsfehler beim Diaphragma hinzuweisen. In diesen Fällen ist es empfehlenswert, wenn die Partner für diesen Kontrazeptionsnotfall eine Schachtel Minipillen besitzen, von denen 20 Stück innerhalb der ersten 3 h nach Versagen der angewandten Kontrazeptionsmethode einzunehmen sind.

Bei Frauen, die Spermizide zur lokalen Kontrazeption anwenden, ist auf die unterschiedliche Dauer des Wirkungseintritts der jeweiligen Methode hinzuweisen.

Patientinnen, die hormonale Kontrazeptiva einnehmen, sollten auf mögliche Nebenwirkungen hingewiesen werden. Weiterhin ist der Patientin zu erklären, welche Maßnahmen beim Vergessen einer Pille zu treffen sind. Während bei Kombinationspräparaten die aufeinanderfolgenden Pillen auch einmalig im Abstand von 36 h eingenommen werden können, muß die Minipille (reine Gestagenpille) mit einer täglichen Zeitkonstanz eingenommen werden, bei der die Einnahmezeit um nicht mehr als 3 h unterschritten wird. Patientinnen, die die Dreimonatsspritze bekommen, sollten auf die Möglichkeit von Zwischenblutungen sowie Amenorrhö hingewiesen werden.

Bei Patientinnen, welche die Pille einnehmen, ist in regelmäßigen Abständen von 3 bis 6 Monaten eine Kontrolluntersuchung erforderlich, um mögliche Nebenwirkungen rechtzeitig zu erkennen. Je nach Nebenwirkung erfolgt eine Aufklärung der Patientin, eine Änderung des Einnahmemodus bzw. die Verordnung einer anderen Pille. Die Patientin ist auf die absoluten Kontraindikationen, die zum Absetzen der Pille führen, aufmerksam zu machen.

Bei Frauen, die das Intrauterinpessar zur Kontrazeption eingelegt bekommen haben, sollte die erste Kontrolluntersuchung nach 3, dann nach 6 und später alle 6 Monate durchgeführt werden. Die Frau ist über die Liegedauer des Intrauterinpessars zu informieren sowie über die möglichen Nebenwirkungen (verstärkte und verlängerte Monatsblutungen, stärkere Dysmenorrhö. Möglichkeit der Ausstoßung, Beachtung von Entzündungszeichen). Die Patientin sollte darüber aufgeklärt werden, wie sie selbst nach jeder Monatsblutung den Faden des Intrauterinpessars fühlen kann.

Eine der wichtigsten Nebenwirkungen stellt der Kontrazeptionsversager, d. h. der Eintritt einer ungewollten Schwangerschaft dar. Beim Ausbleiben der monatlichen Regelblutung bei zuvor regelmäßigem Zyklus sollte von allen Patientinnen der betreuende Arzt aufgesucht und ein hormoneller Schwangerschaftstest bzw. eine radioimmunologische Bestimmung von β-HCG im Blut durchgeführt werden. Weiterhin ist in diesen Fällen eine gynäkologische Untersuchung zur Beurteilung der Konsistenz sowie Größe der Gebärmutter erforderlich.

5 Ausblick

Nach einer stürmischen Entwicklung auf dem Gebiet der hormonalen Kontrazeption innerhalb der letzten 20 Jahre hat jetzt ein gewisser Stillstand eingesetzt. Dies ist z. T. darauf zurückzuführen, daß die Entwicklung neuer kontrazeptiver Verfahren von der Idee bis zur Realisierung ca. 10–15 Jahre in Anspruch nimmt, um die Hürden der von den jeweiligen Gesundheitsbehörden aufgestellten Vorschriften zu nehmen (Tabelle 172). Der hierbei für eine Firma anfallende Kostenaufwand beträgt ca. 40–120

Tabelle 172. Geschätzte Zeit und erforderliche Kosten zur Entwicklung und zum Test eines neuen Kontrazeptivums

Phasen der Untersuchungen	Jahre	Mill./DM
Start des Projekts		
Chemische Analysen und Synthese: Initialsynthese, Studien der chemischen Eigenschaften; Formulation und Tablettenherstellung für erforderliche Tier- und menschliche Studien	7–13	5,0
Tierpharmakologie: Entwicklung von biologischen Modellen; Untersuchungen des Wirkungsmechanismus sowie der Wirksamkeit	2–5	2,6
Metabolische und toxikologische Studien an Tieren: Untersuchungen an Ratten, Hunden und Affen, um die Letaldosis, die Wirksamkeit, die Medikamentenwirkung auf Organe, Körperfunktionen und Gewebe sowie perinatale und postnatale Effekte zu untersuchen	6–11	18,2–78,0
Klinische Untersuchungen am Menschen: Bestimmung des menschlichen Dosisbereichs, Sicherheit, Wirksamkeit, Arzneimittelnebenwirkung auf Organe, Körperfunktion und Gewebe, perinatale und postnatale Wirkung	5–11	4,0
Wichtige statistische Analysen und Vorbereitung zu einer neuen Medikamentenanwendung	1	0,2
Ende des Projekts nach	10–15	15–45

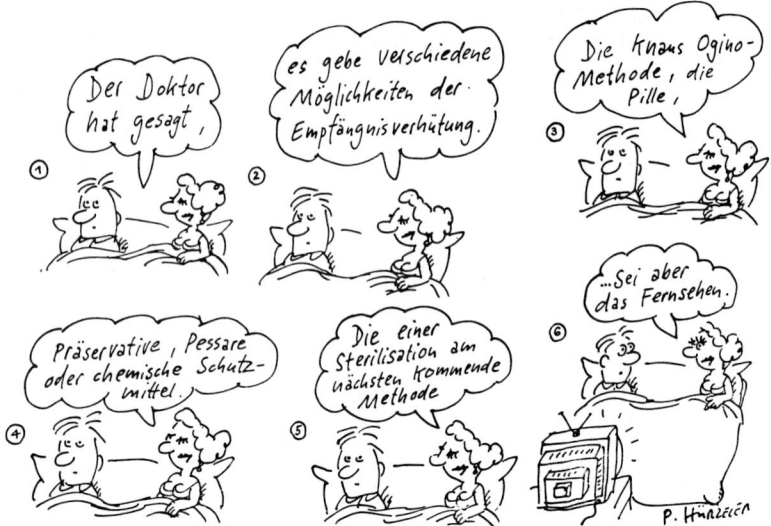

Abb. 138. Die „beste" kontrazeptive Methode

Millionen DM. Somit ist Kontrazeptionsforschung für eine Firma eine langfristige Zielsetzung mit unklaren finanziellen Erträgen in der Zukunft, da bei keiner Methode abzusehen ist, inwiefern ihre Realisierung durch zwischenzeitlich auftretende Nebenwirkungen beeinträchtigt wird.

Generell gesehen, wird die Entwicklung auf diesem Gebiet darauf hinzielen, Methoden zu finden, die immer weniger in die Regelmechanismen der menschlichen Fortpflanzung eingreifen. Die Angst vor unerkannten, plötzlich auftretenden Nebenwirkungen nimmt immer weiter zu. Durch Erkennung und kritische Stellungnahme zu den Risiken der unterschiedlichen Verfahren sowie unter Berücksichtigung vorbestehender Risikofaktoren müssen der jeweiligen Patientin vertretbare Methoden vorgeschlagen werden. Gegenwärtige Bemühungen hinsichtlich der Entwicklung von neuen weniger eingreifenden kontrazeptiven Methoden sind in den Kapiteln 5.2.8 (S. 152), 5.3.4 (S. 178 ff.), 5.4.3 (S. 264 ff.) dargestellt.

Interessante Angriffspunkte bestehen in der geplanten Verhinderung der Fertilisierung durch rechtzeitige Erkennung der Ovulation. Ob es in absehbarer Zeit einen Stäbchentest geben wird, mit Hilfe dessen man im Morgenurin die bevorstehende Ovulation bereits mit einem Sicherheitsabstand von 2–3 Tagen anhand der Steroidausscheidung oder anderer spezifischer Parameter erkennen kann, ist zur Zeit ungewiß.

Schließlich sei als Ausblick auf die in Abb. 138 aufgestellte These hingewiesen.

Literatur

Abdel-Kader MM, Abdel-Aziz MT, Bahgat R, Hefnawi F, Fawzi G, Badraoui MHH (1976) Effect of some progestational steroids on lactation in Egyptian women: chemical composition of milk during the first year of lactation. J Biosoc Sci 8:49–51

Aitken RJ, Harper MJK (1977) New methods for the regulation of implantation. Contraception 16:227–241

Akinla O, Luukainen T, Timonen H (1975) Important factors in the use-effectiveness of the copper-T 200 IUD. Contraception 12:697

Alivor GI (1973) Pregnancy outcome and removal of intrauterine device. Obstet Gynecol 41:894–896

Alvarado A, Quinones R, Aznar R (1974) Tubalinstillation of quinacrine under hysteroscopic control. In: Sciarra JJ, Butler JC, Speidel JJ (eds) Hysteroscopic sterilization. Stratton, Minneapolis New York, pp 85–94

Alza Corporation (1977) The progestasert. Intrauterine progesterone contraceptive system release 65 µg/day progesterone for one year. Alza Product Information, Palo Alto

Ambani LM, Narendra JJ, Rama AV (1977) Are hormonal contraceptives teratogenic? Fertil Steril 28:791

Ambrus JL, Mink IB, Couray NG, Niswander K, Moore RH, Ambrus CM, Lillie MA (1976) Progestational agents and blood coagulation. VII. Thromboembolic and other complications of oral contraceptive therapy in relationship to pretreatment levels of blood coagulation factors: summary report of ten-year study. Am J Obstet Gynecol 125/8:1057–1062

Andersen PH, Packer JF (1976) Hepatic adenoma. Arch Surg 3:898

Anderson LL (1972) In: Moghissi KS, Hafez ESE (eds) Biology of mammalian fertilization and implantation. Thomas, Springfield, pp 379–421

Andrews WC (1979) Steroidal contraceptives and thromboembolic disease. In: Moghissi KS (ed) Controversies in conctraception. Williams & Wilkins, Baltimore, pp 35–47

Ansbacher R (1971) Sperm-agglutinating and sperm-immobilizing antibodies in vasectomized men. Fertil Steril 22:629

Arrata WSM (1980) Vaginal barrier contraceptives. In: Hafez LSE (ed) Human reproduction: conception and contraception. Harper & Row, Hagerstown, pp 768–776

Asbeck F, Bebber J, van de Loo J (1974) Oral contraception and increased formation of high molecular weight derivatives of fibrinogen. Br Med J 4:769

Atger M, Baulieu E-E, Milgrom E (1974) An investigation of progesterone receptors in guinea pig vagina, uterine cervix, mammary glands, pituitary and hypothalamus. Endocrinology 94:161–167

Badraoui MHH, Hefnawi F (1979) Ovulation function during lactation. In: Hafez ESE (ed) Human ovulation. Elsevier/North Holland, Amsterdam Oxford New York, pp 233–241

Bahl OP (1969) Human chorionic gonadotrophin. II. Nature of the carbohydrate units J Biol Chem 244:575–583

Bahl OP, Carlsen RB, Bellisario R, Swaminithan N (1972) Human chorionic gonadotropin: amino sequence of the α and β subunits. Biochem Biophys Res Commun 48:416–422

Bahl OP, Marz L (1974) In: Moudgal (ed) Gonadotrophins and gonadal function. Academic Press, New York, pp 460–473

Bahl, OP, Marz L, Moyle, WR (1974) In: Dufau ML, Means AR (eds) Hormone binding and target cell activation in the testes. Plenum, New York, pp 125–144

Bahl OP, Pandian MR, Ghai RD (1976) Immunological properties of the β-subunit of human chorionic gonadrophin. Biochem Biophys Res Commun 70:525–532

Barfield A (1979) Kontrazeptiva für den Mann. Contraception 20:121

Barnes RW, Kraft T, Hoak JC (1978) Errenous clinical diagnosis of leg vein thrombosis in women on oral contraceptives. Obstet Gynecol 51:556–558

Barrière H, Roubeix Y (1977) Dermatoses of oestroprogestafifs. Gaz Med Fr 84:1485

Barthel R, Stockhammer P, Haensel W (1978a) Transzervikale extraaminale Rivanolinstillation. Methode zur Vermeidung von Frühkomplikation bei Interruptionen. Fortschr Med 96:1767–1770

Barthel R, Stockhammer P, Stamphel B (1978b) Erfahrungsbericht über 200 Schwangerschaftsabrüche. Med Welt 29:20–24

Baskin JM (1932) Temporary sterilization by the injection of human spermatoza. Am J Obstet Gynecol 24:892–897

Baum JK (1975) Liver tumors and oral contraceptives. JAMA 232:1329

Baum JK (1976) Liver cell adenoma. JAMA 235:249

Baum JK, Holtz F, Bookstein JJ, Klein EW (1973) Possible association between benign hepatomas and oral contraceptives. Lancet II:926–929

Bayard F, Damilano S, Robel P, Baulieu E-E (1975) Récepteurs de l'oestradiol et de la progestérone dans l'endomètre humain au cours du cycle menstruel. CR Acad Sci [D] (Paris) 281:1341–1344

Beck P (1973) Einfluß hormonaler Kontrazeptiva auf den Kohlehydratstoffwechsel und den Diabetes. Geburtshilfe Frauenheilkd 33:647–652

Beck P (1977) Effects of progestins on glucose and lipid metabolism. Ann NY Acad Sci 286:434–445

Beck P, Arnett DM, Alsever RN, Eaton RP (1976) Effect of contraceptive steroids on arginine-stimulated glucagon and insulin secretion in women. II. Carbohydrate and lipid physiology in insulin-dependent diabetics. Metabolism 25:23

Behrendt W (1979) Intrauterinspiralen: Anwendung – Wirkungsweise – Komplikationen. Mod Ther DIA 3:32–41

Behrmann HR, MacDonald GJ, Greep RO (1971) Regulation of ovarian cholesterol esters: evidence of the enzymatic sites of prostaglandin-induced loss of corpus luteum function. Lipids 6:791–796

Behrmann HR, Ng TS, Orczyk GP (1974a) In: Moudgal NR (ed) Gonadotrophins and gonadal function. Academic Press, New York, pp 332–344

Behrmann HR, Caldwell BW, MTP International Review of Science (1974b) In: Greep RO (ed) Reproductive physiology, vol 8. Butterworths, London, pp 63–94

Bekanntmachung der Bundesärztekammer (1978) Weibliche Sexualhormone und Endometrium-Karzinom. Dtsch Aerztebl 1306–1308

Beling CG, Marcus SL, Markham SM (1970) Functional activity of the corpus luteum following hysterectomy. J Clin Endocrinol Metab 30:30–39

Bellisario R, Carlsen RB, Bahl OP (1973) Human chorionic gonadotrophin. Linear amino sequence of the α subunit. J Biol Chem 248:6796–6809

Benoit A, Melancon J, Gagnon M-A (1975) Chemically induced tubal occlusion in the human female using intrauterine instillation of quinacrine. Contraception 12/1:95–101

Beral V, Ramcharan S, Faris R (1977) Malignant melanoma and oral contraceptive use among women in California. Br J Cancer 36:804–809

Bernard RP (1971) Factors governing IUD performance. Am J Public Health 61/3:559–567

Bernstein MS, Hunter RJ, Yachnin S (1971) Hepatoma and peliosis heptais developing in a patient with Fanconi's anemia. N Engl J Med 284:1135–1139

Besch PK, Vorys N, Ullery JC et al. (1965a) Some systematic effects of a progestational agent (ethynodiol diacetate and mestranol). Metabolism 14:432–443

Besch PK, Barry RD, Vorys N, Stevens V, Ullery JC (1965b) A review of some aspects of the metabolism of progestational agents. Metabolism 14:387–397

Beyer G, Zeilmaker GH (1974) Prolonged pseudo-pregnancy in mice bearing ectopic throphoblastic tissue. J Endocrinol 61:509–510

Bibbo M, Bartels P, Wied GL (1979) Abnormal cytology and cervical neoplaspa in users of oral contraceptives and IUD's. Moghissi VS (ed) Controversies in contraception. Williams & Wilkins, Baltimore, pp 151–166

Bickenbach W, Paulikovics E (1944) Hemmung der Follikelreife durch Progesteron bei der Frau. Zentralbl Gynaekol 68:153

Bleier W (1977) Hinweise und Sammelstatistik über die Tubensterilisation mit dem Kunststoff-Clip. Arch Gynk 224:41

Board JA, Bhatnagar AS, Bush CW (1973) Effect of oral diethylstilbestrol on plasma progesterone. Fertil steril 24:95–97

Boesch PF (1936) Laparoskopie. Schweiz Z Krankenh Anstaltsw 6:62–66

Bohn H (1971) Nachweis und Charakterisierung von Schwangerschaftsproteinen in der menschlichen Placenta sowie ihre quantitative immunologische Bestimmung im Serum schwangerer Frauen. Arch Gynekol 210:440–457

Bolt HM, Bolt WH (1974) Pharmacokinetics of mestranol in man in relation to its oestrogenic activity. Eur J Clin Pharmacol 7:295–305

Bombardieri S, di Munno O, di Punzio C, Pasero G (1977) Erythema nodosum associated with pregnancy and oral contraceptives. Br Med J I:1509–1510

Bosse K (1979) Diskussionsbemerkung. In: Hammerstein J, Lachnit-Fixon, Neumann F, Plewig G (Hrsg) Androgenisierungserscheinungen bei der Frau. Excerpta Medica, Amsterdamm, S 239

Bottermann P (1972) Beeinflussung endokriner Parameter durch Ovulationshemmer. Internist (Berlin) 13:293–297

Boué A, Boué J (1973) Etudes chromosomatiques et anatomiques des grossesses suivant l'arrêt de contraceptives stéroides. J Gynecol Obstet Biol Reprod (Paris) 2:141

Bourdais P (1976) Maladie de Crohn iléo-colique après emploi d'un contraceptif oral. Arch Fr Mal Appar Dig 65:155

Bräutigam HH, Koller S (1979) Statistische Erhebungen über Komplikationen nach Schwangerschaftsabbruch in der Bundesrepublik Deutschland. Arch Gynaecol 228:344–348

Breckwoldt M, et al. (1978) International Symposion on hormonal contraception. In: Haspels AA (ed) Excerpta Medica, Utrecht

Briggs M (1976) Biochemical effects of oral contraceptives. Adv Steroid Biochem Pharmacol 5:65–160

Briggs MH (1979) Biochemical basis for the selection of oral contraceptives. Int J Gynaecol Obstet 16:505

Briggs MH, Briggs M (1973) Effects of some contraceptive steroids on serum proteins of women. Biochem Pharmacol 22:2277–2281

Briggs MH, Pitchford AG, Staniford M (1970) Metabolic effects of steroid contraceptives. Adv Steroid Biochem Pharmacol 2:111–222

British Medical Journal (Editorial) (1976) Amenorrhoe after oral contraceptives. Br Med J II: 6037, 660

Brosens I, Winston RML (eds) (1978) Umkehrbarkeit der weiblichen Sterilisation. Academic Press, London New York, Grune & Stratton, New York

Brosens IA, Robertson WB, van Assche FA (1974) Assessment of incremental dosage regimen of combined oestrogen-progestogen oral contraceptive. Br Med J 4:643–645

Bruce NW, Hiller K (1974) The effect of prostaglandin $F_2\alpha$ on ovarian blood flow and corpora lutea regression in the rabbit. Nature 249:176–177

Buchholz R, Nocke L, Nocke W (1964) The influence of gestagens on the urinary excretion of pituitary gonadotropins, estrogens and pregnandiol in women in the postmenopause and during the menstrual cycle. Int J Fertil 9:231–251

Bruchovsky N (1979) Molekulare Wirkung von Androgen und Antiandrogenen. Androgenisierungserscheinungen bei der Frau, Symposion 1979. Excerpta Medica, Amsterdam S 7–21

Bundesgerichtshof (1977) Urteil vom 29. Juni 1976 – VIZR 68/75. Tubenligatur. Prakt Arzt 1:84

Burkmann RT, Dubin NH, King TM (1978) The use of hyperosmolar urea for the elective abortion of midtrimester pregancy. In: Zatuchni GI, Sciarre JJ. Speidel JJ (eds) Pregnancy termination. Harper & Row, Hagerstown, pp 261–267

Burnhill MW (1974) Prescriptive approaches to IUD usage. In: Wheeler RG, Duncan GW, Speidel JJ (eds) Intrauterine devices. Academic Press, London New York

Burnhill MS (1979a) Discussion summary. In: Zatuchni GI, Sciarra JJ, Speidel JJ (eds) Pregnancy termination, vol 14. Harper & Row, Hagerstown, pp 108–110

Burnhill MS (1979b) Reducing the morbidity of vacuum aspiration abortion. In: Zatuchni GI, Sciarra JJ, Speidel JJ (eds) Pregnancy termination, vol 18. Harper & Row Hagerstown, pp 136–148

Bustos-Obregon E, Courot M, Flechon JE, Hochereau-de-Reviers MT, Holstein AF (1975) Morphological appraisal of gametogenesis. Spermatogenetic process in mammals with particular reference to man. Andrologia 7:141

Butler JC (1978) Ethacridine – catheter technique for midtrimester abortion In: Zatuchni GI, Sciarra JJ, Speidel JJ (eds) Pregnancy termination. Harper & Row, Hagerstown

Bygdeman M, Svensson G, Westerholm B (1972) Biverkningar hos ett p-piller-kliental med sarskild hansyn till blodningsrubbningar. Lakartidningen 69:42

Carlsen RB, Bahl OP, Swaminathan N (1973) Human chorionic gonadotrophin. Linear amino acid sequence to the β subunit. J Biol Chem 248:6810–6827

Caroli J, Paraf A, Charbonnier A, Vallin J (1953) Implantations d'oestrogenes apparemment suivies d'un cancer primitif du foie. Rev Int Hepatol 3:497

Carr DH (1970) Chromosome studies in selected spontaneous abortions. I. Conception after oral contraceptives. Can Med Assoc J 103:343

Cates W Jr, Ory HW, Rochat RW, Tyler CW (1976) The intrauterine device an deaths from spontaneous abortion. N Engl J Med 295:1149

Cates W Jr, Schulz KF, Grimes DA, Tyler CW Jr (1977a) Effect of delay and choice of method on Risk of abortion morbidity. Fam Plann Perspect 9:266

Cates W Jr, Grimes DA, Smith JC, Tyler CW Jr (1977b) The risk of dying from legal abortion in the United States, 1972–1975. Int J Gynecol Obstet 15:172–176

Cates W Jr, Schulz KF, Gold J, Tyler CW Jr (1979a) Complications of surgical evacuation procedures after 12 weeks' gestation. In: Zatuchni GI, Sciarra JJ, Speidel JJ (eds) Pregnancy termination, vol 26. Harper & Row, Hagerstown, pp 206–217

Cates W Jr, Schulz KF, Grimes DA, Tyler Cw Jr, (1979b) Short-term complications of uterine evacuation techniques for abortion at 12 weeks' gestation or earlier. In: Zatuchni GI, Sciarra JJ (eds) Pregnancy termination, vol 27. Harper & Row, Hagerstown, pp 127–135

Cavanagh D (1968) The pills slows fallopian tube motion. Med World News 97

Cerini M, Findlay JK, Lawson RAS (1976) Pregnancy-specific antigens in the sheep: Application to the diagnosis of pregnancy. J Reprod [Suppl] 46:65–69

Challis JRG, Calder AA, Dilley S, Forster CS, Hillier K, Hunter OJS, MacKenzie IZ, Thorburn GD (1976) Production of prostaglandins E and F by corpora lutea, corpora albicantes and stroma from the human ovary. J Endocrinol 68:401–408

Chang MC (1970) Hormonal regulation of sperm capacitation. Adv Biosci 4

Chang CC, Kincl FA (1968) Sustained release hormonal preparations. 3. Biological effectiveness of 6-methyl-17a-acetoxy pregna-4,6-diene-3,30-dione. Steroids 12:689–696

Chang CC, Kincl FA (1970) Sustained release hormone preparations. 4. Biological effectiveness of steroid hormones. Fertil Steril 21:134–139

Channing CP, Sakai C, Bahl OP (1976) Role of the carbohydrate residues of human chorionic gonadotrophin (hCG) on its ability to bind and stimulate cyclic AMP accumulation in porcine granulosa cells (abstract). Fed Proc 35:3268

Channing CP, Sakai C, Bahl OP (1977) Role of carbohydrate residues of human chorionic gonadotrophin in binding and stimulation of cyclic AMP and progesterone secretion by procine granulosa cells. Endocrinology 103:341–348

Channing CP, Engel B, Bahl OP (1978) Role of carbohydrate residues of human chorionic gonadotrophin in stimulation of luteinization of monkey granulosa cell cultures. Biol Reprod 18:707

Clocuh YP (1978) Komplikationen durch Intrauterin-Pessare. Praxis-Kurier 41:55

Cohen MR, Stein IF, Kaye BM (1952) Spinnbarkeit: a characterization of cervical mucus significance at ovulation time. Fertil Steril 3:201

Collaborative Group for the Study of Stroke in Young Women (1973) Oral contraception and increased risk of cerebral ischaemia. N Engl J Med 288:871–878

Coronary Drug Research Group (1977) Gallbladder disease as a side effect of drugs influencing lipid metabolism. Experience of the coronary drug project. N Engl J Med 296:1185–1190

Costoff A, Mahesh VB (1975) Primordial follicles with normal oocytes in the ovaries of postmenopausal women. J Am Geriatr Soc 23:193

Cox JW (1979) Factors influencing the time of introduction of steroidal contraception in the breast-feeding mother. Aust NZ J Obstet Gynaecol 19:7–9

Craft I (1976) Uterotubal ceramic plugs. In: Sciarra JJ, Droegenmueller, W, Speidel JJ (eds) Advances female sterilization technology. Hagerstown, Harper & Row, Hagerstown

Crosignani PG, Rubin BL (Hrsg) (1980) Mikrochirurgie in der weiblichen Unfruchtbarkeit. Academic Press, London, Grune & Stratton, New York (Verhandlungen des Klinikkollegiums Serono über Fortpflanzung, Nr. 1)

Croxatto HB, Vera R, Parga MA (1970) Contraceptive action of silastic capsules containing megestrol acetate in the rabbit uterus. Proceedings of IV Annual Meeting of ALIRH, Ixtapam, Mexico, April 5–9, 77

Dafoe CA (1976) Transcervical tubal occlusion. In: Sciarra JJ, Droegenmueller W, Speidel JJ (eds) Advances in female sterilization technology. Harper & Row Hagerstown

Dallenbach-Hellweg G (ed) (1980) Functional morphological changes in female sex organs induced by exogenous hormones. Springer, Berlin Heidelberg New York

Dallenbach-Hellweg G, Sievers S (1975) Die histologische Reaktion des Endometriums auf lokal applizierte Gestagene. Virchows Arch [Pathol Anat] 368: 289–298

Danezis J (1973) The effect of low-dose lynestrenol on cervical mucus and sperm penetration. Excerpta Med Int Congr Ser 278:897–899

Davidson AC, Donald I (1972) Female sterilization. Scott Med J 17:210–213

Davidson OW (1976) Quinacrine-induced tubal occlusion. In: Sciarra JJ, Droegenmueller W, Speidel JJ (eds) Advances in female sterilization technology. Harper & Row, Hagerstown

Davis H (1970) Intrauterine devices for contraception – the IUD. Baltimore, Williams & Wilkins

Dawood MY, Strongin M, Kramer EE, Wieche R (1980) Recent ovulation in a postmenopausal woman. Int J Gynecol Obstet 18:192–194

Delforge JP, Ferin JA (1970) A histometric study of two estrogens: Ethinylestradiol and its 3-methyl-ether derivate (mestranol); their comparative effect upon the growth of the human endometrium. Contraception 1:57–72

De Pirro R, Forte F, Bertoli A, Greco AV, Lauro R (1980) Changes in insulin receptors during oral contraception. J Clin Endocrinol Metab 52:29–33

De Pirro R, Fork F, Bertoli A, Greco AV, Lauro R (1981) Changes in Insulin receptors during oral contraception. J Clin Endocr Metab 52:29–33

Dericks-Tan JSE, Krög M, Aktories K, Taubert HD (1976) Dose-dependent inhibition by oral contraceptives of the pituitary to release LH and FSH in response to stimulation with LH-Rh. Contraception 14:171–181

Dickey RP (1974) The pill-physiology, pharmacology and clinical use. In: Tyrer LB, Isenman AW, Knox EG (eds) Seminar on Family Planning, 2nd edn. American College of Obstetricans and Gynecologists, Chicago

Dickey RP, Berger GS (1979) Post-pill amenorrhoe. In: Moghissi K (ed) Controversies in contraception. Williams & Wilkins, Baltimore, pp 61–75

Dijik JG van (1977) Das soziale Phänomen des Hirsutismus. Sexualmedizin 6:814

Djerassi C (1980) The politics in contraception. Norton, New York London

Döring GK (1950) Ein Beitrag zur Frage der periodischen Fruchtbarkeit der Frau aufgrund von Erfahrungen bei der Zyklusanalyse mit Hilfe der Temperaturmessung. Geburtshilfe Frauenheilkd 10:515

Döring GK (1967) Über die Zuverlässigkeit der Temperaturmethode zur Empfängnisverhütung. Dtsch Med Wochenschr 92:1055–1061

Döring GK (1968a) Pro und Contra Empfängnisverhütung durch Intrauterin-Pessare. Fortschr Med 86:761–765

Döring GK (1968 b) Die Temperaturmethode zur Empfängnisverhütung, 7. Aufl. Thieme, Stuttgart

Döring GK (1975) Nebenwirkungen der Ovulationshemmer. Fortschr Med 93:1345

Döring GK (1977) Der heutige Stand der Empfängnisverhütung. In: Schwalm H, Doderlein G, Wulf K-H. Klinik der Frauenheilkunde, Bd. V, Ergänzung 1977, 612/17-612/67. Urban & Schwarzenberg, München Wien Baltimore

Döring GK, Kauka E, Netzer A (1976) Schwangerschaftsverlauf und Zustand der Kinder nach Anwendung von Ovulationshemmern. Geburtshilfe Frauenheilkd 36:57–61

Donnez J, Wauters M, Thomas K (1981) Luteal function after tubal sterilization. Obstet Gynecol 57/1:65–68

Donovan WH (1956) Ectopic pregnancy in relation to maternal mortality. Obstet Gynecol 7:694

Doyle LL, Clewe T (1968) Preliminary studies on the effect of hormone-releasing intrauterine devices. Am J Obstet Gynecol 101:564–568

Dubin NH, Burkman RT, Kind TM, Parmley TH, Blake D, Cox R (1978) Research on new approaches to pregnancy termination: etanol abortifacient activity – animal and human data. A preliminary report. In: Zatuchni GI, Sciarra JJ, Speidel JJ (eds) Pregnancy termination. Harper & Row, Hagerstown

Duncan GW, Wyngarden LJ, Cornett JC (1967) Ante- and post-natal steroid environment as it affects development of mammalian reproductive mechanisms. Rev Can Biol 26:237

Edelman DA, Berger GS, Keith LG (eds) (1979) Intrauterine devices and their complications. Nijhoff, The Hague Boston London, pp 222–231

Edgren RA (1979) Relative potencies in contraception. In: Moghissi K (ed) Controversies in contraception. Williams & Wilkins, Baltimore, pp 1–19

Edmondson HA, Henderson B, Benton B (1976) Liver-cell adenomas associated with use of oral contraceptives. N Engl J Med 294:470–472

El-Mahgoub SE, Karim M, Ammar R (1972a) Long-term effects of injected progestogens on the morphology of human oviducts. J Reprod Med 8:288–292

El-Mahgoub SE, Karim M, Ammar R (1972b) Long-term use of depot medroxyprogesterone acetate as a contraceptive. Acta Obstet Gynecol Scand 51:251–25

El-Mahgoub SE, El-Gamal Y, Karim M, Wishah A, Hassan-Aly R, Madiha H (1972c) Effects of injectable progestogens on the immunologic power of breast milk. Int J Obstet Gynecol 10:48–52

Elstein M (1970) The proteins of cervical mucus and the influence of progestagens. J Obst et Gynaecol Br Commonw 77:443–456

Eltern Editorial (1977) Spirale statt Pille. Eltern 6:60

Erb H (1970) Zur Anwendung der modernen Antikonzeptiva. Ars Med [Separataheft] 7:488

Erb H, Keller M (1964) Klinische und experimentelle Erfahrungen mit hormonellen Ovulationshemmern. Gynaecologica 158:1–17

Erb RA (1977) Neue Sterilisationsmethode. Intercom (report) (Pharma Information)

Erb RA Silastic A (1976) A retrievable custom-molded oviductal plug. In: Sciarra JJ, Droegenmueller W, Speidel JJ (eds) Advances in female sterilization technology. Harper & Row, Hagerstown

Erb RA, Davis RH, Balin H, Kyriazis GA (1974) Device and technique for blocking the fallopian tubes: a method for reversible contraceptive sterilization.

In: Schima ME, Lubell I, Davis JE, Connell E (eds) Advances in voluntary sterilization. Excerpta Medica, Amsterdam, pp 336–337

Eschenbach DA, Harnisch JP, Holmes KK (1977) Pathogenesis of acute pelvic inflammatory disease. The role of contraception and other risk factors. Am J Obstet Gynecol 128:838–850

Eser A, Hirsch HA (Hrsg) (1980) Sterilisation und Schwangerschaftsabbruch. Enke, Stuttgart

Eser A, Koch H-G (1981) Schwangerschaft nach fehlgeschlagener Sterilisation: Wofür muß der Arzt haften? Dtsch Aerztebl 36:1673–1677

Evans TN (1980) Female sterilization. Aus: Hafez ESE 2nd edn. (ed) Human reproduction, conception and contraception. Harper & Row, Hagerstown, pp 777–795

Evrad JR, Buxton BH, Erickson D (1976) Amenorrhea following oral contraceptives. Am J Obstet Gynecol 124:88–91

Fabian W, Hoeer PW, Maerz E, Blum U (1979) Gutartige Lebertumoren und Ovulutionshemmer. Med Klin 74:662

Faulkner WL, Ory HW (1976) Intrauterine devices and acute pelvic inflammatory disease. JAMA 235:1851–1853

Feichter GE (1979) Komplikationen nach Interruptio. Hospitalisierung wegen früher Post-abortum-Morbidität nach freiwilligem Schwangerschaftsabbruch. Fortschr Med 97:1938–1940

Ford K (1978) Contraceptive efficiancy among married women 15–44 years of age in the United States, 1970–1973. In: Advance data from vital and health statistics of the National Center for Health Statistics, No 26 National Center for Health Statistics

Fortney JA, Miller ER, Kessel E (1977) Competing risks of unnecessary procedures and complications. Stud Fam Plann 8:257

Fotherby K (1974) Metabolism of synthetic steroids by animal and man. Acta Endocrinol Scand [Suppl] 185:119–147

Foy H, Kondi A, Parker AM, Stanley R, Venning CD (1970) The α-fetoprotein test in pregnant women, women on oral contraceptives, newborn babies, and pyridoxine-deprived beboons. Lancet I:1336–1337

Fraenkel R (1931) Sterilisierung und Konzeptionsverhütung. Arch Gynaekol 144:86

Frangenheim H (1964) Die Tubensterilisation unter Sicht mit dem Laparoskop. Geburtshilfe Frauenheilkd 24:470–471

Frangenheim H (1971) Die Tubensterilisation unter Sicht mit dem Laparoskop – Neue Technik und Erfahrungsbericht. Geburtshilfe Frauenheilkd. 31:622–628

Frangenheim H (1972) Laparoscopy and culdoscopy in gynecology. Butterworth, London

Frangenheim H (1977a) Die Laparoskopie in der Gynäkologie, Chirurgie und Pädiatrie, 3. Aufl. Thieme, Stuttgart

Frangenheim H (1977b) Laparoskopie in der Gynäkologie. Teil 1. Gynäkol Prax 1:261–275

Frangenheim H, Kleindienst W (1974) Tubal sterilization under vision with the laparoscope: new techniques and instruments for tubal ligation and occlusion. In: Phillips JM, Keith L (eds) Gynecological laparoscopy, principles and techniques. Stratton, New York, pp 213–219

Fraser H (1975) Effects of antibodies to luteinizing hormone releasing homone on reproductive functions of rodents. In: Nieschlag E (ed) Immunization with hormones in reproductive research. Noth-Holland, Amsterdam, p 107

Frick-Bruder V (1978) Störfaktor Sicherheit. Orgasmusstörungen unter Kontrazeption. Sexualmedizin 3:221–223

Friedrich E, Keller E, Jaeger-Whitegiver ER, Joel EW, Schindler AE, Beider M, Nickel U (1975) Effects of 0,5 mg of lynestrol daily on hypothalmic-pituitary-ovarian function. Am J Obstet Gynecol 122:642–649

Fuchs AR, Beling CG (1974) Evidence for early ovarian recognition of blastocysts in rabbits. Endocrinology 95:1054–1058

Fuchs AR, Mock E (1974) Histochemical study of the effects of prostaglandin $F_{2\alpha}$ and E_2 on the corpus luteum of pregnant rats. Biol Reprod 10:24–38

Futoran JM, Lowenstein J, Peacock W (1969) Experience with intra-amniotic hypertonic saline injections. Am J Obstet Gynecol 105:191–196

Garattini S, Berendes HW (eds) (1977) Pharmacology of steroid contraceptive drugs. Raven, New York

Garcia E-E (1968) Medical and metabolic effects of oral contraceptives and their implications. Clin Obstet Gynecol 11:669

Garcia CR, Rosenfeld DL (eds) (1977) Human fertility: the regulation of reproduction. Davis, Philadelphia

Garcia CR, Gordon J, Dill VA (1977) Contraceptive steroids and liver lesions. J Toxicol Environ Health 3:197

Gershberg H, Javier Z, Hulse M (1964) Glucose tolerance in women receiving an ovulatory suppressant. Diabetes 13:378–382

Gesenius H (1959) Empfängnisverhütung. Urban & Schwarzenberg, München

Gibor Y, Sehadri B, Scommegna A (1971) Diffusion of progesterone through intrauterine silastic rubber implants. Fertil Steril 22:671

Gibor Y, Zipper J, Stewart WC (1973a) The association between the amount of copper on copper carrying IUDs and their contraceptive efficiancy. J Reprod Med 11:209

Gibor Y, Deysach L, Nissen CH (1973b) Uterine length: A prognostic indicator for the successful use of the copper 7 intrauterine device. J Reprod Med 11:205

Giedel J, Gebhardt C (1981) Kontrazeptiva und gutartige Lebertumoren. Fortschr Med 99:165–170

Girotti M, Hauser GA (Hrsg) (1971) Die Ovarialfunktion nach Absetzen von Ovulationshemmern. Huber, Bern Stuttgart Wien

Gold EM, Tyler ET (1965) Alterations in pituitary adrenocortical function during prolonged estrogen-progesterone (antiovulatory) treatment. Excerpta Med Int Congr Ser 99:144–145

Goldberg E (1974) Effects of immunisation with LDH-x on fertility. In: Diczfalusy E (ed) Immunological approaches to fertility control. 7th Karolinska Symposium on Research Methods in Reproductive Endocrinology. Bogtrykkeriet Forum, Copenhagen, pp 202–222

Golditch IM (1972) Postcontraceptive amenorrhoe. Obstet Gynecol 39:903–908

Goldman JA (1977) Effect of ethynodiol diacetate and a combination-type oral contraceptive compound on carbohydrate metabolism. Diabetologia 13:89–91

Goldsmith HF, Bamberger JP (1967) Mineral changes after norethynodrel. Lancet II:567–568

Goldzieher JW, Moses LE, Ellis LT (1962) Study of norethindrone in contraception. JAMA 180:359–361

Goldzieher JW, de la Pena A, Chenauldt CB, Woutersz TB (1975a) Comparative studies of the ethynyl estrogens used in oral contraceptives. I. Endometrial response. Am J Obstet Gynecol 122:615–618

Goldzieher JW, de la Pena A, Chenauldt CB Woutersz TB (1975 b) Comparative studies of the ethynyl estrogens used in oral contraceptives. II. Antiovulatory potency. Am J Obstet Gynecol 122:619–624

Goldzieher JW, de la Pena A, Chenauldt CB, Woutersz TB (1975 c) Comparative studies of the ethynyl estrogens used in oral contraceptives. III. Effect on plasma gonadotropins. Am J Obstet Gynecol 122:625–636

Goldzieher JW, Chenault CB, de la Pena A, Dozier TS, Kraemer DC (1977) Comparative studies of the ethynyl estrogens used in oral contraceptives: effects with and without progestational agents on plasma cortisol and cortisol binding in humans, baboons and beagles. Fertil Steril 28:1182–1190

Goldzieher JW, Chenault CB, de la Pena A, Dozier TS, Kraemer DC (1978 a) Comparative studies of the ethynyl estrogens used in oral contraceptives. VI. Effects with and without progestional agents on carbohydrate metabolism in humans, baboons and beagles. Fertil Steril 30:522–533

Goldzieher JW, Chenault CB, de la Pena A, Dozier TS, Kraemer DC (1978 b) Comparative studies of the ethynyl estrogens used in oral contraceptives: effect with and without progestational agents on plasma androstendione, testosterone, and testosterone binding in humans, baboons, and beagles. Fertil Steril 30:388–396

Goldzieher JW, Chenault CB, de la Pena A, Dozier TS, Kraemer DC (1978 c) Comparative studies of ethynyl estrogens used in oral contraceptives. VII. Effects with and without progestational agents on ultracentrifugally fractionated plasma lipoproteins in humans, baboons and beagles. Fertil Steril 30:522–533

Gomez-Rogers C, Ibarra-Polo AA, Faundes A, Guiloff E (1967) Effect of the IUD and other contraceptive methods on lactation. In: Hankinson RKB, Kleinman RL, Eckstein P, Romero H (eds) Proceedings of the Eight International Converence of the International Planned Parenthood Federation, Santiago, April 9–15, 1967. International Planned Parenthood Federation, London, pp 328–334

Gordan GS, Hansen J, Lubich W (1967) Effects of hormonal steroids on osteolysis. Excerpta Med Int Congr Ser 132:786–793

Gore BZ, Caldwell BV, Speroff L (1973) Estrogen-induced human luteolysis. J Clin Endocrinol Metab 36:615–617

Grabowski MU, Stenram U, Bergquist A (1975) Focal nodular hyperplasia of the liver, benign hepatomas, oral contraceptives and other drugs affecting the liver. Acta Pathol Microbiol Scand [A] 83:615–622

Graeffenberg E (1930) The intrauterine silver ring. In: Report of Int. World League for Sexual Reform. Kegan Paul, London

Greenblatt RB, Cortés-Prieto J, Campos-da-Paz A (eds) (1980) The development of a new triphasic oral contraceptive. The Proceedings of a Special Symposium held at the 10th World Congress on Fertility and Sterility, Madrid. MTP Press, Lancaster

Grimes DA, Schulz KF, Cates CW Jr, Tyler CW Jr (1977) The joint program for the study of abortion ICDC: a preliminary report. In: Hern WB (ed) Andrikopoulos abortion in seventies. National Abortion Federation, New York

Grinwich DL, Hichens M, Behrman H (1976) Control of the LH receptor by prolactin and prostaglandin $F_{2\alpha}$ in rat corpora lutea. Biol Reprod 14:212–218

Gudson JP (1974) A long term follow-up of passively immunologically sterilized rats. Am J Obstet Gynecol 118:1145–1146

Gueriguian JL, Sawyer ME, Pearlman WH (1974) A comparative study of progesterone- and cortisol-binding activity in the uterus and serum of pregnant and nonpregnant women. J Endocrinol 61:331–345

Guillebaud J (1977) Amount and duration of menstrual blood with progestasert IUD (abstract). In: 21th British Congress of Obstetrics and Gynecology, 33

Guillebaud J, Bonnar J, Morehead J, Matthews A (1976) Mentsrual blood loss with intrauterine devices. Lancet I:21

Guilloff E, Ibarra-Polo A, Zanartu J, Toscanini C, Mischler JW, Gomez-Rogers C (1974) Effect of contraception on lactation. Am J Obstet Gynecol 118/1:42–45

Gutierrez-Najar AJ (1972) Culdoscopy as an aid to family planning. In: Duncan GW, Falb RD, Speidel JJ (eds) Female sterilization. Proceedings of a Workshop on Female Sterilization, Airlie, Virginia, December 2–3, 1971. Academic Press, New York, pp 41–49

Gyne (Editorial) (1981) Sinn und Unsinn in der Diätetik. Gyne 9:1–6

Haberlandt L (1921) Über hormonale Sterilisierung des weiblichen Tierkörpers. MMW 68:1577

Hafez ESE (1976) The human semen and fertility regulation in the male: international conference in andrology. J Reprod Med 16/2:91–96

Hafez ESE (1979) Human ovultion. Mechanism, prediction, detection and induction. Elsevier North-Holland, Amsterdam New York Oxford

Hafez ESE (1980a) Male contraception. In: Hafez ESE (ed) Human reproduction: conception and contraception. Harper & Row, Hagerstown

Hafez ESE (ed) (1980b) Human reproduction: conception and contraception. Harper & Row, Hagerstown

Hall HH, Stone ML (1962) Observations on the use of the intrauterine pessary, with special reference to the Gräfenberg ring. Am J Obstet Gynecol 83:683–688

Hall WD, Douglas MB, Blumenstein BA, Hatcher RA (1980) Blood pressure and oral progestational agents. A prospective study of 119 black women. Am J Obstet Gynecol 136:344–348

Hallberg L, Hogdahl AM, Nilsson L, Rybo G (1966) Menstrual blood los: a population study. Acta Obstet Gynecol Scand 45

Haller J (1971) Investigations on the potential genetic effects of hormonal contraceptives. Proceedings of the Congress for Fertility and Sterility, Tokio pp 252–254

Haller J (1973) Mögliche Beziehungen zwischen der Einnahme von Ovulationshemmern und kindlichen Mißbildungen. In: 5. Kongreß für Perinatale Medizin, Berlin 1972, Bd IV. Thieme, Stuttgart

Haller U, Kubli F (1978) Klinische Nebenwirkungen auf Komplikationen der Prostaglandine bei Abortinduktion. Gynaekologe 11:39
Prostaglandine bei Abortinduktion. Gynaekologe 11:39

Hammerstein J (1969) Physiologie und Diagnostik der Ovulation. In: Ovulation und Ovulationshemmung. Diagnostik- & Laborarzt, Berlin

Hammerstein J (1976) Kontrazeptive Möglichkeiten beim Mann. Sexualmedizin 5:209

Hammerstein J (1977) Komplikationen und Spätfolgen der Kontrazeption, einschließlich der Sterilisation. Arch Gynaekol 224:1–21

Hammerstein J, Lachnit-Fixson U, Neumann F, Plewig G (Hrsg) (1979) Androgenisierungserscheinungen bei der Frau. Excerpta Medica, Amsterdam Oxford Princeton

Hancock KW, Scott JS, Panigrahi NM, Stitch SR (1976) Significance of low body weight involutary dysfunction after stopping oral contraceptives. Br Med J II:399

Hanson FW, Powell JE, Stevens VC (1971) Effects of HCG and human pituitary LH on steroid secretion and functional life span of the human corpus luteum. J Clin Endocrinol Metab 32:211–215

Hansson V (1976) Regelmechanismen männlicher Fertilität. Sexualmedizin 2:91

Haour F (1976) Rat chorionic gonatrophin (rCG): radioreceptor assay and correlation with corpus luteum function during gestation. V. International Congress of Endocrinology (Abstract 777), p 321

Haour F, Saxena BB (1974) Detection of a gonadotrophin in rabbit blastocyt before implantation. Science 185:444–445

Haskins AI (1972) Oviductal sterilization with tantalum clips. Am J Obstet Gynecol 114/3:370–377

Haspels AA (1976) Interception: post coital estrogens in 3016 women. Contraception 14:375–381

Haspels AA, Andriesse R (1973) The effect of large doses of estrogens post coitum in 2000 women. Eur J Obstet Gynecol Reprod Biol 3/4:113–117

Haspels AA, Kay CR (eds) (1978) International Symposium on Hormonal Contraception. Excerpta Medica, Amsterdam Oxford

Hauser IA (1975) Die Kombinationspräparate. In: Beller SK, Böttcher HD (Hrsg) Moderne Kontrazeption. Thieme, Stuttgart

Hauser IA, Schubiger V (1976) Nebenwirkungen der sogenannten ‚Ovulations-hemmer' Therapiewoche 33:991–998

Hausmann L, Kaffarnik H (1975) Einfluß von Ovulationshemmern auf den Glukosestoffwechsel. Dtsch Med Wochenschr 100:1703–1709

Hauswirth R, Battegay R, Mall-Haefeli N (1975) Psychische Verarbeitung der Sterilisation bei Frauen unter der Langzeiteinnahme von Ovulationshemmern im Rahmen der Familienplanung. Vergleichende katamnestische Untersuchungen. Praxis 64:526–532

Heep H (1977) Zum Problem des „verlorenen" Intrauterinpessars. Geburtshilfe Frauenheilkd 37:563–569

Hefnawi F (1970) Attempts to select a suitable hormonal contraceptive during lactation. Paper presented at the Sixth World Congress of Obstetrics and Gynecology, New York, April, 12–18 (Abstr. 16), pp 115, 116

Hefnawi F, Ismail H, Younis N, El-Sheika Z, Badraoui MHH (1977a) The benefit of lactation amenorrhea as a contraceptive. Int J Gynaecol Obstet 15:60–62

Hefnawi F, Yacount MM, Hosni M, El-Sheika Z, Hassanein M (1977b) Medicated intrauterine devices to improve bleeding events. Int J Gynaecol Obstet 15:79

Heinonen OP, Slone D, Monson RR, Hook EB, Shapiro S (1977) Cardiovascular birth defects and antenatal exposure to female sex hormones. N Engl J Med 296/2:67–70

Heller GCG, Clermont Y (1973) Spermatogenesis in men: an estimate of its duration. Science 140:184–186

Hempel E, Klinger W (1976) Drug stimulated biotransformation of hormonal steroid contraceptives: clinical implications. Drugs 12:442

Henderson KM, McNatty KP (1975) A biochemical hypothesis to explain the mechanism of luteal regression. Prostaglandins 9:779–797

Hendricks CH (1966) Inherent motility patterns and response characteristics of the nonpregnant human uterus. Am J Obstet Gynecol 96:824–843

Henzl MR, Moyer DL, Townsend D, Valand RS, Segre EJ (1973) Quantitation of the estrogenic effects of mestranol on human endometrium and vaginal mucosa. Am J Obstet Gynecol 115:401–406

Herbst AL, Ulfelder H, Poskanzer DC (1971) Adenocarinomes of the vagina: association of maternal stilboestrol. Therapy with tumor appearances in young women. N Engl J Med 284:878

Hilgers TW, Abraham FGE, Facog DC (1978) Natural family planning. I. The peak symptom and estimated time of ovulation. Obstet Gynecol 52:575–582

Hirsch HA (1976) Operative Verfahren zur Sterilisation der Frau, Sicherheit – Komplikationen. Geburtshilfe Frauenheilkd 36:297–307

Hirsch HA (1977a) Derzeitiger Stand der Tubensterilisation. Auszugsweise vorgetragen beim X. Fortbildungskurs für Fachärzte der Frauenheilkunde und Geburtshilfe, 19.–22. Januar 1977 in Gießen. Geburtshilfe Frauenheilkd 37:461

Hirsch HA (1977b) Refertilisierung nach Tubensterilisation. Stiftung Volkswagenwerk, Pressestelle

Hirsch HA (1981) Schwangerschaften nach fehlgeschlagener Tubensterilisation. Dtsch Aerztebl 36:1669–1672

Hirsch HA, Roos E (1974) Laparoskopische Tubensterilisation mit einer neuen Bikoagulationszange. Geburtshilfe Frauenheilkd 34:340

Hodgson JE, Portmann KC (1974) Complications of 10 453 consecutive first-trimester abortions: a prospective study. Am J Obstet Gynecol 120/6:802–807

Hoffmann F (1960) Untersuchungen über die hormonale Beeinflussung der Lebensdauer des Corpus luteum im Zyklus der Frau. Geburtshilfe Frauenheilkd 20:1153–1159

Hofmann N, Becker H, Gall H (1975) Grenzen und Chancen einer Gonatropintherapie bei Fertilitätsstörungen des Mannes. Therapiewoche 49:7575

Hohlweg W (1934) Veränderungen des Hypophysenvorderlappens und des Ovariums nach Behandlung mit großen Dosen von Follikelhormon. Klin Wochenschr 13:92

Hooghe R (1974) Benign hepatomas and oral contraceptives. Lancet I:630–631

Hoover R, Bain C, Cole P, MacMahon B (1978) Oral contraceptive use: association with frequency of hospitalization and chronic disease risk indicators. Am J Public Health 68:355–361

Hosseinan AH, Lucero S, Kim MH (1976) Hysteroscopic implantation of uterotubal junctions blocking devices. In: Sciarra JJ, Droegenmueller W, Speidel JJ (eds) Advances in female sterilization technology. Harper & Row, Hagerstown

Howard PJ, James LP (1973) Immunological implications of vasectomy. J Urol 109:76

Huang K-E, Lin T-I, Huang S-C, Wang Y-W (1975) Experience with endoscopic tubal sterilization. In: Association for voluntary sterilization of the Republic of China. Proceedings of the Asian Regional Conference on Voluntary Sterilization, May, 10–12. Taipeim Taiwan, pp 134–137

Hüter J (1975) Pharmakokinetik während der Schwangerschaft, unter der Geburt und im Wochenbett. Dtsch Aerztebl 2:73–79

Hüter J (1976) Medikamente während der Schwangerschaft: Wann Indikation zur Interruptio? (148. Tagung der Mittelrheinischen Gesellschaft für Geburtshilfe und Gynäkologie). Med Trib 20:44

Hulka JF (1976) Spring clip sterilization: one year follow-up of 1000 cases. In: Sciarra JJ, Droegenmueller W, Speidel JJ (eds) Advances in female sterilization technology. Harper & Row, Hagerstown

Hulka JF (1977) Current status of elective sterilization in the United States. Fertil Steril 28:515–520

Hulka JF (1979) Wie häufig gibt es ein Zurück? Euromed 6:418

Hulka JF (1979 b) Current status of elective sterilization. In: Wallach EE, Kempers RD (eds) Modern trends in infertility and conception control. Williams & Wilkins, Baltimore, pp 374–379

Hulka JF, Omran KF (1972) Comparative tubal occlusion rigid and spring-loaded clips. Fertil Steril 23:633–639

Hulka JF, Soderstrom RM (1974) Complication Committee of the American Association of Gynecology Laparoscopists. J Reprod Med 10:301

Hulka JF, Ulberg L (1975) Reversibility of clip sterilization. Fertil Steril 26: 1132–1134

Hulka JF, Mercer JP, Fishburne JI et al. (1975 a) Spring clip sterilization: one year follow-up of 1079 cases. Fertil Steril 26:1122

Hulka JF, Omram KF, Phillips JM Jr et al. (1975 b) Sterilization by spring clip: a report of 1000 cases with a 6-month follow-up. Fertil Steril 26:1122–1131

Hulka JF, Richard RM, Lubell I, Neuwirth RS, Yoon IB (1977) Sterilization: five experts compare the techniques. Contemp Obstet Gynecol 9:119

Husmann F (1970) Hormonale Kontrazeption. Goldmann, München, S 110–113

Husslein A (1978) Die Kontrazeption. Notwendigkeit und psychosoziale Barrieren (nach einem Vortrag, anläßlich des Fortbildungskurses der Schweizerischen Gesellschaft für Familienplanung, Basel 1977). Sexualmedizin 4:299–305

Inman WHW, Vessey MP (1968) Investigation of deaths from pulmonary, coronary, and cerebral thrombosis and embolism in women childbearing age. Br Med J II:193–199

Irving FC (1950) Tubal sterilization. Am J Obstet Gynecol 60:1101–1111

Irving FC (1974) A new method of insuring sterility following cesarean section. Am J Obstet Gynecol 8:335–337

Israel R, Shwa ST Jr, Martin MA (1974) Comparative quantitation of menstrual blood loss with the Lippes Loop, Dalkon Shield, and copper T intrauterine devices. Contraception 10:63–71

Israñkun C, Phaosavasdi S, Benchakan V, Intaraprasert S, Koetsawang S, Limtrakarn J, White NH (1975) Unsuspected pelvic infection discovered at tubal ligation; relationship to use of intrauterine contraception. In: Hefnawi F, Segal S (eds) Analysis of intrauterine contraception. North Holland, Amsterdam, p 401

Israngkun C, Phaosavadi S, Neuwirth RS, Richart RM (1976) Clinical evaluation of quinacrine hydrocloride for sterilization of the human female. Contraception 14:75–80

Jänne O, Kontula K, Luukkainen T, Vihko R (1975) Oestrogen-induced progesterone receptor in human uterus. J Steroid Biochem 6:501–509

Jaffe RB, Lee PA, Midgley AR (1969) Serum gonadotropins before, at the inception of, and following human pregnancy. J Clin Endocrinol Metab 29:1281–1283

Jain AK (1975) Safety and effectiveness of intrauterine devices. Contraception 11:243

Jain AK (1977) Cigarette smoking, use of oral contraceptives and myocardial infarction. Am J Obstet Gynecol 126:301–307

Jain AK, Sivin I (1977) Life-table analysis of IUD's: problems and recommendations. Stud Fam Plann 8/2:25

Janata J (1978) IUP: Der Faden ist weg . . . Das ist mein Tip. Med Trib 12:2

Jenny S, Markoff N (1967) Oral contraceptives in liver disease. Schweiz Med Wochenschr 97:1502–1505

Johannisson E, Tillinger KG, Diczfalusy E (1965) Effect of oral contraceptives on the ovarian reaction to human gonadotropins in amennorrheic women. Fertil Steril 16:292

Johansson EDB, Gemzell C (1971) Plasma levels of progesterone during the luteal phase in normal women treated with synthetic oestrogens (RS 2874, F 6103 and ethinyl-estradiol). Acta Endocrinol (Copenh) 68:551–561

Jonatha W, Tettenborn U, Lauritzen C (1975) Schwangerschaftsabbruch mit Prostaglandinen. Sexualmedizin 3:174–176

Jordan WM (1961) Pulmonary embolism. Lancet II:1146–1147

Judd HL (1977) Androgens in female reproduction. Ninth world Congress of Fertility and Sterility, Miami Beach, Florida

Kaiser R, Zippel HH (1980) Wirkung oraler Kontrazeptiva auf die Brust. Excerpta Med Pract 1:487

Kalkhoff RK (1975) Effects of oral contraceptive agents on carbohydrate metabolism. J Steroid Biochem 6:949–956

Kalkhoff RK, Kim HJ, Stoddard JH (1969) Metabolic effects of gonadal hormones and contraceptive steroids. In: Salhanick HA, Kipnis D, van de Wiele RL (eds) Plenum, New York, p 762

Kamal I, Ghoneim M, Talaat M, Mallawani A (1973) The anchoring mechanism of retention of the cooper T device. Fertil Steril 24:165

Kannel WB (1969) Oral contraceptive hypertension and thromboembolism. Int J Gynecol Obstet 16:466–472

Kappus H, Bolt HM, Remmer H (1972) Demethylation of mestranol to ethinylestradiol in vitro and vivo. Acta Endocrinol (Copenh) 71:374–384

Karim M, Ammar R, El-Ganzoury B, Fikiri F, Abdou I (1971) Injected progestogen and lactation. Br Med J I:200–203

Kaulhausen K (1976) Einfluß kontrazeptiver Steroide auf das Renin-Angiotensin-Aldosteron-System. Fortschr Med 94:33

Kaulhausen K (1977) Blutdruckkontrolle bei Einnahme hormonaler Kontrazeptiva. Dtsch Aerztebl 45:2695

Kaulhausen H (Hrsg) (1980) Weibliche Sexualhormone und Renin-Angiotensin-Aldosteron-System. Urban & Schwarzenberg, München Wien Baltimore

Keeping JD, Chang U, Morrison J (1979) Sterilization: A comparative review. Aust NZ J Obstet Gynaecol 19:193–202

Kellhammer U, Schmidt-Tannwald I (1977) Kontrazeptionsverhalten bei Minderjährigen und bei Frauen verschiedener Altersstufen. MMW 119

Kepp R (1976) Methoden des künstlichen Schwangerschaftsabbruches unter besonderer Berücksichtigung der Anwendung von Prostaglandinen. Geburtshilfe Frauenheilkd 36:700–705

Kereny TD, Den T (1978) Intraamniotic instillation of saline and prostagladin for midtrimester abortion. In: Zatuchni GI, Sciarra JJ, Speidel JJ (eds) Harper & Row, Hagerstown

Kesserü E, Larranaga A, Hurtado H, Benavides G (1972) Fertility control by continuous administration of d-norgestrel 0,03 mg. Int J Fertil 17:17–27

Kesseru-Koos E, Larranaga-Leguia A, Hurtado-Koos H, Scharff HJ (1973) Fertility control with norethindrone enanthate, a long-acting parenteral progestogen. Acta Eur Fertil 4/4:203–221

Kirchhoff H (1962) Prophylaktische Sterilisation. Dtsch Aerztebl 59:1743–1747

Kirton KT, Pharris BB, Forbes AD (1970) Luteolytic effects of prostaglandin $F_{2\alpha}$ in primates. Proc Soc Exp Biol Med 133:314–320

Klatskin G (1977) Hepatic tumors: possible relationship to use of oral contraceptives. Gastroenterology 73:386

Klinger HP, Glasser M, Wallace K (1976) Contraceptives and the conceptus. I. Chromosome abnormalities of the fetus and neonate related to maternal contraceptive history. Obstet Gynecol 48:40–48

Klinik der Frauenheilkunde und Geburtshilfe (1977) Urban & Schwarzenberg, München Wien Baltimore

Knaus H (1933) Die periodische Fruchtbarkeit und Unfruchtbarkeit des Weibes. Zentralbl Gynaecol 57:1393

Knaus H (1950) Die fruchtbaren und unfruchtbaren Tage der Frau und deren sichere Berechnung. Maudrich, Wien

Knight LE, Winters AJ (1979) Anticoagulation: a contraindication to intrauterine-device insertion. JAMA 240:1515

Knobil E (1973) On the regulation of the primate corpus luteum. Biol Reprod 8:246–258

Koch UJ, Lorenz F, Danehl K et al. (1976) Continuous oral low-dosage cyproterone acetate for fertility regulation in the male? A trend analysis in 15 volunteers. Contraception 14:117–135

Koetsawang S (1974) Comparison of laparoscopic and coldoscopic tubal sterilization. In: International Planned Parenthood Federation. Seminar on Volunatry Sterilization and Post Conceptive Regulation. Bangkok, Singapore, IPPF – SEAOR, pp 71–78

Koetsawang S, Chiemprasert T, Kochananda P (1972a) The effects of injectable contraceptives on lactation. In: Clinical proceedings of International Planned Parenthood Federation South-East Asia & Oceania Regional Medical & Scientific Congress, Sydney, August 14–18, 1972. Aust NZ J Obstet Gynaeco, pp 84–95

Koetsawang S, Chiemprasert T, Kochanada P (1972b) The effects of injectable contraceptives on lactation In: Proc IPPF, South-East Asia and Oceanio Congr, Sydney, p 84

Koetsawang S, Ghiraleus P, Chiemprasert T (1972c) Effect of oral contraceptives on lactation. Fertil Steril 23:24–28

Koetsawang S, Srisupandit S, Kiriwat O, Koetsawang A (1978) The monthly injectable contraceptive: a two-year clinical trial. Int J Gynecol Obstet 16:61

Kontula K (1975a) Progesterone-binding proteins from endometrium of sheep uterus: a comparative study. Acta Endocrinol (Copenh) 78:593–603

Kontula K (1975b) Cytosol progesternoe receptor in mammalian uterus. Med Dissertation, University of Helsinki

Kontula K (1975c) Progesterone in human myometrium. Binding site concentration in relation to endogenous progesterone and estradiol-17β levels. J Steroid Biochem 6:1555–1561

Kontula K, Jänne O, Jänne J, Vihko R (1972) Partial purification and characterization of progesterone-binding protein from pregnant guinea pig uterus. Biochem Biophys Res Commun 47:596–603

Kontula K, Jänne O, Luukkainen T, Vihko R (1973) Progesterone-binding protein in human myometrium. Ligand specificity and some physiochemical characteristics. Biochim Biophys Acta 328:145–153

Kontula K, Jänne O, Luukainen T, Vihko R (1974a) Progesterone binding protein in human myometrium. Influence of metal ions on binding. J Clin Endocrinol Metab 38:500–503

Kontula K, Jänne O, Rajakoski E, Tanhuanpää E, Vihko R (1974b) Ligand specificity of progesterone-binding proteins in guinea pig and sheep. J Steroid Biochem 5:39–44

Kontula K, Jänne O, Vihko R, Jager E, Visser J, Zeelen F (1975) Progesterone-binding proteins: in vitro binding biological activity of different steroidal ligands. Acta Endocrinol (Copenh) 78:574–592

Korda AR, Shutt DA, Smith ID, Shearman RP, Lyneham RC (1975) Assessment of possible luteolytic effect of intraovarian injection of $PGF_{2\alpha}$ in the human. Prostaglandins 9:443–449

Kuchera LK (1971) Postcoital contraception with diethyl-stilbestrol JAMA 218: 562–563

Labhardt (1973) In: Käser O, Iklè FA, Hirsch HA (eds) Atlas der gynäkologischen Operationen, 3. Aufl. Thieme, Stuttgart

Larranaga A, Kesseru E (1968) Does anos experiencia clinica con ei enantato de noretisterona como anticonceptivo inyectable de deposito [Two years of clinical experience with norethisterone enanthate as an injectable depot contraceptive]. Ginecol Obstet Peru 14/2:209–211

Larsson-Cohn U (1969) The length of the first three menstrual cycles after combined oral contraceptive treatment. Acta Obstet Gynecol Scand 48:416

Larsson-Cohn U, Stenram U (1967) Liver ultrastructure and function in icteric and non-incteric women using oral contraceptive agents. Acta Med Scand 181: 257–264

Larsson-Cohn U, Johansson EDB, Wide L, Gemzell C (1970) Effects of continous daily administration of 0,5 mg of norethindrone on the plasma levels of progesterone and on the urinary excretion of luteinizing hormone, pregnandiol and total estrogens. Acta Endocrinol Scand 63:216–224

Larsson-Cohn U, Johansson EDB, Kagedal B, Wallentin L (1977) Serum FSH, LH and oesterone levels in postmenopausal patients on oestrogen therapy. Br J Obstet Gynecol 85:367–372

Larsson-Cohn U, Wallentin L, Zador G (1979) Plasma lipids and high density lipoproteins during oral contraception with different combinations of ethinyl, estradiol and levenorgestrel. Horm Metab Res 11:437–440

Lau H (Hrsg) (1982) Indikationen zum Schwangerschaftsabbruch. 2. Aufl. Demeter Verlag, Gräfelfing

Laufe LE (1979) Menstrual regulation – International perspectives. In: Zatuchni GI, Sciarra JJ, Speidel JJ (eds) Pregnancy termination. Harper & Row, Hagerstown, pp 79–81

Lauritzen C (1975) Erfahrungen mit der Östrogenbehandlung des Hochwuchses bei jungen Mädchen. Arch Gynaekol 219:582

Lauritzen C (1977) Östrogen-Therapie in der Praxis (Folge 4: Kontrazeptiva). Fortschr Med 95:1518–1519

Lauritzen C (1978) Junge Mädchen: Gynäkologische Probleme und Empfängnis-verhütung. Monatskurse aerztl Forthild 28:715

Lauritzen C (1979) Kontrazeption bei jungen Mädchen. Kirchheim, Mainz Sozial-pädiatrie in Praxis und Klinik, H 2

Lauritzen C (1980) Kontrazeption bei jungen Mädchen. Allgemeinarzt 117:117

Law B (1979) Advantages and disadvantages of low-dose oral contraceptives. Int J Gynecol Obstet 16:556–560

Leavitt WW, Toft CA, Strott BW, O'Malley B (1974) A specific progesterone receptor in the hamster uterus: cycle. Endocrinology 94:1041–1053

Ledger WJ (1974) Relationship of pelvic infection to various types of contraception. Clin Obstet Gynecol 17:79

Lehfeldt H (1962) Experience with intrauterine devices: 1928–1962. Excerpta Med Int Congr Ser 54:45

371

Lehfeldt H (1975) Intrauterine Pessare. In: Beller FK, Böttcher H-D (eds) Moderne Kontrazeption. Thieme, Stuttgart

Lehfeldt H, Tietze C, Gorstein F (1970) Ovarian pregnancy and the intrauterine device. Am J Obstet Gynecol 108:1005–1009

Leis D, Bottermann P, Ermler R (1977) Comparison of ethinylestradiol and mestranol in sequential type oral contraceptives in their effects on blood glucose and serum insulin in oral glucose tolerance tests. Fertil Steril 28:737–740

Le Maire WJ, Shapiro A (1973) Effect of prostaglandin $F_{2\alpha}$ infusion on the corpus luteum of the human cycle. Adv Biosci 9:115

Leonhardi G, Schneider C, Gürenci J (1977) Porphyria cutanea prämatura durch hormonelle Kontrazeptiva. Dtsch Med Wochenschr 102:160–162

Lieberman BA, Gordon AG, Bostock JF (1977) Laparoscopic sterilization with spring loaded clips: double puncture technique. J Reprod Med 18:241

Liedholm P, Rybo G, Sjoberg NO, Solvell L (1975) Copper IUD influence on menstrual blood loss and iron deficiency. Contraception 12:317

Lilly GE, Osbon DB, Real EM (1974) Aveolar osteitis associated with mandibular third molar extractions. J Am Dent Assoc 88:802

Lindemann HJ, Mohr J (1976) Review of clinical experience with hysteroscopic sterilization. In: Sciarra JJ, Droegenmueller W, Speidel JJ (eds) Advances in female sterilization technology. Harper & Row, Hagerstown

Lippes J (1962) A study of intra-uterine contraceptive development of a plastik loop. In: Intra-uterine contraceptive devices. Excerpta Medica, Amsterdam

Lippes J (1973) Personal communication. In: Hafez ESE (ed) Human reproduction. Harper & Row, Hagerstown

Lippes J (1978) Management of the lost IUD: a conservative approach. In: Sciarra JJ, Zatuchni GI, Speidel JJ (eds) Risks, benefits, and controversies in fertility control. Proceedings of the workshop, Arlington, Virginia, March 13–16. Harper & Row, Hagerstown, pp 404–407

Loch EG (1976) Aspekte vor der Geschlechtsreife aus der Sicht eines Frauenarztes. Med Welt 27:155–157

Ludwig E (1977) Classification of the types of androgenetic alopecia (common baldness) occurring in the female sex. Br J Dermatol 97:247–254

Ludwig H (1976) Das Intrauterinpessar zur Kontrazeption. Wirkungsweise, Erfahrungen, Komplikationen. Geburtshilfe Frauenheilkd 36:97–108

Luukkainen T, Nilsson CG (1978) Sustained intrauterine release of d-norgestrel. Contraception 18:451–458

Luuthi MT, Baulieu E-E, Milgrom E (1975) Comparison of the characteristics and of the hormonal control of endometrial and myometrial progesterone receptors. J Endocrinol 66:349–356

MacGuire JL, de Della C (1971) In vitro evidence for a progestogen receptor in the rat and rabbit uterus. Endocrinology 88:1099–1103

MacLeod J (1965) Human seminal cytology following the administration of certain antispermatogenic compounds. In: Austin CR, Perry JS (eds) Agents Affecting fertility. Churchill, London, pp 93–123

MacLeod J (1969) Further observations on the role of varicocele in human male infertility. Fertil Steril 20:545–563

MacLeod J, Heller CG (1959) Biological council symposium on agents affecting fertility, Churchill, London

MacLeod J, Heller CG (1965) Biological council symposium on agents affecting fertility. Churchill, London

MacLeod SC (1979) Endocrine effects of oral contraceptives. Int J Gynaecol Obstet 16:518

MacNatty KP, Henderson KM, Sawers RS (1975) Effect of prostaglandin $F_{2\alpha}$ and E_2 on the production of progesterone by human granulosa cells in tissue culture. J Endocrinol 67:231–240

Madlener M (1919) Über sterilisierende Operationen an den Tuben. Zentralbl Gynäkol 43:380–384

Magdowski E (1975) Einfluß hormonaler Kontrazeptiva auf die Häufigkeit von Harnwegsinfektionen. Zentralbl Gynaekol 97:1268–1271

Malinac LR, Homsy CA (1976) Oviduct occlusion following implanation of proplast. In: Sciarra JJ, Droegenmueller W, Speidel JJ (eds) Advances in female sterilization technology. Harper & Row, Hagerstown

Mall-Haefeli M (1970) Die unerwünschte Schwangerschaft und ihre Prophylaxe. Schweiz Z Gynaekol Geburtshilfe 1:289–306

Mall-Haefeli M (1977) Einführung in die Familienplanung. In: Heutiger Stand der Kontrazeption. Nourypharma, Oberschleissheim

Mall-Haefeli M (1978) Neue Entwicklungstendenzen der oralen Kontrazeption. Monatskurse Aerztl Fortbild 28:203

Malmquist R, Petersohn L, Begtsson LP (1974) Menstrual bleeding with copper-covered intrauterine contraceptive device. Contraception 9:627

Mancini RE (1971) Immunological approaches to fertility control. In: Diczfalusy E, Borell V (eds) Control of human fertility. Almquist & Wiksell, Stockholm (Nobel Symposium, No 15)

Margulies LC (1962) Permanent reversible contraception with an intrauterine plastic spiral. In: Intra-uterine contraceptive devices. Excerpta Medica, Amsterdam

Marshall S, Lyon RP (1972) Variability of sperm disappearance from the ejaculate after vasectomy. J Urol 107:815–817

Martinez-Manautou J, Rudel HW (1966) Antiovulatory activity of several synthetic and natural estrogens. In: Greenblatt RB (ed) Ovulation. Lippincott, Philadelphia, pp 243–253

Martinez-Manautou J, Velazques JG (1971) steroid hormones as antifertility agents. Excerpta Med Int Congr Ser 219:66–81

McDonal JG, Currin MR (1980) Management of patients on oral contraceptives. In: Hafez ESE (ed) Human reproduction: conception and contraception. Harper & Row, Hagerstown, pp 587–603

Mead PB, Beecham JB, Maeck JVS (1976) Incidence of infections associated with the intrauterine contraceptive device in an isolated community. Am J Obstet Gynecol 125:79–82

Medical Tribune (Editorial) (1978) Prostaglandin: abort ambulant? Medical Tribune 8:7

Mendner U (1971) Zur Frage der Beeinflussung des Kohlehydratstoffwechsels bei Diabetikerinnen durch Ovulationshemmer. Med Welt 22:828–831

Merz M (Hrsg) (1979) Unerwünschte Schwangerschaft und Schwangerschaftsabbruch in der Adoleszenz. Huber, Bern Stuttgart Wien

Mettler L, Müller M, Dittmar FW, Semm K (1977) Kontrazeption post partum: Beeinflussung der Stillperiode durch Lynestrenol. MMW 119:853–856

Meyer RK (1972) In: Diczfalusy E, Standley CC (eds) The use of non-human primates in research on human reproduction. WHO, Genf, pp 214–217

Milgrom E, Baulieu EE (1970) Progesterone in uterus and plasma. I. Binding in rat uterus 105,000 g supernatant. Endocrinology 87:276–287

Milgrom E, Atger M, Baulieu E-E (1970) Progesterone in uterus and plasma. IV. Progesterone receptors in guinea pig uterus cytosol. Steroids 16:741–754

Milgrom E, Atger M, Perrot M, Baulieu E-E (1972) Progesterone in uterus and plasma. VI. Uterine progesterone receptors during the estrous cycle and implantation in the guinea pig. Endocrinology 90:1071–1078

Milgrom E, Luuthi M, Baulieu E-E (1973a) Control mechanisms of steroid hormone receptors in the reproductive tract. Acta Endocrinol (Copenh) [Suppl] 180:380–403

Milgrom E, Luuthi M, Atger M, Baulieu E-E (1973b) Mechanisms regulating the concentration and the conformation of progesterone receptor(s) in the uterus. J Biol Chem 248:6366–6374

Mishell DR (1974) Current concepts in contraception. Clin Obstet Gynecol 17:119

Mishell DR (1979a) Oral steroids. In: Mishell DR, Val Davajan (eds) Reproductive endocrinology, infertility and contraception. Davis, Philadelphia

Mishell DR Jr (1979b) Intrauterine devices: medicated and nonmedicated. Int J Gynecol Obstet 16:482–487

Mishell DR Jr (1979c) Intrauterine device. In: Mishell DR, Val Davajan (eds) Reproductive endocrinology, infertility and contraception. Davis, Philadelphia, pp 537–555

Mishell DR (1981) Progestins in contraception: present and future. International Symposion Progesterone and Progestins, Mai, 1981, Paris

Mishell DR Jr, Bell JH, Good RG, Moyer DL (1966) The intrauterine device: a bacteriological study of the endometrial cavity. Am J Obstet Gynecol 96: 119–126

Mishell DR, Kletzky OA, Brenner PF, Roy S, Nicoloff J (1977) The effect of contraceptive steroids on hypothalamic pituitary function. Am J Obstet Gynecol 128:60–74

Moghissi KS (1966) Cyclic changes in cervical mucus in normal and progestin treated women. Fertil Steril 17:663

Moghissi KW (1972) Morpholical changes in the ovaries of women treated with continous microdose progestogens. Fertil Steril 23:739–744

Moghissi KS (1979) Oral contraceptives and endometrial cancer. In: Moghissi KS (ed) Controversies in contraception. Williams & Wilkins, Baltimore, pp 76–92

Moghissi KS (1980) Oral contraceptives and endometrial, cervical, and breast cancer. In: Hafez ESE (ed) Human reproduction: conception and contraception. Harper & Row, Hagerstown, pp 569–586

Moghissi KS, Marks C (1971) Effects of microdose norgestrel on endogenous gonadotropic and steroid hormones, cervical mucus properties, vaginal cytology and endometrium. Fertil Steril 22:424–434

Moghissi KS, Sajed F (1979) Postpill amenorrhea. Biomed Press 14:243–254

Moghissi KS, Syner FN, McBride LC (1973) Contraceptive mechanism of microdose norethindrone. Obstet Gynecol 41:585–593

Morrison AS, Jick H, Ory HW (1977) Oral contraceptives and hepatitis. A report from the Boston Surveillance Program. Lancet I:1142–1143

Moyer DL, Shaw ST (1973) Intrauterine devices: biological action. In: Hafez ESE, Evans TN (eds) Human reproduction. Harper & Row, Hagerstown, pp 633–660

Moyer DL, Shaw ST Jr (1980) Mode of action of intrauterine devices In: Hafez ESE (ed) Human reproduction: conception and contraception. Harper & Row, Hagerstown, pp 661–681

Moyer DL, Shaw ST, Fu JC (1980) Clinical aspects of inert and medicated intrauterine devices. In: Hafez ESE (ed) Human reproduction: conception and contraception. Harper & Row, Hagerstown, pp 682–697

Moyle WR, Bahl OP, Marz L (1975) Role of the carbohydrate of human chorionic gonadotrophin in the mechanism of hormone action. J Biol Chem 250: 9163–9169

Mroueh A (1976) Culdoscopy. Paper presented at the Third International Conference on Voluntary Sterilization, Tunis, February 1–4

Muck BR, Hommel G (1976) Seruminsulin und Blutglucose nach Langzeitbehandlung mit Ovulationsblockern. Arch Gynaekol 221:61–72

Mumenthaler M (1970) Neurologie, 3. Aufl. Thieme, Stuttgart

Mussalli NG, Hopps RM, Johanson NW (1976) Oral pyogenic granuloma as a complication of pregnancy and the use of hormonal contraceptives. In J Gynaecol Obstet 14:187

Nachtsheim H (1971) Geburtenkontrolle. Naturwiss Rundsch 2:64–73

Naujoks H (1925) Das Problem der temporären Sterilisation der Frau. Enke, Stuttgart

Neill JD, Johansson EDB, Knobil E (1969) Failure of hysterectomie to influence the normal pattern of cyclic progesterone secretion in the rhesus monkey. Endocrinology 84:464–465

Nett TM, MacClellan MC, Niswender GD (1976) Effects of prostaglandins on the ovine corpus luteum: blood flow, secretion of progesterone and morphology. Biol Reprod 15:66–78

Neuberger J, Nunnerley HB, Davis M, Portmann B, Laws JW, Williams R (1980) Oral contraceptive associated liver tumors: occurance of malignancy and difficulties in diagnosis. Lancet I:273–276

Neumann F (1978) The physiological action of progesterone and the pharmacological effects of progestogens – a short review. Postgrad Med J [Suppl 2] 54:11–24

Neumann F (1979) Androgenisierungserscheinungen bei der Frau. Schering, Berlin

Neumann F, Lachnit-Fixson U (1978) Sexualhormone: Zielorgan Haut. Aerztl Prax 30:3461–3462

Neumann F, Schenck B (1979) Fertilitätskontrolle beim Mann – gegenwärtiger Stand und künftige Möglichkeiten. 2. Spermatogenesehemmung durch indirekte Beeinflussung verschiedener Kompartimente und Funktionen des Hodens. Gynaekol Prax 3:255–261

Neumann F, Schenck B (1980) Fertilitätskontrolle beim Mann – gegenwärtiger Stand und künftige Möglichkeiten (4. Nachtrag: „Chinapille" und cholierte Zucker). Gynaekol Prax 4:59

Neumann F, Bahner J, Brotherton J et al. (1974) Androgens II and Antiandrogens, Springer, Berlin Heidelberg New York

Neumann F, Schenck B, Steinbeck H (1978) Present state of male contraception and future possibilities. In: International Symposium on Hormonal Contraception, Utrecht, The Netherlands. Excerpta Medica, Amsterdam Oxford, p 136

Neumann F, Schleusener A, Hümpel M (1979) Antiandrogene. Gynaekologe 12:228–242

Nevinny-Stickel J (1977) Tagungsbericht. Euromed 17:21–872

Newton J, Elias J, McEwan J (1972) Intrauterine contraception using the copper-seven device. Lancet II:951–954

Nikkilä EA (1981) Effects of progestional steroids on plasma high density lipoproteins. In: Proceding of the international Symposium. Progesterone and progestins, Paris, May 7–9

Nilsson S, Nygren K-G (1978) Ethinyl estradiol in peripheral plasma after oral administration of 30 μg and 50 μg to women. Contraception 18:469–475

Nilsson S, Nygren KG, Johansson EDB (1977) d-Norgestrel concentrations in maternal plasma, milk, and children plasma during administration of contraceptives to nursing women. Am J Obstet Gynecol 129:178–184

Nilsson S, Nygren KG, Johansson EDB (1979) Transfer des Estradiols in die Muttermilch. NOVO-Information 11:199–205

Nishimura H, Tanimura K (1976) Clinical aspects of the teratogenicity of drugs. Excerpta Medica Elsevier, Amsterdam New York

Niswender GD, Menon KMJ, Jaffe RB (1972) Regulation of the corpus luteum during the menstrual cycle and early pregnancy. Fertil Steril 23:432–442

Nocke W (1978) Sind weibliche Sexualsteroide teratogen? Gynäkologe 11:119–141

Nocke W (1979) Verursacht die Gabe von Östrogen und/oder Gestagen in der Frühschwangerschaft congenitale Mißbildungen. Deutsche Gesellschaft für Endokrinologie. Endokrinol Inf 1:11–21

Nolting S, Boateng G (1973) Ovulationshemmer in ihrer Wirkung auf die Haut. Therapiewoche 23/27:3249

Nørgaard-Pedersen B (1972) Furification and sensitive immunoelectrophoretical detection and quantitation of human α-fetoprotein. Clin Chim Acta 38:163–170

Nourypharma (Hrsg) (1977) Heutiger Stand der Kontrazeption. Vorträge, anläßlich des 14. Fortbildungskongresses für praktische Medizin (10.–13. 11.; 11. 11.: Familienplanung), Bezirksärztekammer Nordwürttemberg. Nourypharma, Oberschleissheim

Novy MJ, Cook MJ (1973) Redistribution of blood flow by prostaglandin $F_{2\alpha}$ in the rabbit ovary. Am J Obstet Gynecol 117:381–385

Ogino K (1932) Über den Konzeptionstermin des Weibes und seine Anwendung in der Praxis. Zentralbl Gynäkol 56:72

Oral Contraceptives and Health (1974) Report of the Royal College of General Practitioners. Pittman, London

Orfanos CE (1979) Alopecia androgenetica. In: Orfanos CE (Hrsg) Haar und Haarkrankheiten. Fischer, Stuttgart New York

Oriol-Bosch A, Cortes J (1975) Effects of postovulatory estradiol benzoate administration on women's ovarian function. Fertil Steril 26:405–412

Ortho Pharmaceutical Corporation (1970) Procedure for fitting the vaginal diaphragm. Raritan, New Jersey

Ortho Pharmaceutical Corporation (1974) Personal instructions. Raritan, New Jersey

Ory H, Naib Z, Conger SB, Hatcher RA, Tyler CW Jr (1976) Contraceptive choice and prevalence of cervical dysplasia and carcinoma in situ. Am J Obstet Gynecol 124:573–577

Oster G, Salgo MP (1975) The copper intrauterine device and its mode of action. N Engl J Med 593:432–438

Ota TA (1934) Study on birth control with an intrauterine instrument. Jpn J Obstet Gynecol 17:210

Palatine Family Planning Clinic, Washington, M 20 8 LR and University Hospital of South Manchester M 20 8 LR (1979). Current trends in contraception. Br Med J II:6191, 641

Paola G di, Puchulu F, Robin M, Nicholson R, Marti M (1968) Oral contraceptives and carbohydrate metabolism. Am J Obstet Gynecol 101:206–216

Passarge E (1980a) Abort, Schwangerschaftsabbruch oder künstliche Fehlgeburt. VII. Kassenarzt 20:1988–1990

Passarge E (1980b) Abort, Schwangerschaftsabbruch oder künstliche Fehlgeburt. III. Kassenarzt 20:1500–1563

Patt V (1976) Leberfunktion bei normaler Kontrazeption. Fortschr Med 94:100

Pauerstein CJ (1974) Methods. In: Pauerstein CJ (ed) The fallopian tube: a reappraisal. Lea & Febiger, Philadelphia, pp 159–187

Paul VI. (1968) ‚Humanae Vitae‘

Paulsen CA, Moore DJ, Roscoe RT, Heller CG (1960) Failure of progesterone administration to depress urinary excretion in normal menstruating women. In: Fuchs F (ed) Advance Abstr. Short Communicat. 1th Int Congr Endocrinol, Copenhagen. Periodica, pp 203, 204

Paulsen CA (1965) Progestin metabolism: special reference to estrogenic pathways. Metabolism 14:313–319

Pearl R (1932) Contraception and fertility in 2000 women. Hum Biol 4:363

Penfield AJ (ed) (1980) Female sterilization by Minilaparotomy or open laparoscopy. Urban & Schwarzenberg, Baltimore München

Perez-Lopez FR, L'Hermite M, Robyn C (1975) Gonadotropin hormone releasing tests in women receiving hormonal contraception. Clin Endocrinol 4:477

Petersen P (1977) Familienplanung. In: Blohmke M, von Ferber C, Kisker KP, Schaefer H (eds) (Handbuch der Sozialmedizin, Bd. II) Ferdinand Enke, Stuttgart, S 600–621

Petersen P (1969) Psychiatrische und psychologische Aspekte der Familienplanung bei oraler Kontrazeption. Eine psychiatrisch-endokrinologische und sozialpsychologische Untersuchung (Vorwort von M. Bleuler). Thieme, Stuttgart

Petersen P (1977) Seelische Folgen nach legalem Schwangerschaftsabbruch. Ergebnisse einer internationalen Sammelstatistik der internationalen Literatur. Dtsch Aerztebl 18:1205–1212

Petersen P (1978) Seelische Veränderungen bei hormonaler Konzeption der Frau. Dtsch Aerztebl 18:1075–1085

Petersen P (1980) Schwangerschaftsabbruch und seelische Gesundheit. Das Prinzip Hoffnung und der § 218 – Herausforderung an unsere Bewußtheit. DIA 2:32–44

Petersen P (1981) Herausforderung an die Partnerschaft. Musik Med 4:21–27

Peterson WF (1979) Dilatation and evacuation: patient evaluation and surgical techniques. In: Zatuchni GI, Sciarra JJ, Speidel JJ (eds) Pregnancy termination, vol 23. Harper & Row, Hagerstown, pp 184–190

Petitti DB, Wingred J, Ramcharan S (1978) Oral contraceptives, smoking, and other factors in relation to the risk of venous thromboembolic disease. Am J Epidemiol 108:480–485

Petterson F, Fries H, Nillus SJ (1973) Epidemiology of secondary amenorrhea. Am J Obstet Gynecol 117:80–86

Phadke AM, Padukone K (1964) Presence and significance of autoantibodies against spermatozoa in the blood of men with obstructed vas deferens. J Reprod Fertil 7:163

Phaosavasdi S, Vivanichakul B, Rienprayura D, Chutivongse S, Virutamasen P, Snidvongs W (1975) Pelvic inflammatory disease in contraceptive acceptors disclosed at transvaginal tubal sterilization. In: Hefnawi F, Segal S (eds) Analysis of intrauterine contraception. North Holland, Amsterdam, p 397

Pharriss B, Mitchell C (1979) Values of steroidal intrauterine contraception for developing countries. J Steroid Biochem 11:469–473

Phillips JM (Hrsg) (1977) Die Mikrochirurgie in der Gynäkologie. Verhandlungen des Kurses für Laparoskopie und mikrochirurgische Wiederherstellung der

Eileitertube und des Ersten Internationalen Kongresses über Gynäkologische Mikrochirurgie. American Association of Gynecologic Laparoscopists, Downey

Phillips JM (Hrsg) (1978) Die Endoskopie in der Gynäkologie. (Verhandlungen des Dritten Internationalen Kongresses über Gynäkologische Endoskopie). American Association of Gynecologic Laparoscopists, Downey

Phillips JM (Hrsg) (im Druck) Die Mikrochirurgie in der Gynäkologie. II. American Association of Gynecologic Laparoscopists, Downey

Phillips JM, Hulka J, Keith D, Hulka B, Keith L (1977) Laparoscopic procedures: a national survey for 1975. J Reprod Med 18:219

Phillips N, Duffy T (1973) One-hour tolerance in relation to the use of contraceptive drugs. Am J Obstet Gynecol 116:91–100

Pilgeram LO, Ellison J, von dem Bussche G (1974) Oral contraceptives and increased formation of soluble fibrin. Br Med J 3:556–558

Pincus G (1956) Some effects of progesterone and related compounds upon reproduction and early development of mammals. Proceed. V. Internat. Conf. Planned Parenthood, Tokio. Acta Endocrinol (Copenh) [Suppl] 28:18

Plester D (1979) Orale Kontrazeption bei Otostherose? Dtsch Med Wochenschr 104:1368

Plotz EJ (1970) Nebenwirkungen antikonzeptioneller Steroide. Geburtshilfe Frauenheilkd 3:193

Pokorna Z, Vojtiskova M (1964) Auto-immune demage of the testes inclused with chemically modified organ-spezific antigen. Folia Biol 10:261

Pomeroy (1930) State J Med 39/4:214–216

Popper H (1977) Durch Umweltfaktoren verursachte Lebertumoren. Internist (Berlin) 18:182

Population Reports (1974) Birth control without contraception. Periodie Abstinence. Series I. George Washington University Medical Center, Washington

Population Reports (1975a) Injectables and implants: injectable progestogens – offical debate but use increases. Series A, No. 1, K-1, Department of Medical and Public Affairs. George Washington University Medical Center, Washington

Population Reports (1975b) Minipill – a limited alternative for certain women. Series A, 3, Department of Medical and Public Affairs. George Washington University Medical Center, Washington

Population Reports (1976) Sterilization. Tubal sterilization – Review of methods. Series C, No. 7, C-75, C-79, C-82, C-83, C-86, C-90. Department of Medical and Public Affairs. George Washington University Medical Center, Washington

Population Reports (1977) Oral contraceptives. Debate on oral contraceptives and neoplasia continues. Answers remain elusive. Series A, No. 4, A-69. Department of Medical and Public Affairs. George Washington University Medical Center, Washington

Population Reports (1978) Special topic monographs. Voluntary sterilization: world's leading contraceptive method. No. 2, M-37 Department of Medical and Public Affairs. George Washington University Medical Center, Washington

Population Reports (1979a) Intrauterine devices. IUP's – Update on safety, effectiveness and research. Series B, No. 3, Population Information Programm. John Hopkins University, Baltimore

Population Reports (1979b) Oral contraceptives. OCs – Update on usage, safety, and side effects, Series A, No. 5, A-183. Population Information Programm. Johns Hopkins University, Baltimore

Population Reports (1980) Female sterilisation. Reversing female sterilization.

Population Information Programm, vol VIII, Series C, No. 8, C-97. The John Hopkin University, Baltimore

Potter RG (1966) Application of life-table techniques to measurement of contraceptive effectiveness. Demography 3:297

Puchulu F Jr, di Paola G, Marti G, Robin ML, Nicolson R, Groppa S (1967) Oral contraception and diabetes. Effects on the glucose tolerance tests (GTT) and Conn and Fajans glucose tolerance tests (CGTT). Excerpta Med Int Congr Ser 140:122

Pyörälä K, Pyörälä T, Lampinen V (1967) Sequential oral contraceptive treatment and intravenous glucose tolerance. Lancet II:776–777

Quakernack K, Schmidt EH (1975) Ultraschall-Diagnostik intrauteriner Pessare. In: Beller, Böttcher (Hrsg) Moderne Kontrazeption. Thieme, Stuttgart, S 69–75

Rabe T, Runnebaum B (1979a) Androgenisierungserscheinungen bei der Frau. Teil 1. Ätiologie und Androgenstoffwechsel. Notabene Med 9:1112

Rabe T, Runnebaum B (1979b) Androgenisierungserscheinungen bei der Frau. Teil 2. Differentialdiagnostik und Therapie. Notabene Med 9:1164

Rabe T, Runnebaum B (1980a) Alopecie bei der Frau. Diagnostik und Therapie aus der Sicht des Gynäkologen. I. Diagnostik. Notabene Med 10:427

Rabe T, Runnebaum B (1980b) Alopecie bei der Frau. Diagnostik und Therapie aus der Sicht des Gynäkologen. II. Therapie. Notabene Med 10:525

Rabe T, Runnebaum B, Baldauf G, Prager P-J (1981) Diagnostik androgenproduzierender Ovarial- und Nebennierentumoren. Fortschr Med 99:22

Radwanska E, Berger GS, Hammond J (1979) Luteal deficiency among women with normal menstrual cycles, requesting reversal of tubal sterilization. Obstet Gynecol 54:189–192

Rakshit B (1972) The scope of liquid plastics and other chemicals for blocking the fallopian tube. In: Richart RM, Prager DJ (eds) Human sterilization. Thomas, Springfield, pp 213–221

Rannevik G, Jeppsson S, Kullander S (1972) Effect of oral contraceptives on the liver in women with recurrent cholestasis (hepatosis) during previous pregnancies. J Obstet Gynaecol Br Commonw 79 (1972) 1128–1136

Raynaud JP, Bonne C, Bouton MM, Mogvilewsky M, Philibert D, Azadian-Boulanger G (1975) Screening for anti-hormones by receptor studies. J Steroid Biochem 6:615–622

Reinius S, Fritz GR, Knobil E (1973) Ultrastructure and endocrinological correlation of an early implantation site in the rhesus monkey. J Reprod Fertil 32:171–173

Rey-Stocker I (1980) Diskussionsbemerkungen. 1. Europäisches Symposon für Kinder- und Jugend-Gynäkologie, München

Rice-Wray E, Correu S, Gorodovsky J, Esquivel J, Goldzieher JW (1967) Return of ovulation after discontinuance of oral contraceptives. Fertil Steril 18:212

Richart RM, Gutierrez-Najar AJ, Neumann RS (1971) Transvaginal human sterilization: a preliminary report. Am J Obstet Gynecol 111/1:108–110

Richter R (1909) Ein Mittel zur Verhütung der Konzeption. Dtsch Med Wochenschr 35:1525

Rioux JE (1979) Sterilization of women: benefits vs. risks. Int J Gynecol Obstet 16:488

Rioux J, Cloutier (1974) Bipolar cautery for sterilization by laparoscopy. J Reprod Med 13:6

Ritz E, Binkele U, Burgel M, Lorenz D, Göckler D, Haas A (1976) Bakteriuriehäufigkeit bei hormonaler Antikonzeption. Med Welt 27/38:1757–1759

Roberts HJ (1968) Delayed thrombophlebitis and systemic complications after vasectomy: possible role of diabetogenic hyperinsulinism. J Geriatr Soc 16:267

Rock J, Pincus G, Garcia CR (1956) Effects of certain 19-norsteroids on the normal human cycle. Science 124:891–893

Roesch H (1977) Ist ein Arzt für eine auf Wunsch vorgenommene Sterilisation ersatzpflichtig? Med Klin 72:2094–2098

Rössner S (1978) Lowering of HDL cholesterol by oral contraceptives. Lancet II:1045

Rooks JB, Ory HW, Ishak KG, Strauss LT, Greenspan JR, Hill AP, Tyler CW (1979) Epidemiology of hepatocellular adenoma. JAMA 242:644–648

Rose GA (1981) Orale Kontrazeptiva und cardiovaskuläre Erkrankungen – welche Zusammenhänge sind gesichert? Dtsch Aerztebl (Aktuel Med) 24:1197–1200

Rosenfield AG, Castadot RG (1974) Early postpartum and immediate postabortion intrauterine contraceptive device insertion. Am J Obstet Gynecol 118/8:1104–1114

Rosenfield RL (1973) Relationship of androgens to female hirsutism and infertility. J Reprod Med 11:87–95

Rosenfield SS (1926) Semen injections with serologic studies. Am J Obstet Gynecol 12:385

Ross D, Pina J, Mirza M, Galvan A, Ponce L (1976) Regression of focal nodular hyperplasia after discontinuation of oral contraceptives. Ann Intern Med 85:203–204

Rothchild I, Schwartz NB (1965) The corpus luteum-hypophysis relationship. The effects of progesterone and oestrogen on the secretion of luteotropin and luteinizing hormone in the rat. Acta Endocrinol (Copenh) 49:120–137

Royal College of General Practitioners (1974) Oral contraception and health; an interim report from the oral contraception study of the Royal College of General Practitioners, Pitnam, New York, p 71

Royal College of General Practitioners (1977) Mortality among oral contraceptive users. Lancet II:727–731

Royal College of General Practitioners' Oral Contraceptive Study (1977) Effect on hypertension and benign breast disease of progestagen component in combined oral contraceptives. Lancet I:624

Royal College of General Practitioners' Oral Contraceptive Study (1978) Oral contraceptives, venous thrombis and varicose veins. JR Coll Gen Pract 28:393–399

Royal College of General Practitioners Oral Contraceptive Study (1981) Further analyses of mortality in oral contraceptive users. Lancet I:541–546

Rubio Lotvin B, Gonzalez R (1969) Caracteristicas del sengrado cuando se emplea medroxiprogesterona, un progestageno de deposito. Ginecol Obstet Mex 24:503

Runnebaum B, Rabe T (1982) Risiko-Nutzen-Analyse der hormonalen Kontrazeption. Dtsch Aerztebl 79:29–48

Runnebaum B, Rabe T (im Druck) Risiko-Nutzen-Analyse der hormonalen Kontrazeption. Dtsch Aerztebl

Ryan GM, Goss DA, Reid DE (1966) Pituitary gonatropins during longterm enovid therapy. Am J Obstet Gynecol 94:515–517

Rybo G (1966) Plasminogen activators in the endometrium. II. Clinical aspects. Acta Obstet Gynecol Scand 45:429

Rybo G, Bergqvist A (1978) Comparison of menstrual blood loss with the progestasert system and the Cu-T-200: preliminary results. In: Mishell DR Jr, Martinez-Manautou J (eds) Proceedings on a symposion on Clinical Experience with the Progesterone Uterine Therapeutic System. Acapulco, Mexico, October 15–16, 1976. Excerpta Medica, Amsterdam Princeton, pp 106–110

Ryder NB (1973) Contraceptive failure in the United States. Fam Plann Perspect 5:133–142

Sacco AG, Shivers CA (1973) Localization of tissuespezific antigens in the rabbit ovary, oviduct and uterus by the fluorescent antibody technique. J Reprod Fertil 32:415–420

Sakai CN, Engel B, Channing CP (1977) Ability of an extract of pig corpus luteum to inhibit binding of ^{125}I-labelled human chorionic gonatropin to porcine granulosa cells. Proc Soc Exp Biol 155:373–376

Salazar H, Furr B, Smith G, Bentley M, Gonzalez-Angula A (1976) Luteolytic effects of a prostaglandin analogue cloprostenol (ICI 80, 996) in rats: ultra-structural and biochemical observations. Biol Reprod 14:458–472

Salomon JBR (1977) Hormonal contraception and maternal Infant nutrition. Fertil Steril 28:382

Sarto GE (1979) Steroidal contraceptives and congenital anomalies. In: Moghissi KS (ed) Controversies in contraception. Williams & Wilkins, Baltimore, pp 48–60

Saxena BB, Hasan SH, Haour F, Schmidt-Gollwitzer M (1974) Radioreceptor assay of human chorionic gonadotrophin: detection of early pregnancy. Science 184:793–795

Schering Produkt-Information (1981) Triquilar-Dreistufenpräparat zur hormonalen Konzeptionsverhütung. Schering, Berlin

Scheuer A, Lehmann FG (1977) Lebertumoren bei Therapie mit Kontrazeptiva und Anabolika. Internist (Berlin) 18:208–214

Scheuer A, Hagen S, Loeck M, Müller R (1980) Der Einfluß von Cyproteronacetat auf die Nebennieren- und Gonadenfunktion. Med Welt 31:1557–1559

Schill W-B (1977) Immunologische Aspekte der Vasektomie. Dtsch Med Wochenschr 102:1853–1859

Schill W-B (1978a) Zur Problematik der männlichen Antikonzeption. Teil 1. Physiologische Grundlagen. Antikonzeption beim Mann (mechanische Verfahren, medikamentöse Antikonzeption). Fortschr Med 96/29:1447–1451

Schill W-B (1978b) Zur Problematik der männlichen Antikonzeption. Teil 2. Hormonelle Antikonzeption beim Mann, posttestikuläre Angriffspunkte, Immunisierung und Enzym-Hemmung. Fortschr Med 96/30:1505–1509

Schill W-B, Hofstetter A, Stock M (1975) Zur Frage der Autoantikörperbildung nach freiwilliger Vasektomie. Urologe [A] 14:194

Schmidt-Matthiesen H (Hrsg) (1976) Gynäkologie und Geburtshilfe. Schattauer, Stuttgart New York

Schmidt-Matthiesen H (1979) Medikamentöse Methoden. Arch Gynecol 228:365

Schmidt-Matthiesen H (1981) Die Sterilisation in der Bundesrepublik Deutschland und anderen Ländern. Dtsch Ges Gynaekol Geburtsh Mitt 5:10–16

Schoen JA, Nowak JR (1975) Repeat ectopic pregnancy: a 16-year clinical survey. Obstet Gynecol 45:542–546

Schreiner WE (1974) Die operative Sterilisation der Frau. Schweiz Med Rundsch 16.260

Schreiner WE (1976) Ovar. In: Siegenthaler W (Hrsg) Klinische Pathphysiologie, 3. Aufl. Thieme, Stuttgart S 390

Schwartz U, Hammerstein J (1974) The oestrogenic effect of various contraceptive steroids as determined by their effects on the transcortinbinding capacity. Acta Endocrinol (Copenh) 76:159–171

Schweitzer IL, Weiner JM, MacPeak CM, Thursby MW (1975) Oral contraceptives in acute viral hepatitis. JAMA 23:979–980

Sciarra JJ, Zatuchni GI, Speidel JJ (Hrsg) (1978) Aufhebung der Sterilisation. Verhandlungen des Kurses über die Aufhebung der Sterilisation, San Francisco, Californien. (Programm für Praktische Forschung über die Fruchtbarkeits-regulations-Verkettungen) Harper & Row, Hagerstown

Scommegna A, Pandya GM, Christ M, Lee AW, Cohen MR (1970) Intrauterine administration of progesterone by a slow releasing device. Fertil Steril 21:201

Scommegna A, Avila L, Luna M, Rao R, Dmowski WP (1974) Fertility control by intrauterine release of progesterone. Obstet Gynecol 43:769–779

Semm K (1966) Eine neue Apparatur zur Kaltkoagulation der gutartigen Portio-Erosion. Geburtshilfe Frauenheilkd 26:657

Semm K (1973) Sterilisierung durch Thermokoagulation der pars intramuralis tubae per hysteroscopiam. Endoscopy 5:218–220

Semm K (1974a) Transabdominale oder transvaginale Eileitersterilisation mit einer neuen Koagulationszange. Endoscopy 6:40–42

Semm K (1974b) Tubal sterilization finally with cauterization or temporary with ligation via pelviscopy. In: Phillips JM, Keith L (eds) Gynecological laparoscopy; principles and techniques. Stratton, New York, pp 337–359

Semm K (1976) Pelviskopie und Hysteroskopie – Farbatlas und Lehrbuch. Schattauer, Stuttgart New York

Semm K (1978) Diskussionsbemerkung. 42. Tagung Dtsch. Ges. Gynäk. Geburtsh. Sektion operative Gynäkologie, Mikrochirurgie und Laparoskopie, München

Semm K, Dittmar FW (1976) Pelviskopische Sterilisation. Dtsch Aerztebl 25:1673–1676

Semm K, Giese K-P (1981) Ernst Gräfenberg, das Leben und Werk des Kieler Facharztes. Zum 100. Geburtstag am 26. Sept. 1981. Geburtsh Frauenheilkd 41:397–460

Semm K, Philipp E (1980) Vermeidung von Spontanrekanalisationen des Eileiters post sterilisationem. Gynaekol Prax 4:63

Seppälä M (1973) Alpha fetoprotein levels in women taking oral contraceptives. Int J Fertil 18:206

Sharman A (1962) The menopause. In: Zuckerman S (ed) The ovary, vol 1. Academic Press, New York, p 539

Shearman RP (1966) Amenorrhoea after treatment with oral contraceptives. Lancet II:1110–1111

Shepard MK (1974) Female contraception sterilization. Obstet Gynecol Surv 29:739

Shivers CA (1975) Antigens of the ovum as a potential basis for the development of contraceptive vaccine. III. Int Symp Imm Reprod, Varna

Short RV (1969) In: Wolstenholme GEW, O'Connor M (eds) Ciba Symposium on Foetal Autnomy. Churchill, London, pp 2–31

Show ER (1974) Evaluation of posteroperative localized osteitis in mandibular third molar surgery. Oral Surg 38:352

Shulman S, Zappi E, Ahmed U, Davis JE (1972) Immunologic consequences of vasectomy. Contraception 5:270

Sievers S (1973) Empfängnisverhütung nach der Geburt. Fortschr Med 91/31:1225–1226

Sievers S, Höhn N (1976) Vorgehen beim Schwangerschaftsabbruch. Versuch „Mannheim" – Aktenzeichen: § 218/ne-76. Fortschr Med 94/27:1471–1472

Sievers S, Ludwig G (1974) Methoden zur Empfängnisverhütung bei der Frau und beim Mann. Fortschr Med 92/26:1024

Sievers S, Wiest W (1979) Die transzervikale extraaminale Rivanolinstillation. Eine Methode zur Interruptio bei Schwangerschaften im zweiten Trimenon. Dtsch Aerztebl 32:2043–2044

Sigusch V (1974) Junge Mädchen und die Pille. Sexualmedizin 3:288

Silber SJ (Hrsg) (1979) Mikrochirurgie. Williams & Wilkins, Baltimore

Silber SJ, Cohen R (1980) Microsurgical reversal of female sterilization: the role of tubal length. Fertil Steril 33:598

Sivin I (1979) Measuring contraceptive efficiancy and side effects. J Gynecol Obstet 16:460–465

Smith RG, Iramain CA, Buttram VC, O'Malley BW (1975) Purification of human uterine progesterone receptor. Nature 253:271–272

Snowden R (1975) Pelvic inflammation, perforation and pregnancy outcome associated with the use of IUD's. In: Hefnawi F, Segal S (eds) Analysis of intrauterine contraception. Elsevier/North Holland, Amsterdam Oxford New York, p 139

Snowden R (1977 a) The statistical analysis of menstrual bleeding patterns. J Biosoc Sci 9:107–120

Snowden R (1977 b) The progestasert and ectopic pregnancy. Br Med J II: 1600–1601

Sobrero AJ (1971) Intrauterine devices in clinical practice. Fam Plann Perspect 3/1:16–24

Soderstrom RM (1978) Das wandernde IUP. Medikojuristische Komplikationen und Verhaltensregeln. Sexualmedizin 2:95

Song CS, Kappas A (1968) The influence of estrogens, progestins and pregnancy on the liver. Vitam Horm 26:147–195

Soupart P (1967) Studies on the hormonal control of rabbit sperm capacitation. J Reprod Fertil [Suppl] 2:49–63

Spellacy WN (1969) A review of carbohydrate metabolism and the oral contraceptives. Am J Obstet Gynecol 104:448–460

Spellacy WN (1973) Progestogen and estrogen effects on carbohydrate metabolism. In: Josimovich JB (ed) Uterine contraction – Side effects of steroidal contraceptives. Wiley & Sons, New York

Spellacy WN (1974) Metabolic effects of oral contraceptives. Clin Obstet Gynecol 17:53

Spellacy WN, Carlson KL, Birk SA, Schade SA (1968) Glucose and insulin alterations after one year of combination – type oral contraceptive treatment. Metabolism 17:496–501

Spellacy WN, Buhi WC, Birk SA (1972) The effects of vitamin B_6 on carbohydrate metabolism in women taking steroid contraceptives. Contraception 6:265

Spellacy WN, Buhi WC, Birk SA (1974) Norgestrel and carbohydrate-lipid metabolism: glucose, insulin, and triglyceride changes during six months time of use. Contraception 9:615

Spellacy WN, Karla PS, Buhi WC, Birk SA (1980) Pituitary and ovarian responsiveness to a graded gonatropin releasing factor stimulation test in women using a low-estrogen or a regular type of oral contraceptives. Am J Obstet Gynecol 1137:109–115

Spence MR, Stutz DR, Panion W (1975) Effect of a copper-containing intrauterine contraceptive device on Neiseria gonarrhoeae in vitro. Am J Obstet Gynecol 122:783–784

Speroff L (1979) Oral contraceptives: low dose versus high dose estrogen. In: Moghisi KS (ed) Controversies in contraception. Williams & Wilkins, Baltimore, p 167

Stahl K, Themann H, Verhagen A (1977) Ultrastrukturell-morphometrische Untersuchungen an Leberbiopsien. Der Einfluß von Ovulationshemmern auf die menschliche Leber. Arch Gynaekol 223:205

Stambolovic BL (1974) Intrauterine Kontrazeption. Fortschr Med 92:387–388

Stamm H, Kraus J (1977) Pharmakotherapeutische Grundlagen der hormonellen Kontrazeption. Mod Arzneim Ther 1/4:243

Stanton EF (1956) Pregnancy after forty-four. Am J Obstet Gynecol 71:270

Starup J, Ostergaard E (1966) The mechanism in inhibition of ovulation in oral contraceptives. II. PMS and HCG observed at laparotomy in patients treated with 6-methyl-6-dehydro-17-alpha-acetoxy progesterone together with 17-alpha-ethynyl estradiol-3-methyl ether. Acta Endocrinol (Copenh) 52: 292–304

Stéphan F, Réville P (1977) Diabetes und Östrogene-Gestagene. MMW 119/19: 663–670

Steptoe PC (1976) The potential uses of intratubal stents. In: Sciarra JJ, Droegenmueller W, Speidel JJ (eds) Advances in female sterilization technology. Harper & Row, Hagerstown

Stern E, Clark VA, Coffelt CF (1970) Contraceptives and dysplasia: higher rate for pill choosers. Science 169:497–498

Stevens VC (1975) Perspectives of development of a fertility conrol vaccine from hormonal antigens of the trophoplast. III. Int Symp Imm Reprod, Varna

Stevens VC (1976) In: Development of vaccines for fertility regulation. WHO, Geneva, pp 93–110

Stevenson TC (1976) Methylcyanoacrylate (MCA) for tubal occlusion. In: Sciarra JJ, Droegenmueller W, Speidel JJ (eds) Advances in female sterilization technology. Harper & Row, Hagerstown

Stewart G, Goldstein P (1972) Trends in therapeutic abortion in San Francisco. Am J Public Health 62:695–698

Stix RK (1939) Birth control in a midwestern city: a study of the clinics of the Cincinati Committee on Maternal Health. II. The effectiveness of contraception after clinic attendance. Milbank Mem Fund Q 17/2:152–171

Stoll P (1980a) Antwort an Weidner (Briefbeginn: „Sehr geehrter internistischer Kollege...“). Frauenarzt 3:196

Stoll P (1980b) Recht auf Leben? Zur Problematik des § 218. Frauenarzt 3: 188–192

Stoll P, Sievers S (1976a) Versuch einer Handhabung der neuen gesetzlichen Regelung zum § 218. Fortschr Med 94:1468–1471

Stoll P, Sievers S (1976b) 15. Strafrechtsänderung vom 18. 5. 1976. Bundesgesetzblatt Nr. 56 vom 21. 5. 1976. – Fünftes Gesetz zur Reform des Strafrechts (Nachdruck oder Exzerpt). Fortschr Med 94/16:954

Stolp W, Spandau S, Hildenbrand G, Sommerhollf C, Schumann K (1977) Intrauterinpessare zur Kontrazeption. Ergebnisse einer Umfrage in der BRD im Jahre 1976. Fortschr Med 95:2345–2406

Sturtevant FM (1979) Oral contraceptives and liver tumors. In: Moghissi KS (ed) Controversies in contraception. Williams & Wilkins, Baltimore, p 93

Sweet JB, Buttler DP (1977) Increased incidence of postoperative localized osteitis in mandibular third molar surgery associated with patients using oral contraceptives. Am J Obstet Gynecol 127:518–519

Talwar GP, Sharma NC, Dubey et al. (1976) Isoimmunization against human chorionic gonadotropin with conjugates of processed β-subunit of the hormone and tetanus toxoid. Proc Natl Acad Sci USA 73:218–222

Tanner JM (1962) Wachstum und Reifung des Menschen. Thieme, Stuttgart

Targum SD, Wright NH (1974) Association of the intrauterine device and pelvic inflammatory disease: a retrospective study. Am J Epidemiol 100:262

Tatum HJ (1977) Clinical aspects of intrauterine contraception. Circumspection 1976. Fertil Steril 28/1:3–28

Tatum HJ, Schmidt FH (1977) Contraceptive and sterilization practices and extrauterine pregnancy: a realistic perspective. Fertil Steril 28:407

Tauber PF (1979) Uterine Blutungen bei intrauteriner Kontrazeption. Med Welt 30:1547–1553

Tauber PF, Nohlen M, Ludwig H (1980) Nebenwirkungen der intrauterinen Kontrazeption. Probleme der Kontrazeption bei Jugendlichen. Expertengespräch Salzburg, 29.–30. 9. 1979. Excerpta Medica, Amsterdam Oxford Princeton

Taubert H-D, Jürgensen O (1978) Die Behandlung des Hirsutismus und anderer Störungen des Haarfollikelapparates mit Antiandrogenen. Therapiewoche 28:2951–2970

Taubert H-D, Kuhl H (Hrsg) (1981) Kontrazeption mit Hormonen, Thieme, Stuttgart

Taylor ES, MacMillan JH, Greer BE, Droegenmueller W, Thompson HE (1975) The intrauterine device and tube-ovarian abscess. Am J Obstet Gynecol 123:338–248

Tejuja S, Saxena NC, Malhotra U, Choudhury SD (1975) Experience with the copper T in India. In: Hefnawi F, Segal S (eds) Analysis of intrauterine contraception. Elsevier/North Holland, Amsterdam Oxford New York, p 165

Tenhaeff D (1971) Gezielter Einsatz von Ovulationshemmern unter Beachtung der Hormonpotenz und des Konstitutionstyps. Aerztl Prax 23:3351

Thiery M, von der Pas H, van Os WA et al. (1975) Inerte of Koper-IUDs. Tijdschr Geneesk 31:1

Thiery M, van der Pas H, van Os WA, van Kets H (1976) Clinical experience with two newer copper-loaded IUPs (TCu 220 C and MLCu 250). Simultaneous use of an IUP and a spermicide. Postpartal insertion of the MLCu 250. In: Ludwig H, Tauber PF (Hrsg) Human fertilization. Thieme Stuttgart, S 253–260

Thiery M, van der Pas H, van Os WA et al. (1978) Three years experience with a multiload Cu 250, a new copper-wired intrauterine contraceptive device. Adv Plann Parent 13:35

Thomas PJ (1973) Steroid hormones and their receptors. J Endocrinol 57:333

Tietze C (1965) The effect of breastfeeding on the rate of conception. In: International Population Conference. Collected Papers. Int Union Sci Study Popul 4:8

Tietze C (1968) Fertility after discontinuation of intrauterine and oral contraception. Int J Fertil 13:385

Tietze C, Lewit S (1970) Evaluation of intrauterine devices: Ninth progress report of the Cooperative Statistical Program. Stud Fam Plann 55:1–40

Tietze C, Lewit S (1979) Mortality and fertility control. Int J Gynecol Obstet 16:456–459

Tietze C, Potter RG (1967) Recommended procedures for the statistical analysis of clinical data on intrauterine devices. Stud Fam Plann [Suppl] 18:1

Timonen H, Luukainen T (1974) The use-effectiveness of the copper T-200 in a simulated field trial. Contraception 9:1

385

Toddywalla VS, Joshi L, Virkar K (1977) Effect of contraceptive steroids on human lactation. Am J Obstet Gynecol 127:245–249

Trams G, Brewitt H, Möllmann H, Maas H (1973) Effect of progesterone on RNA and protein synthesis in the rat uterus. Acta Endocrinol (Copenh) 73:740–750

Tritapepe R, Padova C, Bellomi M, Podda M (1976) Lithogenic bile after conjugated estrogen. N Engl J Med 295:961–962

Tsai AYM, Arrata WSM (1980) Effects of steroid contraceptives on protein, carbohydrate, and lipid metabolism. In: Hafez ESE (ed) Human reproduction. Conception and contraception. Harper & Row, Hagerstown, pp 550–563

Tung KSK (1975) Human sperm antigens and anitsperm antibodies. I. Studies on vasectomy patients. Clin Exp Immunol 20:93

Tyler CW, Kahn HS (1975) Morbidity and mortality associated with use of IUD's in the United States and Puerto Rico. In: Hefnawi F, Segal SJ (eds) Analysis of intrauterine contraception. Elsevier North Holland, Amsterdam Oxford New York

Tyler JPP (1979) Vasektomie ohne Einfluß auf hormonale und immunologische Parameter. Contraception 19:599

Uchida H (1975) Uchida tubal sterilization. Am J Obstet Gynecol 121/2:153

Ulbrich R, Rath W (1979) Ausbildungsnotwendigkeit und Sicherheit in der gynäkologischen Laparoskopie – ein Widerspruch? Fortschr Med 97:2129–2131

United States Department of Health, Education, and Welfare Food and Drug Administration (1978a) Medical Device and Drug Advisory Committees on Obstetrics and Gynecology. Second report on intrauterine contraceptive devices. Washington, U.S. Government Printing Office, p 102

United States Department of Health, Education, and Welfare, Public Health Service Center for Disease Control (1978b) Abortion surveillance – United States, 1976. Morbidity Mortality Rep 27/21:175–176

Universitäts-Frauenklinik Heidelberg (1981) Einverständniserklärung einer laparoskopischen Tubensterilisation. Universitäts-Frauenklinik, Heidelberg

Vandenberg G, De Vane G, Yen SSC (1974) Effects of exogenous estrogen and progestin on pituitary responsiveness to synthetic luteinizing hormone releasing factor. J Clin Invest 53:1750–1754

Van Os WAA, Loendersloot EW, Rhemrev PR, Voslarova M (1975) Ervaringen met het dalkonschild. Ned Tijdschr Genseeskd 119:1835–1839

Vereecken RL (1976) Neue Sterilisationsmethode bei Männern. Lancet II: 8000, 1406

Vessey M, Mann JI (1978) Female sex hormones and thrombosis. Br Med Bull 34:157–162

Vessey M, Doll R, Peto R, Johnson B, Wiggins P (1976) A long-term follow-up study of women using different methods of contraception – an interim report. J Biosoc Sci 8:373

Vessey M, Kay CR, Baldwin JA, Clarke B, MacLeod IB (1977a) Oral contraceptives and benign liver tumours. Br Med J II:1064

Vessey MP, MacPherson K, Johnson B (1977b) Mortality among women participating in the Oxford/Family Planning Association contraceptive study. Lancet II:731–733

Vessey MP, Wright NH, MacPherson K, Wiggins P (1978) Fertility after stopping different methods of contraception. Br Med J 1:265–267

Vogt HJ (1980) II. Andrologische Aspekte der Familienplanung. In: Eicher W (Hrsg) Sexualmedizin in der Praxis. Fischer, Stuttgart

Vorherr H (1973) Contraception after abortion and post partum. Am J Obstet Gynecol 117:1002–1025

Wagner D (1979) Tabelle zum Schwangerschaftsabbruch – Schwangerschaftsabbruch – Rechtslage. Z Allgemeinmed S 1413–1418

Waine H, Frieden HE, Caplan HI, Cole T (1963) Metabolic effects of enovid in rheumatoid patients. Arthritis Rheum 6:796

Wallace RB, Hoover J, Tyroler HA (1977) Altered plasma-lipids associated with oral contraceptive or oestrogen consumption. Lancet II:11–14

Wallach EE, Kempers RD (eds) (1979) Modern trends in infertility and conception control. Williams & Wilkins, Baltimore

Wallentin L, Larsson-Cohn U (1977a) Metabolic and hormonal effects of postmenopausal oestrogen replacement treatment. II. Plasma lipids. Acta Endocrinol (Copenh) 86:597

Wallentin L, Larsson-Cohn U (1977b) Postmenopausal oestrogen replacement and lipids. Lancet I:1358–1359

Warren JC (1973) Progesterone: implications for fertility control. Biol Reprod 8:259–274

Warren RJ, Fortherby K (1973) Plasma levels of ethynyloestradiol or mestranol to human subjects. J Endocrinol 59:369–370

Weber G (1976) Akne, Rosazea, Alopezie durch Kontrazeptiva und hepatische Insuffizienz. Dtsch Aerztebl 73:2159–2164

Weicker H, Hungerland H (1962) Thalidomid-Embryopathie. I. Vorkommen inner- und außerhalb Deutschlands. Dtsch Med Wochenschr 87:992–1002

Weicker H, Bachmann KD, Pfeiffer RA, Gleiß J (1962) Thalidomid-Embryopathie. II. Ergebnisse individueller anamnestischer Erhebungen in den Einzugsgebieten der Universitäts-Kinderkliniken Bonn, Köln, Münster und Düsseldorf. Dtsch Med Wochenschr 87:1597–1607

Werner H (1934) Sterilisierung der Frau durch Tubenverkochung. Chirurg, S 843

Werning C (1973) Das Renin-Angiotensin-Aldosteron-System. Thieme, Stuttgart

Wessler S, Sanford N, Gitel N, Wan LS, Pasternack ES (1976) Estrogen-containing oral contraceptive agents. A basis of their thrombogenicity. JAMA 236:2179–2182

Weström L, Bengtsson LP (1970) Effect of transexamic acid (AMCA) in menorrhagia with intrauterine devices: a double-blind-study. J Reprod Med 5:41–48

Weström L, Bengtsson LP, Mardh PA (1976) The risk of pelvic inflammatory disease in women using intrauterine devices as compared to nonusers. Lancet II:221–224

Wharton LR (1964) Normal pregnancy with living children past the age of fifty. Am J Obstet Gynecol 90:672–681

Wheless CR Jr (1976) Where we've been, what we've tried and where we are going in the use of laparoscope in female sterilization. In: Sciarra JJ, Droegenmueller W, Speidel JJ (eds) Advances in female sterilization technology. Harper & Row, Hagerstown

White MK, Rooks JB, Strauss L, Rochat RW, Tyler CW Jr, Senanayake P (1977) Current practice time of IUD insertion. IPPE Med Bull 11/6:1

Whitelaw RG (1979) 10-year survey of 185 sterilizations. Br Med J I:32

Widholm O (1981) Blutungsstörungen in der Kindheit und Adoleszenz. Vortrag auf dem 1. Europäischen Symposion für Kinder- und Jugend-Gynäkologie, München

Wiechert R (1977) Fertilitätskontrolle als Beitrag zum Überleben der Menschheit. Angew Chem 89:513

Wien PH (1979) Indikation: Abruptio. Ein nebenwirkungsarmes Prostaglandin. Sexualmedizin 9:387

Wille R (1980a) Schwangerschaftsabbruch und Sterilisation. In: Doose H, Dam M, Gross-Selbeck G, Meinardi H (Hrsg) Epilepsie 1979. Thieme, Stuttgart

Wille R (1980b) Erfahrungen mit dem Gravigard (Cu-7). Med. Dissertation, Universitäts-Frauenklinik Heidelberg

Wilson JG (1974) Factors determining the teratogenicity of drugs. Ann Rev Pharmacol 14:205

Wilson JG (1975) Kontrazeption in der unvollständigen Familie. Symposion in Kopenhagen. Excerpta Medica, Amsterdam

Wingerd J, Duffy TJ (1977) Oral contraceptive use and other factors in the standard glucose toleranz test. Diabetes 26:1024

Winston RML (1977) Why 103 women asked for reversal of sterilization. British Medical Journal 2/6082:305-307

Wiseman RA, MacRae KD (1981) Oral contraceptives and the decline in mortality from circulatory disease. Fertil Steril 35:277

World Health Organization (1975) Expanded programs of research, development and research training in human reproduction, 4th annual report. WHO, Geneva

Wortman J (1975) Komplikationen nach einer Vasektomie. Ausgewählte Studien 1969-1974. In: Population reports: sterilization. Vasectomy – what are the problems? Series D, No. 2, D-29. Department of Medical and Public Affairs. George Washington University Medical Center, Washington

Wright NH (1968) Acute pelvic inflammatory disease in an indigent population. Am J Gynecol 101:979

Yang KP, Samaan NA, Ward DN (1976a) Characterization of an inhibitor for luteinizing hormone receptor site binding. Endocrinology 98:233-241

Yang KP, Samaan NA, Ward DN (1976b) Lutropin receptors from male and female tissues: different responses to a lutropin receptor binding inhibitor. Proc Soc Exp Biol Med 152:606-609

Yoon IB (1974) Laparoscopic silicone rubber band tubal ligation. Obstet Gynecol

Yoon IB, King TM (1975a) The laparoscope falope ring technique. Adv Plann Parent 10:154 159

Yoon IB, King TM (1975b) A preliminary and intermediate report on a new laparoscopic tubal ring procedure. J Reprod Med 15/2:54-56

Yoon IB, King TM (1976) The laparoscopic falope ring procedure. In: Sciarra JJ, Droegenmueller W, Speidel JJ (eds) Advances in female sterilization technology. Harper & Row, Hagerstown

Yoon IB, Wheless CR, King TM (1974) A preliminary report on a new laparoscopic sterilization approach: the silicone rubber band technique. Am J Obstet Gynecol 120/1:132-136

Yuzpe AA (1979) Discussion Summary. In: Zatuchni GI, Sciarra JJ, Speidel JJ (eds) Pregnancy termination, vol 42. Harper & Row, Hagerstown, pp 341-342

Yuzpe AA, Rioux JE (1979) Pregnancy termination combined with sterilization. In: Zatuchni GI, Sciarra JJ, Speidel JJ (eds) Pregnancy termination, vol 39. Harper & Row, Hagerstown, pp 312-322

Zador G, Nilsson BA, Nilsson B, Sjöberg NO, Weström L, Wiese J (1976) Clinical experience with the uterine progesterone system (progestasert). Contraception 13:559-569

Zahradnik HP, Stengele E, Kraut E, Breckwoldt M (1978) Neue Aspekte zu Pathogenese und Therapie der Dysmenorrhoe. Dtsch Med Wochenschr 103: 1298-1301

Zaneveld LJD (1976) Sperm enzyme inhibitors as antifertility agens. In: Hafez ESE (ed) Human semen and fertility regulation in men. Mosby, St. Louis

Zaun H (1980) Hautveränderungen unter der Einnahme hormonaler Kontrazeptiva. Dtsch Aerztbl 40:2347–2351

Zielske F, Becker K, Knauf P (1978) Schwangerschaften bei Intrauterinpessaren in situ. Dtsch Aerztebl 2:69–71

Zipper JA, Tatum HJ, Pastene L, Medel M, Rivera M (1969) Metallic copper as an intrauterine contraceptive adjunct to the "T" device. Am J Obstet Gynecol 105:1274–1278

Zipper J, Stacchetti E, Medel M (1975) Transvaginal chemical sterilization: clinical use of quinacrine plus potentating adjuvants. Contraception 12:11–21

Zuckerman H, Kahana A, Carmel S (1975) Antibakterial activity of human cervical mucus. Gynecol Invest 6:265–271

Sachverzeichnis

P. Hürter: **Diabetes bei Kindern und Jugendlichen.** Klinik, Therapie, Rehabilitation. Mit einem Beitrag von H. Hürter und einem'Geleitwort von Z. Laron. 2., vollständig überarbeitete und erweiterte Auflage. 1982. 50, zum Teil farbige Abbildungen, 52 Tabellen. XVI, 325 Seiten. DM 29,80. ISBN 3-540-11035-6

P. J. Keller: **Hormonale Störungen in der Gynäkologie.** Diagnostik und Behandlung. 2., korrigierte Auflage. 1980. 89 Abbildungen, 9 Tabellen. XI, 148 Seiten. DM 22,–. ISBN 3-540-09791-0

Kinderanästhesie. Von F. W. Ahnefeld, K. D. Bachmann, W. Dick, H. Ewerbeck, R. Krebs, P. Milewski, W. Niederer. Herausgeber: W. Dick, F. W. Ahnefeld. 2., überarbeitete Auflage. 1978. 26 Abbildungen, 24 Tabellen. XIII, 175 Seiten. DM 24,–. ISBN 3-540-08778-8

A. Lüdtke-Handjery: **Gefäßchirurgische Notfälle.** 1981. 59 Abbildungen, 19 Tabellen. XVI, 244 Seiten. DM 29,80. ISBN 3-540-10471-2

H. Mörl: **Arterielle Verschlußkrankheit der Beine.** Geleitwort von G. Schettler. 1979. 38 Abbildungen, 12 Tabellen. XIII, 160 Seiten. DM 28,–. ISBN 3-540-09315-X

G.-W. Schmidt: **Pädiatrie.** Klinik und Praxis. 1974. 33 Abbildungen, 37 Tabellen. XII, 275 Seiten. DM 25,–. ISBN 3-540-06778-7

L. Wille, M. Obladen: **Neugeborenen-Intensivpflege.** Grundlagen und Richtlinien. Unter Mitarbeit von H. E. Ulmer. 2., neubearbeitete Auflage. 1979. 49 Abbildungen, 76 Tabellen. XXIII, 368 Seiten. DM 29,80. ISBN 3-540-09492-X

G. Wolff: **Die künstliche Beatmung auf Intensivstationen.** Unter Mitarbeit von E. Grädel, D. Gasser. 2., neubearbeitete Auflage. 1977. 79 Abbildungen, 6 Tabellen. XVII, 223 Seiten. DM 28,–. ISBN 3-540-08384-7

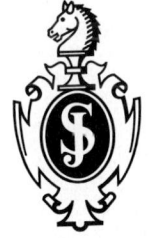

Springer-Verlag
Berlin Heidelberg New York

D. G. Hertz, H. Molinski

Psychosomatik der Frau

Entwicklungsstufen der weiblichen
Identität in Gesundheit und
Krankheit
2. Auflage. 1981. 11 Abbildungen.
X, 159 Seiten. DM 28,–.
ISBN 3-540-10656-1

Lehrbuch der Geburtshilfe und Gynäkologie

Physiologie und Pathologie der
Reproduktion
Von K. Knörr, H. Knörr-Gärtner,
F. K. Beller, C. Lauritzen
Unter Mitarbeit von R. Schuhmann
2., völlig überarbeitete und erweiterte
Auflage. 1982. 335 Abbildungen,
88 Tabellen. XVI, 693 Seiten.
Gebunden DM 98,–.
ISBN 3-540-10444-5

U. Lorenz

Antepartale Lungenreifebestimmung durch Fruchtwasseranalyse

Mit einem Geleitwort von F. Kubli
1982. 46 Abbildungen. VIII, 84 Seiten.
DM 40,–. ISBN 3-540-11088-7

Prostaglandine in Gynäkologie und Geburtshilfe

Herausgeber: B. Schüssler, H. Hepp
1981. 103 Abbildungen, 111 Tabellen.
X, 269 Seiten (17 Seiten in Englisch).
DM 58,–. ISBN 3-540-11221-9

**Springer-Verlag
Berlin Heidelberg New York**

E. von Staehr, H. von Staehr

Wie verhalte ich mich bei Schwangerschaft, Geburt und Rückbildung

Vorsorge ist die beste Fürsorge
Mit einem Geleitwort von
H. Stockhausen
3. korrigierte Auflage. 1980. 36 Abbildungen. VII, 63 Seiten. DM 16,50.
Mengenpreis ab 20 Exemplaren:
20% Nachlaß pro Exemplar.
ISBN 3-8070-0313-4

E. von Staehr

Psychosomatische Geburtsvorbereitung vertieft durch Musik

Vorbereitung zu einer schmerzarmen
Geburt – Atemtechnik, Gymnastik,
Entspannung
Musik von B. A. Flood
2., neu bearbeitete Auflage. 1980.
Langspielplatte 30 cm. Textheft mit
20 Seiten und 45 Abbildungen.
Unverbindliche Preisempfehlung.
DM 24,80. ISBN 3-8070-0124-7

E. von Staehr

Psychosomatische Geburtsvorbereitung und Rückbildung vertieft durch Musik

Tonkassette 1: Geburtsvorbereitung
und Verlauf. Tonkassette 2: Rückbildungsübungen nach der Geburt.
Musik von B. A. Flood.
Mit Textheft 1 und 2
1980. C60 und C30 Kassette. Textheft 1: 45 Abbildungen. 20 Seiten.
Textheft 2: 31 Abbildungen.
40 Seiten. Verkaufspackung mit Tiefziehteil.
DM 40,–. ISBN 3-8070-0314-2